U0914751

全国高等教育自学考试指定教材

护理学专业（独立本科段）

急救护理学

（2017年版）

（含：急救护理学自学考试大纲）

全国高等教育自学考试指导委员会 组编

主　编　张海燕

副主编　孙　红　郭金玉

编　者（按姓氏笔画排序）

马　莉　王　秋　王　爽　朱锦玲

任燕云　刘　佳　孙　红　李　颖

李晓丹　张海燕　杨　洁　杨亚娟

杨艟舸　周　颖　郑小伟　赵礼婷

侯丽敏　贾春玲　郭金玉　康孟杰

梁　潇　梁俊卿　崔　曼　葛宝兰

主　审　朱继红

参　审　郭爱敏　刘晓原

北京大学医学出版社

JIJIU HULIXUE

图书在版编目（CIP）数据

急救护理学 / 张海燕主编．—北京：
北京大学医学出版社，2017. 10（2024. 7 重印）
ISBN 978-7-5659-1683-0

Ⅰ．①急…　Ⅱ．①张…　Ⅲ．①急救–护理
Ⅳ．①R472.2

中国版本图书馆CIP数据核字（2017）第242509号

急救护理学

主　　编：张海燕
出　　版：北京大学医学出版社
地　　址：（100191）北京市海淀区学院路38号　北京大学医学部院内
电　　话：发行部 010-82802230；图书邮购 010-82802495
网　　址：http：//www.pumpress.com.cn
E-mail：booksale@bjmu.edu.cn
印　　刷：北京溢漾印刷有限公司
责任编辑：韩忠刚　王孟通　　责任校对：金彤文　　责任印制：罗德刚
开　　本：787 mm × 1092 mm　1/16　　印张：20.75　　字数：515 千字
版　　次：2017 年 10 月第 1 版　2024 年 7 月第 7 次印刷
书　　号：ISBN 978-7-5659-1683-0
定　　价：44.00元

组编前言

21 世纪是一个变幻莫测的世纪，是一个催人奋进的时代。科学技术飞速发展，知识更替日新月异。希望、困惑、机遇、挑战，随时随地都有可能出现在每一个社会成员的生活之中。抓住机遇，寻求发展，迎接挑战，适应变化的制胜法宝就是学习——依靠自己学习、终生学习。

作为我国高等教育组成部分的自学考试，其职责就是在高等教育这个水平上倡导自学、鼓励自学、帮助自学、推动自学，为每一个自学者铺就成才之路。组织编写供读者学习的教材就是履行这个职责的重要环节。毫无疑问，这种教材应当适合自学，应当有利于学习者掌握和了解新知识、新信息，有利于学习者增强创新意识，培养实践能力，形成自学能力，也有利于学习者学以致用，解决实际工作中所遇到的问题。具有如此特点的书，我们虽然沿用了“教材”这个概念，但它与那种仅供教师讲、学生听，教师不讲、学生不懂，以“教”为中心的教科书相比，已经在内容安排、编写体例、行文风格等方面都大不相同了。希望读者对此有所了解，以便从一开始就树立起依靠自己学习的坚定信念，不断探索适合自己的学习方法，充分利用自己已有的知识基础和实际工作经验，最大限度地发挥自己的潜能，达到学习的目标。

欢迎读者提出意见和建议。

祝每一位读者自学成功。

全国高等教育自学考试指导委员会

2016 年 12 月

目　录

急救护理学自学考试大纲

出版前言……2
Ⅰ　课程性质与设置目的……3
Ⅱ　考核目标……4
Ⅲ　课程内容与考核要求……5
Ⅳ　关于大纲的说明与考核实施要求……23
附录　题型举例……26
后记……28

急救护理学

编者的话……30

第一章　绪　论……31
　第一节　急诊医学与急救护理学概述……31
　第二节　急救医疗服务体系……33
　第三节　灾难的急救……46
　第四节　急危重症患者的转运……50

第二章　急诊分诊……55
　第一节　急诊分诊概述……55
　第二节　急诊分诊程序与方法……56

第三章　常见急性症状的评估……62
　第一节　发热……62
　第二节　呼吸困难……65
　第三节　胸痛……69
　第四节　咯血……73
　第五节　腹痛……75
　第六节　呕血及便血……80
　第七节　晕厥……82
　第八节　昏迷……85

第四章　心肺复苏……89
第一节　心搏骤停……89
第二节　心肺复苏……93

第五章　危重症患者的护理……103
第一节　水、电解质、酸碱平衡紊乱患者的护理……103
第二节　休克患者的护理……118
第三节　多器官功能障碍综合征患者的护理……123

第六章　急救技术……129
第一节　基本急救技术……129
第二节　损伤急救技术……144

第七章　呼吸系统急症患者的护理……157
第一节　急性重症哮喘患者的护理……157
第二节　急性肺血栓栓塞症患者的护理……160
第三节　气胸患者的护理……166
第四节　急性呼吸衰竭患者的护理……169

第八章　心血管系统急症患者的护理……174
第一节　急性冠状动脉综合征患者的护理……174
第二节　严重心律失常患者的护理……179
第三节　急性心力衰竭患者的护理……186
第四节　高血压危象患者的护理……190
第五节　主动脉夹层患者的护理……193

第九章　消化系统急症患者的护理……197
第一节　急性上消化道出血患者的护理……197
第二节　急性胰腺炎患者的护理……201
第三节　肠梗阻患者的护理……205

第十章　泌尿系统急症患者的护理……210
第一节　尿石症患者的护理……210
第二节　精索扭转患者的护理……213
第三节　尿潴留患者的护理……215

第十一章　内分泌系统急症患者的护理……219
第一节　糖尿病酮症酸中毒患者的护理……219

第二节 高渗性非酮症糖尿病昏迷患者的护理 …… 222
第三节 低血糖危象患者的护理 …… 225
第四节 甲状腺危象患者的护理 …… 227

第十二章 神经系统急症患者的护理 …… 232
第一节 脑卒中患者的护理 …… 232
第二节 癫痫患者的护理 …… 238

第十三章 损伤急症患者的护理 …… 242
第一节 创伤患者的护理 …… 242
第二节 烧伤患者的护理 …… 252
第三节 动物致伤患者的护理 …… 256

第十四章 妇产科急症患者的护理 …… 263
第一节 异位妊娠患者的护理 …… 263
第二节 急产患者的护理 …… 266

第十五章 眼科急症患者的护理 …… 270
第一节 机械性眼外伤患者的护理 …… 270
第二节 眼部化学伤患者的护理 …… 273
第三节 急性闭角型青光眼患者的护理 …… 275

第十六章 耳鼻喉科急症患者的护理 …… 278
第一节 鼻出血患者的护理 …… 278
第二节 喉部急症患者的护理 …… 280
第三节 耳鼻喉科创伤性疾病患者的护理 …… 285
第四节 耳鼻喉科异物患者的护理 …… 290

第十七章 物理与环境因素所致的急症患者的护理 …… 295
第一节 中暑患者的护理 …… 295
第二节 意外低体温患者的护理 …… 298
第三节 淹溺患者的护理 …… 300
第四节 电击与雷击患者的护理 …… 302

第十八章 急性中毒患者的护理 …… 306
第一节 镇静催眠药物中毒患者的护理 …… 306
第二节 有机磷农药中毒患者的护理 …… 309
第三节 急性一氧化碳中毒患者的护理 …… 314

第四节　急性酒精中毒患者的护理 …………………………………………………… 317

参考文献……………………………………………………………………………………… 321

后　记………………………………………………………………………………………… 323

全国高等教育自学考试

护理学专业（独立本科段）

急救护理学自学考试大纲

（含考核目标）

全国高等教育自学考试指导委员会　制定

出版前言

为了适应社会主义现代化建设事业的需要，鼓励自学成才，我国在 20 世纪 80 代初建立了高等教育自学考试制度。高等教育自学考试是个人自学，社会助学和国家考试相结合的一种高等教育形式。应考者通过规定的专业考试课程并经思想品德鉴定达到毕业要求的，可获得毕业证书；国家承认学历并按照规定享有与普通高等学校毕业生同等的有关待遇。经过 30 多年的发展，高等教育自学考试为国家培养造就了大批专门人才。

课程自学考试大纲是国家规范自学者学习范围、要求和考试标准的文件。它是按照专业考试计划的要求，具体指导个人自学、社会助学、国家考试、编写教材、编写自学辅导书的依据。

随着经济社会的快速发展，新的法律法规不断出台，科技成果不断涌现，原大纲中有些内容过时、知识陈旧。为更新教育观念，深化教学内容方式、考试制度、质量评价制度改革，使自学考试更好地提高人才培养的质量，各专业委员会按照专业考试计划的要求，对原课程自学考试大纲组织了修订或重编。

修订后的大纲，在层次上，本科参照一般普通高校本科水平，专科参照一般普通高校专科或高职院校的水平；在内容上，力图反映学科的发展变化，增补了自然科学和社会科学近年来研究的成果，对明显陈旧的内容进行了删减。

全国考委医药学类专业委员会组织制定了《急救护理学自学考试大纲》，经教育部批准，现颁发施行。各地教育部门、考试机构应认真贯彻执行。

全国高等教育自学考试指导委员会

2017 年 7 月

I　课程性质与设置目的

一、课程性质和特点

《急救护理学》是全国高等教育自学考试护理学专业（独立本科段）必考课程，是临床护理课程中的主干课程，是为培养学习者急救护理的临床知识和临床能力而设置的一门临床护理专业课程。

本课程包括总论和各论两部分。总论主要从宏观角度介绍了急救医疗服务体系、组织、管理、急救技术以及急危重症急救等内容；各论主要介绍了各器官系统的急症、创伤、耳鼻喉、眼科、妇产科、理化因素损伤以及中毒等急症的急救护理内容。通过总论和各论的介绍，培养学习者在参与急救工作中快速分析问题、判断问题和解决问题的能力。

二、课程目标

本课程的基本要求：使学习者掌握急危重症患者的急救护理知识和技术、心肺脑复苏相关知识和技能、休克及多器官功能衰竭患者的急救知识和技能、分诊、急救常见症状的急救护理以及各系统急症、创伤、耳鼻喉、眼科、妇产科、理化因素损伤以及中毒等急症的基本概念、病因、临床表现、救治原则及护理过程，从而保证在急救临床工作中有效实施急救措施和应急护理，有效救治患者生命。

三、本课程与相关课程的关系

《急救护理学》需要具备生理学、病理学、药理学、解剖学等医学基础知识，也需要具备一些必要的护理学相关知识，如基础护理学、内科护理学、外科护理学等护理专业基本知识，还需要具备健康教育学、流行病学、公共卫生学等相关学科的知识。学习该课程要注意理论知识与实践联系起来，把基础的知识和理论转化为实践。

四、课程的重点和难点

本课程的重点章节为高级心肺复苏技术、常用急救技术、分诊程序、急救常见症状的急救护理以及各系统急症的救治原则和护理过程。难点在于根据患者的临床表现和辅助检查结果对急危重症患者进行病情判断，并进行个体化的整体急救护理。

Ⅱ　考核目标

为使考试内容具体化和考试要求标准化，本大纲在列出学习目的和要求及课程内容的基础上，对各章内容规定了考核目标，包括考核知识点和考核要求，以便自学应考者能明确考试的内容和教材，有目的地、系统地学习教材；也使考试命题者明确命题范围，准确地把握试题的知识能力层次和难易程度。

本大纲在考核要求中，按照识记、领会、简单应用、综合应用，规定了考生应达到的能力要求，4 个能力层次是递进等级关系，各层次的具体含义如下：

识记　要求考生能够认识和表述本课程中涉及的相关概念和知识的含义。如对分诊、各种症状、心搏骤停、心搏复苏以及各种疾病等的概念能够记忆、理解和表述，认识相关知识或技术，区别各个概念之间的含义。

领会　要求考生在识记的基础上，能从道理上理解概念、病因与发病机制、临床表现及相关检查，能说明它们之间的区别与联系，并能进一步明白护理措施在临床实施的原因。如对急救医疗服务体系的组成、患者安全转运的监护、各种急症症状的特点、分诊的程序与方法、各种急症的病因与临床表现等知识和技能能够理解，并能从道理上阐释相关内容，做出合理的解释。

简单应用　要求考生在领会的基础上，运用本课程中提供的知识和技能解决临床工作中的一般实际问题。如急诊的病情分级标准、各类症状的分诊评估思路、各类疾病的护理评估等知识点加以理解，并能据此在临床上做出合理的评估和判断；对包扎、止血等急救技术能够在临床上准确应用，对患者做出合理的施救。

综合应用　要求考生在简单应用的基础上，运用本课程中提供的多个知识点和技能，综合分析和解决临床工作中的复杂的实际问题。如正确认识和理解各种症状或疾病的护理评估和护理措施，并能根据护理评估的结果对患者制订出个体化的护理措施，运用相关知识点解决临床上遇到的相关问题，促进患者的临床康复。

Ⅲ　课程内容与考核要求

第一章　绪论

一、学习目的和要求

通过本章的学习，了解急诊医学及急救护理学的概念、历史发展，熟悉急救医疗服务体系的概念、基本组成、管理以及灾难医学的定义、发展历史、主要任务、主要特点，掌握灾难事故的现场检伤以及急危重症患者的院前及院内转运。

二、课程内容

第一节　急诊医学与急救护理学概述

急诊医学的概述：急诊医学的概念、发展历史。

急救护理学概述：急救护理学的概念、发展历史、主要任务、急救的护患沟通技巧。

第二节　急救医疗服务体系

急救医疗服务体系的概念及组成。

急救医疗服务体系的管理：院前急救的定义、工作任务、原则、设置与管理，医院急诊科的定义、工作任务、工作流程、设置与管理、感染管理，重症医学的定义、重症医学科的工作任务、收治范围、设置与管理。

第三节　灾难的急救

灾难医学概述：灾难医学的定义、发展历史、主要任务、主要特点。

灾难医学救援组织体系：医学卫生救援组织体系、区域化灾难救援体系。

灾难事故的现场检伤：检伤分类要点、检伤分类方法、现场分区管理方法。

第四节　急危重症患者的转运

院前转运：转运原则、转运前准备、转运中监护、转运后交接。

院内转运：转运原则、转运前准备、转运中监护、转运后交接。

三、考核知识点及考核要求

（一）急诊医学概论

1. 识记　急诊医学的概念与历史发展。

2. 领会　急救护理学的概念、发展历史、主要任务、护患沟通技巧。

（二）急救医疗服务体系

1. 识记　院前急救、急诊科、重症医学科的工作任务及相关设置与管理、急诊科的感染管理。

2．领会　急救医疗服务体系的概念及基本组成。

（三）灾难的急救

1．识记　灾难医学的定义、发展历史、主要任务、主要特点。

2．领会　医学卫生救援组织体系。

3．简单应用　灾难事故的现场检伤。

（四）急危重症患者的转运

1．识记　院前、院内急危重症患者的转运原则。

2．领会　院前、院内急危重症患者的转运前准备、转运中监护及转运后交接。

第二章　急诊分诊

一、学习目的及要求

通过本章的学习，了解急诊分诊的概念、目的，分诊的环境与空间设置，分诊护士的素质与准入，熟悉常用的分诊的病情分级标准，掌握急诊分诊的程序与方法。

二、课程内容

第一节　急诊分诊概述

分诊的概念、目的、环境与空间设置、分诊护士的素质与准入。

第二节　急诊分诊的程序与方法

分诊的方法、国内常用分诊的病情分级标准、急诊分诊的感染控制流程、分诊程序。

三、考核知识点及考核要求

（一）急诊分诊概述

1．识记　分诊的概念、目的、环境与空间设置。

2．领会　分诊护士的素质与准入。

（二）急诊分诊的程序与方法

1．领会　分诊的程序、方法。

2．简单应用　分诊病情分级标准、急诊分诊的感染控制流程。

3．综合应用　根据患者情况按照分诊的程序和方法对患者进行分诊。

第三章　常见急性症状的评估

一、学习目的及要求

通过本章的学习，了解常见的急性症状的概念、病因及发病机制，熟悉急性症状的特点，掌握急性症状的分诊评估思路。

二、课程内容

第一节　发热

发热的概念、病因与发病机制、症状特点、分诊评估思路。

第二节　呼吸困难

呼吸困难的概念、病因与发病机制、症状特点、分诊评估思路。

第三节　胸痛

胸痛的概念、病因与发病机制、症状特点、分诊评估思路。

第四节　咯血

咯血的概念、病因与发病机制、症状特点、分诊评估思路。

第五节　腹痛

腹痛的概念、病因与发病机制、症状特点、分诊评估思路。

第六节　呕血及便血

呕血及便血的概念、病因与发病机制、症状特点、分诊评估思路。

第七节　晕厥

晕厥的概念、病因与发病机制、症状特点、分诊评估思路。

第八节　昏迷

昏迷的概念、病因与发病机制、症状特点、分诊评估思路。

三、考核知识点及考核要求

（一）发热

1. 识记　发热的概念、病因与发病机制。
2. 领会　发热的症状特点。
3. 简单应用　发热的分诊评估思路。
4. 综合应用　根据患者发热的特点制订分诊计划。

（二）呼吸困难

1. 识记　呼吸困难的概念、病因与发病机制。
2. 领会　呼吸困难的症状特点。
3. 简单应用　呼吸困难的分诊评估思路。
4. 综合应用　根据患者呼吸困难的特点制订分诊计划。

（三）胸痛

1. 识记　胸痛的概念、病因与发病机制。
2. 领会　胸痛的症状特点。
3. 简单应用　胸痛的分诊评估思路。
4. 综合应用　根据患者胸痛的特点制订分诊计划。

（四）咯血

1. 识记　咯血的概念、病因与发病机制。
2. 领会　咯血的症状特点。
3. 简单应用　咯血的分诊评估思路。

4．综合应用　根据患者咯血的特点制订分诊计划。

（五）腹痛

1．识记　腹痛的概念、病因与发病机制。

2．领会　腹痛的症状特点。

3．简单应用　腹痛的分诊评估思路。

4．综合应用　根据患者腹痛的特点制订分诊计划。

（六）呕血及便血

1．识记　呕血及便血的概念、病因与发病机制。

2．领会　呕血及便血的症状特点。

3．简单应用　呕血及便血的分诊评估思路。

4．综合应用　根据患者呕血及便血的特点制订分诊计划。

（七）晕厥

1．识记　晕厥的概念、病因与发病机制。

2．领会　晕厥的症状特点。

3．简单应用　晕厥的分诊评估思路。

4．综合应用　根据患者晕厥的特点制订分诊计划。

（八）昏迷

1．识记　昏迷的概念、病因与发病机制。

2．领会　昏迷的症状特点。

3．简单应用　昏迷的分诊评估思路。

4．综合应用　根据患者昏迷的特点制订分诊计划。

第四章　心肺复苏

一、学习目的及要求

通过本章的学习，了解心搏骤停的概念及病因，熟悉心搏骤停的临床表现及心电图表现，熟悉高级生命支持和复苏后延续治疗的相关措施，掌握心搏骤停的护理评估、急救生存链的概念与组成、基础生命支持程序及相关措施。

二、课程内容

第一节　心搏骤停

心搏骤停的概念、病因、病理生理、临床表现、心电图表现、护理评估及急救生存链的概念与组成。

第二节　心肺复苏

基础生命支持：基础生命支持流程、环境与患者评估、启动急救医疗服务体系并获取急救设备、胸外按压、开放气道、人工通气、电除颤、复苏有效的指标以及终止复苏的标准。

高级心血管生命支持：高级心血管生命支持的主要措施、建立人工气道方法、通气与氧气管理、胸外按压装置、药物治疗、CPR 质量监测。

复苏后延续治疗：复苏后延续治疗的主要措施、建立更为有效的通气和循环支持的方法、逆转缺血或缺血再灌注所造成的脑损伤、查明心搏骤停的原因并对症处理、神经功能结局评估。

三、考核知识点及考核要求

（一）心搏骤停

1．识记　心搏骤停的概念及病因。

2．领会　心搏骤停的临床表现及心电图表现、急救生存链的概念与组成。

3．简单应用　心搏骤停的护理评估。

（二）心肺复苏

1．领会　基础生命支持程序，高级心血管生命支持的主要措施、通气和氧气管理、给药途径及常用药物、CPR 的质量监测方法，骤停后治疗的主要措施。

2．简单应用　胸外按压技术、开放气道技术、人工通气技术、除颤技术。

第五章　危重症患者的护理

一、学习目的及要求

通过本章的学习，了解水钠代谢紊乱、电解质紊乱、酸碱平衡紊乱、休克、多器官功能障碍综合征的概念、病因及发病机制，熟悉水钠代谢紊乱、电解质紊乱、酸碱平衡紊乱、休克、多器官功能障碍综合征的临床表现，掌握水钠代谢紊乱、电解质紊乱、酸碱平衡紊乱、休克、多器官功能障碍综合征的护理评估及急救护理措施。

二、课程内容

第一节　水、电解质、酸碱平衡紊乱患者的护理

各类型水钠代谢紊乱的概念、病因、护理评估以及急救护理措施，各类型严重电解质紊乱的概念、病因与发病机制、护理评估以及急救护理措施，各类型酸碱平衡紊乱的概念、病因与发病机制、护理评估、急救护理措施。

第二节　休克患者的护理

休克的概念、分类、发病机制及临床表现、护理评估以及急救护理措施。

第三节　多器官功能障碍综合征患者的护理

多器官功能障碍综合征的概念、病因、分型及临床表现、护理评估、急救护理措施。

三、考核知识点及考核要求

（一）水、电解质、酸碱平衡紊乱

1．识记　等渗性缺水、低渗性缺水、高渗性缺水、水中毒的概念及临床表现。低钾血症、高钾血症、低钙血症及高钙血症的概念及临床表现。代谢性酸中毒、代谢性碱中毒、呼吸性酸中毒和呼吸性碱中毒的概念及临床表现。

2．领会　等渗性缺水、低渗性缺水、高渗性缺水、水中毒的病因及护理评估。低钾血症、高钾血症、低钙血症、高钙血症的病因及护理评估。代谢性酸中毒、代谢性碱中毒、呼吸性酸中毒和呼吸性碱中毒的病因及护理评估。

3．简单应用　等渗性缺水、低渗性缺水、高渗性缺水、水中毒的急救护理措施。低钾血症、高钾血症、低钙血症、高钙血症的急救护理措施。代谢性酸中毒、代谢性碱中毒、呼吸性酸中毒和呼吸性碱中毒的急救护理措施。

（二）休克患者的护理

1．识记　休克的概念。

2．领会　休克的分类及临床表现。

3．简单应用　休克患者的护理评估。

4．综合应用　根据综合护理评估判断患者的休克类型并制订相应的急救护理措施。

（三）多器官功能障碍综合征患者的护理

1．识记　多器官功能障碍综合征的概念。

2．领会　多器官功能障碍综合征的病因及临床表现。

3．简单应用　多器官功能障碍综合征患者的护理评估及急救护理措施。

第六章　急救技术

一、学习目的与要求

通过本章的学习，了解急诊科主要仪器设备的配置，熟悉急诊科主要仪器设备的维护和管理、常用急救技术的适应证，掌握常用急救技术的操作方法及护理要点。

二、课程内容

第一节　基本急救技术

口咽通气道置入、喉罩置入术、气管插管、环甲膜穿刺等气道开放技术的适应证、物品准备、操作步骤及护理要点，简易呼吸器、有创呼吸机和无创呼吸机等呼吸支持技术的适应证、物品准备、操作方法及护理要点，除颤技术的适应证、物品准备、操作方法及护理要点，洗胃技术的适应证、物品准备、操作方法及护理要点。

第二节　损伤急救技术

止血技术的目的、部位及操作方法，包扎技术的目的、材料、操作方法及注意事项，固定技术的目的、原则、材料、操作方法及注意事项，搬运技术的目的、原则、材料、操作方法及注意事项。

三、考核知识点及考核要求

（一）基本急救技术

1．领会　口咽通气道置入、喉罩置入术、气管插管、环甲膜穿刺等气道开放技术、简易呼吸器、有创呼吸机和无创呼吸机等呼吸支持技术、除颤技术及洗胃技术的适应证。

2．简单应用　口咽通气道置入、喉罩置入术、气管插管、环甲膜穿刺等气道开放技术、简易呼吸器、有创呼吸机和无创呼吸机等呼吸支持技术、除颤技术、洗胃技术等操作。

3．综合应用　为实施口咽通气道置入、喉罩置入术、气管插管、环甲膜穿刺等气道开放技术，简易呼吸器、有创呼吸机和无创呼吸机等呼吸支持技术，除颤技术，洗胃技术的患者提供有效护理措施。

（二）损伤急救技术

1．识记　包扎、止血、固定、搬运技术的目的、部位 / 材料。

2．简单应用　包扎、止血、固定、搬运技术的操作方法及注意事项。

第七章　呼吸系统急症患者的护理

一、学习目的与要求

通过本章的学习，了解呼吸系统常见急性疾病的概念、病因与发病机制，熟悉呼吸系统常见急性疾病的临床表现及护理评估，掌握呼吸系统常见急性疾病的急救护理措施。

二、课程内容

第一节　急性重症哮喘患者的护理

重症哮喘的概念、发作诱因、病理生理、临床表现、护理评估、急救护理措施。

第二节　急性肺血栓栓塞症患者的护理

急性肺血栓栓塞症的相关概念、分类、病因、临床表现、护理评估、急救护理措施。

第三节　气胸患者的护理

气胸的概念、病因与发病机制、临床表现、护理评估、急救护理措施。

第四节　急性呼吸衰竭患者的护理

急性呼吸衰竭的概念、病因、临床表现、护理评估、急救护理措施。

三、考核知识点及考核要求

（一）急性重症哮喘患者的护理

1．识记　急性重症哮喘的概念、发作诱因及病理生理。

2．领会　急性重症哮喘的临床表现。

3．简单应用　急性重症哮喘的护理评估。

4．综合应用　根据对急性重症哮喘患者的护理评估，制订相应的急救护理措施。

（二）急性肺血栓栓塞症患者的护理

1．识记　急性肺血栓栓塞症的概念、分类、病因。

2．领会　急性肺血栓栓塞症的临床表现。

3．简单应用　急性肺血栓栓塞症的护理评估。

4．综合应用　根据对急性肺血栓栓塞症患者的护理评估，制订相应的急救护理措施。

（三）气胸患者的护理
1．识记　气胸的概念、病因与发病机制。
2．领会　气胸的临床表现。
3．简单应用　气胸的护理评估。
4．综合应用　根据对气胸患者的护理评估，制订相应的急救护理措施。
（四）急性呼吸衰竭患者的护理
1．识记　急性呼吸衰竭的概念、病因。
2．领会　急性呼吸衰竭的临床表现。
3．简单应用　急性呼吸衰竭的护理评估。
4．综合应用　根据对急性呼吸衰竭患者的护理评估，制订相应的急救护理措施。

第八章　心血管系统急症患者的护理

一、学习目的与要求

通过本章的学习，了解心血管系统常见急性疾病的概念、病因与发病机制、临床表现，熟悉心血管系统常见急性疾病的护理评估，掌握心血管系统常见急性疾病的急救护理措施。

二、课程内容

第一节　急性冠状动脉综合征患者的护理
急性冠状动脉综合征的概念、病因与发病机制、危险因素、临床表现、护理评估、急救护理措施。
第二节　严重心律失常患者的护理
严重心律失常的概念、病因与发病机制、临床表现及心电图特点、护理评估、急救护理措施。
第三节　急性心力衰竭患者的护理
急性心力衰竭的概念、病因与发病机制、临床表现、护理评估、急救护理措施。
第四节　高血压危象患者的护理
高血压危象的概念、病因与发病机制、诱发因素、临床表现、护理评估、急救护理措施。
第五节　主动脉夹层患者的护理
主动脉夹层的概念、病因与发病机制、诱发因素、分型、临床表现、护理评估、急救护理措施。

三、考核知识点及考核要求

（一）急性冠状动脉综合征患者的护理
1．识记　急性冠状动脉综合征的概念、病因与发病机制、危险因素。
2．领会　急性冠状动脉综合征的临床表现。

3. 简单应用　急性冠状动脉综合征的护理评估。

4. 综合应用　根据对急性冠脉状动脉综合征患者的护理评估，制订相应的急救护理措施。

（二）严重心律失常患者的护理

1. 识记　严重心律失常的概念、病因与发病机制。

2. 领会　各类严重心律失常的临床表现及心电图的特点。

3. 简单应用　严重心律失常的护理评估。

4. 综合应用　根据对严重心律失常患者的护理评估制订相应的急救护理措施。

（三）　急性心力衰竭患者的护理

1. 识记　急性心力衰竭的概念、病因与发病机制。

2. 领会　急性心力衰竭的临床表现。

3. 简单应用　急性心力衰竭的护理评估。

4. 综合应用　根据对急性心力衰竭患者的护理评估，制订相应的急救护理措施。

（四）高血压危象患者的护理

1. 识记　高血压危象的概念、病因与发病机制、诱发因素。

2. 领会　高血压危象的临床表现。

3. 简单应用　高血压危象的护理评估。

4. 综合应用　根据对高血压危象患者的护理评估，制订相应的急救护理措施。

（五）主动脉夹层患者的护理

1. 识记　主动脉夹层的概念、病因与发病机制、诱发因素、分型。

2. 领会　主动脉夹层的临床表现。

3. 简单应用　主动脉夹层的护理评估。

4. 综合应用　根据对主动脉夹层患者的护理评估，制订相应的急救护理措施。

第九章　消化系统急症患者的护理

一、学习目的与要求

通过本章的学习，了解消化系统常见急性疾病的概念、病因与发病机制、临床表现，熟悉消化系统常见急性疾病的护理评估，掌握消化系统常见急性疾病的急救护理措施。

二、课程内容

第一节　急性上消化道出血患者的护理

急性上消化道出血的概念、病因与发病机制、临床表现、护理评估、急救护理措施。

第二节　急性胰腺炎患者的护理

急性胰腺炎的概念、病因与发病机制、临床表现、护理评估、急救护理措施。

第三节　肠梗阻患者的护理

肠梗阻的概念、病因、临床表现、护理评估、急救护理措施。

三、考核知识点及考核要求

（一）急性上消化道出血患者的护理

1．识记　急性上消化道出血的概念、病因与发病机制。

2．领会　急性上消化道出血的临床表现。

3．简单应用　急性上消化道出血的护理评估。

4．综合应用　根据对急性上消化道出血患者的护理评估，制订相应的急救护理措施。

（二）急性胰腺炎患者的护理

1．识记　急性胰腺炎的概念、病因与发病机制。

2．领会　急性胰腺炎的临床表现。

3．简单应用　急性胰腺炎的护理评估。

4．综合应用　根据对急性胰腺炎患者的护理评估，制订相应的急救护理措施。

（三）肠梗阻患者的护理

1．识记　肠梗阻的概念、病因。

2．领会　肠梗阻的临床表现。

3．简单应用　肠梗阻的护理评估。

4．综合应用　根据对肠梗阻患者的护理评估，制订相应的急救护理措施。

第十章　泌尿系统急症患者的护理

一、学习目的与要求

通过本章的学习，了解泌尿系统常见急性疾病的概念、病因与发病机制、临床表现，熟悉泌尿系统常见急性疾病的护理评估，掌握泌尿系统常见急性疾病的急救护理措施。

二、课程内容

第一节　尿石症患者的护理

尿石症的概念、病因与发病机制、临床表现、护理评估、急救护理措施。

第二节　精索扭转患者的护理

精索扭转的概念、病因与发病机制、临床表现、护理评估、急救护理措施。

第三节　尿潴留患者的护理

尿潴留的概念、病因、临床表现、护理评估、急救护理措施。

三、考核知识点及考核要求

（一）尿石症患者的护理

1．识记　尿石症的概念、病因与发病机制。

2．领会　尿石症的临床表现。

3．简单应用　尿石症的护理评估。

4．综合应用　根据对尿石症患者的护理评估，制订相应的急救护理措施。
（二）精索扭转患者的护理
1．识记　精索扭转的概念、病因与发病机制。
2．领会　精索扭转的临床表现。
3．简单应用　精索扭转的护理评估。
4．综合应用　根据对精索扭转患者的护理评估，制订相应的急救护理措施。
（三）尿潴留患者的护理
1．识记　尿潴留的概念、病因。
2．领会　尿潴留的临床表现。
3．简单应用　尿潴留的护理评估。
4．综合应用　根据对尿潴留患者的护理评估，制订相应的急救护理措施。

第十一章　内分泌系统急症患者的护理

一、学习目的与要求

通过本章的学习，了解内分泌系统常见急性疾病的概念、病因与发病机制、临床表现，熟悉内分泌系统常见急性疾病的护理评估，掌握内分泌系统常见急性疾病的急救护理措施。

二、课程内容

第一节　糖尿病酮症酸中毒患者的护理
糖尿病酮症酸中毒的概念、病因与发病机制、临床表现、护理评估、急救护理措施。
第二节　高渗性非酮症糖尿病昏迷患者的护理
高渗性非酮症糖尿病昏迷的概念、发病机制、诱因、临床表现、护理评估、急救护理措施。
第三节　低血糖危象患者的护理
低血糖危象的概念、病因与发病机制、临床表现、护理评估、急救护理措施。
第四节　甲状腺危象患者的护理
甲状腺危象的概念、病因与发病机制、临床表现、护理评估、急救护理措施。

三、考核知识点及考核要求

（一）糖尿病酮症酸中毒患者的护理
1．识记　糖尿病酮症酸中毒的概念、病因与发病机制。
2．领会　糖尿病酮症酸中毒的临床表现。
3．简单应用　糖尿病酮症酸中毒的护理评估。
4．综合应用　根据对糖尿病酮症酸中毒患者的护理评估，制订相应的急救护理措施。
（二）高渗性非酮症糖尿病昏迷患者的护理
1．识记　高渗性非酮症糖尿病昏迷的概念、发病机制及诱因。

2．领会　高渗性非酮症糖尿病昏迷的临床表现。

3．简单应用　高渗性非酮症糖尿病昏迷的护理评估。

4．综合应用　根据对高渗性非酮症糖尿病昏迷患者的护理评估，制订相应的急救护理措施。

（三）低血糖危象患者的护理

1．识记　低血糖危象的概念、病因与发病机制。

2．领会　低血糖危象的临床表现。

3．简单应用　低血糖危象的护理评估。

4．综合应用　根据对低血糖危象患者的护理评估，制订相应的急救护理措施。

（四）甲状腺危象患者的护理

1．识记　甲状腺危象的概念、病因与发病机制。

2．领会　甲状腺危象的临床表现。

3．简单应用　甲状腺危象的护理评估。

4．综合应用　根据对甲状腺危象患者的护理评估，制订相应的急救护理措施。

第十二章　神经系统急症患者的护理

一、学习目的与要求

通过本章的学习，了解神经系统常见急性疾病的概念、病因与发病机制、诱发因素、临床表现，熟悉神经系统常见急性疾病的护理评估，掌握神经系统常见急性疾病的急救护理措施。

二、课程内容

第一节　脑卒中患者的护理

脑卒中的概念、分类、病因与发病机制、诱发因素，不同类型脑卒中的临床表现、护理评估、急救护理措施。

第二节　癫痫患者的护理

癫痫的概念、病因与发病机制、诱发因素、临床表现、护理评估、急救护理措施。

三、考核知识点及考核要求

（一）脑卒中患者的护理

1．识记　脑卒中的概念、分类、病因与发病机制、诱发因素。

2．领会　不同类型脑卒中的临床表现。

3．简单应用　不同类型脑卒中的护理评估。

4．综合应用　根据对不同类型脑卒中患者的护理评估，制订相应的急救护理措施。

（二）癫痫患者的护理

1．识记　癫痫的概念、病因与发病机制、诱发因素。

2．领会　癫痫的临床表现。

3．简单应用　癫痫的护理评估。

4．综合应用　根据对癫痫患者的护理评估，制订相应的急救护理措施。

第十三章　损伤急症患者的护理

一、学习目的与要求

通过本章的学习，了解常见损伤急症的概念、病因与发病机制、临床表现，熟悉常见损伤急症的护理评估，掌握常见损伤急症的急救护理措施。

二、课程内容

第一节　创伤患者的护理

颅脑损伤、胸部损伤、腹部损伤、多发伤的概念、病因与发病机制、临床表现、护理评估、急救护理措施。

第二节　烧伤患者的护理

烧伤的概念、病因、临床表现、护理评估、急救护理措施。

第三节　动物致伤患者的护理

毒蛇咬伤、犬咬伤的概念、病因、临床表现、护理评估、急救护理措施。

三、考核知识点及考核要求

（一）创伤患者的护理

1．识记　多发伤的概念，颅脑损伤、胸部损伤、腹部损伤、多发伤的病因与发病机制。

2．领会　颅脑损伤、胸部损伤、腹部损伤、多发伤的临床表现。

3．简单应用　颅脑损伤、胸部损伤、腹部损伤、多发伤的护理评估。

4．综合应用　根据对颅脑损伤、胸部损伤、腹部损伤、多发伤患者的护理评估，制订相应的急救护理措施。

（二）烧伤患者的护理

1．识记　烧伤的概念、病因。

2．领会　烧伤的临床表现。

3．简单应用　烧伤的护理评估。

4．综合应用　根据对烧伤患者的护理评估，制订相应的急救护理措施。

（三）　动物致伤患者的护理

1．识记　毒蛇咬伤、犬咬伤的概念、病因。

2．领会　毒蛇咬伤、犬咬伤的临床表现。

3．简单应用　毒蛇咬伤、犬咬伤的护理评估。

4．综合应用　根据对毒蛇咬伤、犬咬伤患者的护理评估，制订相应的急救护理措施。

第十四章　妇产科急症患者的护理

一、学习目的与要求

通过本章的学习，了解常见妇产科急症的概念、病因及临床表现，熟悉常见妇产科急症的护理评估，掌握常见妇产科急症的急救护理措施。

二、课程内容

第一节　异位妊娠患者的护理

异位妊娠的概念、病因、临床表现、护理评估、急救护理措施。

第二节　急产患者的护理

急产的概念、病因、诱发因素、临床表现、护理评估、急救护理措施。

三、考核知识点及考核要求

（一）异位妊娠患者的护理

1. 识记　异位妊娠的概念、病因。
2. 领会　异位妊娠的临床表现。
3. 简单应用　异位妊娠的护理评估。
4. 综合应用　根据对异位妊娠患者的护理评估，制订相应的急救护理措施。

（二）急产患者的护理

1. 识记　急产的概念、病因、诱发因素。
2. 领会　急产的临床表现。
3. 简单应用　急产的护理评估。
4. 综合应用　根据对急产患者的护理评估，制订相应的急救护理措施。

第十五章　眼科急症患者的护理

一、学习目的与要求

通过本章的学习，了解常见眼科急症的概念、病因、临床表现，熟悉常见眼科急症的护理评估，掌握常见眼科急症的急救护理措施。

二、课程内容

第一节　机械性眼外伤患者的护理

眼球穿通伤、眼钝挫伤、眼内异物伤的概念、病因、临床表现、护理评估、急救护理措施。

第二节 眼部化学伤患者的护理

眼部化学伤的概念、病因与发病机制、临床表现、护理评估、急救护理措施。

第三节 急性闭角型青光眼患者的护理

急性闭角型青光眼的概念、临床表现、护理评估、急救护理措施。

三、考核知识点及考核要求

（一）眼外伤患者的护理

1. 识记 眼球穿通伤、眼钝挫伤、眼内异物伤的概念、病因。
2. 领会 眼球穿通伤、眼钝挫伤、眼内异物伤的临床表现。
3. 简单应用 眼球穿通伤、眼钝挫伤、眼内异物伤的护理评估。
4. 综合应用 根据对眼球穿通伤、眼钝挫伤、眼内异物伤患者的护理评估，制订相应的急救护理措施。

（二）眼部化学伤患者的护理

1. 识记 眼部化学伤的概念、病因与发病机制。
2. 领会 眼部化学伤的临床表现。
3. 简单应用 眼部化学伤的护理评估。
4. 综合应用 根据对眼部化学伤患者的护理评估，制订相应的急救护理措施。

（三）急性闭角型青光眼患者的护理

1. 识记 急性闭角型青光眼的概念。
2. 领会 急性闭角型青光眼的临床表现。
3. 简单应用 急性闭角型青光眼的护理评估。
4. 综合应用 根据对急性闭角型青光眼患者的护理评估，制订相应的急救护理措施。

第十六章 耳鼻喉科急症患者的护理

一、学习目的与要求

通过本章的学习，了解耳鼻喉科常见急性疾病的概念、病因与发病机制、临床表现，熟悉耳鼻喉科常见急性疾病的护理评估，掌握耳鼻喉科常见急性疾病的急救护理措施。

二、课程内容

第一节 鼻出血患者的护理

鼻出血的概念、病因、临床表现、护理评估、急救护理措施。

第二节 喉部急症患者的护理

喉阻塞、急性会厌炎、小儿急性喉炎的概念、病因、临床表现、护理评估、急救护理措施。

第三节 耳鼻喉科创伤性疾病患者的护理

鼻骨骨折的病因、临床表现、护理评估、急救护理措施。

喉外伤的类型、各类型的概念、病因、临床表现、护理评估、急救护理措施。

第四节　耳鼻喉科异物患者的护理

食管、气管和支气管异物的病因、临床表现、护理评估、急救护理措施。

三、考核知识点及考核要求

（一）鼻出血患者的护理

1. 识记　鼻出血的概念及病因。

2. 领会　鼻出血的临床表现。

3. 简单应用　鼻出血的护理评估。

4. 综合应用　根据对鼻出血患者的护理评估，制订相应的急救护理措施。

（二）耳鼻喉科致命性疾病患者的护理

1. 识记　喉阻塞、急性会厌炎、小儿急性喉炎的概念及病因。

2. 领会　喉阻塞、急性会厌炎、小儿急性喉炎的临床表现。

3. 简单应用　喉阻塞、急性会厌炎、小儿急性喉炎的护理评估。

4. 综合应用　根据对喉阻塞、急性会厌炎或小儿急性喉炎患者的护理评估，制订相应的急救护理措施。

（三）耳鼻喉科创伤性患者的护理

1. 识记　鼻骨骨折的病因，喉外伤的类型，各类型的概念及病因。

2. 领会　鼻骨骨折、各类型喉外伤的临床表现。

3. 简单应用　鼻骨骨折、各类型喉外伤的护理评估。

4. 综合应用　根据对鼻骨骨折或喉外伤患者的护理评估，制订相应的急救护理措施。

（四）耳鼻喉科异物患者的护理

1. 识记　食管异物、气管和支气管异物的病因。

2. 领会　食管异物、气管和支气管异物的临床表现。

3. 简单应用　食管异物、气管和支气管异物的护理评估。

4. 综合应用　根据对食管异物、气管和支气管异物患者的护理评估，制订相应的急救护理措施。

第十七章　物理与环境因素所致的急症患者的护理

一、学习目的与要求

通过本章的学习，了解物理与环境因素所致的急症的概念、病因与发病机制、临床表现，熟悉物理与环境因素所致的急症的护理评估，掌握物理与环境因素所致的急症的急救护理措施。

二、课程内容

第一节　中暑患者的护理

中暑的概念、病因、临床表现、护理评估、急救护理措施。

第二节　意外低体温患者的护理

意外低体温的概念、病因、临床表现、护理评估、急救护理措施。

第三节　淹溺患者的护理

淹溺的概念、病因、临床表现、护理评估、急救护理措施。

第四节　电击与雷击患者的护理

电击与雷击的概念、病因与发病机制、临床表现、护理评估、急救护理措施。

三、考核知识点及考核要求

（一）中暑患者的护理

1. 识记　中暑的概念及病因。
2. 领会　中暑的临床表现。
3. 简单应用　中暑的护理评估。
4. 综合应用　根据对中暑患者的护理评估，制订相应的急救护理措施。

（二）意外低体温患者的护理

1. 识记　意外低体温的概念及病因。
2. 领会　意外低体温的临床表现。
3. 简单应用　意外低体温的护理评估。
4. 综合应用　根据对意外低体温患者的护理评估，制订相应的急救护理措施。

（三）淹溺患者的护理

1. 识记　淹溺的概念及病因。
2. 领会　淹溺的临床表现。
3. 简单应用　淹溺的护理评估。
4. 综合应用　根据对淹溺患者的护理评估，制订相应的急救护理措施。

（四）电击与雷击患者的护理

1. 识记　电击与雷击的概念、病因与发病机制。
2. 领会　电击与雷击的临床表现。
3. 简单应用　电击与雷击的护理评估。
4. 综合应用　根据对电击与雷击患者的护理评估，制订相应的急救护理措施。

第十八章　急性中毒患者的护理

一、学习目的与要求

通过本章的学习，了解各类急性中毒的概念、病因与发病机制、临床表现，熟悉各类急性中毒的护理评估，掌握各类急性中毒的急救护理措施。

二、课程内容

第一节　镇静催眠药物中毒患者的护理

镇静催眠药物中毒的发病机制、临床表现、护理评估、急救护理措施。

第二节　有机磷农药中毒患者的护理

有机磷农药中毒的病因与发病机制、临床表现、护理评估、急救护理措施。

第三节　急性一氧化碳中毒患者的护理

急性一氧化碳中毒的发病机制、临床表现、护理评估、急救护理措施。

第四节　急性酒精中毒患者的护理

急性酒精中毒的概念、病因与发病机制、临床表现、护理评估、急救护理措施。

三、考核知识点及考核要求

（一）镇静催眠药物中毒患者的护理

1．识记　镇静催眠药物中毒的发病机制。

2．领会　镇静催眠药物中毒的临床表现。

3．简单应用　镇静催眠药物中毒的护理评估。

4．综合应用　根据对镇静催眠药物中毒患者的护理评估，制订相应的急救护理措施。

（二）　有机磷农药中毒患者的护理

1．识记　有机磷农药中毒的病因与发病机制。

2．领会　有机磷农药中毒的临床表现。

3．简单应用　有机磷农药中毒的护理评估。

4．综合应用　根据对有机磷农药中毒患者的护理评估，制订相应的急救护理措施。

（三）急性一氧化碳中毒患者的护理

1．识记　急性一氧化碳中毒的发病机制。

2．领会　急性一氧化碳中毒的临床表现。

3．简单应用　急性一氧化碳中毒的护理评估。

4．综合应用　根据对急性一氧化碳中毒患者的护理评估，制订相应的急救护理措施。

（四）急性酒精中毒患者的护理

1．识记　急性酒精中毒的概念、病因与发病机制。

2．领会　急性酒精中毒的临床表现。

3．简单应用　急性酒精中毒的护理评估。

4．综合应用　根据对急性酒精中毒患者的护理评估，制订相应的急救护理措施。

Ⅳ　关于大纲的说明与考核实施要求

一、自学考试大纲的目的和作用

课程自学考试大纲是根据专业自学考试计划的要求，结合自学考试的特点而确定的。其目的是对个人自学、社会助学和课程考试命题进行指导和规定。

课程自学考试大纲明确了课程学习的内容以及深度和广度，规定了课程自学考试的范围和标准。因此，它是编写自学考试教材和辅导书的依据，是社会助学组织进行自学辅导的依据，是自学者学习教材、掌握课程内容知识范围和程度的依据，也是进行自学考试命题的依据。

二、课程自学考试大纲与教材的关系

课程自学考试大纲是进行学习和考核的依据，教材是学习掌握课程知识的基本内容与范围，教材的内容是大纲所规定的课程知识和内容的扩展与发挥。

三、关于自学教材

《急救护理学》，全国高等教育自学考试指导委员会组编，张海燕主编，北京大学医学出版社出版，2017 年版。

四、关于自学要求和自学方法的指导

本大纲的课程基本要求是依据专业考试计划和专业培养目标而确定的。课程基本要求还明确了课程的基本内容，以及对基本内容掌握的程度。基本要求中的知识点构成了课程内容的主体部分。因此，课程基本内容掌握程度、课程考核知识点是高等教育自学考试考核的主要内容。

为有效地指导个人自学和社会助学，本大纲已指明了课程的重点和难点，在章节的基本要求中一般也指明了章节内容的重点和难点。

本课程共 5 学分。

自学方法指导如下：

（一）系统学习、深入重点

自学者首先应认真阅读与钻研大纲，根据大纲系统地学习教材的各章内容，记忆要求识记的概念、病因或机制，理解急症的临床表现，在此基础上掌握急症的护理评估和护理措施等重点内容。

（二）科学学习方法，明确课程内容之间的关系

结合课程特点和自身实际情况，合理安排自学时间，制订合理的学习计划。学习中搞清楚概念、病因、临床表现之间的关系，从而理解护理评估的意义以及制订护理措施的依据，提高学习效率。

（三）重视理论联系实际

急救护理学作为一门临床护理课程，在实践中学习是增强学习效果的重要途径，自学者可以根据临床上遇到的现象查找本书相关的内容，从而提高自学者分析问题、解决问题的能力。

五、应考指导

（一）充分准备，临考不乱

考前证件文具要备齐，调整睡眠作息，稳定情绪，做好充分复习，准备迎接考试。

（二）各类型题的特点与答题技巧

单项选择题考核的通常是教材中的基本知识点，大部分题是只要记住相关知识点就能作答，一小部分需要考生推理分析来选择答案，对于这部分题考生要注意熟练应用所学知识，把握做题时间。

多项选择题主要考查考生对所学知识的综合以及记忆的熟练程度，该部分题相对较难，考生只有熟练掌握所学知识才能够得分。

简答题主要考查考生对某个问题的理解和掌握程度，一般只需答相关要点，不需展开。

论述题主要考查考生对某个知识点的认识和运用，能够根据所要论述的问题展开讨论，做出合理的解释，且逻辑清楚有条理。

病例分析题主要考查考生对案例中的某些问题的发现、分析和解决的能力，需要考生充分调取所学知识，并通过分析作答。作答过程中要注意逻辑清楚，详略得当。

（三）坚定信心，沉着应考

自考考试多是紧扣教材出题，考生只要按照考试大纲中的考核内容和考核知识点进行充分复习，基本能通过考试。只要充分复习，就一定能信心满满地进考场，充分调动已掌握的知识点沉着应答，从而取得圆满的成绩。

六、对社会助学的要求

（一）明确课程的性质与设置要求

社会助学者应根据本大纲规定的课程内容和考核目标，把握指定教材的基本内容，对自学应考者进行切实有效的辅导，引导他们掌握正确的学习方法，避免各种偏向，体现社会助学的正确导向。

（二）正确处理重点和一般内容之间的关系

社会助学者在辅导时应帮助自学者梳理重点内容和一般内容之间的关系，要在突出重点和难点时兼顾一般知识点，避免注重抓考试重点而忽略了其与一般知识点的内在联系。

（三）注意培养自学者应用知识的能力

急救护理学是一门应用性学科，社会助学者可以结合病例对相应的概念、知识、技能进行讲解，从而提高自学者的分析应用能力，能够将学到的内容准确应用到临床中。

七、对考核内容和考核目标的说明

本课程要求考生学习和掌握的知识点内容都作为考核的内容。课程中各章的内容均由若干知识点组成，在自学考试中成为考核知识点。因此，课程自学考试大纲中所规定的考试内容是以分解为考核知识点的方式给出的。由于各知识点在课程中的地位、作用以及知识自身的特点不同，自学考试将对各知识点分别按四个认知层次确定其考核要求。

八、关于考试命题的若干规定

1. 本课程为闭卷笔试，考试时间为 150 分钟，满分 100 分。

2. 本大纲各章所规定的基本要求、知识点及知识点下的知识细目，都属于考核的内容。考试命题既要覆盖到章，又要避免面面俱到。要注意突出课程的重点、章节重点，加大重点内容的覆盖度。

3. 命题不应有超出大纲中考核知识点范围的题，考核目标不得高于大纲中所规定的相应的最高能力层次要求。命题应着重考核自学者对基本概念、基本知识和基本理论是否了解或掌握，对基本方法是否会用或熟练。不应出与基本要求不符的偏题或怪题。

4. 本课程在试卷中对不同能力层次要求的分数比例大致为：识记占 20%，领会占 30%，应用（简单应用 + 综合应用）占 50%。

5. 要合理安排试题的难易程度，试题的难度可分为：易、较易、较难和难四个等级。每份试卷中不同难度试题的分数比例一般为 2 ∶ 3 ∶ 3 ∶ 2。

6. 课程考试命题的主要题型一般有单项选择题、多项选择题、简答题、论述题、病例分析题等题型。在命题工作中必须按照本课程大纲中所规定的题型命制，考试试卷使用的题型可以略少，但不能超出本课程对题型的规定。

附录　题型举例

一、单项选择题（在每小题列出的备选项中只有一项是最符合题目要求的，请将其选出）

1. 心搏骤停最常见的原因是（　）

A. 气道梗阻

B. 冠状动脉粥样硬化性心脏病

C. 溺水

D. 电击

2. 休克指数是指（　）

A. 心率 / 舒张压

B. 舒张压 / 心率

C. 心率 / 收缩压

D. 收缩压 / 心率

二、多项选择题（在每小题列出的备选项中，至少有两项是符合题目要求的，请将其选出，错选、多选或少选均无分）

1. 高质量胸外按压的要点有（　）

A. 按压频率 100 ～ 120 次 / 分

B. 按压深度 5 ～ 6cm

C. 按压时长 30min

D. 按压后保证胸廓充分回弹

E. 尽量减少因检查或治疗造成的按压中断

2. 全身炎症反应综合征诊断依据正确的有（　）

A. 体温＞ 39.3℃或 <38℃

B. 心率＞ 90 次 / 分

C. 呼吸频率＞ 20 次 / 分或过度通气使 $PaCO_2$ ＜ 32mmHg

D. 白细胞总数＞ 12×10^9 或＜ 4×10^9/L，或未成熟白细胞＞ 10%

E. 两个或两个以上器官或系统功能障碍

三、简答题

1. 简述院内“急救生存链”的组成。

2. 简述高钾血症的急救护理措施。

四、论述题

基础生命支持是抢救心搏骤停患者的重要措施，试述基础生命支持流程及措施中的要点。

五、病例分析题

患者，男，22岁，昨日中午吃剩饭后，下午4时出现恶心、呕吐、腹痛、腹泻。呕吐量不多，为胃内容物。腹泻6次，为水样便，每次量约600ml。脐周疼痛，呈绞样痛，近6小时无尿。查体：BP 90/60mmHg，HR 110次/分，R 26次/分，T 36.7℃。神志清楚，舌干口燥，皮肤弹性差，心肺无异常，腹软，脐周轻压痛。根据以上病例，请回答：

1．该患者最可能的医疗诊断是什么。

2．该患者的病情分级、诊断和病情分级的分析评估思路是什么？

3．该患者的急救护理措施是什么？

后　记

《急救护理学自学考试大纲》是根据全国高等教育自学考试护理学专业（独立本科段）考试计划的要求，由全国高等教育自学考试指导委员会医药学类专业委员会组织制定。2017年7月医药学类专业委员会对本大纲组织审稿，根据审稿会意见由编者做了修改，最后由医药学类专业委员会定稿。

本大纲由北京大学人民医院张海燕主任护师负责编写。参加审稿并提出修改意见的有北京大学人民医院朱继红主任医师、北京协和医学院郭爱敏教授和北京大学人民医院刘晓原主治医师。

对参与本大纲编写和审稿的各位专家表示感谢。

全国高等教育自学考试指导委员会
医药学类专业委员会
2017年7月

全国高等教育自学考试指定教材

护理学专业（独立本科段）

急救护理学

全国高等教育自学考试指导委员会　组编

编者的话

本教材根据全国高等教育自学考试指导委员会制定的《急救护理学自学考试大纲》编写而成，是高等教育自学考试指定教材，主要供护理学专业（独立本科段）的自学者使用。

本教材共分为十八个章节，其中第一章至第六章为总论，第七章至第十八章为各论。总论介绍了急诊医疗服务体系、急诊分诊、常见急诊症状的评估、心肺复苏、累及多系统的危重症的护理、通用急救操作技术等；各论重点介绍了各系统常见急症的急救护理。本书以突出临床急救护理临床思维及工作程序为编写主线，介绍了各种疾病或危急状态的病因与发病机制、临床表现、护理评估、护理措施，并着墨于急救的护理评估及措施，以便于学习者培养急救护理的思维模式，建立分析、判断及解决问题的能力。

本教材由北京大学人民医院张海燕主任护师担任主编，北京大学人民医院朱继红主任医师、北京协和医学院护理学院郭爱敏教授、北京大学人民医院刘晓原主治医师进行审阅，提出了诸多宝贵的意见与建议，在此致以诚挚谢意！本书的各位编者本着严谨求实、认真审慎的态度，在编写过程中付出了巨大努力，目的是希望本教材能够适应高等教育自学考试发展趋势，为培养实用型急救护理人才贡献一份力量，助力每位学习者提升临床实践能力、解决问题的能力。由于时间仓促、水平有限，不妥之处恳请广大读者批评指正！

编者
2017 年 7 月

第一章 绪 论

第一节 急诊医学与急救护理学概述

一、急诊医学概述

（一）急诊医学的概念

急诊医学，主要是研究疾病初发阶段的病因、病理生理、临床表现及紧急救治的一门学科。急诊医学可分为院前急救、院内急诊及危重症监护3个诊疗阶段。包括复苏学、中毒学、灾难医学、儿科急诊医学及急救服务系统管理学。急救医学是应紧急救治的需求而发展起来的学科。在疾病初期，如能及时给予救治或诊治，可极大地降低死亡率和致残率。

（二）急诊医学的发展历史

随着科学的进步以及人们对医疗需求的增长，20世纪60年代末—70年代初，发达国家的急诊医学得到了惊人的发展。我国实行“改革开放”后，受到国际急诊医学的影响，我国政府采取了一系列的措施，使我国的急诊医学在30年间得到了迅速发展（表1-1），特别是在2003年发生传染性非典型肺炎流行后，政府进一步加大了资金投入，以建立健全突发公共卫生事件紧急医疗救治体系。

表1-1 我国急诊医学的发展历程

年份（年）	重要工作
1980	卫生部颁发了《加强城市急诊工作的计划》文件
1982	卫生部召开了“建立城市急诊工作”的咨询会
1983	卫生部颁布了《城市医院急诊科（室）建立方案》
1985	国家学位评定委员会正式批准在有条件的医学院校可设置急诊医学研究生点
1986	中华医学会批准正式成立“中华医学会急诊分会”
1990	《急诊医学》创刊（2001年更名为《中华急诊医学杂志》
20世纪90年代	在医院等级评审中，卫生部再次明确规定，二、三级医院必须组建急诊科
2009	卫生部正式颁发《急救科建设与管理指南（试行）》

二、急救护理学概述

（一）急救护理学的概念

急救护理学是研究各类急性病、急性创伤、慢性疾病急性发作和危重患者的抢救与护理的一门学科。急救护理学确定了急救护理实践的角色、行为和过程，它已成为护理学科中的一个重要组成部分。

（二）急救护理学的发展历史

急救护理始于南丁格尔时代。至20世纪60年代，随着电子仪器设备的发展，急救护理技术进入了有抢救设备的新阶段。心电示波、电除颤器、人工呼吸机、血液透析机的应用，使急救护理学的理论与技术也得到了相应发展。随后，现代监护仪器设备的集中使用，促成了重症监护病房（intensive care unit，ICU）的建立。

随着时代的发展，急救护理专业的职能作用从专业化向专科化的方向不断拓展，急诊专科护士也随之应运而生。急诊专科护士的成长需要大量的临床实践经验、经历和接受相应的专业教育，需要通过时间积累经验和锤炼技术。中国急诊专科护士制度的发展虽处于起步阶段，但通过借鉴与积极探索一定可以走出一条适合我国国情的、与世界同步的护理之路。

（三）急救护理学的主要任务

急救护理的主要任务为：接收急诊就诊的各种患者及院外救护转送来的伤病员，对急危重症患者进行救治与监护；承担灾难事故的院内、院外急救工作；开展急救护理的科研和教学工作；培训急救护理人员和开展急救知识的宣传教育活动等。

（四）急救的护患沟通技巧

由于急症所造成的生命威胁可能会使患者及其家属感到恐惧和焦虑，并且感情脆弱，心理上容易受到伤害。因此有效的护患沟通十分重要。

1．急诊患者及家属的心理特点

(1) 恐惧感：由于急危重症，如呼吸困难、疼痛、出血、高热、腹泻等，造成躯体上的不适，往往使患者感到预后难测、心神不安、产生焦虑与恐惧；周围急诊患者的痛苦表现，也促使或加重患者的恐惧感。

(2) 优先感：许多急诊患者及家属往往认为自己的疾病最重，要优先处理。对分诊护士安排的轻、重、缓、急的就诊次序不理解，出现不满的情绪，如烦躁、生气甚至发怒等，从而加重病情、产生纠纷。

(3) 陌生感：急诊患者及家属到急诊室，对周围嘈杂声、仪器信号闪烁和报警声的环境，以及患者要与不熟悉的医护人员、服务人员进行交流沟通而感到陌生，如未能及时解除，会产生紧张心理，对疾病不利。

(4) 无助感：有时由于疾病复杂，反复多科室的会诊，多项多次的检查等，使患者及家属不能及时获得医疗结果，从而产生焦虑与无助感。

2．加强沟通，建立良好的护患关系

(1) 分诊护士应将来院的急诊患者进行快速、准确地分诊、分流，使他们尽快有序就诊。暂时不能满足患者即刻就医的需要时，应做耐心解释以取得理解，避免患者与家属出现不良的情绪和心理反应，造成不良的后果。

(2) 护士应主动向患者及家属介绍急诊科的设施与布局、急诊科患者就诊特点、有关治疗和作息的安排以及医院的相关规定，使他们尽快熟悉环境，消除陌生感与恐惧感，自觉遵守医院规定，配合诊疗。

(3) 对待患者要热情和真诚，处理问题要沉着而果断，技术操作要准确而熟练，从而赢得患者及家属的信任。在救护过程中，随时将健康教育渗入其中，以取得患者的合作，提高救护效果。

(4) 合理安排检查、治疗和护理操作，避免医疗救治时间的延搁，减少患者的痛苦与潜在危险。

(5) 尊重患者及家属的知情权，及时向他们解释或通告病情、治疗方案和预防措施。倾听家属的诉说，对其疑问及时予以解答，尽量消除其顾虑，促进相互理解。

(6) 对家属提供适当的心理安慰，指导他们如何配合医疗护理工作，对患者给予支持。在不影响治疗的情况下，尽量让家属陪伴患者，消除其孤独与无助感，使患者心理得到支持与稳定。如果有可能抢救无效，应事先通知家属，使他们有一定心理准备。

(7) 对抢救无效的患者，做好家属的心理疏导，严肃认真地做好死者的善后护理。体现出对死者的关爱、同情与尊重。

急救环境特殊，常常面对的是急危重症患者，护理人员要充分体现人性化关怀，给予高水平的医疗救护。加强沟通，建立良好的护患关系显得尤为重要。但是沟通过程中也要有法律意识，不能随意承诺和保证预后等，以免使自己处于被动局面。

第二节　急救医疗服务体系

一、急救医疗服务体系的概念及组成

急救医疗服务体系（emergency medical service system，EMSS）是将院前急救、医院急诊科急救、危重症监护（emergency intensive care unit，EICU）有机联系起来形成的一个完整的现代化医疗体系。这三部分既具有各自独立的职责和任务，又紧密衔接相互关联，构成一个科学、高效、严密的组织和统一指挥的急救网络。EMSS 包括完整的通信指挥系统、现场急救组织、有监护和急救装置的运输工具、高水平的院内急诊服务及强化治疗。

院前急救是急救过程中的基础环节，负责现场急救、途中急救、安全输送患者；医院急诊科负责对患者的评估、急救、诊治、处置与预防，与危重症监护病房的工作结合形成完整的诊断与治疗过程，共同完成院内急救的内容。院内急救是院前急救的强化和促进，而院前急救是院内急救的基础及保障，二者相辅相成，形成一个完善的急救医疗服务体系。

二、急救医疗服务体系的管理

（一）院前急救

1．院前急救的定义　院前急救也称院外急救，是指遭受各种危及生命的急症、创伤、中毒、灾难事故等的伤病者在送达医疗机构救治前，在医疗机构外开展的以现场急救、转运和途中救治监护为主的医疗活动，即从患者发病或受伤开始到医院就医之前这一阶段的救护。院前急救是急诊医学的延伸和发展，它把抢救延伸到急危重症患者身边，使他们在进入医院前能得到及时的救治，最大限度地缩短了患者的无治疗期，对维持患者生命、减轻患者痛苦、提高抢救成功率、减少致残率具有极其重要的意义。

院前急救范畴广泛，面临的救护任务、对象、环境条件多种多样，具有突发性、紧迫性、复杂性、艰难性和灵活性的特点，要紧急、快速地实施有效的医疗救护，就需要通信、运输和急救技术的有力保障。因此院前急救具有鲜明的社会属性，需要政府和社会各界的重视、支持和帮助，来实现非医务人员与专业医务人员的救护相结合，在最短的时间内争取最

大的抢救效果。

2．院前急救的工作任务

（1）日常院前急救：是院前急救的首要和经常性任务。通常情况下，呼救患者可分为三类：第一类为短时间内有生命危险的危重患者，如急性心肌梗死、严重创伤、窒息、休克、急性中毒等，占呼救患者的 15% ～ 20%，抢救目的在于挽救患者生命或维持基础生命；第二类为病情较重，但短时间内无生命危险的急诊患者，如慢性心血管病、高热、骨折等，占 60% ～ 70%，院前急救的目的在于稳定病情，减轻患者转运过程中的痛苦和预防并发症；第三类为稳定的患者，如脑血管病慢性期、骨折固定后，占 15% ～ 20%，主要需要转运服务。

（2）紧急医疗救援：针对灾难性事故或突发公共卫生事件。除对伤病员进行常规医学急救外，还应注意在现场与其他救灾系统如消防、公安、交通等部门的密切配合，紧急状态下指挥、协调行政区域内医疗急救资源，合理分流伤病员，同时注意个人安全。

（3）特殊任务保障：特殊任务是指当地的大型集会、重要会议、体育比赛及重要外宾来访等的救护值班。执行此任务的急救系统处于备战状态，严禁擅离职守，随时行动、快速处理，若遇意外伤病员，按（1）、（2）两条处理。

（4）通讯网络枢纽：通讯网络涉及三方面。①市民与急救中心的联络；② EMSS 网络内部的联络；③中心与上级领导、卫生行政部门和其他救灾系统的联络。急救中心（站）主要起承上启下、沟通信息的枢纽作用。

（5）急救知识普及：院前急救需要全民参与。急救中心（站）应当向公众提供急救知识和技能的科普宣传和培训，提供专业人员的急救培训及高危岗位、重点人群急救知识与技能的培训和普及，提高公众急救意识和能力。

（6）科研与教学：有条件的急救中心（站）可承担院前急救的科研与教学任务。

3．院前急救的原则

（1）先排险后施救：是指现场救护前先快速评估周围环境，评估事故发生原因和现场环境是否有潜在危险，若存在，则应先将患者带离危险区后再予以施救，以尽可能保证患者及施救人员的安全。

（2）急救与呼救并重：是指施救现场有多人在场时，及时合理分工，救护与呼救同时进行，以尽快获得外援；若仅有一人在场，应先施救并在短时间内进行呼救。

（3）先重伤后轻伤：是指优先抢救危重者，后处理伤情较轻者。但当出现群发伤时，在医疗资源有限的情况下，在遵循本原则的同时，重点抢救有可能存活的伤病员。

（4）先施救后运送：是指对短时间内有生命危险的患者，应先进行现场初步的紧急处理，再在严密医疗监护下转送至医院。

（5）转送与救护相结合：在伤病者的转运途中，要密切做好监护、观察患者病情，必要时进行急救，以保证转运安全。

（6）院前与院内急救紧密连接：院前急救应确保现场急救的完善，防止救护措施的重复、差错及遗漏，认真填写并保管规定的医疗文本，做到有据可循，做好与院内急诊的交接。这样才能使 EMSS 各环节高效运转、有机合作、无缝衔接。

4．院前急救的设置与管理　院前急救以急救中心（站）为主体，与承担院前医疗急救任务的网络医院组成院前急救网络共同实施救治。

急救中心（站）的设置：院前急救应与城市大小，人口密度，当地经济、社会发展状况和医疗服务需求相适应，建立统一的院前急救网络，根据需要建立三级或二级急救站，以达到合适的反应时间与急救半径。反应时间是指从急救中心接到呼救电话至急救车到达现场所需的时间，是衡量院前急救服务水平的重要指标之一，其理想时间是 4 ～ 5min。急救半径是指急救单位执行院外急救服务所覆盖的区域半径，缩小急救半径是急救单位能及时到达现场的重要条件之一，理想的半径是 5 ～ 7km。

1）数量：一个城市原则上只能设立一个急救中心，且应符合医疗机构基本标准。可根据区域分段设立分中心或分站。因地域或交通原因，设区市的院前急救网络未覆盖的县（县级市），可以依托县级医院或者独立设置一个县级急救中心（站）。市级急救中心统一指挥调度县级急救中心（站）并提供业务指导。

2）地点：急救中心地点的选择与建立良好的急救条件密切相关，可考虑以下因素。①地区的中心地带；②急救车进出便捷；③交通便利；④急救中心单独建制时最好邻近大医院。分中心或分站设立的地点可以考虑：①人口较密集地带；②特殊需要，如旅游景点、大企业附近等；③交通方便处；④在医院内或与医院相毗邻；⑤应按照人口实际居住情况相对均匀地分布。

3）人员：急救专业人员的技术水平是影响院前急救成功率的主要因素之一，因此需要科学合理的人员配备、规范的专业准入制度和严格的培训考核。急救专业人员需经过特殊训练，包括通讯、管理、急救、运输和指挥等。人员配备应注重精简高效、结构合理，满足急救需求。根据各级机构的功能与任务不同，实施合理的人员管理方法，以保证院前急救功能的启动和正常运转。一般急救中心以救护车为单位配备人员。救护车分为两种类型：普通型和危重症监护型。普通型救护车由急救医师、护士、驾驶员各一名组成；危重症监护型至少由一名医师、一名专科急救医师、一名护士、一名驾驶员组成，必要时增设一名担架员。护士编制依所在急救单位的规模、承担急救工作的地区范围而定。

4）交通工具：主要是救护车，其次为救护艇及特殊情况下的航空救护，包括直升机和医用小飞机。交通工具不仅是运送患者的工具，也是抢救患者的“流动急诊室”。因此平日需抓好救护交通工具的使用、保养和维修，不得挪作他用，保持完好状态。县级以上急救中心根据区域服务人口、服务半径、地理环境、交通状况等因素，合理配置救护车。

救护车应当符合救护车卫生行业标准，标志图案、标志灯具和警报器应当符合国家、行业标准和有关规定。此外，救护车应具备以下基本设施和条件：①行驶平稳，有无线电通讯设备，车内宜保持恒温。②驾驶员接受过基本生命抢救训练。③备有急救包或急救箱，这在现场急救中必不可少，里面应放置需要的药品、器械和敷料等。药品要摆放整齐、标识醒目、取放方便。④装备有除颤仪、临时起搏器、呼吸机、氧气供应设备、心电及呼吸监护机、固定受伤部位的夹板或抽气担架、抗休克设备、小缝合包、输液装置和必要的抢救药品等。

5）通讯系统：院前急救中心（站）通讯系统应当具备系统集成、救护车定位追踪、呼叫号码和位置显示、计算机辅助指挥、移动数据传输、无线集群语音通讯等功能，以保障 120 应答系统、大型事故处理系统功能畅通，利于急救联络、指挥和调度，大大缩短急救的反应时间，提高应急反应能力，同时可建立并维护院前急救公共信息库。

（二）医院急诊科

1．医院急诊科的定义　医院急诊科是 EMSS 中的重要环节，是医院为能及时接待急性发病或危重症患者而设置的特定诊疗场所，实行 24 小时开放，处置常见急性疾病、救治危重症患者，应对各种灾难事故的抢救工作。作为院内急救的第一线，医院急诊科既为院前急救的成效进行巩固，又为患者及时获得后续的专科诊疗服务提供支持和保障。急诊科涉及专业范畴广，来诊时间、人数、病种及危重程度随机性大、可控性小，因此急诊科工作具有急、忙、多学科性、易感染性、涉及法律和暴力事件多等特点。

2．医院急诊科的工作任务　医院急诊科的工作任务主要包括以下几方面。

（1）急诊急救：凡因疾病急性发作、创伤等造成痛苦，甚至威胁生命的患者，均属于急诊科的就诊范围，应予以紧急处理。

1）急救（emergency）：对各种急、危、重症患者的诊治、抢救和留院观察是急诊科的首要任务。对由急救中心（站）、基层医院、现场第一目击者或自行送达医院时已危及生命的患者，如心搏骤停、多器官功能障碍综合征、窒息、严重创伤、急性中毒、严重休克及各种大出血等，需要及时、迅速、准确地进行抢救，实施抢救—诊断—治疗的工作程序。

2）急诊（urgency）：这是急诊科的主要任务。急诊是针对暂时不会有生命危险，但病情紧急或表现痛苦需及时诊治的患者，通常为重症但比较稳定的患者和一般急症患者，主要通过问诊及检查做出初步诊断，并给予处理。现今由于人们对医疗服务的需求和观念不断转变，急诊的范围也随之扩大。

（2）教学培训：这是急诊科常年的任务。急诊科应承担急诊专业医师及专科护士的教学培训，提升急诊人才的专业技能和工作水平，为急诊科诊疗质量、患者安全管理提供技术人才保障。急诊医师及急诊护士应定期接受急救技能的再培训，再培训间隔时间原则上不超过 2 年。急诊科还承担院内医护人员的急救知识培训以及公众急救知识普及的任务。

（3）科研：急诊科危重症患者集中、疾病谱广、病情变化快、停留时间短、可提供的信息有限，容易误诊或漏诊。因此，应注重反馈、随访追踪、积累资料、寻找科研素材，同时进一步找出问题，研究、分析急诊工作中的质量控制方案。通过科研可不断提高急诊急救工作水平，加强急诊学科建设。

（4）接受上级领导指派的临时救治任务：急诊科是 EMSS 中的重要组成部分，需能应对突发事件、分流成批患者、与多部门系统、多家医院协同抢救。当突发事件或自然灾害发生时，急诊科应遵从上级主管部门安排，尽力参加有组织的救治活动，参与应急抢救预案制订，指挥、组织、协调大批伤员的院内急救工作。

3．医院急诊科的工作流程

（1）初始评估：急诊患者来院后，主要通过分诊把急诊患者分为濒死、致命、重症及一般急症，濒死患者随时会有生命危险，致命性疾病患者生命体征稳定或不稳定，但若不仔细检查可能会危及生命。把危及生命的患者安置于抢救室，重症患者提前就诊，轻症患者到诊室就诊。

（2）稳定生命体征：不管何种疾病，先稳定后诊断，对有生命危险的患者的工作程序是抢救—诊断—治疗，而非常规的诊断—治疗。对经抢救暂时无生命危险的危重症患者，坚持维持生命与明确诊断并重的原则，既要维持生命体征的稳定，又要积极进行问诊和各种检查以了解病情明确诊断。

（3）诊断与治疗：对重症及一般急症的患者，在明确诊断的过程中采取留院观察处理，细致观察以排除威胁生命的潜在因素，明确诊断后即可转入专科病房诊治。

（4）安置：经急诊处理后，评估并决定患者的去向，如回家、留观、住院或转院等。留观标准“宜宽不宜严”，以防止具有隐匿的致命性疾病患者发生意外，留院观察时需主动观察、仔细处理。

4．急诊科的设置与管理　医院急诊科是院内急救的首诊场所，应当具备与医院级别、功能和任务相适应的场所、设施、设备、药品和技术力量，以保障急诊工作及时有效开展。

（1）标识：急诊科应当有醒目的路标和标志，并设有各个层面的平面图，以方便引导患者就诊，与手术室、重症医学科等相连接的院内紧急救治绿色通道标识应当清楚明显。

（2）地点场所：急诊科应当设在医院内便于患者迅速到达的区域，并邻近大型影像检查等急诊医疗依赖较强的部门。入口应通畅，设有无障碍通道，方便轮椅、平车出入，并设有救护车通道和专用停靠处；有条件的可分设普通急诊患者、危重伤病患者和救护车出入通道。急诊科应明亮，通风良好，候诊区宽敞，就诊流程便捷通畅，建筑格局和设施应当符合医院感染管理的要求。儿科急诊应当根据儿童的特点，提供适合患儿的就诊环境。

（3）区域设置：急诊科应当设医疗区和支持区。医疗区包括分诊处、就诊室、治疗室、处置室、抢救室和观察室，三级综合医院和有条件的二级综合医院应当设急诊手术室和急诊重症监护室；支持区包括挂号、各类辅助检查、药房、收费等部门。医疗区和支持区应当合理布局，有利于缩短急诊检查和急救半径。

1）医疗区

①分诊室（台）：需设在急诊区域明显处，并有醒目标识，既方便来院患者，也方便分诊护士及时看到来诊患者。分诊护士对来诊患者根据临床表现和轻重缓急程度进行分类、登记，引导急救途径和联系诊室及医师，可将就诊记录进行计算机信息化管理。因此分诊室（台）应配备各种常用检查器材及记录单，如血压计、听诊器、体温表、手电筒、压舌板、诊查床、常用检查用品等，同时配有电脑（或就诊登记本）、电话、对讲机、信号灯、呼叫器等设备，还应放置方便患者的平车、轮椅、饮水设施等。

②诊疗室：设有内科、外科、眼科、耳鼻喉科、妇产科、儿科等分科急诊诊疗室，传染病和肠道急诊应有隔离区。诊室内配备诊查床和常用检查器械，设有保护患者隐私的设施，专科诊室如眼科、耳鼻喉科根据专科特点配备特殊设备。有条件者配备中心供氧装置和吸引装置、电脑等。

③抢救室：急诊科抢救室应邻近分诊室（台），靠近急诊入口，设置一定数量的抢救床，具有必要时实行紧急外科处置的功能。其设置应注意：抢救床净使用面积不少于 $12m^2$，为抢救专用推床，便于转送及固定，两床之间应有隔帘，每张抢救床旁配有中心吸氧装置、负压吸引装置、血压心电监护设施及输液架；配备基本的急救器械与检查器械、急救药品，如呼吸机、心电图机、除颤仪、复苏机、洗胃机、微量注射泵、输液泵、抢救车等，并且具备必要时施行紧急外科处置的功能。

④观察室：急诊科应当根据急诊患者流量和专业特点设置观察床，收住需要在急诊临时观察的患者，观察床数量根据医院承担的医疗任务和急诊患者量确定。急诊患者留观时间原则上不超过 72 小时。观察室基本配置应与普通病房相同。

⑤急诊清创室：清创室应靠近外科诊疗室，配备开展外伤清创缝合及急诊小手术的器械及物品。

⑥急诊手术室：急诊手术室应紧靠外科诊室。其规模应视急诊科与医院手术室的距离、

手术室人员编制等因素而定。室内附设洗手间，配备相应的手术包、手术器械及必要的手术室设备，能适应急诊应急的各种手术。

⑦急诊重症监护室：为严重创伤、中毒、各种休克、心力衰竭、急性呼吸衰竭等各种急危重症患者提供优质的监护和强化治疗。配备供氧、负压吸引、监护仪、除颤仪等设备，监测患者生命体征的变化。

⑧急诊病房：急诊病房在一定程度上可缓解急诊患者入院难的矛盾，促进急诊患者的分流。其设施应按照普通病房的标准配备。

2）支持区：配有挂号、检验室、放射检查、超声室、药房、收费等部门，并有血库、手术室 24 小时支持急诊，有可靠的后勤保障，有 24 小时各学科会诊。不少医院可开展急诊介入治疗及内镜诊断与治疗。挂号、化验、药房、收费等窗口制订有抢救患者优先的措施。可以说，急诊是用最少的资源、最快的速度对伤病员进行救治。

（4）人员编制：急诊科应根据每日就诊人次、病种及急诊科医疗和教学功能等配备医护人员，并且合理化人员结构梯队，固定的急诊医师、护士不少于在岗医师、护士的 75%。科室以急诊医师及急诊护士为主，承担各种患者的抢救、鉴别诊断和应急处理。急诊患者较多的医院，还应安排妇产科、儿科、眼科、耳鼻喉科等医师承担本专业的急诊工作。可根据实际需要配置行政管理和其他辅助人员。

（5）人员资质：急诊科医护人员应受过专门训练，掌握急诊医学的基本理论、基础知识和基本操作技能，具备独立工作能力，并且应定期接受急救技能的再培训，再培训间隔时间原则上不超过 2 年。急诊科医护岗位应符合以下专业技术需求。

1）管理人员资质：三级综合医院急诊科主任应由具备急诊医学副高以上专业技术职称的医师担任，护士长由主管护师以上、有 2 年以上急诊临床护理工作经验的护士担任。二级综合医院的急诊科主任应由具备急诊医学中级以上专业技术职称的医师担任，护士长由护师以上、有 1 年以上急诊临床护理工作经验的护士担任。科主任负责本科的医疗、教学、科研、预防和行政管理工作，是急诊科诊疗质量、患者安全管理和学科建设的第一责任人。护士长负责本科的护理管理工作，是本科护理质量的第一责任人。

2）急诊医师应掌握的技术和技能：①独立处理各种急症（如高热、胸痛、呼吸困难、咯血、休克、急腹症、消化道大出血、黄疸、血尿、抽搐、晕厥、头痛等），能做出初步诊断并掌握处理原则；②掌握心脏病和心律失常心电图诊断，如心室颤动、宽 QRS 心动过速、房室传导阻滞、严重的心动过缓等；③掌握创伤的初步诊断、处理原则和基本技能；④掌握急性中毒的诊断和救治原则；⑤掌握暂时未明确诊断急危重症的抢救治疗技能；⑥能掌握心肺脑复苏术，气道开放技术，电除颤，溶栓术，动、静脉穿刺置管术，心、胸、腹腔穿刺术，腰椎穿刺术，胸腔闭式引流术，三腔管放置术等；⑦熟练使用呼吸机，多种生理监护仪，掌握快速床旁检验（point-of-care-testing，POCT）技术及血糖、血气快速检测和分析技术等。

3）急诊护士应掌握的技术和技能：①掌握急诊护理工作的内涵及流程、急诊分诊；②掌握急诊科内的医院感染预防与控制原则；③掌握常见危重症的急救护理；④掌握创伤患者的急救护理；⑤掌握急诊危重症患者的监护技术及急救护理操作技术；⑥掌握急诊各种抢救设备、物品及药品的应用和管理；⑦掌握急诊患者心理护理要点及沟通技巧；⑧掌握突发事件和群伤的急诊急救配合、协调和管理。

（6）通讯、信息设备：急诊科应设有急诊通讯装置（电话、传呼、对讲机）。有条件的医院可建立急诊临床信息系统，为医疗、护理、感染控制、医技、保障和保卫等部门及时提供信息，并逐步实现与卫生行政部门和院前急救信息系统的对接。

（7）仪器设备及药品

1）仪器设备

①基本配置

a. 抢救仪器：呼吸机、简易呼吸器、复苏机、心电监护除颤仪、心电图机、多参数监护仪、洗胃机、供氧装置、吸引器、血压计、可视喉镜、骨钉枪、抢救车等。

b. 手术仪器：麻醉机、多功能手术床、无影灯、双极电凝器、显微镜、CO_2激光刀、紫外线灯等。

c. 检测仪器：血气分析仪、床旁B超机、床旁X线机、心肌酶检测仪、快速血糖仪。

d. 治疗仪器：输液泵、微量注射泵、雾化机、输液治疗车、肠内营养输注泵、床旁血液净化装置、排痰机、下肢静脉泵等。

②特殊配置：根据危重症救治需要还可配置如下仪器，临时起搏器、低温治疗仪、血流动力学监测装置、充气式床垫、测体重的床等。

③仪器的维护与管理

a. 专人管理：按专人保管、专人负责、妥善使用的原则，专人负责管理，按不同仪器管理要求进行每日一次、每周一次、每月一次的清点及检查仪器的运转情况，使之保持在备用状态。

b. 日常维护：新添仪器进行调试合格后方可投入使用，所有贵重仪器均应制定出仪器操作规则，写出书面文字卡片，连同使用登记本挂在仪器旁，便于仪器的正确使用。每次使用时记录开机与停机时间，以了解仪器使用情况。

c. 使用要点：操作前先检查仪器运转是否正常，操作中严格执行各项仪器使用规程，操作后要切断仪器电源，擦拭干净，并进行必要的消毒处理。消毒后及时安装，以备急用。

d. 仪器维护与保养：每周对急救仪器进行一次全面的维护，包括重要零部件的清洁及检查，如传感器，各类探头、导联线、血气分析仪的测试卡、回收液槽等，注意这些配件是否有缺失或损坏；仪器进行校正、定标；用电安全检查，如检查插头插座是否松脱、地线接触是否良好；抢救床、抢救车和轮椅是否符合安全要求；吸氧、吸痰装置是否完好备用。并将检查情况详细登记于仪器维护登记本上。各类仪器定位放置。保养要做到五防，即防潮、防震、防热、防尘、防腐蚀。如有腐蚀性溶液黏附在机器上，应立即擦拭干净。

e. 仪器使用培训：操作人员应经过培训，正确掌握使用方法、适应证和注意事项。并熟悉仪器的结构和性能，及时排除故障。未经训练的人员不得随意使用仪器。

f. 建立仪器档案：新领一台仪器应本科室与设备科分别入账，建立档案卡。对仪器机身编号，做到账、物、卡相符，记录仪器的名称、产地、购进日期、价格、附件、保修时间。仪器使用说明书由仪器管理员负责保管。

2）急救药品：心脏复苏药物；呼吸兴奋药；血管活性药、利尿及脱水药；抗心律失常药；镇静药；止痛、解热药；止血药；常见中毒的解毒药、平喘药、纠正水电解质酸碱失衡类药、各种静脉补液液体、局部麻醉药、激素类药物等。

（8）急诊科的安全管理：医院急诊科承担着急诊、急救、灾难事故及公共卫生事件救护的重要职责，需要实施快速、有序、安全、有效的急救服务。高效运转的急诊科工作离不开科学规范的管理，建立健全规章制度和应急预案、优化工作流程、提升质量管理、改善执业环境均为急诊科管理的主要内容。

1）建立健全规章制度：①建立健全并严格遵守执行各项规章制度、岗位职责和相关诊疗技术规范、操作规程，保障医疗服务质量及医疗安全。②根据急诊医疗工作制度与诊疗规范的要求，在规定时间内完成急救诊疗工作。急诊实行首诊负责制，不应以任何理由拒绝或推诿急诊患者，对急危重症患者按照“先及时救治，后补交费用”的原则救治，确保急诊救治及时有效。③制定并严格执行分诊程序及分诊原则，按患者的疾病危险程度进行分诊，对可能危及生命安全的患者应当立即实施抢救。④医院应建立急诊患者优先住院的制度与机制，保证急诊处置后需住院治疗的患者能够及时收入相应的病房。⑤建立保证相关人员及时参加急诊抢救和会诊的相关制度，其他科室接到急诊科会诊申请后，应当在规定时间内进行急诊会诊。

2）健全应急预案：急诊科在实施重大抢救时，特别是在应对突发公共卫生事件或群体灾害事件时，按规定及时报告医院相关部门，医院根据情况启动相应的处置程序。医院及医务管理部门应当指定专（兼）职人员负责急诊科管理，帮助协调紧急情况下各科室、部门的协作，指挥与协调重大抢救和急诊患者分流问题。医院应制订主要常见急危重症的抢救流程和处置预案，做到急诊科抢救关键措施及相关医疗技术等科室支持配合有章可循。各类辅助检查部门应当按规定时间出具急诊检查报告，药学等部门应当按有关规定优先向急诊患者提供服务。

3）加强质量管理：①定期检查和更换急诊科内常备的抢救药品，保证药品在使用有效期内。麻醉药品和精神药品等特殊药品，应按照国家有关规定管理。②定期检查和维护抢救设备，保证设备完好率达到100%，并合理摆放，有序管理。③按病历书写有关规定书写医疗文书，确保每一位急诊患者都有急诊病历，要记录诊疗的全过程和患者去向。④遵循《医院感染管理办法》（卫生部令第48号）及相关法律法规的要求，加强医院感染管理，严格执行标准预防及手卫生规范，并对特殊感染患者进行隔离。⑤指定专（兼）职人员负责本科医疗质量和安全管理。

4）优化工作流程：急诊科要设立针对不同病情急诊患者的停留区域，保证抢救室危重患者生命体征稳定后能及时转出，使其保持足够空间便于应对突来的其他危重患者急救。

5）完善执业环境：①重视对急诊科的安全保卫工作，加强对急诊科的安全巡视，保证急诊科正常工作秩序；②医院根据急诊工作的性质和特点，对急诊科医务人员在职称晋升和分配政策方面给予倾斜。

5．急诊科的感染管理

（1）布局与分区

1）急诊科在新建、改建与扩建时，建筑布局应符合医院卫生学要求，并应具备隔离预防的功能，区域划分应明确、标识清楚。应设单独出入口、预检分诊、诊疗室、隔离诊疗室、抢救室、治疗室、观察室等，有条件的医院宜设挂号、收费、取药、化验、X线检查、手术室等。严格区分清洁区、污染区。

2）各诊疗区域均须配置有效、便捷的手卫生设施，如流动水洗手设施、非手触式水龙头、清洁剂、速干手消毒剂、干手用品。

3）急诊观察室床间距应不小于1.2m。

（2）人员管理

1）应成立急诊科感染管理小组，由科主任、护士长主要负责，设兼职医生及护士各1人为小组成员。

2）医务人员：①应严格遵守《医务人员手卫生规范》要求，每次诊疗操作前后均应进行手卫生。②医务人员严格遵守无菌技术操作规范。接触黏膜和非完整皮肤，或进行无菌操作时，须戴无菌手套；接触血液、体液、分泌物、排泄物或处理被它们污染的物品时，建议戴清洁手套。护理患者后要脱手套，护理不同患者或医护操作在同一患者的污染部位移位到清洁部位时要更换手套。特殊情况下如手部有伤口、给 HIV/AIDS 患者进行高危操作时，应戴双层手套。脱手套后要洗手。③患有感染性疾病者（皮肤感染、呼吸道感染和腹泻等）应暂停工作。④进入工作区域应严格遵守标准预防的原则。⑤发生的医院感染属于法定传染病的，应当按照《中华人民共和国传染病防治法》和《国家突发公共卫生事件应急预案》的规定进行报告和处理。

3）保洁人员：①应依据保洁工作职责及工作程序，完成工作区域内保洁工作。②保洁人员负责环境和家具表面的清洁和消毒，并在护士的指导下对诊疗设备、仪器实行终末清洁和消毒工作。③清洁诊疗区域时，应按由上而下、由洁到污的顺序进行；有多名患者共同居住的区域，应遵循“清洁单元”（是指清洁过程中应以一位患者为单位，包括患者及其邻近的与诊疗有关的设备和家具表面）的原则实施清洁卫生。④保洁人员工作中要做好自身防护。

4）患者管理：①严格遵守预检分诊制度，及时发现传染病患者及疑似患者。②对于疑似传染病患者或疑似有传染性的特殊感染患者，应隔离于单独房间。

（3）环境清洁与消毒

1）日常情况：急诊科属于高度感染危险区域，应按照环境卫生等级中的消毒级的标准进行环境清洁与消毒。就是在清洁级的卫生管理基础上，每天至少消毒2次；而高度怀疑有感染隐患存在时，每次诊疗活动结束后都应实施消毒。①加强清洁卫生工作，包括灰尘、污垢的擦拭和清除，也包括对蚊虫、苍蝇、蟑螂、鼠类的灭除。各诊室应定时通风，诊桌、诊椅、诊床、平车、轮椅等应每日定时清洁（不少于两次），被血液、体液污染后及时用含氯消毒液擦拭。②与患者皮肤直接接触的诊床（罩）、诊垫（巾）应一人一用一清洁或消毒。听诊器应每天用75%乙醇进行擦拭消毒、血压计袖带每周用75%乙醇进行喷洒消毒、温度计用75%乙醇一人一用一浸泡。③使用后的一次性医疗用品，分类收集，统一回收。④重复使用的各种瓶类按照如下方法进行消毒。

a. 氧气湿化瓶用后清洗，用含氯消毒液浸泡后，再用清水冲洗、晾干、备用。正在应用的湿化瓶每日更换无菌水，吸氧管专用，用毕重新冲洗、消毒。

b. 电动吸引器、洗胃机容器里的内容物满后随时倒掉，用毕刷洗后，用含氯消毒液浸泡消毒，再清洗干净备用。

c. 引流瓶用毕刷洗后，用含氯消毒液消毒，再清洗干净备用。

d. 所有一次性诊疗用品均应在消毒灭菌有效期内使用。复用医疗器械按照国家卫计委主管部门制定的消毒和管理的规定进行处理，做到一人一用一消毒或灭菌，清洁干燥保存。呼吸辅助设施消毒参考《北京市呼吸机清洗、消毒指南》。

e. 各种急诊监护仪等高频接触台面应每天进行清洁消毒，遭污染后及时清洁和消毒。

f. 有关消毒液配制方法参照《医疗机构环境表面清洁与消毒管理规范》。

2）特殊情况

①被感染或疑似感染朊病毒患者血液、体液或组织污染的物品和一般物体表面采用10 000mg/L 的含氯消毒剂喷洒，至少作用 15min。

②被感染或疑似感染气性坏疽患者血液、体液或组织污染的物品和一般物体表面采用1000mg/L 的含氯消毒剂喷洒，至少作用 15min。

③突发不明原因传染病的病原体污染环境和物品的处理应符合国家届时发布的规定。没有规定且传播途径不明时，按照多重传播途径确定消毒的范围。

（4）隔离技术原则：工作人员在严格执行标准预防的基础上，根据疾病的传播途径采取相应的隔离防护措施，并对特殊感染患者进行隔离。

1）标准预防（standard precaution）

①原则：标准预防是针对医院所有患者和医务人员采取的一组预防感染措施。标准预防基于患者的血液、体液、分泌物（不包括汗液）、非完整皮肤和黏膜均可能含有感染性因子的原则。

②措施：包括手卫生，根据预期可能的暴露选用手套、隔离衣、口罩、护目镜或防护面屏，以及安全注射。也包括穿戴合适的防护用品，处理患者医疗环境中污染的物品与医疗器械。

2）接触传播疾病隔离

①基本原则：适用于预防通过直接或间接接触患者或患者医疗环境而传播的感染源，如耐甲氧西林金黄色葡萄球菌（methicillin resistant staphylococcus aureus，MRSA）、耐万古霉素肠球菌（vancomycin vesistant Enterococcus，VRE）、诺如病毒等，无论是疑似或确诊感染或定植的患者都应隔离。

②感染控制措施：单间隔离、同病种隔离或床旁隔离；分组进行诊疗护理；诊疗物品专用；严格执行手卫生和防护措施（接触体液戴手套，进行可能喷溅的操作戴医用外科口罩、帽子、护目镜、手套，穿隔离衣）；监督落实环境消毒（4 次 / 日）；所有废物均按医疗废物处理，双层包装；转出后进行终末消毒。

3）飞沫传播疾病隔离

①基本原则：适用于预防通过飞沫传播的感染源，如百日咳鲍特菌、流感病毒、腺病毒、鼻病毒、脑膜炎双球菌及 A 群链球菌等，无论是疑似或确诊感染的患者都应隔离。

②感染控制措施：患者单间或同病种隔离；患者戴口罩，限制活动范围；分组进行诊疗护理；诊疗物品专用；严格执行手卫生和防护措施（进入病室戴医用外科口罩、帽子，接触体液戴手套，进行可能喷溅的操作戴医用防护口罩、帽子、护目镜、手套、穿隔离衣）；监督落实环境消毒（4 次 / 日）；使用后医疗器材单独收集和处理；所有废物均按医疗废物处理，双层包装；转出后进行终末消毒。

4）空气传播疾病隔离

①基本原则：适用于预防通过空气传播的感染源，如肺结核等，无论是疑似或确诊感染的患者都应隔离。

②感染控制措施：患者单间隔离，有条件时隔离于负压病房；患者戴口罩限制病室内活动；悬挂标识；指定人员进行诊疗护理；诊疗物品专用；严格执行手卫生和防护措施（进入病室戴医用防护口罩、帽子，接触体液戴手套，进行可能喷溅的操作戴医用防护口罩、帽

子、护目镜、手套、穿隔离衣）；监督落实环境消毒（4 次 / 日）；使用后医疗器材单独收集和处理；所有废物均按医疗废物处理，双层包装；转出后进行终末消毒。

5）血液体液传播疾病隔离

①基本原则：适用于预防通过血液体液传播的感染源，如乙型肝炎病毒、丙型肝炎病毒、梅毒螺旋体、人类免疫缺陷病毒等，无论是疑似或确诊感染的患者都应隔离。

②感染控制措施：防止锐器伤；严格执行手卫生和防护措施（接触体液戴手套，进行可能喷溅的操作戴医用外科口罩、帽子、护目镜、手套，穿隔离衣）；医疗废物双层包装；转出后进行床单位消毒。

（5）开展医院感染监测工作：医院感染监测工作应作为常规工作，定期、定点、定项目进行。

1）目的：通过监测取得第一手资料，分析医院感染的原因，发现薄弱环节，为采取有效措施提供依据，并通过监测来评价各种措施的效果。

2）监测的主要项目：包括医务人员手、环境物体表面、空气质量、手卫生依从性、低度及中度危险性医疗器材。

（三）重症医学科

1．重症医学的概念　重症医学（critical care medicine，CCM）是研究危及生命的疾病状态的发生、发展以及诊疗方法的临床医学学科。重症监护病房（intensive care unit，ICU）是重症医学学科的临床基地，由受过专门培训的医护人员应用现代医学理论，利用现代化高科技医疗设备，对因各种导致一个或多个器官与系统功能障碍、危及生命及具有潜在高危因素的患者，及时提供系统的、高质量的医学监护和救治技术，是医院集中监护和救治重症患者的专业科室。

ICU 建设是医院现代化的一个标志，重症患者的生命支持技术水平直接反映医院的综合救治能力，体现医院的整体医疗实力。

2．重症医学科的工作任务　ICU 以综合性重症患者救治为重点，负责对危重患者及时提供全面、系统、持续、严密的监护和救治。这里是危重症患者的集中地。患者病情重、病种多、存在多种并发症，病情复杂，病情发展快，需应用现代医学理论、先进医疗设备，为危及生命的重症患者提供高级监测治疗技术和高质量的医疗服务，对急危重症患者进行生理功能的监测、生命支持、防止并发症，及时捕捉有重要意义的病情变化，尽早做出准确判断并积极治疗和护理，以促进和加快患者的康复。

3．重症医学科的收治范围

（1）重症医学科应收治以下患者。

1）急性、可逆、已经危及生命的器官或者系统功能衰竭，经过严密监护和加强治疗短期内可能得到恢复的患者。

2）存在各种高危因素，具有潜在生命危险，经过严密的监护和有效治疗可能减少死亡风险的患者。

3）在慢性器官或者系统功能不全的基础上，出现急性加重且危及生命、经过严密监护和治疗可能恢复到原来或接近原来状态的患者。

4）其他适合在重症医学科进行监护和治疗的患者。

慢性消耗性疾病及肿瘤的终末状态、不可逆性疾病和不能从加强监测治疗中获得益处的患者，一般不是重症医学科的收治范围。

（2）下列病理状态的患者应转出重症医学科。

1）急性器官或系统功能衰竭已基本纠正，需要其他专科进一步诊断治疗。

2）病情转入慢性状态。

3）患者不能从继续加强监护治疗中获益。

4．重症医学科的设置与管理　重症医学科应具备与其功能和任务相适应的场所、设备、设施和人员条件，以保证医疗质量和安全。

（1）场所：重症医学科位于方便患者转运、检查和治疗的区域，并宜接近手术室、医学影像学科、检验科和输血科（血库）等，保持患者转入转出的通道畅通。

（2）规模：重症医学科病床数量应符合医院功能任务和实际收治重症患者的需要，三级综合医院重症医学科床位数为医院病床总数的 2% ~ 8%，床位使用率以 75% 为宜，全年床位使用率平均超过 85% 时，应适度扩大规模。每天至少应保留 1 张空床以备应急使用。

每床使用面积不少于 $15m^2$，床间距大于 1m；每个病房最少配备一个单间病房，使用面积不少于 $18m^2$，用于收治隔离患者。

（3）设备、物品配备：重症医学科须配置必要的监测和治疗设备，以保障危重症患者的救治需要。

医院相关科室应具备足够的技术支持能力，能随时为重症医学科提供床旁超声、X 线摄片等影像学检查，以及生物化学和细菌学等实验室检查。

重症医学科需具备以下基本设备。

1）多功能医用设备带或多功能架：每床均配备，提供电、氧气、压缩空气和负压吸引等功能支持。每张监护病床装配电源插座 12 个以上，氧气接口 2 个以上，压缩空气接口 2 个和负压吸引接口 2 个以上。医疗用电和生活照明用电线路分开。每个床位的电源应该是独立的反馈电路供应。重症医学科应有备用的不间断电力系统（uninterruptable power system，UPS）和漏电保护装置；每个电路插座都应在主面板上有独立的电路短路器。

2）病床：配备适合的病床及防压疮床垫。

3）监护系统：每床配备床旁监护系统，进行心电、血压、脉搏、血氧饱和度、有创压力监测等基本生命体征监护。为便于安全转运患者，每个重症加强治疗单元至少配备 1 台便携式监护仪。

4）呼吸机：三级综合医院的重症医学科原则上应每床配备 1 台呼吸机，二级综合医院的重症医学科可根据实际需要配备适当数量的呼吸机。每床配备简易呼吸器（复苏呼吸气囊）。为便于安全转运患者，每个重症加强治疗单元至少应有 1 台便携式呼吸机。

5）注射泵：每床均应配备输液泵和微量注射泵，其中微量注射泵原则上每床 4 台以上。另配备一定数量的肠内营养输注泵。

6）其他必配设备：心电图机、血气分析仪、除颤仪、心肺复苏抢救装备车（车上备有喉镜、气管导管、各种管道接头、急救药品以及其他抢救用具等）、纤维支气管镜、升降温设备等。三级医院须配置血液净化装置、血流动力学与氧代谢监测设备。

（4）人员编制：重症医学科须配备足够数量、受过专门训练、掌握重症医学的基本理念、基础知识和基本操作技术，具备独立工作能力的医护人员。其中医师人数与床位数之比应为 0.8∶1 以上，护士人数与床位数之比应为 3∶1 以上；可根据需要配备适当数量的医疗辅助人员，有条件的医院还可配备相关的设备技术与维修人员。

（5）人员资质

1）管理人员资质：至少应配备一名具有副高以上专业技术职称的医师担任主任，全面负责医疗护理工作和质量管理。护士长应当具有中级以上专业技术职称，在重症监护领域工作3年以上，具备一定管理能力。

2）重症医学科医师基本技能要求

①经过严格的专业理论和技术培训并考核合格。

②掌握重症患者重要器官、系统功能监测和支持的理论与技能，要对脏器功能及生命的异常信息具有足够的快速反应能力，包括休克、呼吸衰竭、心功能不全、严重心律失常、急性肾功能不全、中枢神经系统功能障碍、严重肝功能障碍、胃肠功能障碍与消化道大出血、急性凝血功能障碍、严重内分泌与代谢紊乱、水电解质与酸碱平衡紊乱、肠内与肠外营养支持、镇静与镇痛、严重感染、多器官功能障碍综合征、免疫功能紊乱。要掌握复苏和疾病危重程度的评估方法。

③除掌握临床科室常用诊疗技术外，应具备独立完成以下监测与支持技术的能力，即心肺复苏术、颅内压监测技术、人工气道建立与管理、机械通气技术、深静脉及动脉置管技术、血流动力学监测技术、持续血液净化、纤维支气管镜等技术。

3）重症医学科护士基本技能要求

①经过严格的专业理论和技术培训并考核合格。

②掌握重症监护的专业技术：输液泵的临床应用和护理，外科各类导管的护理，给氧治疗、气道管理和人工呼吸机监护技术，循环系统血流动力学监测，心电监测及除颤技术，血液净化技术，水、电解质及酸碱平衡监测技术，胸部物理治疗技术，重症患者营养支持技术，危重症患者抢救配合技术等。

③除掌握重症监护的专业技术外，应具备以下能力，即各系统疾病重症患者的护理、重症医学科的医院感染预防与控制、重症患者的疼痛管理、重症监护的心理护理等。

（6）质量管理：质量管理是保证医疗服务质量及患者安全的重要措施，重症医学科的质量管理应包括建立健全各项规章制度、岗位职责和相关技术规范、操作规程。

1）重症医学科应加强质量控制和管理，指定专（兼）职人员负责医疗质量和安全管理。

2）重症医学科的患者由重症医学科医师负责管理，患者病情治疗需要时，其他专科医师应及时参加会诊。

3）采取措施保证重症医学科医师和护士具备适宜的技术操作能力，并定期进行评估。

4）对入住重症医学科的患者应进行疾病严重程度评估，为评价重症医学科资源使用的适宜性与诊疗质量提供依据。

5）建立和完善重症医学科信息管理系统，保证重症医学科及时获得医技科室检查结果，以及质量管理与医院感染监控的信息。

6）重症医学科的药品、一次性医用耗材的管理和使用应当有规范、有记录。

7）重症医学科的仪器和设备必须保持随时启用状态，定期进行质量控制，由专人负责维护和消毒，抢救物品有固定的存放地点。

（7）感染管理：ICU是医院感染的易感人群和危险因素集中的场所，也是院内感染的高发区域，因此感染管理成为了ICU管理工作的重要组成部分。

1）医疗操作流程管理：要严格执行手卫生规范及对特殊感染患者的隔离。严格执行预防、控制呼吸机相关性肺炎、血管内导管所致血行感染、留置导尿管所致感染的各项措施，加强耐药菌感染管理，对感染及其高危因素实行监控。

2）工作人员管理：尽量减少工作人员出入次数，严格执行更衣换鞋制度。每年接受院内感染控制相关知识培训，注意保洁人员的消毒隔离知识及技能的培训。

3）环境管理：重症医学科内放置病床的医疗区域、医疗辅助用房区域、污物处理区域和医务人员生活辅助用房区域等要有相对的独立性，有合理的包括人员流动和物流在内的医疗流向，有条件的医院可以设置不同的进出通道，以减少彼此之间的干扰和控制医院感染。病房内应具备良好的通风、采光条件。医疗区域内的温度应维持在（24±1.5）℃。要配有足够的非接触性洗手设施和手部消毒装置，单间每床 1 套，开放式病床至少每 2 床 1 套。建筑应该满足提供医护人员便利的观察条件和在必要时尽快接触患者的通道。装饰必须遵循不产尘、不积尘、耐腐蚀、防潮防霉、防静电、容易清洁和符合防火要求的原则。

4）感染患者管理：对感染患者应当依据其传染途径实施相应的隔离措施，对经空气感染的患者应当安置负压病房进行隔离治疗。

5）探视管理：严格限制非医务人员的探访；确需探访的，应穿隔离衣，并遵循有关医院感染预防控制的规定。

第三节　灾难的急救

一、灾难医学概述

（一）定义

灾难是对一个社区或社会功能的严重破坏，包括人员、物资、经济或环境的损失和影响，这些影响超过了受灾社区或社会依靠自身资源应对的能力。可分为自然灾害相关灾难和人为灾难两大类。灾难医学是一门研究在各种灾难情况下实施紧急医学救治、疾病预防和卫生保障的学科。灾难医学涉及灾难预防、灾难现场急救、救援的组织指挥管理和灾后重建等。灾难救护是指灾难发生后，政府、社会团体等各级各界力量，尤其是广大民众、医护人员参与救灾，以减轻人员伤亡和财产损失为目标的行动。灾难造成的大批量的伤病员，需要现场由他人帮助脱离险境、抢救、治疗和转送。

（二）发展历史

灾难医学作为医学学科起源于 20 世纪下半叶。20 世纪 70 年代世界急救和灾难医学协会前身成立，自此灾难医学逐步受到世界各国的高度重视，欧美发达国家已相继成立全国性灾难医学学术组织和灾难医学救援中心，并进行了广泛的理论创新与实践探索。灾难医学模式已逐步从单纯的生物医学模式逐渐向生物—心理—社会医学模式转变，学科内涵已向着灾难综合救援及灾中、灾后中长期的医学、社会、人文手段干预并重方向发展，救援体系也逐步扩展至包含强有力的指挥系统、医疗救援队伍、各种救援场所和物资设备等要素的体系。2001 年，中国灾害防御协会正式成立了救援医学专业委员会，使得我国灾难救援医学专业及队伍建设开始步入正轨，但尚需努力探索理论和总结救援经验，以推动我国灾难医学的发展。

（三）主要任务

1．研究各种灾难对人体损害的规律，制定合理的医疗卫生应急与保障方案。

2．动员必要的医疗卫生力量并将其组成严密的医疗救援网络体系。

3．充分发挥医学科学技术，进行灾区医疗紧急救治。

4．控制灾后疫情的发生和流行。

5．对灾区人群创伤后应激障碍的研究和防治。

6．保护灾区居民健康。

7．向公众进行灾难与急救知识的普及教育和宣传。

（四）主要特点

1．灾难医学是综合性学科　是需要由政府主导发展、全社会参与的实践性强的新兴交叉综合性学科，以灾难学、临床医学、预防医学、护理学、心理学为基础，涉及社会学、管理学、工程学、通信、运输、建筑和消防等多门学科。

2．灾难医学内涵更为宽泛　灾难医学有别于传统的急诊医学，包括灾难伤员搜救、分类及救治，伤员转运，移动医院的建立和运作，灾区医院重建和灾区防疫等内容。

3．灾难医学需要依靠强有力的组织体系和多部门协作　重大灾难具有突发性、群体性、复杂性等特点，应在当地政府统一领导下开展灾难医学救援工作，依托强有力的灾难应对指挥体系和应急救援网络，动员一切可以借助的应对资源，共同实施救援任务。

4．短时间内需要大量医护人员和医疗资源进入灾区　灾后出现的大量伤员导致医疗需求急剧增加，需要大量医护人员和医疗资源进入灾区参与灾难救援。

5．卫生防疫要贯穿始终　灾难后极易造成疫病流行，防疫工作应贯穿于灾难医学救援的全过程，做好灾民食物、营养、饮水、环境卫生、免疫预防以及疾病监测与报告工作。

6．灾后引起的心理问题不容忽视　灾难后容易给人精神和心理带来重大影响，形成心理应激性损伤。救护中要关注伤员及救护人员是否出现心理问题并及时给予干预。灾难救援团队中加入心理救援专家，以尽可能减少灾难的影响。

二、灾难医学救援组织体系

（一）医学卫生救援组织体系

1．医疗卫生救援领导小组　各级卫生行政部门成立与“灾害事故医疗救援工作领导小组”相应的组织。灾害事故多发地区的县级以上政府卫生行政部门，根据需要也可以设立相应的领导协调组织。各级灾害事故医疗救援领导小组要及时了解掌握全国或当地灾害事故的特征、规律、医疗救护资源、地理交通状况等信息，组织、协调、部署与灾害事故医疗救护有关的工作。

2．医疗卫生救援专家组　各级卫生行政部门应组建专家组，对灾难事故医疗卫生救援工作提供咨询建议、技术指导和支持。

3．医疗卫生救援机构　各级各类医疗机构承担灾难事故的医疗卫生救援任务。各级急救中心（站）、化学中毒和核辐射事故应急医疗救治专业机构承担灾难事故现场医疗卫生救援和伤员转送，各级疾病预防控制机构和卫生监督机构根据各自职能做好灾难事故中的疾病预防控制和卫生监督工作。

4．现场医疗卫生救援指挥部　各级卫生行政部门根据实际工作需要在灾害事故现场设立现场医疗卫生救援指挥部，到达事故现场的当地最高卫生行政主管部门领导即为灾害事故现场医疗救援总指挥，负责现场医疗救援工作。

（二）区域化灾难救援体系

我国幅员辽阔、人口密集，各地地理环境、经济发展水平、社会风俗差别较大，发生灾难的种类也各异，因此根据各省的特点建立区域化的灾难救援体系十分重要。建立符合区域特征的、强有力的灾难医学救援体系会增强当地的抗灾难能力和自救能力，提高救援效率，这既可降低灾难带来的人员伤亡和经济损失，也可减轻国家的人力财力负担。

三、灾难事故的现场检伤

灾难事故发生，大量伤员出现时，医疗救援人员的责任是在现场建立医疗救援区，对陆续出现的伤病员进行检伤分类和急救处置。其目的在于在资源有限的情况下短时间内尽可能多地抢救伤病员，应以全面救护与重点救护相结合为原则。因此，及时有效的检伤分类是保证灾难救援效率和质量的前提，以便合理高效地应用医疗救援资源。

（一）检伤分类要点

1．现场检伤分类是专业性强且关系重大的工作，最先到达的医护人员进行检伤后，尽可能由具有一定创伤救治经验的高年资医生进行复检确定。

2．检伤人员须关注全体伤员，而不是仅诊治个别危重伤员，要处理好局部与全局的关系。

3．现场检伤的方法须简单易行，认真迅速，不要延误时间。

4．以救命为目的，重点应放在创伤危及生命的严重程度和致命性并发症，而非受伤种类和机制。

5．严重创伤后伤情复杂多变，检伤人员须注意关注伤员的伤情变化，故对危重伤员需在不同时段进行复检并记录，比较检查结果的动态变化，对伤情再次评估。

6．初检完成后伤员脱离危险境地进入安全的“伤员处理站”，并已接受初期急救处置后，还应进行复检，尤其对于昏迷、聋哑者、小儿更为重要。

7．初检时主要注重危及生命的伤情的病理过程（如呼吸道堵塞，活动性大出血等），而伤情稳定后则应注意对伤员按系统或解剖分区进行复检，根据最新伤情资料及个人情况采取更为恰当的处理方法。

8．检伤中应尽量减少翻动伤员的次数，并选择合适的检查方式，避免造成“二次损伤”。

9．检伤中，相比能够“大喊大叫”的伤员，那些“不声不响”反应迟钝的伤员，多为真正的危重者，应着重认真检查。

10．双侧对比是检查伤员的简单有效的方法之一，如发现伤员双侧肢体出现感觉、运动、颜色或形态上不一致的情况，需加强注意。

（二）现场检伤分类方法

1．五步检伤法　该评估方法包括气道、呼吸、循环、神经系统及暴露。可简单记为ABCDE，其主要目的是快速识别有生命危险，而需要立即抢救的患者。

（1）气道检查（airway）：首先判定呼吸道是否通畅——有无舌后坠、口咽气管异物梗阻或颜面部及下颌骨折，并采取相应措施保持气道通畅。

（2）呼吸情况（breathing）：观察是否有自主呼吸、呼吸频率、呼吸幅度或胸廓起伏程度、双侧呼吸运动对称性、双侧呼吸音比较对称性以及患者口唇颜色等。如疑有呼吸停止、张力性气胸或连枷胸存在，需立即给予人工呼吸、穿刺减压或胸廓固定。

（3）循环情况（circulation）：检查桡、股、颈动脉搏动，如可触及搏动，估计收缩压分别为 80mmHg、70mmHg、60mmHg 左右；检查甲床毛细血管再灌注时间（正常为 2s）以及有无活动性大出血。

（4）神经系统功能（disability）：检查意识状态、瞳孔大小及对光反射、有无肢体运动功能障碍或异常。

（5）充分暴露检查（exposure）：根据现场具体情况，短暂解开或脱去伤病员衣服充分暴露身体各部，进行望、触、叩、听等检查，发现危及生命或正在发展为危及生命的严重损伤。

2．简明检伤分类法

（1）第一步行动检查：能行动自如的伤者到绿色区域；此类伤者均属第三优先；不能行动自如的伤者继续检查。

（2）第二步呼吸检查：所有不能行走的伤者进行呼吸检查；有自主呼吸，呼吸次数＞30 次 / 分或＜ 6 次 / 分的伤者到红色区域，属于第一优先；没有呼吸，伤者到黑色区；呼吸 6 ～ 30 次 / 分者，继续第三步检查。

（3）第三步循环检查：甲床毛细血管再灌注时间或微血管血液循环回流时间＞ 2s 的伤者到红色区域；循环良好者则继续第四步检查。

（4）第四步意识检查：检查脑部是否受伤；询问伤者简单问题或给予简单指令；能回答或按照指令行事者则分到绿色或黄色区，不能者则分到红色区域。

（三）现场检伤分类标志

1．佩戴红色标志的伤员（危重伤） 包括窒息，昏迷，严重出血，严重头、颈、胸、腹部创伤或严重烧伤。异物深嵌身体重要器官，原则上给予优先处理。

2．佩戴黄色标志的伤员（重伤） 包括脑外伤、腹部损伤、骨折、大面积软组织损伤、严重挤压伤，原则上给予次优先处理。

3．佩戴绿色标志的伤员（轻伤） 包括软组织损伤（皮肤割裂伤、擦挫伤、轻度烧、烫伤、扭伤、关节脱位伤等，原则上延期处理。

4．佩带黑色标志的伤员（死亡） 包括濒死或死亡伤员，原则上暂不做处理。

（四）现场分区管理方法

在现场救治过程中，应该根据伤员人数、现场环境、场地大小、医疗救援人力物力资源、可用资源等情况设立几个功能分区，对不同级别标志的伤员进行分区和分级处理，使现场救治井然有序，提高抢救效率。

1．检伤分类区 选择离事故现场近的、安全、明亮、宽敞的区域，将所有患者最先集中在此处，由医务人员对患者进行快速的初检分类及标记。随后将不同类别的伤员，立即送至相应区域处理。一般插白底红十字标志旗。

2．危重伤员处理区 应临近检伤分类区，临时接收红标危重伤员和黄标重伤员，由医务人员给予最必要的治疗措施，如保持呼吸道通畅并维持呼吸给氧，控制活动性大出血，骨折患者给予临时固定措施等。一般插红旗和黄旗。

3．轻伤员接收区　选择空旷的安全场地，只接收绿标轻伤员，不需要医务人员立即进行处理。为伤员提供食物、饮水及简单的包扎物品等。一般插绿旗。

4．临时停尸站　在现场特辟区域，停放黑标的濒死或死亡的伤病员。一般插黑旗。

5．急救车辆待命区　为急救车单辟停车场及通路，便于出入，司机必须在车内待命，保证伤病员的及时转运。

6．伤员转运站　根据伤员救治优先原则统一指挥伤员的转运，急救车应该根据指挥从各区域有序地转运伤员。指挥中心应确定伤员的数量和种类，联络附近医院了解各医院的条件及状况，协调指挥急救车将伤员运送到指定医院，分流疏散伤员。

各区域应指定一名主要的管理人员，负责协调指挥本区工作。医疗救援总指挥协调管理各区域使之相互协作，保障现场救护工作的顺利进行。

第四节　急危重症患者的转运

一、院前转运

（一）转运原则

1．应根据优先级别对院前急危重症患者进行转运。已经危及生命需要立即治疗的严重创伤患者优先转运。其次是需要急诊救治的可能有生命危险的患者。再次是需要医学观察的非急性损伤患者。最后是不需要医疗帮助或现场已经死亡者。但需根据具体情况权衡是否对患者进行转运。

2．急救中心（站）和急救网络医院应当按照就近、就急、满足专业需要、兼顾患者意愿的原则，将患者转运至医疗机构救治。调度人员在接到求救电话后明确联系人、联系方式、详细地址、转运路程等情况。

（二）转运前准备

1．安全性评估　转运前应充分评估转运的获益及风险，遵循 NEWS 原则，包括：①每一步骤是否必要（necessary）；②治疗是否充分（enough）；③治疗是否有效（working）；④转运是否安全（secure）。

转运决定一旦做出，参与转运的医务人员应尽快熟悉该患者的诊治过程，评估目前的整体状况。转运前应尽可能维持患者呼吸、循环功能稳定，并有针对性地对原发疾病进行处理。全面评估转运的安全性，确保患者安全。评估基本内容：①气道通畅情况，确定是否需要气管插管；②呼吸、心率、脉搏、血压、血氧饱和度、神志等，危重患者应在心电监护下转运，以便转运中进行持续的血流动力学监测；③管路（如胸腔引流管）固定情况，管路要牢固固定，必要时固定头、颈、胸、腰段脊柱，以及受伤的肢体。

2．转运双方准备　转运前，需立即与相关人员联系确保运输工具就位，检查所有转运设备是否功能良好，与接收科室 / 医院的医师全面沟通患者病情，了解床位、设备准备情况，告知出发时间及预计到达时间。接收医院应询问初步诊断处理情况并在途中与转运人保持联系。必要时给予抢救指导。需进行紧急检查或手术的伤员，医院应通知相关人员做好准备。

总之，接收方应保证所有准备工作就位，一旦患者到达能及时接受监测治疗或检查。

3. 转运决策与知情同意　通常在已有条件下积极处理后血流动力学仍不稳定、不能维持有效气道开放、通气及氧合的患者不宜转运。但需立即外科手术干预（如胸、腹主动脉瘤破裂等），视病情与条件仍可积极转运。转运方式的选择应根据转出地点到医疗单位的距离、时间、地理、气候、伤情是否稳定和局部资源等综合因素决定，并结合转运途中可能出现的意外情况、沿途的医疗单位及其救治水平等做出转运中安全评估。

转运前应将转运的必要性和潜在风险告知患者及家属。患者不具备完全民事行为能力时，应当由其法定代理人签字；患者因病无法签字时，应当由其授权的人员签字。紧急情况下为抢救患者的生命，在法定代理人或被授权人无法及时签字的情况下（如挽救生命的紧急转运），可由医疗机构负责人或者授权的负责人签字。

（三）转运中监护

患者进入救护车，救护人员要充分利用车上的设备对患者实施生命支持与监护，具体内容如下所述。

1. 转运途中体位　患者应顺车体而卧以减少汽车运行时对患者脑部血流的影响，将患者身体用安全带固定于车载担架上，防止转运中碰撞及颠簸，对不同病情采取不同体位。如重度昏迷者采取侧卧位，呕吐、咯血、有窒息可能者可取轻度头低足高位及头偏向一侧位；胸部损伤有呼吸困难者，应取半卧位；颅脑损伤者可将头部垫高，在头部两侧用软枕固定；颈椎骨折者，用颈托固定，使头、颈、胸成一条直线等。根据病情调整适当体位，以防患者体位不适。

2. 心电监测　使用心电监测仪对患者进行持续心电监测。

3. 给氧或机械通气　应用导管或面罩给氧，并注意保持气道通畅，对于呼吸微弱者可用面罩加压给氧，或使用机械通气。如患者呼吸停止或自主呼吸无效，应在转运前或途中迅速给予患者气管插管并牢固固定，以保证转运途中插管的正确位置。密切观察患者的呼吸状况，有无呼吸困难和呼吸骤停。

4. 建立或维持有效的静脉通路　病情需要时应迅速建立静脉通路。输液过程中，护士要注意观察，保持输液通畅。院前急救的用药，医生只下口头医嘱，要求护士执行复核的用药原则，以防出现用药差错。对药物的空安瓿应暂时保留，以便核对。一般在院前抢救患者时，较少使用深静脉插管，只有患者需要很长距离转运，且外周静脉不能应用时，才考虑用深静脉插管。但在院前急救中，不易保持深静脉置管和维护过程的无菌，故在必要时也要慎用。

5. 正确实施院前急救护理技术　院前急救护士必须熟练掌握基本的生命抢救技术，包括心肺复苏术、电除颤术、气管插管术、静脉穿刺术、导尿术等。同时还要熟练掌握院前急诊患者的抢救配合技术，各种常用药物应用与观察技术。各种创伤、抢救与包扎技术，以及院前常用医疗仪器设备的应用技术。

6. 院前无菌操作技术　在院前急救护理工作中，导尿术、伤口无菌敷料覆盖、肌内注射、静脉输液等都属无菌操作范围。无菌操作技术的首要原则是必须在清洁的环境中进行，这在一些急救现场和家庭中是不易做到的。因此，在实际操作中，护士要注意维护抢救治疗环境——疏散人群、减少人员走动和禁止靠近无菌治疗区谈话。进行无菌操作前，无洗手条件的，使用快速手消毒剂消毒手，并严格遵守其他的无菌操作原则。严格遵守院前急救护理中的无菌操作原则，对防止后期患者感染、减少并发症十分重要。护士必须有高度的责任心，这是做好护士工作的根本。

（四）转运后交接

当到达接收医院后，转运人员应与接收医院负责接收的医务人员进行正式交接以落实治疗的连续性，交接内容包括患者病史、重要体征、实验室检查、治疗经过，以及转运中有意义的临床事件，交接后应书面签字确认。

二、院内转运

（一）转运原则

1．根据转运指征可将转运患者分为两类：一类是有单个或多个重要脏器功能障碍者，患者在病房或转运途中随时都有可能发生意外；另一类是患有循环呼吸或中枢神经系统疾病者，患者在搬运过程中随时有可能发生意外。转运评估的目的是为了转运安全，若患者病情不稳定，或突然变化，应遵循“先救治后转运”的原则，待病情相对平稳后再转入其他科室进行检查治疗。另外危重患者的检查及治疗要尽量在床旁完成，如需要冒风险转运进行检查、抢救和治疗必须要有利于患者的预后，不能出于经济目的而转移患者。转运是为了明确诊断而行，相关检查或者往其他科室接受更好的监护治疗，虽然存在一定风险，但其利大于弊。

2．特殊情况转运　对于传染性疾病患者的转运除遵循上述转运原则外，还应注意医务人员的防护。按照有关规定进行污染物品处理、设备消毒、转运后医务人员的防护消毒。

（二）转运前准备

院内转运需做好充分准备，包括转运人员、转运装备、患者及接受方的准备。

1．转运人员准备　至少有两人陪同转运，一名护士，一名医生。如患者病情不稳定，则应由 ICU 医师或接受过气道管理高级生命支持培训的医师陪同转运。如手术时间较长或接受科室具备相应的人员，则可在双方协商的情况下由接受科室进行陪同转运，以保证人力资源的合理应用。

2．转运装备准备

（1）转运仪器设备调试并试运行，及时发现并解决问题。血压、脉搏、血氧、心电监测仪和除颤器是必备设备。携带合适型号的气道管理装置，充足的氧气储备。必要时携带基本复苏药品，如肾上腺素和抗心律失常药。所有的电池、充电设备应该电量充足，如无医师陪护，则需有紧急情况下授权由护士给药的预案。

（2）实际工作中简易呼吸器是院内转运过程中最常使用的呼吸辅助工具。机械通气的患者，需使用便携式呼吸机转运，确定气管插管位置及呼吸机参数。有时转运前患者应用的呼吸机模式和参数无法在转运时实施，应在转运前尝试改变呼吸机模式、参数，保证患者能够耐受且病情稳定。如果患者无法耐受转变呼吸机模式、参数，则转运的风险和益处需仔细衡量。转运时使用的呼吸机则必须具备高压和低压报警功能。

3．患者准备　危重患者院内转运获益和风险并存，转运前或转运中都要进行风险评估。因此，出发前应再次评估病情（生命体征、意识、呼吸及循环情况等），并检查各种管路及引流固定妥当，确保通畅，尽量在患者病情稳定的情况下转运。

4．接收方准备　告知接收方患者病情及生命体征、所用仪器设备、用药情况及到达时间等，使其做好充分接收患者的准备。对需要机械通气的患者收治科室要准备好呼吸支持设备。

（三）转运中监护

在我国，危重患者转运过程中，生命体征的监护通常包括持续心电监护、血氧饱和度、外周血压与呼吸监护，此外，对患者的密切观察与护理也非常重要。

1．严密观察病情　护士始终站在患者头侧，且有管道的一侧，密切监测生命体征并记录。上下坡时保持头高位，昏迷患者采取平卧位，头偏向一侧，保持呼吸道通畅及氧气的供应，确保生命体征平稳。

2．循环系统监护和支持　转运时密切观察患者心率、心律、血压以及皮温、皮色等，体位改变、搬动时疼痛、情绪激动均可诱发心律失常、循环不稳定，出现危及生命的心律失常、循环系统不稳定，应立即处理。转运途中检查静脉通路通畅情况及液体输注速度、有创血流动力学监测导管的固定及位置。

3．呼吸系统的监护和支持　转运时除了持续心率、血氧饱和度监护外，还要观察呼吸频率、节律、幅度，口唇及皮肤是否发绀、呼吸音是否对称，观察患者呼吸道是否通畅，口鼻被遮盖、舌后坠、搬动后呼吸道分泌物增多均可致气道阻塞。建立人工气道（带有气管插管的）患者转运时，人工气道可能被堵塞或出现人工气道的扭曲移位、脱出而影响气体交换。呼吸机辅助通气时应观察呼吸机管道连接情况、人机是否协调、呼吸机工作是否正常。胸腔闭式引流连接器固定情况，对应用镇静肌松药物、引起呼吸抑制的患者应及时给予简易人工呼吸器气囊辅助通气或呼吸机辅助通气。

4．神经系统监护和支持　观察意识状态、瞳孔大小、对光反射情况，对出现中枢性呼吸、循环衰竭等的患者，给予相应的呼吸循环支持。

5．确保各种管路通畅　确保各种管路的通畅，转运途中确保静脉输液功能良好，并随时掌握滴速，观察患者的局部静脉留置针情况，确保静脉输液管道通畅，并根据医嘱及患者的病情变化随时调整输液滴速。对特殊用药，要使用输液泵严格控制静脉滴速以减少转运途中意外事故的发生。确保中心静脉导管、导尿管、胃管、胸腔引流管等管道的通畅及有效性。应妥善固定，防止牵拉。

6．做好途中记录　转运途中，及时处理病情变化，并做好记录。转运中，应记录各项监测指标数值、意识活动状态、转运途中抢救和治疗经过等。

（四）转运后交接

与院前转运相似。在转运前要整理好患者的病例资料，随患者送至目的科室。但不要为准备资料延误转运，如需紧急转运部分资料可以转运后送到。负责转运的医生与护士应熟悉转运线路，提前联系好电梯、门卫等保证转运路途畅通，尽量减少转运途中的时间以保证转运安全。

（张海燕　贾春玲　梁俊卿）

【问题与思考】

1．（单选题）关于院前危重症患者转运监护的描述错误的是（　）

A．重度昏迷者采取侧卧位，呕吐、咯血、有窒息可能者，可取轻度头低足高位及头

偏向一侧位

B．在院前急救护理工作中导尿术、伤口无菌敷料覆盖、肌内注射、静脉输液等都属无菌操作范围

C．院前急救的用药，医生只下口头医嘱，要求护士执行复核的用药原则

D．患者应逆车体而卧以减少汽车行驶对患者脑部血流的影响，将患者身体用安全带固定于车载担架上，防止转运中碰撞及颠簸

2．（多选题）创伤的初级评估包括（　）

A．气道检查

B．呼吸情况

C．循环情况

D．神经系统功能

E．充分暴露检查

3．检伤分类标志中红、黄、蓝、黑，四色检伤分类标志，分别代表什么意思？

第二章　急诊分诊

第一节　急诊分诊概述

一、急诊分诊的概念

分诊是根据患者的主要症状和体征，区分病情的轻重缓急及隶属专科，进行初步诊断和安排救治的过程。分诊的重点是病情分诊和学科分诊。它是抢救危重伤病员的重要环节。分诊是急诊护理工作中重要的专业技术，如果分诊错误，则有可能延误抢救治疗时机，甚至危及患者生命，因此必须提高对分诊工作重要性的认识。

二、急诊分诊的目的

急诊分诊的目的是将适当的患者，在适当的时间，放于适当的地点，让其使用适当的资源。随着近年来急诊就诊人数的增加，患者疾病型态日益多元化、复杂化，急诊医疗服务需求的扩展已超越了急诊室有限的空间与资源，通过预检可以判断哪些患者需要立即救治，从而保障患者生命安全，防止分检不足或过度分检，避免急诊资源的提前耗尽。

三、分诊的环境与空间设置

急诊分诊需设置在急诊区域明显的位置，一般在急诊科入口处并有明显标识。患者进入急诊科时，应该立刻看到分诊台，分诊护士也能够清楚地看到每位前来就诊的急诊患者，即刻按需提供主动服务。分诊台应与挂号处相邻，面向候诊区，连接就诊诊室，患者经过分诊后就近进入诊室诊治。分诊台应有宽敞的空间，充足的光线，如条件许可应设立查体室，以便在护理体检时保护患者隐私，并便于交谈。分诊台应设有电脑、电话、传呼机、对讲机、诊查床、候诊椅以及转运患者的平车、轮椅；还要有常规的检查设备及记录单，如多功能生理监测仪、血压计、听诊器、手电、体温计、压舌板等。

四、急诊分诊护士的素质与准入

急诊分诊护士应当具有 3 年以上急诊临床护理工作经验，经急诊专科的规范化培训合格，掌握急诊护理工作内涵及流程，掌握突发事件和群发伤的急诊急救配合、协调和管理，掌握急诊、危重症患者的急救护理技能，常见急救操作技术的配合及医院感染预防与控制原则，掌握患者心理护理要点及沟通技巧，并定期接受急救技能的再培训，再培训间隔时间原则上不超过 2 年。

第二节 急诊分诊程序与方法

案例 2-1

患者，男，45 岁，主因“心前区压榨性闷痛 4 小时向左肩及后背放射疼，口服硝酸甘油不缓解”来诊。观察：意识清楚、痛苦表情、面色苍白、大汗。查体：T 37.5℃、HR 100 次 / 分、心律不齐、R 22 次 / 分、BP 90/60mmHg、ECG V_1 ~ V_3ST 段抬高、室性早搏。实验室检查：WBC 15×10^9/L。既往史：有高血压未规律服药病史，冠状动脉粥样硬化性心脏病（简称冠心病）病史。

问题与思考：

1. 患者可能的诊断是什么？
2. 患者的病情分级是几级？
3. 应采取哪些急救措施？

一、常用的急诊分诊方法

（一）视触叩听法

分诊护士应善于利用自己的所有感官（视觉、听觉、嗅觉和触觉），并通过询问及患者主诉来收集足够的资料，以决定患者应分到哪个科就诊，并决定其就诊的先后顺序。

（二）“SOAP”急诊分诊法

S（subjective）主诉：收集患者的主诉和现病史。

O（objective）观察：观察患者的现有症状。

A（assess）评估：评估患者的生命体征、阳性检查、化验指标。

P（plan）计划：计划安排患者的就诊位置及顺序。

（三）腹痛的“PQRST”分诊法

P（provokes）疼痛的诱发因素。

Q（quality）疼痛的性质。

R（radiate）疼痛放射的方向、部位及疼痛的起点、转移部位、何处最为剧烈。

S（severity）疼痛的程度。

T（time）疼痛的起止时间、持续时间。

二、国内常用分诊的病情分级标准

（一）需要急救患者的生命体征

根据《国家卫生计生委办公厅关于印发需要紧急救治的急危重伤病标准及诊疗规范的通知》的规定，需要急救患者的生命体征为：

1．心率＜ 50 次 / 分或心率＞ 130 次 / 分。

2．呼吸< 10 次 / 分或呼吸> 30 次 / 分。

3．脉搏血氧饱和度< 90%。

4．血压：收缩压< 85mmHg、舒张压< 50mmHg 或收缩压> 240mmHg、舒张压> 120mmHg。

（二）病情分级标准

1．四级病情分级标准　2012 年 9 月，原卫生部发布我国首部《医院急诊科规范化流程》，规定将急诊患者的病情分为四类，并根据患者病情和所需的急诊医疗资源数量制定了四级分诊标准（表 2-1），分诊护士应根据此分诊标准对患者进行分级、分流。

表 2-1　急诊病情分级标准

病情级别	标准	
	病情分类	需要占用急诊医疗资源数量
1 级	A 濒危患者	——
2 级	B 危重患者	——
3 级	C 急症患者	≥ 2
4 级	D 非急症患者	0 ~ 1

注：“占用急诊医疗资源数量”是急诊患者病情分级补充依据，如临床判断患者为“非急症患者”（D 级），但患者病情复杂，需要占用 2 个或 2 个以上急诊医疗资源，则患者病情分级定为 3 级。

（1）病情分类

1）A 类——濒危患者：病情可能随时危及患者生命，包括气管插管患者，无呼吸、无脉搏患者，急性意识改变患者，无反应患者，需要立即采取挽救生命的干预措施（表 2-2）

表 2-2　列入 1 级的挽救生命的干预措施

分类	干预措施	分类	干预措施
气道（呼吸）	球囊 - 面罩通气支持 气管插管 外科气道 持续气道内正压通气 双向气道正压通气	稳定血流动力学措施	容量复苏 输血 控制大出血
电生理措施	除颤 心脏电转复 体外起搏	药物	纳洛酮 50% 葡萄糖 肾上腺素 多巴胺 阿托品 腺苷
临床操作	张力性气胸胸腔穿刺 开胸手术 心脏压塞心包穿刺 骨髓腔内输液通路建立		

2）B 类——危重患者：病情有进展至有生命危险和致残危险者，应尽快安排接诊。

3）C 类——急症患者：患者有急性症状和急诊问题，但目前明确没有危及生命或致残危险，应在一定的时间段内安排患者就诊。

4）D 类——非急症患者：轻症患者或非急诊患者，患者目前没有急性发病情况，无或很少不适主诉。

（2）急诊医疗资源：急诊医疗资源是指在获取急诊患者主诉后，根据主诉及所属医疗机构急诊科的资源配置，评估患者在进入急诊科到完成安置过程中可能需要的急诊医疗资源个数（表 2-3）。

表 2-3　列入急诊患者病情分级的医疗资源

列入急诊分级的资源	不列入急诊分级的资源
实验室检查（血和尿）	病史查体（不包括专科查体）
心电图、X 线 CT/MRI/ 超声 血管造影	床旁快速检测
建立静脉通路	输生理盐水或肝素封管
静脉注射、肌内注射、雾化治疗	口服药物 处方再配
相关专科会诊	电话咨询细菌室、检验室
简单操作（如导尿、撕裂伤修补） 复杂操作 *（如镇静镇痛）	简单伤口处理（如绷带、吊带、夹板等）

* 急诊医疗资源数记录为 2 个。

2．五级病情分级标准　为了保证分诊的统一性，发达国家均制定了符合自己国情的分诊标准，如澳洲急诊分诊量表（Australasian triage scale，ATS）、加拿大检伤及急迫度量表（Canadian triage and acuity scale，CTAS）、英国曼彻斯特分诊量表（Manchester triage scale，MTS）以及美国的急诊严重指数（emergency severity index，ESI），均采用五级病情分级标准。

（1）Ⅰ级——危急：生命体征极不稳定，如果不紧急救治，很快会危及患者生命，患者需要立即进行救治，如呼吸心跳停止、剧烈胸痛、严重呼吸困难、严重创伤大出血、老年复合伤等。

（2）Ⅱ级——危重：有潜在危及生命的可能，如不及时处理可能致命者。需要在 10 ~ 15min 给予紧急处理与严密观察。如胸痛疑为急性心肌梗死、外科危重急腹症、中度呼吸困难等。

（3）Ⅲ级——重症：病情有潜在加重的危险，但生命体征平稳，需在 30 ~ 60min 得到诊治。如闭合性骨折、轻度气促、急性尿潴留等。

（4）Ⅳ级——急症：患者病情、生命体征稳定，无严重症状，但有急性症状表现，需在 60 ~ 120min 内按顺序进行就诊，如呕吐 / 腹泻（无脱水）、扭伤、脱位、上呼吸道感染等。

（5）Ⅴ级——非紧急：患者情况稳定，没有特殊急性表现，可等候，也可到门诊就诊，可在 120 ~ 240min 按顺序进行就诊，如皮疹、便秘等。

三、急诊分诊的感染控制流程

急诊科需建立预检制度，分诊护士对就诊患者进行严格筛查。普通急诊患者直接进入急诊诊治流程，而明确或疑似传染病患者（如出现发热、咳嗽、咳痰等症状结合流行病学、职业史）应进行分诊，将患者转入感染性疾病科或隔离就诊室。排除传染病的患者应进入急诊诊治流程，未排除传染病的患者，根据传播途径采取相应隔离措施，如空气隔离、飞沫隔离、接触隔离等，与此同时进行接诊室的消毒以及患者及其家属的宣教工作。

四、分诊程序

美国急诊护士协会在护理实践标准中陈述：综合性的分诊由急诊护士执行，要遵循护理程序的评估、诊断、计划、实施和评价的工作步骤。因此，护士分诊的过程同样应该遵循护理程序。

分诊程序始于患者进入急诊科，护士开始分诊评估时。最初的分诊评估对随后的医疗护理质量有明显影响。因为分诊的质量，即患者经过护士分诊后能否被分到合适的就诊区域，影响患者在急诊科的就诊过程，最终将影响医疗和护理质量。分诊的具体程序为分诊评估、分析与诊断、计划、实施与评价。

（一）分诊评估

所有急诊患者就诊时，首先会经过一名受过专业培训、有经验的注册护士分诊。护士要在患者到达后 5min 之内完成简单、系统的护理评估。护理评估是收集患者主观与客观信息的过程。它的主要目的是帮助护士迅速地做出判断：①病情急重危程度；②患者就诊顺序；③选择恰当的就诊治疗区；④即刻需要实施的护理措施；⑤根据分诊标准规定需要开始的诊断性检查项目；⑥合适的治疗者；⑦患者可选择的其他医疗服务部门。

1．评估内容

（1）现病史：本次起病的主要症状、伴随症状、发病的相关因素以及病情发展速度。

（2）意识状态：当患者出现呼之不应时查看瞳孔情况。

（3）生命体征：首先评估呼吸，注意观察有无呼吸困难、被动呼吸体位、发绀及“三凹征”表现，即胸骨上窝、锁骨上窝、肋间隙和上腹角处吸气时出现明显凹陷，同时可伴有高调吸气性哮鸣音。有条件的地区使用脉搏血氧监护仪测量经皮血氧饱和度；其次测量血压、脉搏以及皮肤温度。

（4）既往史与过敏史：重点是与此次发病相关的病史。

（5）社会关系：陪同人员与患者的关系。

2．评估方法　分诊评估方法一般包括分诊问诊和身体评估。

（1）分诊问诊：通过询问获得患者的主诉及相关病史，以便于确定病情的轻重缓急，一般选择开放性问题，避免诱导患者。采用闭合性问题或总结陈述来阐明和确定收到的信息，或来确定患者能否听明白问题。问诊过程亦是与患者及家属沟通，建立信任的过程。问题应简短、重点突出。

（2）身体评估：必须是快速、简明和有重点的身体检查，应与问诊同时进行。可以使用院前急救的“五步检伤法”和“简明检伤分类法”对患者进行快速评估。详见第一章第三节。

由于患者病情及来诊人数没有计划性，分诊护士的评估过程具有高度的灵活性。例如在对一位患者进行评估的同时，分诊护士可能会不时地停下来对另一位新来的患者进行迅速的评估，目的是对每一位来诊患者的病情做到心中有数，不忽视任何一个病情危重者；当就诊患者非常多时，可能没有足够的时间对患者做详细的全面评估。这时，正确的做法是获得患者的关键资料，并结合临床经验和客观观察进行判断；分诊护士在为来诊患者解答疑问时应做到足够耐心，对有些患者所表现出的不友好应机智灵活地应对。

（二）分析与诊断

分诊护士根据评估所获得的信息进行分析与诊断。该阶段的重要任务是对患者的病情进行分类，以决定患者就诊的位置及先后次序。

（三）计划与实施

分诊护士有责任计划如何安排患者就诊，护送患者到合适的治疗区。如分诊到抢救室、诊室等。护士需要根据患者的具体病情合理、充分利用急诊科的资源，保证患者在合适的治疗区接受恰当的治疗；护士根据分诊标准或医嘱计划和实施需要的检查与护理措施。如做心电图、查快速血糖、给扭伤的部位进行冷敷，必要时进行诊断性检查和标本采集等。

（四）评价

分诊护士不仅要在患者到来时做初步评估，还应该在患者候诊时及时观察患者病情。急症患者应该每 15min 再评估一次。一旦患者病情发生变化或出现新的症状或体征时，需要对病情进行重新评估、分类、更改就诊次序。

（五）记录

分诊记录是急诊病历记录的一部分，通常在患者就诊前的任何评估内容以及候诊期间的再评估资料都属于分诊记录的内容。它包括患者的一般资料和主观资料。分诊记录应认真、细致。分诊记录的内容可根据实际工作情况，在时间允许的情况下给予择重记录。随着现代信息技术的发展，大多数医院分诊记录的相关信息会录入电脑系统并与医生工作站联网。

（孙　红）

【问题与思考】

1.（单选题）患者，男性，23 岁，主因“黑便 4 小时”就诊于急诊科。查体：BP 80/40mmHg，HR 120 次 / 分，T 36.6℃，R 36 次 / 分。观察：患者烦躁、出冷汗、呼吸深快，根据相关评判标准，此患者病情分级为（　）

A．Ⅰ级

B．Ⅱ级

C．Ⅲ级

D．Ⅳ级

2.（多选题）患者，女性，50 岁。主诉，发热 4 天，伴咳嗽、咳痰 3 天，喘憋 1 天。观察：精神萎靡、面色潮红、呼吸急促。查体：T 39.6℃、HR 116 次 / 分、R 26 次 / 分、BP 120/80mmHg。此患者的问诊思路包括（　）

A．起病时间

B．接触史

C．高热的程度及规律

D．起病季节

E．婚育史

3．简述我国卫生计生委的四级病情分级标准。

4．患者，男性，60 岁，劳累后胸骨后疼痛 3 年，加重伴大汗 2 小时。患者于 2 小时前搬重物时突然感到胸骨后疼痛，压榨性，有濒死感。休息与含硝酸甘油均不能缓解，伴大汗、恶心，呕吐过两次，为胃内容物。生命体征：T 36.8℃，HR 101 次 / 分，R 20 次 / 分，BP 100/60mmHg。急性痛苦病容，面色苍白。

问题：

（1）请阐述分诊评估要点。

（2）如何对此患者的病情程度进行分级？

第三章　常见急性症状的评估

第一节　发热

案例 3-1

患者，男，21 岁，主因“五千米越野跑后出现高热、意识障碍 6 小时”来诊。观察：患者神志模糊、烦躁，颜面潮红、无汗、呼吸浅快、四肢抽搐。查体：T 40℃、HR 149 次 / 分、R 30 次 / 分、BP 120/80mmHg、瞳孔缩小。实验室检查：WBC 15×10^9/L、HGB 16.0g/L、钾 5.5mmol/L、钠 130mmol/L、CK 5000U/ L、CK-MB 200U/ L、葡萄糖 5.32 mmol/L。既往史：体健。

问题与思考：

1. 患者可能的诊断是什么？
2. 患者的病情分级是几级？
3. 应采取哪些急救措施？

正常人体的体温在静息状态下，口腔温度不超过 37.2℃，直肠温度不超过 37.6℃，腋窝温度不超过 37℃，各种病理因素导致患者体温升高，超过正常范围高限时称为发热（fever）。发热亦称为发烧，是临床上最常见的症状之一，又是发热性疾病所共有的一种病理生理过程。

一、病因与发病机制

正常体温由大脑皮质和下丘脑的体温调节中枢所控制，并通过神经、体液因素调节产热和散热过程，使其保持动态平衡。当体温调节中枢本身功能紊乱或受致热原作用发生产热功能大于散热功能时，就会使人体体温升高。致热原由多种因素产生，包括外源性和内源性两种。前者包括各种微生物病原体及其产物，如细菌、病毒、真菌及细菌毒素等，炎性渗出物及无菌性坏死组织，抗原抗体复合物，肾上腺皮质激素的代谢产物，多糖体成分及多核苷酸、淋巴细胞激活因子等。后者为中性粒细胞、嗜酸性粒细胞和单核细胞释放的物质（白介素Ⅰ）。

（一）感染性发热

1．细菌感染　如肺炎、脓毒症、肝脓肿、肾盂肾炎、结核、伤寒等。

2．病毒感染　如病毒性肝炎、乙型脑炎、流行性出血热（肾综合征出血热）、流行性感冒、麻疹、脊髓灰质炎等。

3．支原体感染　如支原体肺炎等。

4．立克次体感染　如斑疹伤寒、恙虫病等。

5．螺旋体感染　如钩端螺旋体病、回归热等。

6．真菌感染　如真菌性肺炎、放线菌病、念珠菌病等。

7．寄生虫感染　如疟疾、血吸虫病、阿米巴病等。

（二）非感染性发热

1．无菌性组织损伤　见于大手术后组织损伤、内出血形成血肿、心肌及肺组织等内脏梗死及大面积烧伤等。

2．恶性肿瘤　见于原发性肝癌、淋巴瘤、恶性组织细胞病、急性白血病等。

3．变态反应性疾病　见于药物性发热、类风湿关节炎、系统性红斑狼疮等。

4．中枢神经性发热　见于中暑、脑出血、脑震荡、颅骨骨折及中毒性脑病等。

5．产热、散热异常　产热过多引起发热，如甲状腺功能亢进、剧烈运动后、癫痫等。散热障碍引起发热，如慢性心功能不全时，由于心搏出量降低，皮肤血流量减少，及水肿隔热作用，使散热减低易引起低热。

6．自主神经功能紊乱　由于自主神经功能紊乱，影响正常的体温调节过程，使产热大于散热，体温升高。多为低热，常伴有自主神经功能紊乱的其他表现。

二、症状特点

（一）发热程度

发热可分为四个程度，分别为：低热（37.5 ～ 38℃）、中等热（38.1 ～ 39℃）、高热（39.1 ～ 41℃）和超高热（41℃以上）。

（二）发热过程及热型

1．体温上升期　患者多感到疲倦，全身不适，肌肉酸痛，怕冷或寒战。体温上升的形式有两种：

（1）骤升型：体温迅速上升，常在 1 ～ 2h 内达 39 ～ 40℃，甚至更高，常伴有寒战。多见于大叶性肺炎、急性肾盂肾炎、疟疾等。

（2）缓升型：体温逐渐上升，经数小时可达高峰，常见伤寒、结核病等。

2．高热持续期　此期体温可达高峰，患者常自觉灼热，皮肤由苍白转为潮红，呼吸加快。由于病因不同，发热的热型常见下列 6 种：

（1）稽留热：体温持续在 39 ～ 40℃，或更高，可保持数日或数周，体温每日波动在 1℃以内。此种热型可见于大叶性肺炎、伤寒等。

（2）弛张热：为持续高热 39℃以上，每日体温波动在 2℃以上，但最低体温仍不降至正常。此热型多见于化脓性感染、脓毒症、结核病、恶性疟疾等。

（3）间歇热：高热期与无热期交替出现。高热时，体温可达 39℃以上，持续数小时后体温骤降至正常；无热期体温正常可达数小时或数日，然后，体温又突然升高，如此反复发作。典型疾病见于疟疾、急性肾盂肾炎等。

（4）不规则热：为一种常见热型，体温变动极不规则，高热持续时间不定，每日体温波动的范围也不定。此种热型可见于风湿热、结核病、支气管炎、感染性心内膜炎等。

（5）回归热：体温骤然上升至 39℃以上，持续数日后又骤然下降至正常。体温正常数日后又突然升高，如此反复发作。此种热型可见于霍奇金病等。

（6）波状热：体温逐渐升高达 39℃或以上，数日后体温逐渐下降至低热或正常水平，数日后又逐渐上升，如此反复发作。此种热型可见于布鲁菌病。

3．体温下降期　当疾病得到控制后，发热会消退，体温恢复到正常。体温消退可分为以下两种形式：

（1）骤降型：在数小时内体温下降至正常水平，或稍低于正常，多伴有大量出汗。可见于大叶性肺炎、疟疾、急性肾盂肾炎等。

（2）缓降型：发热经数日逐渐降至正常水平，见于伤寒、布鲁菌病等。

（三）伴随症状和体征

1．寒战发热　起病急，并伴寒战，常为感染性疾病的表现，特别是细菌性感染如大叶性肺炎、急性胆囊炎、脓毒症等。恶性疟疾或淋巴瘤时也可见发热伴寒战表现。普通感冒或流行性感冒常表现为畏寒。

2．皮疹　某些传染病常伴有皮疹，如伤寒、麻疹、猩红热，药物过敏者也常伴有皮疹。

3．结膜充血　见于麻疹、流行性出血热、钩端螺旋体病、斑疹伤寒、恙虫病等。

4．出血倾向　皮下出血或牙龈、鼻腔出血，多见于急性白血病、急性再生障碍性贫血，或重症感染如脓毒症、流行性出血热等各种原因所致的弥散性血管内凝血（disseminate intravascular coagulation，DIC）。

5．关节肿痛　发热伴有单发或多发关节红、肿、热、痛，可见于风湿热、结核病及痛风等。

6．淋巴结肿大、肝、脾大　发热同时伴有淋巴结肿大及肝、脾大者，多见于传染性单核细胞增多症、急性白血病及淋巴瘤；发热伴肝、脾大者，可见于某些传染性疾病，如病毒性肝炎、疟疾、急性血吸虫病等。

三、分诊评估思路

（一）发热的危重指征

由于发热疾病包括轻症、重症及危重症，护士在分诊时要及时识别与抢救危重的发热患者。

1．发热伴低灌注　重病面容或意识改变、心率＞100 次 / 分、呼吸＞22 次 / 分或 $PaCO_2$＜32mmHg、尿量＜0.5ml/（kg· h）、动脉血碱剩余＜-5mmol/L 或乳酸＞4mmol/L。

2．发热伴意识障碍　包括意识淡漠、反应迟钝，如昏睡、昏迷，说明患者病情危重；当患者出现谵妄状态或精神症状，即使轻度行为异常，也要重视。

3．发热伴 DIC　发热后 1 ～ 2 天出现 DIC，很可能是流行性脑膜炎，发热 3 ～ 4 天后出现 DIC 可能是各种原因导致的脓毒症。

4．发热伴抽搐　抽搐是大脑皮质功能受损的表现，与意识障碍同等意义。

5．热射病　体温＞41.5℃，可立即致命，应积极降温。

6．发热伴多脏器功能障碍。

（二）评估要点

1．发热的特点　起病的时间、季节、起病缓急、发热程度、热型、诱因。

2．伴随症状　伴寒战的高热常提示病情较为严重，最常见于脓毒症、急性肾盂肾炎、疟疾等；昏迷患者通常为神经系统感染。

3．诊断、治疗与护理经过　包括用药史、药物种类、剂量与疗效；有无采取物理降温措施、方法及其疗效。

第二节　呼吸困难

案例 3-2

患者，女，66 岁，主因"咳嗽 2 天，自服消炎药疗效不佳，出现喘憋、呼吸困难、不能躺下"，遂来急诊科就诊。观察：精神紧张、呼吸急促、口周发绀、可见"三凹征"。查体：T 37.8℃、HR 96 次 / 分、R 32 次 / 分、BP 160/80mmHg、双肺可闻吸气性哮鸣音。实验室检查：WBC 16×10^9/L、RBC 4.80×10^{12}/L。既往史：慢性支气管病 3 年。

问题与思考：

1. 患者可能的诊断是什么？
2. 患者的病情分级是几级？
3. 应采取哪些急救措施？

呼吸困难（dyspnea）是患者"感到呼吸吃力"或"空气不够用"的一种主观痛苦感觉。呼吸困难可以由一种原因引起，也可以由两种或两种以上的原因共同作用导致。当呼吸困难发生时，患者不能平卧而被迫采取坐位称为端坐呼吸。呼吸频率增加同时伴有哮鸣声称为喘息。临床上轻症患者的表述为胸闷、气短，重症患者可出现呼吸费力、张口呼吸、耸肩呼吸、端坐呼吸及喘息，并伴随呼吸频率、节律及深度的变化，患者可同时伴有口周、甲床发绀等缺氧表现。国际上通常用 Hugh-Jones 分级法来判定呼吸困难的严重程度（表 3-1）。

表 3-1　呼吸困难严重程度的 Hugh-Jones 分级法

分级	临床表现
Ⅰ	与同龄健康人相同
Ⅱ	在平地步行如同常人，但不能上下坡（或楼梯）
Ⅲ	不能长距离步行，大多在 1.6km 以内
Ⅳ	中间不休息就不能走完 46m
Ⅴ	说话、穿或脱衣都感到呼吸困难，不能行走

一、病因与发病机制

呼吸困难的病因判断十分重要，这不仅因为各种疾病导致的呼吸困难在临床表现上具有相似性和重叠性，而且对不同原因的呼吸困难的治疗措施可以对另一种呼吸困难患者造成损害，甚至带来生命威胁。

呼吸是一种多器官参与，多因素调节的复杂活动，任何一种或数种相关因素（如气道的完整性和通畅性、形成呼吸的动力因素、中枢神经功能、体液的物理和化学因素等）的改变或出现障碍时都能使正常的呼吸受到影响，甚至发生呼吸困难。

（一）呼吸系统相关呼吸困难

由呼吸系统相关疾病导致的呼吸困难，对此，过去称为“肺源性呼吸困难”，但严格地讲，上呼吸道、气管、胸膜、纵隔和胸廓都不属于肺，故应称为呼吸系统相关呼吸困难更为合适。这类呼吸困难的产生原因和发病机制主要是气道通畅性、通气和换气功能以及呼吸动力器官的病变或障碍，导致气体无法流通或交换，从而发生的呼吸困难。常见于下述情况。

1．上呼吸道病变　喉头水肿、喉及气管异物、白喉、咽后壁脓肿、喉癌等。

2．气管及支气管病变　肿瘤、甲状腺肿大、主动脉瘤压迫、支气管炎、支气管哮喘等。

3．肺病变　肺炎、肺不张、肺栓塞、肺气肿、弥漫性肺纤维化、急性呼吸窘迫综合征（acute respiratory distress syndrome，ARDS）、肺水肿等。

4．胸膜病变　气胸、大量胸腔积液、严重胸膜肥厚等。

5．纵隔病变　肿瘤、纵隔气肿。

6．胸廓病变　肋骨骨折、呼吸肌麻痹、膈疝、重症肌无力、硬化症、周期性瘫痪等。

（二）心源性呼吸困难

由于心脏原因导致的呼吸困难，其发病机制可分为心脏动力原因和心脏容积原因两种。前者由于心脏动力不足（如心力衰竭、严重心律失常等）导致肺循环淤血，后者由于心室容积障碍（如心包积液、心包窄缩等）使回心血量不足，造成右室和肺循环灌注不足。两者都影响到肺的气体交换，使其不能满足机体需要，从而发生的呼吸困难。常见于高血压性心脏病、冠状动脉粥样硬化性心脏病（简称冠心病）、风湿性心脏病、心肌炎等导致的充血性心力衰竭以及心包积液、心包窄缩等。

（三）中枢性呼吸困难

由于呼吸中枢功能障碍引发的呼吸困难，主要原因有两种，其一是呼吸中枢本身病变（如脑水肿、脑血管病、脑炎等）导致，其二是血液成分改变（如低氧、高二氧化碳、中毒等）刺激呼吸中枢产生的结果。见于如下情况：

1．神经性呼吸困难　脑水肿、脑疝、脑血管病、脊髓灰质炎、脑炎等。

2．中毒性呼吸困难　安眠药中毒、吗啡中毒、氰化物中毒、有机磷中毒。

3．血源性呼吸困难　重度贫血、红细胞增多症、高铁血红蛋白症、休克及严重的低血容量。

4．精神性呼吸困难　癔症。

二、症状特点

（一）起病急缓

1．突发呼吸困难　起病急骤或在原有疾病的基础上突然加重，患者常难以忍受，并常伴有痛苦面容、端坐呼吸、出汗及发绀。多见于支气管哮喘、急性左心衰竭、急性上气道堵塞、气胸以及大面积肺栓塞等。

2．缓发呼吸困难　呼吸困难缓慢出现，程度相对较轻，常持续数日、数周甚至更长。见于慢性支气管炎、肺气肿、肺心病、充血性心力衰竭、严重贫血、代谢性疾病、心包疾病、胸膜疾病等。

（二）呼吸困难的表现形式

1．吸气性呼吸困难　患者吸气时明显受限，表现为吸气时出现"三凹征"，即胸骨上窝、锁骨上窝、肋间隙和上腹角处吸气时出现明显凹陷，同时可伴有高调吸气性哮鸣音。为上气道狭窄或梗阻的特征，见于上呼吸道异物、喉部及气管疾患。

2．呼气性呼吸困难　患者呼气时明显受限，表现为呼气时间明显延长，常伴有哮鸣音和干啰音。为肺泡弹性降低及小气道（直径＜2mm）阻塞的特征，见于急慢性支气管炎、支气管哮喘、慢性阻塞性肺气肿等。

3．混合性呼吸困难　患者呼气和吸气时均显困难，表现为呼吸浅快，常伴有呼吸音减弱或消失，并有病理性呼吸音。为肺部广泛病变导致呼吸面积减少、气体交换障碍及胸廓运动受限的特征，见于广泛肺实质病变如粟粒性肺结核、严重肺感染、肺纤维化、严重肺梗死、气胸、大量胸腔积液等。

4．中枢神经性呼吸困难　因中枢神经病变影响呼吸中枢，临床表现为呼吸节律改变或呼吸暂停。

5．精神性呼吸困难　常见于癔症患者表现的浅而快的呼吸，严重者可因二氧化碳过度排出而发生呼吸性碱中毒，血浆钙离子浓度降低，肌肉抽搐。

（三）常见的特征性异常呼吸

1．哮喘呼吸　患者表现为痛苦面容、常呈端坐体位，呼吸急促、费力，呼气时间明显延长，可伴有不用听诊器也能听到的哮鸣音。说明肺泡功能障碍及小气道通气严重受阻，多见于支气管哮喘、急性左心衰竭和伴有支气管痉挛的严重肺气肿。

2．深大呼吸　也称为 Kussmaul 呼吸。患者呼吸深而规则，频率较快，此乃机体的一种代偿机制，为的是尽可能多地排出二氧化碳。见于严重的代谢性酸中毒、尿毒症、糖尿病酮症酸中毒、肝性脑病、酒精中毒以及颅内疾病。

3．潮式呼吸　也称为陈－施氏呼吸，患者的呼吸频率呈周期性改变，呼吸逐渐变浅，乃至暂停，20～75s 后呼吸重新出现，其深度逐渐增大，频率加快，成为深大呼吸，然后再次变浅、停顿，如此周而复始。潮式呼吸的机制是：患者的呼吸中枢兴奋性降低，其呼吸主要依赖血中二氧化碳通过刺激颈动脉窦的化学感受器进而兴奋呼吸中枢来调节，二氧化碳浓度增高时呼吸增强，反之减弱甚至暂停。多见于危重病患者，如严重的颅脑疾病、晚期尿毒症及心力衰竭患者等。潮式呼吸有时也可见于正常老年人熟睡时，但程度较轻。

4．蝉鸣呼吸　患者吸气时出现一种类似蝉鸣的音调，同时伴有三凹征。为喉部通气不畅所致，见于喉部异物、会厌及喉头水肿、白喉及肿瘤等。

5．鼾声呼吸　患者呼吸时带有明显的鼾音，类似正常睡眠时的打鼾，为咽部组织下坠或（和）气管及大支气管内有较多分泌物所致。见于各种原因造成的深度昏迷，特别是急性脑血管病造成的昏迷。

6．点头呼吸　患者吸气时抬头，呼气时低头，随着呼吸呈频频点头状。见于危重病患者，特别是在临终前出现。

7．间停呼吸　患者呼吸的深度较正常为浅，呼吸数次后发生暂停，间隔数秒至数十秒后呼吸再次出现，如此反复进行。见于呼吸中枢严重受抑制的患者，如急性阿片类药品及有机磷中毒、休克、严重的颅脑疾病和临终前。

8．叹气呼吸　患者在正常呼吸时突然出现深大呼气，类似叹气，发作时间不定时，转移患者注意力时可以避免其发生，见于癔症。

（四）呼吸困难伴有其他症状

1．伴有胸痛　常见于大叶性肺炎、胸膜炎、自发气胸、肺梗死、急性心肌梗死。

2．伴有哮鸣音　常见于支气管哮喘、急性左心衰竭。

3．伴有发热　常见于肺炎、胸膜炎、肺脓肿、肺结核。

4．伴有休克　常见于急性心肌梗死、肺栓塞、大叶性肺炎、羊水栓塞。

5．伴有咯血　常见于肺梗死、大叶性肺炎、二尖瓣狭窄、肺脓肿、空洞性肺结核。

6．伴有神志障碍　常见于各种急性中毒、中枢神经系统病变、代谢性酸中毒、肺性脑病。

三、分诊评估思路

（一）致命性指征

1．呼吸不规则或呼吸表浅。

2．任何原因致呼吸频率＞ 40 次 / 分或＜ 9 次 / 分。

3．高流量给氧，氧饱和度＜ 85%，并进行性下降。

4．危急临床表现　端坐呼吸，发绀，大汗淋漓，呼吸时抬头耸肩，辅助呼吸肌参与呼吸，语不成句或说话不能，有奇脉，颈静脉怒张。发现以上表现时应立即给予急救。

（二）危重急症

1．哮喘发作或慢性阻塞性肺疾病（chronic obstructive pulmonary disease，COPD）恶化出现严重的支气管痉挛和通气量减少。

2．张力性气胸　若有一侧呼吸音减低，叩诊呈鼓音，严重呼吸窘迫，低血压，氧饱和度下降。

3．肺栓塞　突然呼吸困难、胸部锐痛、氧饱和度下降。

4．神经肌肉疾病　呼吸困难伴有呼吸运动减弱，见于急性多发性神经根炎、重症肌无力。

5．重症肺炎　患者呼吸频率＞ 30 次 / 分，应考虑病情危重。

（三）评估要点

1．病史　了解有无呼吸困难相关病史。

2．严重程度　采用 Hugh-Jones 分级法来判定呼吸困难的严重程度（表 3-1）。

3．呼吸困难发生的缓急和持续时间　如在数分钟或数小时内发生的呼吸困难可能是支气管哮喘、急性肺水肿、气胸等引起；数天或数周出现的呼吸困难与心力衰竭、胸腔积液有关。

4．伴随症状　呼吸困难伴发热，常见于呼吸道感染性疾病；呼吸困难伴发绀和大汗淋漓、面色苍白、脉搏细速、四肢厥冷、血压下降是病情严重的表现；呼吸困难伴胸痛，常见于急性渗出性胸膜炎、自发性气胸、大叶性肺炎、急性心肌梗死、肺梗死等。

5．诊断、治疗与护理经过　是否使用氧疗及其浓度、流量、疗效等。

第三节　胸痛

案例 3-3

患者男性，44 岁，因心前区压榨性闷痛 4 小时，服硝酸甘油不缓解来诊。观察：意识清楚、痛苦表情、面色苍白、大汗。查体：T 37.5℃、HR 100 次 / 分、心律失常、R 22 次 / 分、BP 90/60mmHg、ECG V_1 ～ V_3ST 段抬高，室性早搏。实验室检查：末梢血 WBC 15×10^9/L，既往有高血压、冠心病病史。

问题与思考：

1. 患者可能发生了什么急症？
2. 还需要收集哪些主客观资料？
3. 应如何分诊？

胸痛（chest pain）是临床经常遇到的主诉之一，是指由胸部或胸壁疾病所引起的胸部不同程度的阵发性或者持续性的疼痛感。不同的原发疾病和病因使胸痛的危险性和预后大相径庭，如急性心肌梗死、主动脉夹层、肺栓塞等疾病导致的胸痛患者随时有生命危险，必须立即得到紧急救治并送医院，而带状疱疹、肋间神经痛、心脏神经官能症等疾病引起的胸痛，患者则肯定无性命之忧，甚至可以不必立即去医院，因此院前对突发胸痛的病因进行诊断和鉴别十分重要。

一、病因与发病机制

胸部感觉神经纤维有肋间神经感觉纤维、支配心脏和主动脉的交感神经纤维、支配气管与支气管的迷走神经纤维及膈神经的感觉纤维。各种刺激因素，如炎症、肌张力改变、组织缺氧、组织坏死、组织癌变以及物理、化学因素作用于局部痛觉感受器并通过上述感觉纤维上传至脑皮质从而使患者感到胸痛。此外，因病变内脏与分布体表的传入神经进入脊髓同一节段并在后角发生联系，导致来自内脏的痛觉冲动直接激发脊髓体表感觉神经元，引起相应体表区域的痛感，导致放射痛。

（一）胸壁病变

1．皮肤及皮下组织病变　病毒感染（带状疱疹、流行性胸痛、胸骨前水肿等）；炎症（丹毒、结核、毛囊炎、疖肿、脓肿、放线菌病等）；胸壁软组织及结缔组织病（硬皮病、肌炎、皮肌炎）。

2．神经系统病变　肋间神经炎、神经根痛、胸段脊髓血管病、多发性硬化等。

3．骨关节病变　类风湿性脊椎炎、颈椎病、胸椎炎、肋软骨炎、胸骨及肋骨骨髓炎、结核等。

4．其他　外伤、肿瘤及白血病等。

（二）胸腔脏器疾病

1．心血管系统疾病　急性冠状动脉综合征（心绞痛、心肌梗死）、心肌病、心瓣膜病、心肌炎、心包炎、主动脉疾病、肺动脉疾病等。

2．呼吸系统疾病　胸膜炎、胸膜肿瘤、气胸、支气管炎症及肿瘤、肺部炎症及肿瘤等。

3．消化系统疾病　食管炎等。

4．纵隔及胸腺疾病等。

（三）其他

1．腹腔脏器疾病　如肝脓肿、脾梗死、胆道炎症或肿瘤、结肠曲综合征等。

2．颈部、肩关节疾病及周围组织疾病。

3．心身疾病　如心脏神经官能症、过度换气综合征、精神性胸痛等。

二、症状特点

（一）疼痛特征

心绞痛的性质为压榨样疼痛或有压迫感或窒息感；肋间神经痛为阵发性灼痛或刺痛；气胸在发病初期有撕裂样痛；肺内病变侵犯壁层胸膜时感到隐痛或钝痛；食管炎多为烧灼痛；主动脉夹层则多为向固定方向放射的刀割样剧痛等。

（二）发作或加重诱因

心绞痛常于劳累或情绪激动时诱发；心脏神经官能症所致的胸痛常因运动而减轻；胸膜炎、自发性气胸、心包炎的胸痛常因咳嗽或深呼吸而加剧，停止胸廓运动则缓解；食管疾病的疼痛常于吞咽食物时发作或加剧；脊神经后根疾病所致的疼痛于转身时加剧等。

（三）既往病史

如慢性支气管炎患者，长期咳嗽可导致肌劳累性胸痛；高血压、动脉硬化患者可导致主动脉夹层；冠心病患者及冠心病危险因素拥有者可以出现心绞痛及心肌梗死；长期卧床、手术及下肢静脉炎等可以导致肺梗死，结核病史常常是胸膜炎的病因，长期大量吸烟可以导致肺部恶性肿瘤等。

（四）伴随情况

1．胸痛伴有血流动力学改变［低血压和（或）颈静脉怒张］　提示致命性胸痛，如心包填塞、张力性气胸、急性心肌梗死、巨大肺栓塞、主动脉夹层动脉瘤、主动脉瘤破裂、充血性心力衰竭及大量心包积液等。

2．胸痛伴有呼吸困难　见于气胸、纵隔气肿、胸膜炎、肺栓塞、肺动脉高压、心肌梗死、主动脉瓣病变、肺炎等。

3．胸痛伴有腰背痛　见于腹腔脏器及主动脉夹层动脉瘤。

4．胸痛伴吸气加重　应考虑胸膜炎、肺炎、肺栓塞、气胸、纵隔气肿、食管穿孔等。

5．胸痛伴有吞咽加重　应考虑食管、纵隔及心包疾病。

6．其他　有无发热；有无固定的局部压痛；与胸壁活动有无关系，有无呼吸活动受限；有无皮肤感觉过敏；有无吞咽障碍；有无咳嗽、咳痰及咯血；有无呼吸音改变（增强、减弱、消失及双侧不对称）；有无心包及胸膜摩擦音等。

（五）全身综合情况

致命性胸痛的全身综合情况往往较差，患者多有呼吸困难、面色苍白或发绀、血压下降、四肢湿冷、心率增快、血饱和度降低及精神神经系统的改变，如表情淡漠、焦虑、烦躁不安，甚至意识丧失等。

（六）心电图检查

心电图检查对急性胸痛的鉴别意义主要有两方面：首先要观察患者有无动态性缺血性 T 波、损伤性 ST 段和坏死性 Q 波以排除急性冠状动脉综合征；其次要观察患者的 P 波、电轴、右束支及 S_{I}、Q_{III}、T_{III} 的情况，以排除急性肺心病、肺栓塞。由于急性冠状动脉综合征是危险胸痛发病率最高的病因，所以心电图检查应作为院前成年胸痛患者的常规检查。

（七）胸痛原发疾病的基本特征

1．胸壁感染性病变　起病相对缓慢；胸痛部位多较固定；病变所在的部位常有局限压痛；局部可有红肿；胸廓活动时疼痛加剧；可伴有发热。

2．带状疱疹　常突然发生；胸痛程度剧烈；疼痛性质呈刀割样或烧灼痛；疼痛部位呈单发或沿一两个肋间走行；疼痛部位周围皮肤感觉过敏；可伴有发热；数日内沿肋间神经出现大小不等的成群水疱或紫色血疱，呈带状分布；可伴有相关淋巴结肿大及压痛。

3．胸膜炎　缓慢起病；多有原发疾病（结核）病史；疼痛程度多呈轻微或中等；常伴发热、咳嗽、胸闷、气短；按压局部、咳嗽和深呼吸可使疼痛加重；患侧呼吸动度减低；干性胸膜炎胸痛多位于胸廓下部、腋前线或腋中线附近，触诊可有胸膜摩擦感，听诊可闻及胸膜摩擦音；胸腔积液者可有积液体征，如呼吸音减低、患侧叩诊实音等。

4．自发性气胸　多见于 20 ～ 40 岁的年轻男性，无力体型者；诱因多为咳嗽、喷嚏、屏气、或突然用力；起病突然；胸痛呈刀割样，程度较剧烈；多数有呼吸困难及刺激性干咳；随着时间的延长疼痛逐渐缓解但呼吸困难逐渐加重；严重者鼻翼扇动、出汗、极度呼吸困难、发绀、心率增快；患侧叩诊过清音或鼓音、听诊呼吸音减弱或消失、气管移位等。

5．肺梗死　多见于长期卧床、股骨颈骨折、骨盆骨折、风湿性心脏病以及腹腔、盆腔、下肢静脉手术的患者；起病急骤；胸痛程度与病情成正比，吸气时加重；常伴有咯血、呼吸困难、发绀、休克及心律失常；颈静脉怒张；可闻心脏奔马律、肺动脉瓣第二音亢进及双肺哮鸣音；低氧血症；心电图出现肺性 P 波、电轴右偏及完全右束支传导阻滞等急性肺心病的表现等，20% 的患者呈 $S_{I}\,Q_{III}T_{III}$ 型心电图。

6．流行性胸痛（Bornholm 病）　儿童与青壮年患病较多；下胸部或上腹部突发性剧烈疼痛，性质可呈尖锐痛、烧灼痛、压榨痛、痉挛痛及刀割痛等；伴有头痛及反复发作性发热、热程平均 3 ～ 4 天，肌痛消失后，体温多恢复正常。

7．急性冠状动脉综合征　多见于冠心病高危因素患者（45 岁以上男性、吸烟、高血压、高血脂、糖尿病、冠心病家族史等）；突然发作；部位多在胸骨后，部分患者在左胸，可伴有 Levine 征（患者常用拳头或手掌指出疼痛范围，若用手指指出疼痛范围，往往不是该病）；程度剧烈或较剧烈；性质多为压榨性疼痛；持续时间不等；常向左肩背部及左上肢放射；重复诱发试验对心绞痛诊断具有特异性；可伴恶心、呕吐、大汗、心功能不全、心律失常及休克等；心电图示动态心肌缺血或坏死表现；心肌损伤标志物正常或增高。

8．主动脉夹层　患者多有高血压病史；起病急骤；性质为撕裂样疼痛；程度剧烈；疼痛呈持续性，范围逐渐向上或向下扩散；有烦躁不安、大汗、四肢湿冷、脉搏细速、面色苍白等休克的表现，但血压常不降低；可有双上肢或双下肢血压不一致；听诊可闻主动脉瓣区收缩期杂音。

9．反流性食管炎　常在夜间卧位发作或发生于餐后 1h；疼痛性质为烧灼样；程度较轻，呈持续性，有时可放射到颈部；患者口腔内有酸味伴胃灼热感，常伴有消化道症状，如吞咽困难、胃灼热、返酸、反胃、腹胀等；使用抗酸剂可使疼痛及返酸明显缓解。

10．颈椎病性胸痛（又称颈心综合征）　胸痛多位于心前区；中老年多见；诱因多为咳嗽、喷嚏、大便、用力或头颈位置改变；性质为针刺样；多持续 15 分钟至数小时；常伴头晕、出汗、颈部僵痛，肩背部及上臂痛麻等颈椎病的特征；可有霍纳综合征阳性；颈椎 X 线片可有骨质增生等改变。

11．心身疾病　多为女性，患者多敏感，常有明显的性格缺陷，如胆小、内向、多疑，自我注意，暗示性强，尤其在更年期综合征时症状更突出；可在不良心理刺激和精神负担过重时诱发；疼痛性质常为瞬间刺痛、针扎感或蚁走感；疼痛部位不固定，呈游走性；疼痛程度较轻，长出气或叹息样呼吸后感到舒适；症状呈多样性且无规律；呼吸频率常增快；常伴有自主神经系统紊乱症状，如疲乏、心悸、心动过速、多汗、头晕、失眠、焦虑和过度换气等。

三、分诊评估思路

（一）胸痛的危急指征

1．胸痛伴有呼吸困难，血氧饱和度降低及精神神经系统的改变，如表情淡漠、焦虑、烦躁不安甚至意识丧失等。

2．胸痛起病急骤，迅速达到高峰，持续胸痛。多为胸腔脏器破裂引起。

3．胸痛伴血流动力学改变。出现面色苍白或发绀、血压下降、四肢湿冷、心率增快等表现。

（二）评估要点

1．病史与诱因　有无胸痛相关疾病史，以及有无情绪激动、血压升高、剧烈活动、剧烈咳嗽、过度劳累等诱发因素。

2．胸痛的特点　①胸痛的性质多种多样：肋间神经痛，呈阵发性灼痛和刺痛；肌痛呈酸痛；骨痛呈酸痛和锥痛；心绞痛呈压榨样痛伴有压迫感或窒息感。②胸痛的程度可自剧烈的疼痛到轻微的隐痛。③胸痛的时间可呈阵发性或持续性。心绞痛常于用力或精神紧张时诱发，呈阵发性，多持续 1 ～ 5min。心肌梗死呈持续性胸痛不缓解。

3．伴随症状　伴有咳嗽、咳痰、咯血及发热，多见于肺部疾病；伴呼吸困难，常见于胸腔积液、气胸、大叶性肺炎及肺栓塞；伴有周围循环衰竭症状，提示主动脉夹层动脉瘤及主动脉瘤破裂、心肌梗死和大面积肺栓塞。

4．不良心理效应　主要为精神紧张、焦虑、恐惧等表现，注意有无睡眠、休息及应对方式的改变。

5．诊断、治疗与护理经过　包括辅助检查结果、用药史、药物种类、剂量与疗效。

第四节 咯血

案例 3-4

患者，男，26 岁，主因“干咳、痰中带血伴胸痛、发热、盗汗半月”来诊。观察：消瘦面容。查体：T 38.5℃、HR 100 次 / 分、R 20 次 / 分、BP 110/70mmHg。既往无体检，无结核等传染病病史。

问题与思考：

1. 患者可能的诊断是什么？
2. 患者的病情分级是几级？
3. 应采取哪些急救措施？

咯血（hemoptysis）是指喉部、气管和下呼吸道出血，血液通过患者的咳嗽动作经口腔排出。每日咯血量在 100ml 以内为小量咯血，在 100 ～ 500ml 为中等量咯血，在 500ml 以上（或一次 300 ～ 500ml）为大量咯血。小量咯血时在临床上仅表现为痰的外观及颜色改变，如痰中带血；大咯血时血液可自患者的口鼻涌出，严重时可因窒息而危及患者生命。

一、病因与发病机制

（一）支气管疾病

多见于支气管扩张、支气管肺癌、支气管内膜结核和慢性支气管炎等；较少见于支气管腺瘤、支气管结石、支气管黏膜溃疡等。其发病机制是致病因素（如炎症或肿瘤等）造成局部支气管黏膜或毛细血管损坏，使其通透性增高或黏膜下血管破裂，从而发生出血。

（二）肺部疾病

多见于肺结核（最为常见）、肺炎、肺淤血、肺脓肿等；较少见于肺梗死、肺真菌病、肺吸虫、肺动静脉瘘等。其出血机制为各种因素（如结核、肺毛细血管压力增高等）使肺毛细血管渗透性增高，血液渗出，患者表现为痰中带血丝、血点或小血块；如病变导致病灶小血管破溃则引起中等量咯血；如空洞壁肺动脉分支形成的小动脉瘤破裂或结核性支气管扩张形成的小动静脉瘘破裂，则引起大咯血。

（三）循环系统疾病

多见于风心病二尖瓣狭窄和其他原因导致的心力衰竭，少见于某些先天性心脏病，如房间隔缺损、动脉导管未闭等引起肺动脉高压。其发病机制是肺淤血造成肺泡壁或支气管内膜毛细血管压力增高，直至破裂，导致痰中带血、浆液性粉红色泡沫痰（急性左心衰竭）、黏稠暗红色血痰（肺梗死）或小咯血；支气管黏膜下层支气管静脉曲张破裂常致大咯血，但较少见。

（四）其他

血液病（如血小板减少性紫癜、白血病、血友病、再生障碍性贫血等），急性传染病

（如流行性出血热、肺出血型钩端螺旋体病等），结缔组织病（如结节性动脉周围炎、白塞综合征），肾病（肺出血肾炎综合征、尿毒症等），以及气管、支气管子宫内膜异位症等均可引起咯血。

二、症状特点

咯血需与口腔、鼻、咽部出血或消化道出血引起的呕血鉴别，后者出血时患者多无咳嗽等动作，两者的鉴别见表 3-2。

（一）年龄

40 岁以下咯血者多见于肺结核、支气管扩张、风湿性心脏病二尖瓣狭窄等。40 岁以上者尤其是有长期大量吸烟史（纸烟 20 支 / 日 ×20 年以上）者，要高度警惕支气管肺癌。

（二）咯血的颜色和性状

1．咯血颜色鲜红　肺结核、支气管扩张、肺脓肿、支气管内膜结核、出血性疾病。

2．铁锈色　多见于大叶性肺炎及肺吸虫病。

3．砖红色胶冻样　多见于克雷伯菌肺炎（Klebsiella pneumonia）。

4．暗红色　多见于二尖瓣狭窄及肺淤血。

5．粉红色泡沫样　急性左心衰竭、急性肺水肿时。

6．黏稠暗红色　肺梗死。

（三）伴随症状

1．咯血伴发热　见于肺结核、肺炎、肺脓肿、流行性出血热、钩端螺旋体病、肺栓塞等。

2．咯血伴胸痛　见于大叶性肺炎、肺栓塞、肺结核、支气管肿瘤等。

3．咯血伴呛咳　见于支气管肺癌、支原体肺炎等。

4．咯血伴脓痰　见于肺脓肿、支气管扩张、空洞型肺结核并发感染、化脓性肺炎等。

5．咯血伴皮肤黏膜出血　见于血液病、流行性出血热、肺出血型钩端螺旋体病、风湿病等。

6．咯血伴黄疸　见于钩端螺旋体病、大叶性肺炎、肺栓塞等。

三、分诊评估思路

（一）危重指征

1．咯血量大，血液快速自患者的口鼻涌出，严重时可因窒息而危及患者生命。

2．咯血伴呼吸困难、循环不稳多提示急性心力衰竭或肺栓塞出现。

（二）评估要点

1．病史与诱发因素　有无与咯血相关的病史或诱发因素。

2．注意咯血与呕血的鉴别（表 3-2）。

3．咯血的量、颜色和性状　血色鲜红见于出血量较大、出血速度较快或支气管动脉出血者；出血暗红多为支气管静脉出血；浆液样粉红泡沫痰是肺水肿的表现，咳铁锈色痰则主要见于大叶性肺炎。

4．咯血并发症的评估　大量咯血极易产生各种并发症，常见有窒息、肺不张、继发感染和失血性休克。

表 3-2 咯血与呕血的鉴别

鉴别点	呕血	咯血
颜色	咖啡色、暗红色、偶有鲜红色	鲜红色
血内混有物	食物残渣或胃液	泡沫及痰
出血方式	呕出	咯出
伴随症状	上腹部不适、恶心、呕吐	喉部瘙痒、胸闷、咳嗽
黑便	常伴随	无（吞下血液后可有）
酸碱反应	酸性	碱性
病史	消化系统疾病病史	呼吸系统疾病病史

第五节　腹痛

案例 3-5

患者，男，46 岁，主因“饱餐后出现剧烈上腹痛，阵发性加重半小时”来诊。观察：神清、急性病容、肥胖体态。查体：T 38℃，无放射痛，蹲位疼痛有所减轻，伴恶心、呕吐、大汗，呕吐 2 次，均为胃内容物，腹部平软，上腹部压痛及反跳痛（+），Murphy 征（+）。既往史：胆囊炎、胆石症病史 1 年。

问题与思考：

1. 患者可能的诊断是什么？
2. 患者的病情分级是几级？
3. 应采取哪些急救措施？

腹痛（abdominal pain）是临床最常见的主诉之一，涉及多学科的疾病。由腹腔内脏器官的病变产生的腹痛称为“真性腹痛”，腹壁和腹部邻近部位病变以及全身性疾病引发的腹痛称为“假性腹痛”。急性腹痛是指发生在 1 周内，由各种原因引起的腹腔内外脏器急性病变而表现为腹部不适的症状，其共同特点是突然发生、变化快、疼痛往往剧烈和病情重。

一、病因与发病机制

导致腹痛的机制大致有 3 种：其一是腹部脏器病变所致真性内脏痛；其二是腹壁、腹膜壁层及肠系膜受到化学性刺激（如炎症）和物理性刺激（如扭转、牵拉）引起类似内脏痛，特点是其性质呈针刺样的尖锐痛，疼痛呈持续性，定位准确，与内脏病变所在部位相符合，常伴有明确恒定的局部压痛和腹肌强直；其三是牵涉痛，也称为放射痛。表现为腹内某脏器遭受刺激后却在体表产生远离病变脏器部位的疼痛。特点是来自于腹内某一脏器的刺激，但疼痛的感觉却发生在另一部位，疼痛出现的部位与病变器官有一定的距离，即腹腔内脏器病变引起腹部表层或腹部以外区域的痛觉。此外，腹部以外的疾病亦可以引起腹部的感应性疼痛，即非腹部疾病在腹部产生的假性腹痛。牵涉痛的局部定位符合脊神经的皮肤节段分布，并往往伴有痛觉过敏、反射性肌肉痉挛、深触痛及自主神经功能亢进。

（一）真性腹痛

1．腹腔脏器急性炎症　胃炎、肠炎、胆管炎、阑尾炎、出血坏死性肠炎、腹膜炎、盆腔炎、肾盂肾炎、肠系膜淋巴结炎等。

2．空腔脏器穿孔　胃、十二指肠、小肠等穿孔。

3．腹腔脏器位置改变或阻塞　胃扭转、大网膜扭转、脾扭转、胆囊扭转、卵巢囊肿蒂扭转、妊娠子宫扭转、胃黏膜脱垂、肠梗阻、胆道梗阻。

4．腹腔脏器破裂及出血　肝、脾、卵巢破裂及异位妊娠破裂等。

5．腹腔脏器血管病变　肠系膜动静脉血栓、门静脉及肝静脉血栓、脾梗死、肾梗死、腹主动脉瘤、腹主动脉夹层等。

6．其他　急性胃黏膜病变、胃扩张、胃痉挛、肠痉挛、痛经、胆绞痛、肾绞痛、输尿管绞痛等。

（二）假性腹痛

1．胸部疾病　急性心肌梗死、心包炎、大叶性肺炎、急性肺栓塞、胸膜炎、急性右心衰竭、肋间神经痛等。

2．中毒　急性铊中毒、铅中毒、破伤风等。

3．代谢性疾病　尿毒症、糖尿病酮症酸中毒、低血糖、低血钠、低血钙、血紫质病等。

4．结缔组织及变态反应疾病　腹型过敏性紫癜、腹型风湿热等。

5．精神及神经源性腹痛　腹型癫痫、神经官能症性腹痛等。

二、症状特点

（一）根据腹痛部位判断

除了牵涉性腹痛和转移性疼痛外，一般情况下最先出现腹痛的部位大多数是病变所在部位，其疼痛部位和该部位的脏器有显著关系。

1．左上腹痛多见于急性胰腺炎、胃穿孔、左下肺炎、左膈下脓肿、脾周围炎、左胸膜病变、左肾病变、脾病变或损伤，膈疝或膈下疾病，结肠脾曲疾病，心脏疾病等疾病。

2．右上腹痛多见于胆囊、胆道疾病，如急性胆囊炎、胆石症、胆道蛔虫症等，以及肝疾病、十二指肠球溃疡或穿孔、右膈下脓肿、右下肺炎、右胸膜炎、右肾结石、右肾盂肾炎、肾盂积水积脓、右半结肠等疾病。

3．中上腹多见于胃痉挛、急性胃炎、上消化道溃疡或穿孔、食管裂孔疝、急性胰腺炎、心绞痛、急性心肌梗死、急性阑尾炎初起等。

4．中腹部（脐周）腹痛见于急性胃肠炎、小肠炎、痉挛、梗阻、肠蛔虫症、腹膜炎、急性阑尾炎初起、糖尿病酮症酸中毒、造血器官疾病、食物中毒、某些毒物或毒素（铅、铊、药物如农药、砷、氢化物等）引起的腹痛。

5．中下腹痛多见于膀胱炎、尿潴留、宫外孕、卵巢囊肿蒂扭转、痛经、盆腔炎或盆腔脓肿、直肠疾病、乙状结肠扭转等疾病。

6．右下腹痛见于阑尾炎、肠炎、肠结核、肿瘤、肠系膜淋巴结炎、右输尿管结石、女性右盆腔炎、卵巢滤泡破裂、右腹股沟嵌顿疝等疾病。

7．左、右中腹疼痛多见于升、降结肠疾病，如肿瘤、结核等、高位阑尾炎、肾疾病、输尿管疾病（如结石）等。

8．左下腹痛多见于消化道出血、左侧输卵管疾病，左侧卵巢疾病、乙状结肠扭转、腹股沟嵌顿疝、菌痢、结肠阿米巴病、结肠癌、左输尿管结石、女性左附件炎、卵巢滤泡破裂等。

9．全腹痛可见于由结核、空腔脏器穿孔、急性出血坏死性胰腺炎、内脏破裂出血所致的泛发性（弥漫）性腹膜炎等。

（二）根据腹痛的发病机制和性质判断

1．内脏性腹痛　也称为内科性腹痛，疼痛冲动主要来自平滑肌过度紧张、收缩、伸展、扩张等，疼痛多呈间断发作，以腹部中线为轴的对称性疼痛，部位弥漫，无固定的压痛点，常伴有恶心、呕吐、出汗等自主神经反射表现。这种腹痛一般不需要紧急外科处理，见于急性胃炎、消化性溃疡、急性阑尾炎、急性胰腺炎等疾病的早期表现。

2．躯体性腹痛　特点是腹痛部位明确，有固定的压痛点，腹痛呈持续性刀割样疼痛或绞痛。腹部体征有压痛、反跳痛和腹肌紧张（腹部肌群呈保护性强直状态），同时有腹式呼吸消失和强迫体位。见于各种急腹症。

3．牵涉性腹痛　也称为放射性痛或放散性痛，是由于内脏性腹痛的程度增强而出现非病变部位皮肤区域性痛，其特点是疼痛部位不明确，无压痛或无固定的压痛点，如急性心肌梗死出现的上腹剧痛、急性胆囊炎、胆囊结石出现的肩痛、肾绞痛出现的腰痛等。

（三）根据腹痛的不同特征判断

1．起病方式　起病急骤、病情进展迅速多见于空腔脏器穿孔、腹腔内出血、肠管扭转、肠系膜血管闭塞、动脉瘤破裂，缓慢起病常见于较轻的内科及全身疾病。

2．时间持续性　炎症时腹痛较轻，如急性化脓性阑尾炎、急性化脓性胆囊炎等；持续性腹痛伴有阵发性加重是腹部炎症和空腔脏器穿孔、梗阻等病变共存的特征。

3．体位　肾结石、胆结石、胆道蛔虫患者多呈辗转体位，急性腹膜炎患者呈强迫体位等。

4．症状顺序　起病时先有发热、呕吐，后出现腹痛者常为内科疾病；先有腹痛，后有发热，且腹痛持续 6h 以上不见缓解者则多数可能为外科急腹症。

5．放射　胰腺炎的疼痛往往向左腰背部放射；胃、十二指肠溃疡穿孔因膈肌腹面受刺激而向肩部放射；胆囊炎、胆石症的疼痛可向肩背部放射；子宫及直肠病变疼痛常向腰骶部放射；输尿管结石绞痛常向会阴部或大腿内侧放射。

6．伴随症状　阑尾炎、阑尾脓肿、胆囊炎、化脓性胆管炎等常伴发热，肝胆疾病常伴黄疸，急性腹腔内出血常伴休克，血尿多见于肾、输尿管结石，急性机械性肠梗阻多伴肠型、肠鸣音亢进或气过水声。

7．诱因或加重因素　有不洁食物史为肠道疾患；胃穿孔多为饭后腹痛；空腹腹痛多见于十二指肠溃疡；脂肪餐及酒后（暴饮暴食）后，多见急性胰腺炎、胆道和胆囊疾患；胆囊炎胆石症腹痛常在夜间发作。肠、胃穿孔侵及腹膜壁层时，咳嗽、体位改变可使疼痛加重。

（四）急性腹痛相关症候群

1．腹膜刺激征　表现为腹部压痛、反跳痛及腹壁肌卫，具有腹膜刺激征群的急性腹痛常见于急腹症。腹壁肌卫也称腹肌紧张度增高，可分为局限性和弥漫性（广泛性）两种，是患者在腹部检查中最常见和最有临床意义的体征之一。注意：在老年人和过度肥胖者，由于其腹部脂肪过厚，常常难以用常规方法得知患者腹壁的真实情况，此时应做深压触诊仔细检查，以免漏诊。

2．肠梗阻　表现为呕吐、腹胀、腹痛、排便排气停止及肠鸣音亢进或消失等，常见于消化道梗阻性疾病。

3．内出血症群　表现为口渴、面色苍白、出冷汗、心搏加快、呼吸急促、血压下降等，常见于消化道大量出血及外伤引起的闭合性腹腔脏器破裂出血。

4．全身炎症反应综合征　表现为体温升高＞38℃或降低＜36℃；脉搏细速＞90次/分；呼吸急促＞20次/分；白细胞增高＞12×10^9/L，常见于原发的或继发的与感染相关的腹部疾病，如胆管炎、阑尾炎、出血坏死性肠炎、腹膜炎、盆腔炎等。

5．消化道症状　表现为返酸、嗳气、恶心、呕吐、呃逆、腹胀、腹泻、停止排便排气、厌油腻饮食、黄疸、大便性状改变等，常见于消化系统内科疾病，有时也是急腹症的伴随表现。

（五）根据腹痛性质判断

1．持续性痛（钝痛、锐痛、刺痛）　突然发作呈持续性，大多为腹腔内实性脏器炎症、脓肿破裂或空腔脏器穿孔后刺激腹膜、脏器肿大导致被膜的过度牵扯和血液淋巴途径感染等所致，如急性胰腺炎、急性阑尾炎、肝胆疾患、脾破裂、消化道穿孔、肠梗阻、肝炎、肝脓肿、肝癌等。

2．阵发性疼痛　由空腔脏器平滑肌痉挛性收缩或由结石等导致的急性梗阻引起，如肠绞痛、肾绞痛等。

3．持续性疼痛阵发性加重　常见于急性胰腺炎，空腔脏器炎症引发梗阻所致。

4．钻顶样痛阵发性发作　呈辗转不安，常见于胆道蛔虫症。

5．间歇性痉挛性疼痛或突发加重　如胃肠炎。如周期性变化逐渐加重，间歇时疼痛减轻，考虑小肠机械性梗阻、急性胰腺炎、肾绞痛。一般空腔脏器穿孔、肠梗阻、卵巢囊肿蒂扭转等疼痛剧烈，脾破裂、异位妊娠破裂等出血性腹痛次之，阑尾炎等更次之。

（六）常见急腹症的临床特点

1．胃、十二指肠穿孔　有溃疡病史，多在饭后发生。上腹部突然发生剧烈持续疼痛，伴上腹压痛、腹肌紧张及反跳痛。随后可扩散至全腹，可呈板状腹，被动体位，深呼吸受限，肠鸣音消失，肝浊音界可消失，并出现移动性浊音。严重者出现休克，腹部X线透视有时可见膈下游离气体。

2．急性胆囊炎、胆石症　多见于中年女性，常在饱餐油腻食物后诱发。起病急，多位于右上腹持续疼痛伴阵发性加重，可发射至右肩及肩胛下区，右上腹有压痛及肌紧张，常有墨菲征（Murphy sign）阳性，伴有恶心、呕吐、发热及黄疸，超声检查有助于诊断。

3．急性胰腺炎　常在酗酒或暴饮暴食后发生。为上腹中部持续性剧痛，可向左腰背部放射，上腹部有压痛，严重者有肌紧张，伴恶心、呕吐及发热。血清及尿淀粉酶增高常为诊断的重要依据。

4．胆道蛔虫　可有吐虫史，起病急，表现上腹剑突下钻顶样剧痛，患者可辗转不安，忽起、忽止，停止时平静如常。查体上腹剑突下有深压痛，无肌紧张，体征与剧痛不平行。

常有恶心、呕吐或吐出蛔虫。

5. 急性阑尾炎　无诱因，多先上中腹钝痛，后转移至右下腹持续性疼痛，逐渐加重，可伴恶心、呕吐。查体右下腹麦氏点有明显压痛，严重者已累及腹膜壁层，可出现肌紧张及反跳痛，外周血白细胞总数升高。

6. 急性机械性肠梗阻　多为上腹或脐周阵发性绞痛，伴有反复呕吐、腹胀，无排气排便，腹部可见肠型，肠鸣音亢进或有气过水声。绞窄性梗阻（影响肠壁血液循环）腹痛为持续性，可伴有腹膜刺激征，有休克表现。不完全肠梗阻则症状较轻，可有排气排便。腹部X线透视可见肠管内积气和液平。

7. 腹部闭合性损伤常见于肝、脾破裂。有外伤史，多起病急，肝、脾部位即右上腹或左上腹有钝痛，伴肌紧张。内出血至腹腔时，可有移动性浊音，内出血量多时可伴有休克。腹腔穿刺可抽出鲜血。

8. 异位妊娠破裂　见于育龄期妇女，有停经史。起病突然，腹痛先在患侧下腹，继之全腹，以下腹痛为主，有下坠感，呈持续性伴阵发加重。查体下腹部有明显压痛伴肌紧张，子宫有早孕征，宫颈举痛，后穹隆饱满，触痛明显，若在后穹隆穿刺可抽出不凝的血。

9. 肾、输尿管结石　起病突然，疼痛位于患侧腰部，沿输尿管向下放射，可至会阴部，常伴血尿。患者痛苦不安，面色苍白、大汗甚至虚脱。

10. 胸腔疾病的放射痛　少数急性心肌梗死可表现为腹痛，对于老年人、高血压患者应提高警惕。

11. 急性胃炎　常有暴饮暴食或不洁食物史。发病急，上腹持续疼痛有时伴阵发加剧，上腹偏左有轻压痛，伴恶心、呕吐，较易被阿托品等药物缓解。急性胃炎无特异性诊断指标，某些急腹症早期表现极似急性胃炎，如早期阑尾炎、急性胰腺炎、肠梗阻等，故应在诊断急性胃炎前排除上述急腹症。

三、分诊评估思路

（一）致命性腹痛的表现

1. 腹痛伴呼吸窘迫，见于坏死性胰腺炎、严重腹膜炎、缺血性肠病。

2. 腹痛伴休克或血红蛋白进行性下降，提示内出血，如异位妊娠破裂、肝脾破裂。

3. 腹痛伴腹胀，可能是各种原因引起的肠麻痹；也可能是腹腔积液、积血。

（二）评估要点

1. 有无相关病史　与腹痛相关的病史，如有消化性溃疡病史要考虑溃疡穿孔，育龄期女性有停经史要考虑宫外孕，有酗酒史要考虑胰腺炎、急性胃炎等。

2. 腹痛与年龄、性别、职业的关系　幼儿常有先天畸形、肠套叠、蛔虫病；青壮年以阑尾炎、胰腺炎、消化性溃疡多见；中老年以胆囊炎、恶性肿瘤、心血管疾病多见；育龄女性考虑宫外孕、卵巢囊肿扭转；有长期铅接触史者考虑铅中毒。

3. 腹痛起病情况　起病急骤、病情进展迅速多见于空腔脏器穿孔、腹腔内出血、肠管扭转、肠系膜血管闭塞、动脉瘤破裂，缓慢起病常见于较轻的内科及全身疾病。还要注意有无饮食、外科手术等诱因，以及疼痛缓解因素。

4. 腹痛的部位　腹痛多代表疾病部位，特别注意牵涉痛的表现。胰腺炎的疼痛往往向左腰背部放射；胃、十二指肠溃疡穿孔因膈肌腹面受刺激而向肩部放射；胆囊炎、胆石症的疼痛可向肩背部放射；子宫及直肠病变疼痛常向腰骶部放射；输尿管结石绞痛常向会阴部或大腿内侧放射。

5．腹痛的性质与程度　腹痛的性质与病变的性质相关。烧灼样痛多与化学刺激有关，如胃酸的刺激；绞痛多为空腔脏器痉挛、扩张或梗阻引起。

6．腹痛的时间　注意与进食、活动、体位的关系。有不洁食物史多为肠道疾患；胃穿孔多为饭后腹痛；空腹腹痛多见于十二指肠溃疡；脂肪餐及酒后（暴饮暴食），多见急性胰腺炎、胆道和胆囊疾患；胆囊炎胆石症腹痛常在夜间发作。肾结石、胆结石、胆道蛔虫患者多呈辗转体位，急性腹膜炎患者呈强迫体位等。

第六节　呕血及便血

案例 3-6

患者，男，58 岁，主因“进食后突发呕血伴黑便一次，具体量不详”来诊。观察：神志恍惚、心悸、四肢厥冷、无尿。查体：HR 130 次 / 分，BP 79/49mmHg。

问题与思考：

1. 患者可能的诊断是什么？
2. 患者的病情分级是几级？
3. 应采取哪些急救措施？

呕血（hematemesis）、黑便是上消化道出血最常见的临床表现，上消化道出血是指屈氏韧带以上的器官，如食管、胃、十二指肠、肝、胆、胰腺等处的出血。呕血前患者常有上腹不适及恶心，随后呕吐出血性胃内容物。呕血者一般都伴有黑便，但黑便者不一定都伴有呕血。呕血与出血的速度、出血量以及部位有关。一般来说出血部位在幽门以下者可只有黑便，在幽门以上者常伴有呕血。呕血多为棕褐色，呈咖啡样，这是因为血液经胃酸作用形成正铁血红素所致，如为鲜红或伴有血块，表明出血量大或部位高。黑便是指上消化道的缓慢的、小量（50ml 以上）出血，血液在肠道内停留时间较久，血红蛋白经肠内硫化物作用成为硫化铁，即成黑色柏油样便，黏稠而发亮。如出血量大，肠蠕动过快，则出现暗红色甚至鲜红色血便。

一、病因与发病机制

能够造成食管、胃、十二指肠、肝、胆、胰腺等处的血管破裂的因素都可以导致呕血和（或）黑便，其中以消化性溃疡出血占首位，约占全部上消化道出血的 50%，其次为食管及胃底静脉曲张破裂出血，再次为急性胃黏膜病变及胃癌出血。

（一）消化系统疾病

1．食管疾病　如食管炎、食管癌、异物造成的食管损伤等。

2．胃及十二指肠疾病　消化性溃疡、急性胃黏膜病变（各种原因导致的糜烂性胃炎、应激性溃疡等）、胃癌。

3．肝、胆和胰腺疾病　肝硬化所致的食管和胃底静脉曲张破裂、急性出血性胆管炎、胰腺癌等。

（二）非消化系统疾病

1．凝血障碍性疾病　白血病、血小板减少性紫癜、血友病、弥散性血管内凝血及再生障碍性贫血。

2．其他全身性疾病　尿毒症、某些传染病（如流行性出血热、暴发性肝炎）及系统性红斑狼疮等。

3．药物诱发　肾上腺皮质激素、水杨酸制剂、萝芙木制剂、磺胺类药物、抗凝剂应用过量等。

二、症状特点

（一）假性呕血、黑便的鉴别

若由鼻腔、口腔、咽喉等部位的血液被吞咽后再呕出或呼吸道疾病引起的咯血，则不属于呕血，应当加以区别。其鉴别点是患者有鼻、咽、口腔等部位的出血史，如鼻出血、拔牙出血、口腔及咽部损伤等，出血后血液被患者吞下；服用某些药物（如铁剂、铋剂等）和食物（如动物血等）也可引起粪便发黑。对可疑患者可做胃液、呕吐物或粪便隐血试验。

（二）出血程度评估（表 3-3）

表 3-3　出血程度评估表

出血程度	症状	血压	脉搏（次 / 分）	尿量	出血量（ml）	占全身总血量（%）
轻度	皮肤苍白、头晕、发冷	正常	正常或稍快	减少	＜ 500	10 ～ 15
中度	眩晕、口渴、少尿	下降	100 ～ 110	明显减少	800 ～ 1000	20
重度	烦躁不安、心悸、出汗、意识模糊、呼吸深快	显著下降	＞ 120	尿少或无尿（5 ～ 15ml/h）	＞ 1500	30

（三）伴随情况

1．伴上腹痛　中青年人慢性反复发作的上腹痛并带有节律性与周期性者多为消化性溃疡。中老年人慢性的上腹痛，疼痛无明显规律性并有厌食及消瘦者，应警惕胃癌。

2．伴肝脾大　皮肤有蜘蛛痣、肝掌、腹壁静脉怒张、腹水者，提示肝硬化门静脉高压，食管静脉曲张破裂出血。肝大明显，质地坚硬，表面凹凸不平或有结节，血液化验甲胎蛋白（AFP）阳性者多为肝癌。

3．伴黄疸及发热　黄疸、发热伴上腹绞痛而呕血者多由肝胆疾病所引起。黄疸、发热及全身皮肤黏膜有出血倾向者，见于某些感染性疾病，如脓毒症及钩端螺旋体病等。

4．皮肤黏膜出血　常与血液疾病和（或）凝血功能障碍的疾病有关。

5．其他　有大量饮酒、服用非甾类药物、休克、大面积烧伤、严重的急性脑血管病、颅脑手术、严重外伤伴呕血者，应考虑急性胃黏膜病变。在剧烈呕吐后继而呕血则可能为食管贲门黏膜撕裂伤。伴左锁骨上淋巴结肿大者可见于晚期胃癌或胰腺癌。

三、分诊评估思路

（一）危重指征

1．呕血、黑便伴有周围循环衰竭表现，如皮肤黏膜苍白、烦躁不安、四肢湿冷、脉搏细速、血压下降、少尿或无尿。

2．呕血频繁，血色鲜红，黑便次数多，粪质稀薄，伴有肠鸣音亢进。

（二）评估要点

1．病史与诱因　询问既往有无呕血、黑便相关病史，以及与本次发病相关的诱发因素。如静脉曲张性上消化道出血常有肝病或胰腺疾病病史，消化性溃疡有慢性反复发作的上腹痛史，应激性溃疡患者多有明确的应激源。

2．出血　评估出血性质、量、出血的部位与速度，判断是否为呕血和（或）黑便。

3．有无活动性出血　①呕血频繁、血色较为鲜红、黑便次数增多、粪质稀薄，伴有肠鸣音亢进；②周围循环衰竭的表现，经积极补液、输血等治疗未见明显改善，或暂时好转又恶化；③红细胞计数、血红蛋白浓度持续下降，网织红细胞持续增多；④在充分补液、尿量足够的情况下，血尿素氮持续增高或再次增高。

第七节　晕厥

案例 3-7

患者，男，75 岁，主因“半小时前排大便过程中晕倒在厕所，伴意识丧失，约两分钟后自行清醒”为进一步检查来诊。

问题与思考：

1. 患者可能的诊断是什么？
2. 患者的病情分级是几级？
3. 应采取哪些急救措施？

晕厥（syncope）是大脑一过性缺血、缺氧引起的短暂性意识丧失，特点为快速起始、持续时间短和自发完全恢复。

一、病因与发病机制

脑的血流灌注不足和氧供障碍会导致意识丧失。正常状态下，每 100g 脑组织每分钟的平均血流量为 45 ~ 60ml，当某种致病因素使其骤然下降到维持意识所需脑血流量的临界值

30ml/（100g· min）以下时，临床上即可发生晕厥。引起晕厥的原因较多，主要分为以下几类：

（一）血管舒缩障碍性晕厥

1．血管迷走性晕厥　又称血管抑制性晕厥。各种强烈刺激，如剧痛、恐惧、精神极度紧张等，通过迷走神经反射，引起短暂的周围血管扩张、回心血量及心输出量减少、血压下降，导致脑供血不足而发生晕厥。

2．直立性（体位性）低血压性晕厥　其原因可能是从卧位突然起立时血液蓄积于下肢，周围血管扩张淤血或血管舒缩反射性调节障碍等，使回心血量和心输出量减少，血压下降导致脑缺血。

3．颈动脉窦综合征　系颈动脉窦反射过敏，当颈动脉窦受压或受刺激时，可使迷走神经张力增高，心率减慢、心输出量减少，血压暂时降低而发生晕厥，甚至抽搐。

4．情境性晕厥　对某些生理刺激（如咳嗽、吞咽、排尿或排便）具有异常的或高敏感的自主神经反射性反应。此外，有颅内压或胸膜腔内压增高的因素，使脑血流灌注下降。生理刺激同时存在基础疾病，如吞咽时晕厥可有食管结构异常，排尿性晕厥可有前列腺肥大或膀胱颈梗阻，排便性晕厥可伴有便秘。

（二）心源性晕厥

严重心律失常、心肌缺血性疾病及心脏排血受阻等因素导致心排血量急剧减少或暂停，致脑缺血、缺氧。最严重的为阿 - 斯（Adams-Stokes）综合征。特别是伴发室性心律失常、充血性心力衰竭是预后不良的最重要因素，发生猝死的危险性很大。常见于以下原因。

1．急性心脏排血受阻　①严重的瓣膜狭窄；②心房内占位性病变脱落或阻塞房室口；③心室流出道梗阻，常见于原发性梗阻性肥厚性心肌病、法洛四联症等；④急性心脏压塞；⑤主动脉夹层动脉瘤扩展，造成颈动脉或无名动脉受压，管腔变窄，影响脑供血而发生晕厥。

2．心肌缺血性疾病　心绞痛与急性心肌梗死等。

3．心律失常　是最常见的心源性晕厥的病因。

（1）心动过速所致晕厥：由于舒张期过短，心室充盈量不足，导致心排血量降低，从而导致脑灌注不足而发生晕厥。多见于阵发性室性心动过速、阵发性快速心房颤动、心房扑动等。

（2）心动过缓所致晕厥：心率缓慢导致心排血量锐减使脑供血不足而发生晕厥，常见原因有莫式Ⅱ型房室传导阻滞、病态窦房结综合征、严重窦房阻滞及窦性停搏。

（三）血管病性晕厥

脑血管病所致晕厥称为脑源性晕厥。因脑部疾病导致脑部血管或供应脑部的血管发生循环障碍，引发一时性脑供血不足，出现晕厥。见于短暂性脑缺血发作、高血压性脑病、脑动脉硬化症、偏头痛（基底动脉性）、颈椎病等。9% 主动脉夹层早期可有晕厥，其原因是心脏压塞或大脑供血中断。

（四）其他

主要指代谢、血液成分异常或精神、药物因素所致晕厥，如严重贫血、低血糖、过度通气综合征、一氧化碳中毒、高原性晕厥、哭泣性晕厥等。

二、症状特点

（一）晕厥的临床分期

晕厥病因虽然较多，但均有突发、突止、持续时间短暂、可完全恢复的特点。可分为三期。

1．发作前期　可出现明显的自主神经症状，如头昏、乏力、眼花或视物模糊、耳鸣或听力减退、面色苍白、恶心、出汗、心悸等症状，平卧或头低位时症状可缓解或消失，一般历时数秒至数十秒。

2．发作期　患者感到眼前发黑，眩晕、四肢发软、站立不稳；重者突发意识丧失，全身肌张力降低而跌倒，伴有心率减慢，血压下降，呼吸微弱，全身松软，平卧位后意识较快（多在 5s 内）恢复；如意识丧失超过 15 ～ 20s，常有抽搐、尿失禁，有时会有呼吸暂停，瞳孔散大，可伴有外伤。本期一般持续 30s ～ 3min。

3．恢复期　大多数患者可完全恢复，少数存在短暂意识模糊，可伴有面色苍白、疲乏、头晕、腹部不适、恶心、有便意。轻者数秒即可完全恢复，重者可持续 30min 以上。

（二）各类晕厥特点

1．血管迷走性晕厥　最常见的晕厥，常见于年轻体弱女性，晕厥发作多有明显诱因；常发生于直立位或坐位；前期有头晕、眩晕、恶心、面色苍白、肢体发软等，持续数分钟后意识丧失，血压骤降，脉搏微弱，可有瞳孔散大，光反射及角膜反射消失，持续数秒或数分钟后自行苏醒；平卧或头低脚高位恢复较快，无明显后遗症状。

2．直立性低血压性晕厥　常发生于卧位或久蹲后突然站起的瞬间，轻者头晕、眩晕、下肢软弱，重者意识丧失、血压骤降，但症状持续时间较短，心率变化不大。立即平卧可缓解。晕厥可以是血容量不足的首发症状，特别警惕异位妊娠破裂。

3．颈动脉窦综合征　中年以上男性多见，多在立位、坐位发生。常见诱因有用手压迫颈动脉窦，突然转头，衣领过紧等。

4．情境性晕厥

（1）排尿性晕厥：多见于青年男性，常在夜间睡醒排尿时或结束时发生。发作前多无不适，突然晕倒，意识丧失，持续 1 ～ 2min，自行苏醒，醒后多无后遗症，个别患者伴有四肢短时间抽搐。

（2）咳嗽性晕厥：常见于有慢性肺部疾病者。表现为剧烈咳嗽后突然意识丧失数秒至数分钟自行恢复。以 40 ～ 50 岁男性多见。

5．心源性晕厥　无前驱期，或有短暂（＜ 3s）的前驱症状。用力时发生者多为心源性晕厥，通常持续数秒至数分钟。严重者可引发阿 - 斯综合征，表现为突然晕厥、心音消失、癫痫样抽搐，面色苍白或发绀。

6．脑源性晕厥　因损害的血管不同而表现多样化，如偏瘫、肢体麻木、语言障碍等。如短暂性脑缺血发作可表现为多种神经功能障碍症状群，晕厥发生时伴眩晕、无力、呕吐、视觉障碍等症状。

7．其他　典型的低血糖晕厥表现为意识丧失，甚至昏迷，大小便失禁。过度通气综合征好发于中青年女性，多表现为生气后呼吸急促，头晕，乏力，口唇、颜面、四肢麻木或针刺感，伴有低血钙时发生手足搐搦。

三、分诊评估思路

（一）病史评估

评估晕厥的诱因；晕厥前的活动、体位、先兆症状及情境；意识不清的持续时间，恢复速度及伴随症状，有无抽搐、跌倒、大小便失禁等；晕厥后意识的恢复情况及后遗症。

（二）体格检查

包括做生命体征、皮肤、心肺、腹部、四肢、盆腔及神经系统的检查。

（三）辅助检查

包括心电图检查、实验室检查、影像学检查等。

第八节　昏迷

案例 3-8

患者，女，24 岁，主因“自服氯氮平 200 片五小时余”来诊，观察患者昏迷状态，全身大汗。

问题与思考：

1. 患者可能的诊断是什么？
2. 患者的病情分级是几级？
3. 应采取哪些急救措施？

昏迷是由于脑功能受到高度抑制而产生的意识丧失和随意运动消失，以及对刺激反应异常或反射活动异常的一种病理状态。昏迷是意识障碍的严重阶段，表现为意识持久的中断或完全丧失，对内、外环境不能够认识。

一、病因与发病机制

（一）颅内病变

1．急、慢性脑血管病，如脑出血、急性大面积脑梗死、高血压脑病等。
2．颅内感染，如脑炎、脑膜炎等。
3．颅内占位性疾病，如肿瘤、脑脓肿、血肿等。
4．癫痫。
5．颅脑损伤，如脑震荡、脑挫裂伤、外伤后颅内血肿等。
6．高颅压症，如脑疝等。

（二）颅外病变

1．重症急性感染。
2．内分泌疾病，如垂体性脑病、甲状腺危象、肾上腺危象等。
3．代谢障碍，如尿毒症、肺性脑病、肝性脑病、低血糖昏迷、高血糖昏迷、水电解质及酸碱平衡紊乱等。

4．急性中毒。

5．严重缺氧。

6．物理性损害，如中暑、低温、触电、高山病、减压病等。

7．心脏疾病，如严重心律失常、心力衰竭、心源性休克等。

二、症状特点

昏迷的进程有以下临床特征。

1．嗜睡　病理性困倦、睡眠状态，呼之能应，问之能答，能勉强配合检查。但停止刺激后患者又继续入睡。

2．昏睡　酣睡，对较重的疼痛刺激有反应，能做简短、含糊、不全的回答。停止刺激马上入睡。昏睡时随意运动消失，但反射无明显改变。

3．昏迷　昏迷是指意识完全丧失，无自发睁眼，缺乏觉醒 - 睡眠周期，任何刺激均不能唤醒的状态，昏迷按其程度可分为以下 3 种。

（1）浅昏迷：给予疼痛刺激时患者有回避动作和痛苦表情，脑干反射基本保留，如瞳孔对光反射、角膜反射、咳嗽反射及吞咽反射等。

（2）中度昏迷：患者对外界一般刺激无反应，眼球无转动；对强烈刺激的防御反射以及角膜反射和瞳孔对光反射均减弱；呼吸、脉搏、血压可有改变，大小便潴留或失禁，并可出现病理反射。

（3）深昏迷：患者肌肉松弛，无任何自主动作，对外界一切刺激均无反应；脑干反射消失，生命体征不稳定，大小便失禁。

4．Glasgow 昏迷量表　Glasgow 昏迷量表（Glasgow coma scale，GCS）是英国人 Teasdale 和 Jennett 于 1974 年制定的，用该法对昏迷程度进行评估简单方便，实用性强，因此被广泛应用。评估中最高 15 分，最低 3 分。患者的昏迷程度与其所得分数成反比关系，即得分越高，昏迷程度越轻；反之得分越少，昏迷程度越重。GCS 也有其局限性，它不适合老年人、精神病患者、言语不通者和 3 岁以下儿童。评估内容及标准见表 3-4。

表 3-4　Glasgow 昏迷量表

	反应	评分
睁眼反应	自动睁眼	4
	呼唤睁眼	3
	疼痛反应	2
	无反应	1
语言对答	回答正确	5
	回答错乱	4
	言语不清	3
	只能发音	2

续表

	反应	评分
	无反应	1
运动反应	按吩咐做动作	6
	刺激时能定位	5
	刺激时躲避	4
	刺痛时身体屈曲	3
	刺痛时身体过伸	2
	无反应	1

总分 15 分，7 分以下昏迷，3 分提示脑死亡或预后不良。

三、分诊评估思路

(一)危重指征

1．GCS 评分 3 分，提示脑死亡或预后不良。

2．重度昏迷，48h 无恢复征象。

3．昏迷伴瞳孔不等大等圆、四肢强直性痉挛、体温升高表现。

4．昏迷伴呼吸显著改变，尤其出现陈 - 施呼吸时。

(二)评估要点

1．病因与诱因　了解有无与昏迷相关的疾病史及饮食、药物使用不当等诱发因素。

2．GCS 评分　对患者进行昏迷评分，了解昏迷的程度

3．发病方式及发病现场情况　昏迷发病的过程、时间缓急。急性起病多见于急性感染、颅脑外伤、急性脑血管病、中毒、触电。瞬时昏迷多见于癫痫大发作和一过性脑供血不足。发病环境中如有高压线断落应考虑电击伤可能；有安眠药或农药瓶遗留要注意安眠药中毒或农药中毒情况。

4．伴随症状

（1）昏迷伴有脑膜刺激征，多见于蛛网膜下腔出血或脑膜炎。

（2）反复头痛、呕吐伴偏瘫多见于脑血管病、颅脑外伤或颅内占位。

（3）伴抽搐常见于癫痫、高血压脑病、脑栓塞等。

（4）伴发热多见于感染、甲状腺功能亢进危象、中暑、脑性疟疾等。

（5）伴有低血压见于休克、阿 - 斯综合征、甲状腺功能减退症、糖尿病、肾上腺皮质功能减退、镇静剂或安眠药中毒等。

（6）伴有神经系统定位体征见于急性脑血管病。

（7）伴有皮肤颜色异常：潮红多见于感染与酒精中毒，樱桃红色见于 CO 中毒，发绀见于缺氧性疾病如心、肺疾病及亚硝酸盐中毒，苍白多见于贫血、失血、休克，黄染多见于肝胆疾病或溶血。

（8）伴特殊气味：大蒜味见于有机磷中毒，烂苹果味见于酮症酸中毒，尿臭味见于尿毒症，肝臭见于肝性脑病，酒味见于酒精中毒等。

5．其他检查心电图、血氧饱和度、血糖测定等对昏迷的诊断有一定的帮助。

（周　颖）

【问题与思考】

1．（单选题）哪种腹部体征提示急性腹膜炎？（　）

A．腹部压痛，肠鸣音亢进

B．腹部触及肿块并有压痛

C．腹肌紧张，有压痛及反跳痛

D．腹部移动性浊音

2．（多选题）以下哪种晕厥属于情境性晕厥？

A．剧烈咳嗽后突发意识丧失

B．如厕久蹲后突然站起时晕倒

C．排便过程中突发呼之不应

D．生气后昏倒

E．阿 - 斯（Adams-Stokes）综合征

3．简述呕血与咯血的区别。

4．患者男性，60 岁，劳累后胸骨后疼痛 3 年，加重伴大汗 2h。患者于 2h 前搬重物时突然感到胸骨后疼痛，压榨性，有濒死感。休息与含硝酸甘油均不能缓解，伴大汗、恶心，呕吐过两次，为胃内容物。生命体征：T 36.8 ℃，HR 101 次 / 分，R 20 次 / 分，BP 100/60mmHg。急性痛苦病容，面色苍白。

问题：

（1）请阐述分诊评估的要点。

（2）如何对此患者的病情程度进行分级？

第四章　心肺复苏

第一节　心搏骤停

案例 4-1A

患者，男，60 岁，主因“胸痛伴大汗 1h”收入抢救室。查体：BP 90/50mmHg，HR 76 次 / 分，R 16 次 / 分，T 37.3℃，急查心电图示“Ⅰ、aVL、V_1 ~ V_5”导联 ST 段弓背向上抬高，诊断为“广泛前壁心肌梗死”，持续心电、血压、血氧监测，左前臂留置 20 号留置针一枚，准备急送导管室行急诊 PCI。突然，患者出现全身抽搐，意识丧失。

问题与思考：

1. 患者可能的诊断是什么?
2. 患者的病情分级是几级?
3. 应采取哪些急救措施?

心搏骤停（cardiac arrest，CA）是指各种原因引起的心脏突然停止搏动，泵血功能丧失，随即出现意识丧失、呼吸停止、大动脉搏动消失，致全身组织缺血缺氧，造成全身系统不可逆损害甚至死亡。心源性猝死（cardiac sudden death）是指由于心脏病发作所导致的无法预料的突然死亡。心搏骤停 3s 时患者即感头晕，10 ~ 20s 即可发生昏厥或抽搐，60s 后瞳孔散大，呼吸可同时停止，亦可在 30 ~ 60s 后停止，4 ~ 6min 后大脑细胞有可能发生不可逆损害。

因此，为了提高存活率和改善预后，便于心搏呼吸恢复后，意识也能恢复，就必须在心搏停止后立即进行有效的心肺复苏（cardiopulmonary resuscitation，CPR）。复苏越早，存活率越高。大量实践表明，4min 内进行复苏者有一半人可被救活；4 ~ 6min 开始进行复苏者，10% 可以救活；超过 6min 者存活率仅为 4%；10min 以上开始进行复苏者，存活的可能性更小。

一、病因

成人心搏骤停最常见的原因是原发性心脏事件，冠心病是心搏骤停患者最常见的病因。对于创伤、药物过量和淹溺患者来说，窒息是心搏骤停的主要原因。心搏骤停的原因见表 4-1。

表 4-1　心搏骤停原因

分类	原因	疾病或致病因素
心脏	心肌损伤	冠心病、心肌病、心脏结构异常、瓣膜功能不全
呼吸	通气不足 / 换气障碍	中枢神经系统疾病、神经肌肉接头疾病、中毒或代谢性疾病、气道异物梗阻、感染、创伤、哮喘、COPD、肺水肿、肺栓塞
循环	机械性梗阻	张力性气胸、心脏压塞
	有效循环血量过低	出血、脓毒症、神经源性休克
代谢	电解质紊乱	低钾血症、高钾血症、低镁血症、高镁血症、低钙血症、低血糖、高血糖
中毒	药物	抗心律失常药、洋地黄类药物、钙通道阻滞剂、抗抑郁药
	毒品	可卡因、海洛因
	毒物	一氧化碳、氰化物
环境		雷击、触电、低 / 高温、淹溺

二、病理生理

心脏结构异常加之某些触发性因素或功能性改变，可影响心肌的稳定性，诱发致命性心律失常。70% 的心搏骤停者首先记录到的心律失常是心室颤动，而持续性室性心动过速者不足 2%，缓慢性心律失常多见于重度充血性心力衰竭患者。

心搏或呼吸停止后，导致全身组织血流中断而无灌注，随即产生电解质与酸碱平衡紊乱，尤其是细胞内酸中毒和细胞外 K^+ 浓度升高。另外，缺氧时，氧自由基产生增多，与生物膜的多价不饱和脂肪酸的亲和力增加而结合，引起生物膜功能障碍，最终导致细胞死亡。然而，人体各系统对缺氧的耐受性不同，最敏感的是中枢神经系统，尤其是脑组织，其次是心肌，再次是肝和肾，而骨和软骨、结缔组织对缺氧的耐受性则较高。

血液循环停止时间越长，复苏成功率越低，并发症越多。如果心搏骤停后抢救不及时，脑组织的缺氧性损伤是不可逆的，为患者的主要死因，即使心脏呼吸暂时恢复成功，终可因脑死亡而致命。因此，抢救必须争分夺秒。

三、临床表现

心搏骤停会有典型的“三联征”表现：意识丧失、呼吸停止和大动脉搏动消失，具体表现如下。

1．突然摔倒，意识丧失，面色迅速变为苍白或青紫。

2．大动脉搏动消失，触及不到颈动脉或股动脉搏动。

3．呼吸停止或呈叹气样呼吸，进而停止。

4．双侧瞳孔散大。

5．可伴有因脑缺氧而引起的抽搐和大小便失禁，随即全身肌张力丧失。

四、心搏骤停的心电图表现

心搏骤停时的心电图表现主要有 4 种。

1．心室颤动（ventricular fibrillation，VF）是极危重的心律失常，是心室各部分肌纤维发生的快而不协调的乱颤，心电图表现为 P 波、QRS 波群、T 波及等电位线消失，代之以形态、频率、振幅均明显不规则的波形，频率为 250 ~ 500 次 / 分，如图 4-1 所示。

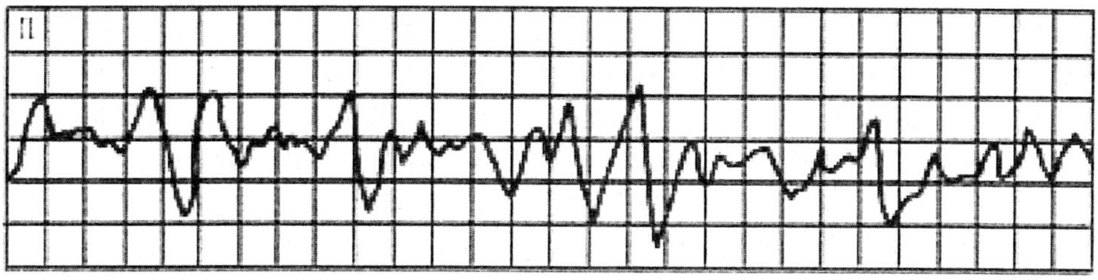

图 4-1 心室颤动

2．无脉性室性心动过速（pulseless ventricular tachycardia，VT） 室性心动过速，简称室速，也是猝死的常见原因，其持续时间越长，对血流动力学的影响越大，通常发作时间超过 30s 时心排血量便明显下降，其心电图为 3 个或 3 个以上快速而连续的室性期前收缩，其 QRS 波宽大畸形，时间＞ 0.12s；如能发现 P 波，其频率比 QRS 波群慢，且两者没有固定的关系（图 4-2）。根据 QRS 波群的特点可分为单形性室速和多形性室速，见图 4-2。

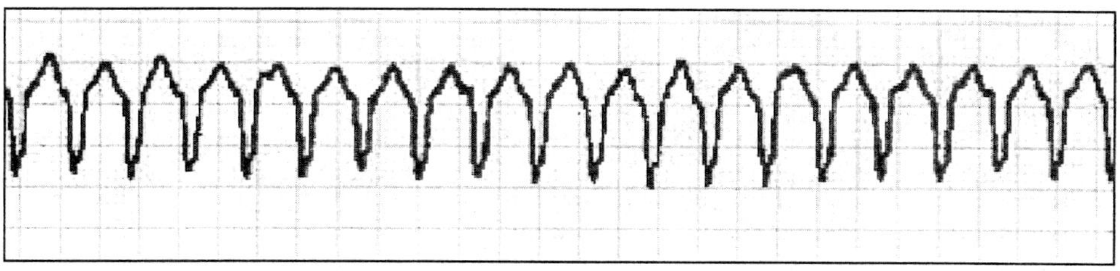

图 4-2 无脉性室性心动过速

3．心室停搏（ventricular asystole，VA） 是指心室完全无电生理活动，也无收缩活动。心电图常表现为一条直线，常见窦性、房性或结性冲动不能达到心室，且心室内起搏点不能发出冲动，见图 4-3。

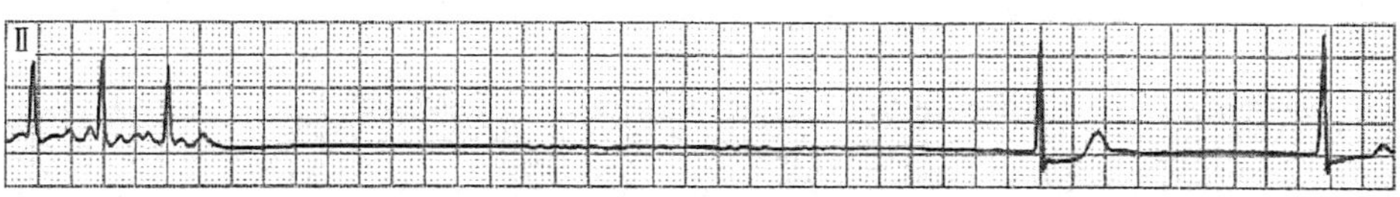

图 4-3 心室停搏

4．无脉性电活动（pulseless electric activity，PEA） 是指心肌有持续性电节律活动，除极化，但无有效的心脏泵血的机械功能，无同步性心肌收缩，无脉搏等。有时心肌有电活动并伴随机械收缩，但这些收缩所产生的压力无法通过摸脉搏的手法或血压计检测到。其心电图表现是一种缓慢而无效的心室自主心律，呈慢而宽的 QRS 综合波或呈快而窄的 QRS 综合波。

五、护理评估

患者突发意识丧失、大动脉搏动消失、呼吸停止或叹气样呼吸是心搏骤停的主要诊断依据。非专业人员由于判断大动脉搏动难度大，准确性低，可以根据患者意识丧失、呼吸停止来做出心搏骤停的判断。专业人员除了根据患者意识丧失、呼吸停止或叹气样呼吸外，可以通过判断颈动脉搏动来识别，但是时间不能超过 10s，也就是说在 10s 时仍然没有触摸到颈动脉搏动，可视为大动脉搏动消失，可以做出心搏骤停的判断。

六、急救生存链

心搏骤停的患者，紧急的救治程序是患者成功复苏的关键，而这一套协调的急救程序可以通过“生存链（chain of survival）”来表示。2016 年美国心脏协会（American heart association，AHA）提出了院内和院外两条不同的生存反应链，即院内心搏骤停生存链（in-hospital cardiac arrest，IHCA）（图 4-4）和院外心搏骤停生存链（out of hospital cardiac arrest，OHCA）（图 4-5）。无论院内还是院外的生存链，最后一环均是复苏后延续治疗，需要将患者转运至具有高级监测功能的重症监护室进行相关的治疗与护理。

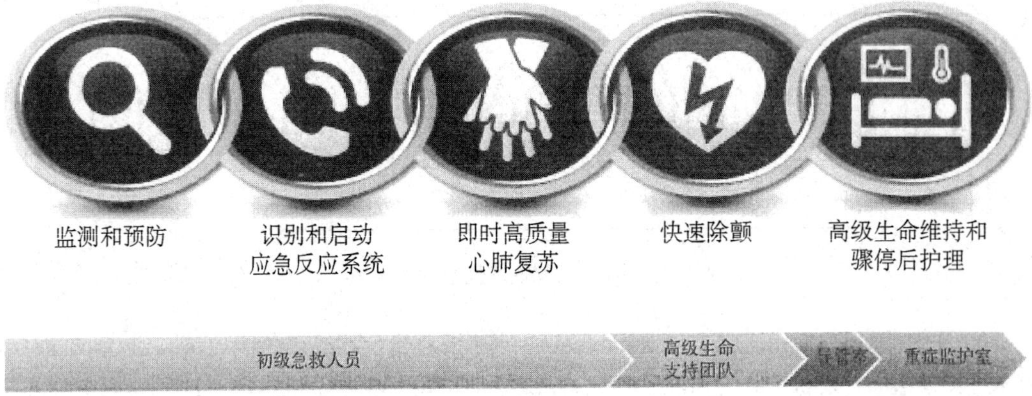

图 4-4　院内心搏骤停生存链（AHA）

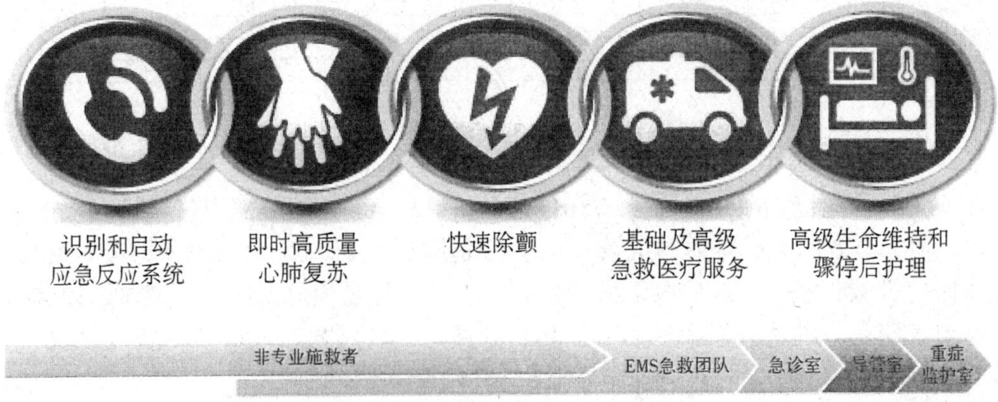

图 4-5　院外心搏骤停生存链（AHA）

院内心搏骤停患者的生存主要取决于第一环——心搏骤停的监测和预防，当发生院内心搏骤停，应迅速识别并有多学科（医生、护士、呼吸治疗师以及其他）专业人员组成的快速反应团队（emergency response system，ERS）的密切合作，这个团队为心搏骤停患者提供高质量 CPR，快速地除颤，并在适当时候给予高级生命支持。

院外心搏骤停患者的生存则主要取决于社区群众的支持，普通民众必须能够识别心搏骤停，并能紧急呼救，实施 CPR，并早期除颤，直到专业的急救医疗服务（emergency medical service，EMS）团队到达并对患者实施救治，然后将患者转运至急诊室或导管室，然后进入 ICU 进行复苏后延续治疗。理想的情况是每个目击者都能为心搏骤停的患者实施 CPR 和除颤，因为等 EMS 团队到达再实施这两项措施，患者的生存率会降低。

从生存链的构成可以看出在心搏骤停患者急救过程中需要急救系统间的紧密配合，根据心搏骤停救治的地点和设施的完备程度，可以将整个心搏骤停的救治复苏过程分为 3 个阶段：基础生命支持（basic life support，BLS）、高级心血管生命支持（advanced cardiovascular life support，ACLS）以及复苏后延续治疗（post-cardiac arrest care）。

第二节　心肺复苏

案例 4-1B

继案例 4-1A 的病例，紧急评估后，患者意识丧失、呼吸停止、脉搏未触及，心电示波为心室颤动。

问题与思考

1. 护理要点有哪些？
2. 应采取哪些急救措施？

心肺复苏是针对心搏骤停者所采取的一系列的急救措施，通过胸外按压形成暂时的人工循环，通过开放气道和人工呼吸纠正缺氧，促进恢复自主呼吸，通过电击除颤转复心律，促使心脏恢复自主搏动，并通过药物作用进一步使自主循环恢复（recovery of spontaneous circulation，ROSC），最终实现脑神经功能的存活。脑复苏首先要进行心肺复苏。然而，ROSC 恢复后，由于脑组织长时间的缺氧，会出现脑功能障碍。早在 100 多年前，Guthrie 首次提出将脑作为复苏的靶器官，但直至 20 世纪 70 年代，脑复苏治疗才逐步得到重视，治疗包括恢复脑血流和预防继发性脑损伤。因此，把心肺复苏扩大到心肺脑复苏（cardiac pulmonary cerebral resuscitation，CPCR）。

一、基础生命支持

BLS 包括胸外按压（circulation）、开放气道（airway）、人工呼吸（breathing）和电除颤（defibrillation），被归纳为初级 C、A、B、D，主要用于发病和（或）致伤现场的急救。基础生命支持的流程见图 4-6。

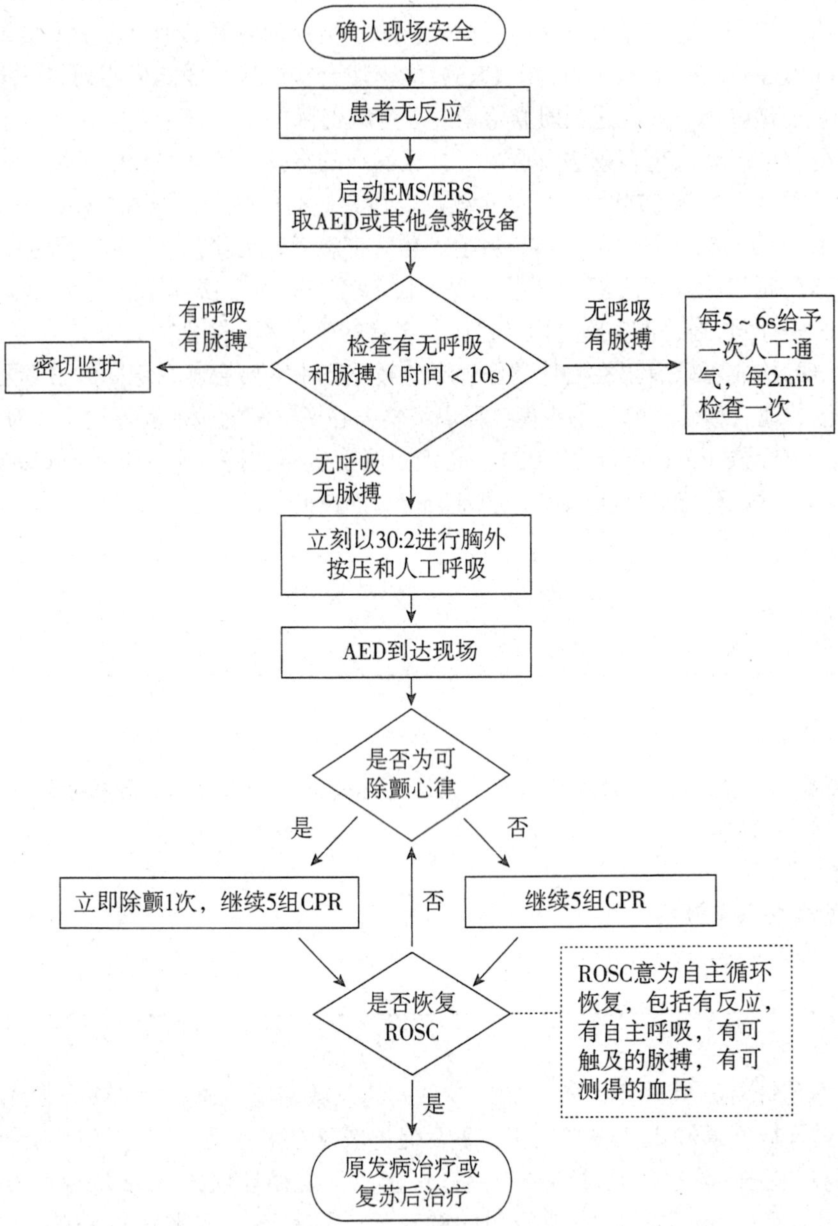

图 4-6　基础生命支持流程图

（一）环境及患者评估

1．环境评估　急救者通过快速扫描现场和周围环境，评估现场是否存在对生命造成威胁的异物，如剧毒物质或带电的电线等。

2．反应评估　通过动作或声音刺激判断患者有无反应，如拍打患者双肩并高呼："您怎么了？"观察患者有无语音或动作反应。对有反应者使其采取自动恢复体位；无反应者继续评估呼吸和脉搏。

3．脉搏和呼吸评估　医务人员需同时评估脉搏和呼吸，颈动脉是常用的脉搏评估部位，位于气管与颈部胸锁乳突肌之间的凹陷处。检查时可将示指、中指并拢，置于患者气管正中部位，男性可置于喉结处，然后向抢救者一侧滑移 2 ～ 3 横指，至气管与颈侧肌肉凹陷处触摸。呼吸检查应暴露胸腹部皮肤，查看患者有无胸腹部起伏，总耗时不能超过 10s，也就是说如果 10s 内仍然不能确定是否有脉搏，应立即实施胸外按压。

（二）启动 EMSS 并获取急救设备

1．单人急救者　在现场如发现患者无反应、无呼吸或仅为叹气样呼吸时，院外应立即启动 EMS（手机拨打 120/999），院内应立即启动 ERS，取来 AED（如有），并立即对患者实施心肺复苏。

2．两名以上急救者　在现场，其中一名急救者按步骤实施心肺复苏，院外另一名启动 EMS（手机拨打 120/999），院内应立即启动 ERS，取来自动体外除颤器（automated external defibrillator，AED）（如有）。

3．溺水或其他原因引起的窒息性心搏骤停，应先做 5 轮心肺复苏后，再启动 EMS/ERS。

拨打急救电话时，急救者应该向调度员说明发病现场的位置、事情经过、患者情况及采取的急救措施等。如未经 CPR 培训的急救者，可听从调度员的指导继续施救。

（三）胸外按压

胸外按压是通过增加胸腔内压力和（或）直接按压心脏区从而促进体内血液流动，有效的胸外按压可以产生 60 ～ 80mmHg 的动脉压。高质量的胸外按压的标准包括：按压频率 100 ～ 120 次 / 分，按压深度 5 ～ 6cm，按压后保证胸廓充分回弹，尽量减少因检查或治疗造成的按压中断。

1．复苏体位　将患者仰卧于平整的地面或硬板上。

2．按压部位　胸骨下半部，即两乳头连线与胸骨交界处（图 4-7）。

3．按压方法　急救者采用跪或站在患者一侧，一只手掌根放在按压部位上，另一手只叠放其上，保持双手掌根同向重叠，十指相扣，掌心翘起，手指离开胸壁；双臂伸直，上半身前倾，使肩、肘、腕处于同一轴线上，并与患者身体平面垂直；以髋关节为支点，垂直向下，用力、有节奏地按压，频率 100 ～ 120 次 / 分，深度 5 ～ 6cm；按压与放松时间比为 1∶1，且放松时手掌不应离开胸壁（图 4-8）。

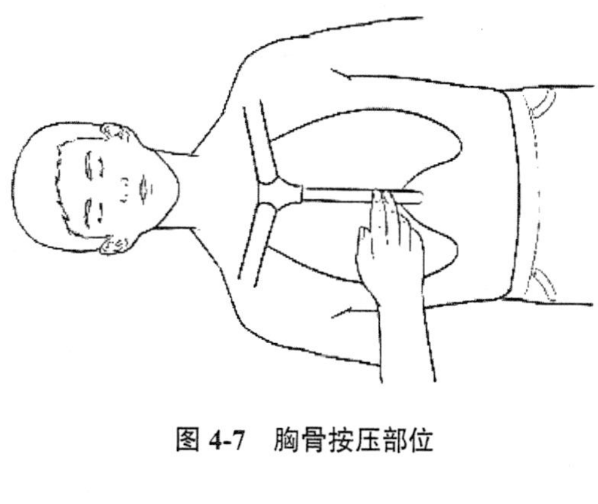

图 4-7　胸骨按压部位

4．按压 - 通气比　为了尽量减少通气导致的胸外按压暂停，目前推荐的按压 / 通气的比例为 30∶2，即给予 30 次胸外按压后，给予 2 次人工通气，5 组为一个周期，时间约为 2 分钟。

5．按压轮换　二人以上的 CPR，1 个周期交换 1 次按压者，避免按压者疲劳影响按压质量。轮换时动作要快，尽量减少按压中断。

6．减少按压中断　由于中断按压，会使血流中断，降低复苏成功率，因此，尽量减少因分析心律、检查脉搏和其他治疗措施而中断胸外按压的时间，2016 年 AHA 指出 2 次吹气 ＜ 10s；除颤可暂停 5s；插管可暂停 10 ～ 15s；换人＜ 5s，同时可检查心律。胸外按压分数（百分比）（chest compression fraction，CCF）是指发现心搏骤停到自主循环恢复的整个过程

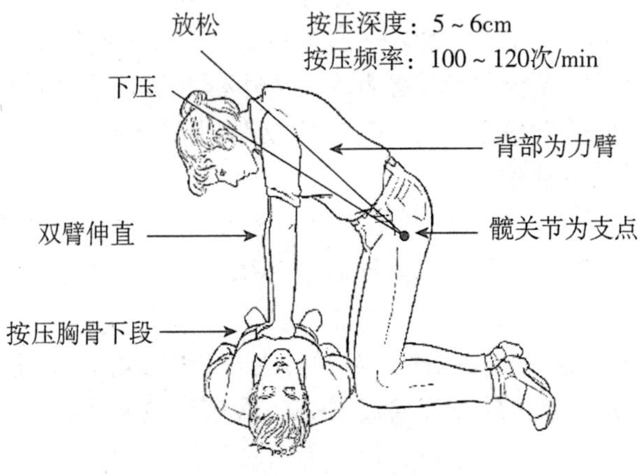

图 4-8　胸外按压方法

中胸外按压时间所占的比值，为了避免按压中断，该分数应＞ 60%。

（四）开放气道

开放气道的方法目前推荐两种，仰头抬颏法和托下颌法，前者开放气道的效果最佳，后者仅在怀疑患者有颈椎受伤时使用，这主要可以解除由于舌后坠或软腭引起的气道阻塞。

1．仰头抬颏法（head tilt–chin lift）　将一只手的小鱼际置于患者前额发际，用力向后压使其头部后仰，另一只手示指、中指并拢置于颏部的骨性部分向上提起，使得下颌角与耳垂的连线与地面呈 90° 角（图 4-9A）。

2．托下颌法（a jaw thrust）　双手放在患者头部两侧，双肘置于患者背部同一水平面上，使患者头部保持正中位，分别用两手拇指置于患者口角旁，余四指托住患者下颌部位，在保证头部和颈椎固定的情况下，用力向上托起下颌，使下颏向前，头向后仰，同时拇指可将下唇下拉（图 4-9B）。

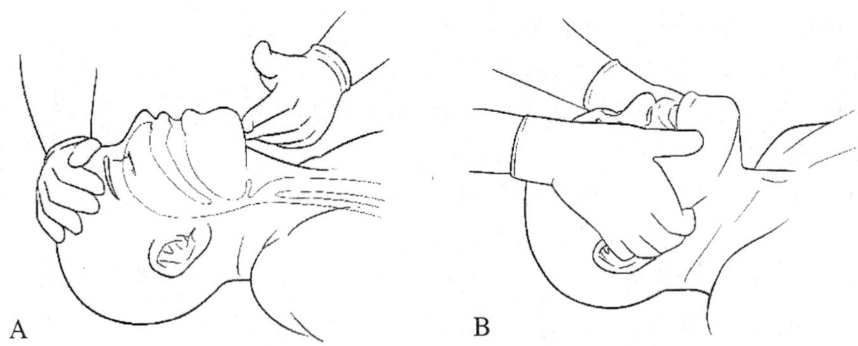

图 4-9　开放气道手法（A：仰头抬颏法；B：托下颌法）

（五）人工通气

人工呼吸是用人工方法借助外力来推动肺、膈肌以及胸廓的活动，使气体进出肺，从而保证氧的供给和二氧化碳的排出。有效人工通气的标准包括：通气量 500 ~ 600ml/ 次（6 ~ 8ml/kg/ 次），保证胸廓有起伏；吹气时间要＞ 1s；避免过度通气，即通气次数不可过多和通气量不可过大。另外，建立高级气道后，推荐每6s送气一次，每分钟10次，不再按照按压/通气比例进行。进行人工呼吸前，抢救者正常吸气即可，无需深吸气。BLS阶段使用的通气方法主要有以下几种。

1．口对口人工呼吸　打开气道，捏住患者鼻孔，施救者正常吸一口气，用口唇把患者的口唇全罩住，呈密封状，吹气持续超过1s，确保患者胸廓起伏；松口、松鼻超过1s中，观察胸廓回落后，给予第二次通气。

2．口对鼻人工呼吸　如果患者口唇受伤或牙关紧闭，可使用通气方法——急救者稍上抬患者下颌并封住口唇，正常吸气，用口唇封罩住患者鼻孔，保持密闭，吹气超过1s，保证胸廓有起伏；松鼻超过1s，胸廓充分回落后，给予第二次通气。

3．口对导管通气　适用于气管切开的患者。

4．简易呼吸器通气　适用于专业人员在现场急救中使用。①术者站于患者头侧，一手持球体，另一手持面罩；②将面罩贴紧扣在患者的口鼻处，尖端朝向患者头部，宽端向患者脚侧；③持面罩手的拇指和示指将面罩固定于患者口鼻部，中指、环指、小指紧拉住患者下颌骨性部分，保持仰头提颏（即“E-C”手法）；④另一手挤压简易人工呼吸器呼吸囊送气，挤压时间不小于1s，送气后及时松开呼吸囊，注意在患者呼气时避免挤压呼吸囊。

（六）电除颤

心室颤动是心搏骤停的主要原因，在无胸外按压时，心室颤动数分钟内可以转为心室停搏，单纯的CPR并不能终止心室颤动，除颤是终止心室颤动的有效方法。早期除颤是决定心搏骤停患者能否存活的关键，尽量争取在心搏停搏3～5min内进行除颤。除颤越早，复苏的成功率越高。

1．除颤原理　除颤是通过放在体表的两块电极板，人为地给予高压电流，使大部分或全部心肌细胞在瞬间同时除极，造成心脏的电活动瞬间全部停止，心肌细胞混乱的电活动完全消失，从而使自律性最高的窦房结重新控制心脏冲动，达到重建窦性心律，恢复正常起搏的目的。

2．除颤的波形与剂量　除颤仪有两种波形，即单相波和双相波。其中，双相波可以分为双相截顶指数波和双相方波。为了减少对心肌的损害，尽量选择双相波除颤。根据除颤的波形，建议单相波首次除颤能量选择360J，双相截顶指数波首次除颤能量选择200J，双相方波首次除颤能量选择120J，第二次和随后除颤的能量应该至少等同或者高于第一次除颤能量水平。

3．除颤的电极位置　可选择前—侧位或前—后位，前侧位是将一电极板置于右锁骨下方、胸骨右缘第二肋间处，另一电极置于左乳头的下方，使电极板中心在左腋前线第五肋间；前后位则是将一电极置于前胸部胸骨左缘第4肋间水平，另一电极板置于背部左肩胛下区。

4．AED除颤　当院外或院内发生心搏骤停，如现场或周围有AED，抢救者应立即开始心肺复苏，同时准备并尽快使用AED进行除颤。AED是一种精密可靠的电脑化仪器，可以通过语音提示和屏幕提醒引导抢救者对心搏骤停患者安全除颤。具体步骤是打开开关，并按照语音提示粘贴电极片，停止按压等待自动分析心律，若为可除颤心律，AED自动提示除颤，抢救者指示大家离开患者，按下除颤按钮，除颤后立即给予5轮CPR。

5．CPR与除颤　在联合应用CPR和除颤方面，对于先CPR还是先除颤，目前没有定论，但是除颤由于需要一些准备工作，所以发现心搏骤停患者后，应立即实施CPR，同时准备除颤仪尽早除颤。除颤后，由于心脏电活动完全消失，会出现短暂的心搏停止，因此需立即进行 5 轮 CPR。结束按压后，AED 自动分析心律，如有指征，再给予除颤；如果检测到为不可除颤心律，AED 会给出指令，继续 CPR。

（七）心肺复苏有效的指标

1．患者有反应，自主呼吸恢复，可以触摸到颈动脉搏动，该三项也为自主循环恢复的标志。

2．患者面色（口唇）由发绀转为红润。

3．瞳孔由大变小，并有对光反射，甚至有眼球活动。

4．意识完全恢复或部分恢复，或仅有一些反射存在。

5．患者上肢的收缩压达到 60mmHg 以上。

（八）终止复苏的标准

现场 CPR 应坚持不断地进行，不可轻易做出停止复苏的决定，如符合下述条件，方可考虑终止复苏。

1．患者呼吸和脉搏恢复。

2．医务人员确认患者已死亡。

二、高级心血管生命支持（ACLS）

ACLS 通常是由专业急救人员到达发病现场或是在医院内进行，通过辅助设备、特殊技术和药物等复苏措施，提供更有效的呼吸和循环支持，从而促进自主循环恢复。主要包括：A- 人工气道的建立；B- 机械通气；C- 建立给药通道，使用血管加压药物或抗心律失常药；D（differential diagnosis）- 寻找心搏骤停的原因，以及 CPR 质量监测等措施。

（一）建立人工气道

心肺复苏开始后，要给予最高浓度的氧气，由于人工呼吸只能提供 15% ～ 18% 的吸入氧浓度，单独给氧也达不到充分通气的效果，因此建立有效人工气道非常重要。人工气道（artificial airway）是将辅助的管道插入到患者口、咽、喉、气管内等部位，从而解除气道不畅的因素。建立人工气道行机械通气后，可不再因人工通气而中断连续的胸外按压。

气道辅助装置的选用取决于装置的可及性和急救人员的经验，包括辅助气道、声门上气道和声门下气道。辅助气道包括口咽通气道、鼻咽通气道；声门上气道主要包括喉罩、食管气管联合导气管及喉管；声门下气道包括环甲膜穿刺、气管插管和气管切开。气管插管是心搏骤停患者气道管理的“金标准”，因为其具有保护气道、辅助有效通气、确保高浓度给氧，便于气道内吸引等优势。气道辅助装置的具体使用方法详见第 6 章。

（二）通气与氧气管理

1．未建立高级气道通气　在 ACLS 中，可将简易呼吸器的氧管连接到墙壁氧源，调节氧流量 10 ～ 15ml/min，可使吸入氧浓度增至 75% 以上。

2．高级气道建立后通气　通气频率应每 6s 予以一次通气（10 次 / 分），且通气时不中断按压。正压通气可以增加气管内压，可能会减少静脉回流及心输出量，尤其是对于低血流量的患者和阻塞性气道疾病的患者，而过度通气会导致心搏骤停患者预后不良。

（三）胸外按压装置

在院内，为了节省人力，通常会采用辅助按压装置来替代人工按压。心肺复苏机为一个包绕式的胸外按压器械，在背垫上安装了一个可压缩的气动或电动活塞，活塞上有的有吸盘，有的没有吸盘。有吸盘的器械可以实施主动按压—减压 CPR，即在放松时主动抬举前胸。在放松期间，胸外负压吸引导致胸膜腔内压下降，可以增加回心血量。常用的辅助按压装置见表 4-2。

表 4-2 常用的辅助按压装置

装置	特点
主动按压 - 减压 CPR	1．使用小型便携装置按压和放松胸部（“活塞法”） 2．通过提高胸腔内负压，促进静脉回流，增加回心血量；增加通气量。
胸腹部联合交替按压 CPR	1．最小的设备 2．随着胸部按压的节律交替按压腹部（剑突与脐部中间） 3．增加降主动脉阻力，提高冠状动脉灌注压
无创自动心肺复苏机	1．使用可调节活塞按压前胸 2．装置安装在一个带有电动或气动的马达的背板上 3．马达可以绷紧或放松缠绕患者胸部的可调节活塞 4．冠状动脉灌注效果优于徒手 CPR

（四）药物治疗

1．给药目的　增加心、脑等重要器官的血液灌注，纠正酸中毒和提高心室颤动阈值或心肌张力，提高抢救成功率。

2．给药途径　包括静脉给药、骨髓腔给药和气管内给药，首选静脉给药。

（1）静脉给药：包括外周静脉给药和中心静脉给药。外周静脉可选择从上腔静脉系统给药，如肘前静脉或颈外静脉，由于外周静脉通路建立无需中断 CPR，且穿刺易操作，并发症少，是可靠的给药途径。应用外周静脉给药后，应静脉推注 20ml 液体并抬高肢体末端，以利于药物从外周运送到中心循环。中心静脉可选择颈内静脉或锁骨下静脉，与外周静脉相比，主要优势在于较高的峰药浓度和较短的药物循环时间。

（2）骨髓腔给药：骨内输注（intraosseous infusion，IO）是将带有套管的钢针（通常使用钻子）插入到骨髓中的一种快速、安全、可靠的血液循环通路。长骨骨内静脉丛是一种不塌陷的静脉丛，与体循环直接相通。骨内注射后药物到达中心循环的速度与药物直接注入中心静脉相同。6 岁以上 90s 内无法建立静脉通路者，可以采用此方法。

（3）气管内给药：若不能建立静脉通路和骨髓腔通路，心搏骤停患者可以经过气管给予相应抢救药物，剂量一般推荐为经静脉途径的 2 ～ 2.5 倍。药物使用前，应用 5 ～ 10ml 灭菌注射用水或生理盐水稀释后，直接注入气管插管内。研究显示，利多卡因和肾上腺素经注射用水稀释后，吸收效果优于生理盐水稀释。

3．常用药物

（1）血管加压药物

1）肾上腺素：该药兼有相同程度的 α 受体及 β 受体的兴奋作用，但在 CPR 过程中主要利用其 α 受体兴奋作用，使外周血管收缩，提高主动脉的舒张压，增加冠状动脉灌注和脑血管灌注。成人心搏骤停患者可以予以肾上腺素 1mg 静脉注射或骨髓腔注射，每 3 ～ 5 分钟可重复给予一次。不可除颤患者要尽早使用该药。该药常见的不良反应包括心悸、头痛，对于未发生心搏骤停的患者有时可引起心律失常，应严格应用于有适应证的患者。复苏成功后应立即控制本药的使用，否则可能会因血压上升导致脑出血。

2）血管升压素：为非肾上腺素能的外周血管收缩剂，会导致冠状动脉和肾血管的收缩。推荐选用血管升压素（40 IU/ 次）代替首次或第二次肾上腺素治疗。

（2）抗心律失常药

1）胺碘酮：300mg 或 5mg/kg 能够提高入院存活率，提高心室颤动 / 无脉性室性心动过速的电除颤成功率。对 CPR、电除颤及血管升压素没有反应的心室颤动 / 无脉性室性心动过速，首选该药。初次剂量 300mg，静脉注射，如果无效可再加用 150mg。该药在注射过程中，要加强对静脉的观察，如果发生静脉炎，尽早处理。

2）利多卡因：作为胺碘酮的替代药物。初始剂量 1 ～ 1. 5mg/kg 静脉注射。如无效，可给额外剂量 0.5 ～ 0.75mg/kg，每隔 5 ～ 10min 静脉推注一次，最大剂量 3mg/kg。该药在应用过程中应严格控制注射剂量和速度，并加强监护，防止出现药物中毒。若应用 24h 后仍需用药，用药需减量或监测血药浓度。

3）硫酸镁：不常规使用，但可以有效终止尖端扭转型室性心动过速。1 ～ 2g 硫酸镁溶于 5% 的葡萄糖 10ml 中，缓慢静脉注射，而后可用 1 ～ 2g 硫酸镁溶于 5% 葡萄糖 50 ～ 100ml 中，缓慢静脉滴注。

（3）阿托品：由于迷走神经张力过高可导致或加剧心室停搏，因此，常规不推荐使用该药用于心室停搏或无脉性室性心动过速。

（4）碳酸氢钠：只在特定情况下使用，即在心搏骤停前存在代谢性酸中毒，在有效通气及心脏按压 10min 后 pH ＜ 7.2，在高钾血症或三环类抗抑郁药过量时。应尽可能在血气监测的指导下应用，初始剂量为 1mmol/kg（每 1g 碳酸氢钠相当于 12mmol 碳酸氢根）。

（五）CPR 质量监测

1．生理参数　心电监护是及时发现、鉴别各种心律失常，把握病情、指导抢救的重要手段，在临床上广泛应用。另外，监测呼气末 CO_2（end-tital CO_2，$ETCO_2$）、冠状动脉灌注压（coronary perfusion pressure，CPP）以及中心静脉血氧饱和度（central venous oxygen saturation，$ScvO_2$），可以对患者病情及对治疗的反应提供有价值的信息。

（1）脉搏：在胸外按压时通过触诊颈动脉搏动来评价按压的效果，也是自主循环恢复的可靠指征，但检查时间应控制在 10s 之内，若这段时间内没有触及脉搏，立即开始胸外按压。

（2）$ETCO_2$ 监测：$ETCO_2$ 是指呼气末呼出气体的二氧化碳浓度，通常以其分压的形式表示，仪器探测到的 CO_2 可以看做是机体代谢产生的并经过血液循环运送到肺部的 CO_2。正常情况下,$ETCO_2$ 的范围是 35 ～ 40mmHg，与冠状动脉灌注压、脑灌注压及心输出量呈正相关。CPR 期间，通过观察 $ETCO_2$ 波形曲线的变化情况，对胸外按压的深度和速率做出调整。若 $ETCO_2$ 突然且持续升高至正常水平，是 ROSC 的指征。气管插管患者的 $ETCO_2$ ＜ 10mmHg，预示心输出量不足；若持续位于较低水平，则 ROSC 成功的可能性不大。

（3）冠状动脉灌注压（CPP）和舒张压：CPP= 主动脉松弛压（舒张压）– 右心房松弛压（中心静脉压），由于临床监测 CPP 需同时记录舒张压和中心静脉压，在 CPR 期间监测困难，因此，通常以监测舒张压来间接反映 CPP 的情况，方法是通过留置动脉导管测量桡动脉、肱动脉、股动脉内的压力。该项指标可以用来监测 CPR 的质量，舒张压为 20mmHg 时，可以考虑通过改善胸外按压参数，应用升压药来改善 CPR 的质量，也可以发现 ROSC。

（4）中心静脉血氧饱和度（$ScvO_2$）：在氧耗、动脉血氧饱和度和血红蛋白恒定不变时，$ScvO_2$ 的变化反映心输出量的变化。置于上腔静脉的探头监测到的 $ScvO_2$ 值的正常范围是 60% ~ 80%。CPR 时，若 $ScvO_2$ 为 30%，提示产生的血流量不足，需要通过改变胸外按压参数来提高 CPR 的质量。

2．机械参数　即通过非生理指标来监测 CPR 质量，来帮助施救者更有效地救治患者，如通过实时节拍器与反馈技术监测胸外按压的频率和深度，通过呼吸机记录的通气量、通气时间及每分钟通气次数等。

三、复苏后延续治疗

复苏后延续治疗的目标是尽可能改善患者的心肺功能和重要脏器的组织灌注，促进脑神经系统功能恢复，让患者恢复至最佳健康状态。然而，存活的心脏骤停患者由于较长时间的全身缺血造成多器官损伤，或在缺血再灌注之时或之后出现脏器的再灌注损伤，并产生一系列病理生理学改变，多于自主循环恢复后数小时或数天内死亡，死亡的主要原因是大脑缺血缺氧性损伤，这种病理生理改变临床上称为“心搏骤停后综合征”。因此，为了显著降低因血流动力学不稳定引起的早期死亡，同时减少多器官功能衰竭和脑损伤所致的晚期发病率和死亡率，迅速将患者转运至设备完善的重症监护室，进行系统的复苏后延续治疗。措施主要包括以下几个方面。

（一）建立更为有效的通气和循环支持

1．优化通气和氧合　ROSC 后意识未恢复的患者，常要在建立高级气道的基础上进行机械通气支持。过度通气会增加胸腔内压力，造成心输出量下降，也会导致 $PaCO_2$ 降低，从而降低脑血流量，需要避免。通气次数开始可以为 10 次 / 分，潮气量 6 ~ 8ml/kg，逐渐调整次数，降低潮气量调整至 $ETCO_2$ 维持在 35 ~ 40mmHg，或 $PaCO_2$ 在 40 ~ 45mmHg。为了避免发生氧中毒，应该由最初的吸入纯氧逐渐下调吸氧浓度，在保证动脉血氧饱和度≥ 94% 的前提下，使用最低的吸氧浓度。

2．循环支持—治疗低血压　ROSC 的患者应进行持续的心电监测，直至病情稳定。尽快建立静脉通路取代复苏时紧急应用的骨内途径，低血压的患者（收缩压＜ 90mmHg）应快速给予液体复苏治疗，必要时使用多巴胺、去甲肾上腺素、肾上腺素等血管活性药物输注，调整剂量以使患者收缩压≥ 90mmHg，或者平均动脉压≥ 65mmHg。

（二）逆转缺血或缺血再灌注所造成的脑损伤

脑损伤程度及循环系统功能状态是决定心搏骤停患者生存质量的重要因素，通过亚低温治疗可以改善神经功能的恢复。对于院内由于心律失常导致的心搏骤停，院外因无脉性电活动（pulseless electric activity，PEA）和心室停搏的心搏骤停，在 ROSC 后仍处于昏迷状态（缺乏对语言命令的有意义的反应）的患者，应该采用亚低温治疗，即采用有效方法将体内核心温度控制在 32 ~ 34℃，并持续 12 ~ 24h，治疗过程中需持续监测患者的核心温度。

（三）尽快查明心搏骤停的原因并对症处理

心搏骤停最主要的原因是心脑血管疾患和冠状动脉缺血，因此，ROSC 后应及时完成 12 导联心电图检查，以发现 ST 段抬高及可能新发的左束支传导阻滞。当高度怀疑急性心肌梗死时，应及时为患者采取药物和（或）介入治疗。另外，也应及时处理导致心肺复苏和复苏后延续治疗难以成功的危险因素，可以总结为“5H”和“5T”。5H 是指低血容量（hypovolemia）、低氧血症（hypoxia）、酸中毒（hydrogen ion/acidosis）、高钾 / 低钾血症（hyper-/hypokalemia）、中度到重度的低体温（hypothermia）；5T 是指中毒（toxins）、心包填塞（tamponade）、张力性气胸（tension pneumothorax）、冠状动脉或肺栓塞（thrombosis of the coronary or pulmonary vasculature）。

（四）神经功能结局评估

早期评估神经功能结局是复苏后延续治疗的重要步骤，不良的结局包括：死亡、植物状态、6 个月后不能独立活动。在无低体温治疗的昏迷成人，心搏骤停≥ 72h，对光反射和角膜反射均消失，是预后不良的高度可靠指标。在没有混淆因素时（如镇静、低血压、低体温、神经肌肉阻滞剂、癫痫发作或低氧血症），通过观察 ROSC 后≥ 24h 的脑电图，有助于评估未进行低体温治疗的心搏骤停昏迷患者的不良结局。在接受了低体温治疗的患者，应在 ROSC 后 72h 以上，再进行不良结局的评估。

（郭金玉）

【问题与思考】

1．（单选题）心搏骤停最常见的原因是（　）

A．气道梗阻

B．冠心病

C．溺水

D．电击

2．（多选题）高质量胸外按压的要点是（　）

A．按压频率 100 ～ 120 次 / 分

B．按压深度 5 ～ 6cm

C．按压后保证胸廓充分回弹

D．尽量减少因检查或治疗造成的按压中断

E．避免过度通气

3．简述院内“生存链”的组成。

4．基础生命支持是抢救心脏骤停患者的重要措施，试述基础生命支持的流程及措施中的要点内容。

第五章　危重症患者的护理

第一节　水、电解质、酸碱平衡紊乱患者的护理

案例 5-1

患者，男性，78岁，主因“间断喘憋18年，加重伴双下肢水肿3天”入院。既往：高血压、糖尿病、陈旧性心肌梗死、慢性阻塞性肺疾病、糖尿病肾病。查体：神志清，精神差，端坐位，喘憋貌，HR 123次/分，BP 148/58mmHg，R30次/分，$SaO_2$89%，双肺可闻及大量干、湿性啰音，心音较弱，心律齐，未闻及明显心脏杂音。腹部膨隆，无压痛、反跳痛、肌紧张。双下肢重度可凹性水肿。病理征（–）。血气分析提示：pH 7.42，PaO_2 60mmHg，$PaCO_2$ 23mmHg，HCO_3^- 18mmol/L，BE 2mmol/L，血Na^+ 131mmol/L，血K^+ 5.0 mmol/L，Glu16.8mmol/L。

问题与思考：

1. 首先考虑患者发生喘憋的原因是什么？

2. 患者是否存在水、电解质、酸碱平衡紊乱？若存在，是哪种类型的水、电解质平衡紊乱？

3. 该患者护理评估内容包括哪些？相应的急救措施是什么？

水是机体的重要组成成分和生命活动的必需物质，人体的新陈代谢是在体液环境中进行的。体液是由水和分散于其中的电解质、低分子有机化合物以及蛋白质等组成，广泛分布于组织细胞内外。其中细胞内液存在于细胞内，其成分和容量与细胞的代谢和生理功能密切相关；细胞外液构成了人体内环境，是沟通组织细胞之间以及机体与外环境的媒介，是组织细胞生活的环境。体液平衡主要包括水、电解质平衡和酸碱平衡。其动态平衡若因疾病、手术、创伤和外界环境的剧烈变化等因素而打破，将导致水、电解质紊乱或酸碱平衡紊乱。

一、水钠代谢紊乱

Na^+ 为细胞外液的主要阳离子，在体液平衡中，水钠密切相关，脱水和缺钠常并存，代谢失衡有以失水为主或以缺钠为主，或二者等比例丧失。

（一）分类

血清钠浓度的正常值为 135 ～ 150mmol/L，依据血清钠浓度高低和水的多少，水钠代谢紊乱分为 4 种类型，各类型特征见表 5-1。

表 5-1　不同类型水、钠代谢紊乱特征

水、钠代谢紊乱类型	成分变化	血清钠浓度
等渗性缺水	失水 = 失钠	血液浓缩，血清钠正常
低渗性缺水	失钠 > 失水	血清钠＜ 135mmol/L
高渗性缺水	失水 > 失钠	血清钠＞ 150mmol/L
水中毒	水潴留	血清钠浓度＜ 135mmol/L

1．等渗性缺水　又称急性缺水或混合性缺水，是临床上最常见的类型，水和钠等比例丢失，血清钠及血浆渗透压在正常范围内，这种类型的缺水不会引起液体在细胞内外的转移，因此细胞内容量均保持正常，血浆容量减少。外科患者容易发生。

2．低渗性缺水　又称慢性缺水或继发性缺水，水和钠同时缺失，但是失水＜失钠，血清钠＜ 135mmol/L，血浆渗透压＜ 280mmol/L，细胞外液呈低渗状态，促使细胞外液流向细胞内，从而加剧了细胞外液丢失，导致血容量不足与细胞的肿胀。由于脑细胞对细胞液的改变比其他组织细胞更敏感，因此低渗性缺水常伴有中枢神经系统功能障碍。

3．高渗性缺水　又称原发性缺水。虽有水和钠的同时丢失，失水＞失钠，血清钠＞ 150mmol/L，血浆渗透压＞ 310mmol/L。严重的细胞外液高渗，可使脑细胞缺水，引起中枢神经系统功能障碍。

4．水中毒　又称稀释性低钠血症，因机体的摄水总量超过了排水总量，水分在体内潴留，引起血浆渗透压下降及循环血量增多，引起稀释性低钠血症。其特点是血清钠浓度＜ 130mmol/L，血浆渗透压＜ 280mmol/L。

（二）病因

1．等渗性缺水

（1）消化液的急性丢失：如大量呕吐、腹泻、肠外瘘等。

（2）体液的严重丢失：如腹腔内或腹膜后感染、肠梗阻、烧伤等。

（3）摄入的液体减少：如禁食数天、感染或发热。

2．低渗性缺水

（1）溶质丢失过多：①胃肠道消化液持续性丢失，如反复呕吐、长期胃肠减压、慢性肠梗阻等；②大创面的慢性渗液，如大面积烧伤等。

（2）溶质摄入不足或丢失过多：如低钠饮食、使用排钠利尿剂未注意补充适量的钠盐、输入大量的低张溶液等。

（3）水分摄取过多：如清水灌肠、治疗等渗性缺水时补充水分过多等。

3．高渗性缺水

（1）水分摄入不足：如食管癌致吞咽困难、重危患者的给水不足、过分控制入水量。

（2）水分丧失过多：如高热大量出汗、大面积烧伤暴露疗法、糖尿病未控制致渗透性利尿、腹泻、早期肾衰竭、尿崩症等。

（3）高渗溶质摄取过多：如静脉注射大量高渗盐水或葡萄糖液、鼻饲高浓度要素饮食等。

4．水中毒　由于过多的低渗性液体在体内潴留造成细胞内外液体量都增多，引起重要器官功能障碍。

（1）水摄入过多：如用清水灌肠、肠道吸收水分过多、精神性饮水过量、持续性大量饮水、过度纠正低渗性缺水等。静脉输入低渗性液体过多、过快，超过肾的排水能力。

（2）水排出减少：多见于抗利尿激素分泌过多，如恐惧、疼痛、失血、休克、外伤等由于交感神经兴奋性解除了副交感神经对抗利尿激素分泌的抑制；肾上腺皮质功能不全，皮质醇分泌较少，减少了下丘脑对抗利尿激素分泌的抑制。另外，肾功能不全、排尿量下降也可以导致水中毒。

（三）临床表现

1．等渗性缺水

（1）缺水表现：尿少，皮肤、黏膜干燥，眼窝凹陷，通常不口渴或口渴不明显。由于短时间内丢失大量体液，血容量不足尤为突出。当短期内体液丧失量达体重的 5%，即丧失细胞外液的 25%，患者则会出现血容量不足的表现，脉搏细速、肢端湿冷、血压不稳定或下降等；当体液丧失量达体重的 6% ～ 7%（丧失细胞外液量的 30% ～ 35%）可出现休克。

（2）缺钠表现：表现为畏食、恶心、软弱乏力。

（3）合并酸碱平衡失调：休克患者常伴发代谢性酸中毒，若患者丧失体液主要为胃液，可出现代谢性碱中毒表现。

2．低渗性缺水依据患者临床症状分为以下 3 种缺钠情况。

（1）轻度缺钠：血清钠在 130 ～ 135mmol/L，患者出现疲乏、头晕、手足麻木，但无口渴，尿多，尿中 Na^+ 减少，尿比重降低。每千克体重缺氯化钠 0.5g。

（2）中度缺钠：血清钠在 120 ～ 129mmol/L，患者除上述症状外，出现食欲缺乏、恶心、呕吐、脉搏细速，血压不稳定或下降，脉压变小，浅静脉萎陷，视物模糊，软弱无力，直立性低血压等表现。尿少，尿中几乎不含钠和氯。每千克体重缺氯化钠 0.5 ～ 0.75g。

（3）重度缺钠：血清钠在 120mmol/L 以下。患者出现肌肉痉挛性抽痛，腱反射减弱或消失，可出现阳性病理体征；神志不清、嗜睡或昏迷等，常发生休克。每千克体重缺氯化钠 0.75 ～ 1.25g。

3．高渗性缺水依据患者临床症状可分为以下 3 种缺水情况。

（1）轻度缺水：缺水量占体重的 2% ～ 4%。除口渴外，无其他症状。

（2）中度缺水：缺水量占体重的 4% ～ 6%。极度口渴，乏力、尿少和尿比重增高，口唇干燥，皮肤弹性差，眼窝下陷。常有烦躁不安。

（3）重度缺水：缺水量超过体重的 6%。除上述症状外，出现躁狂、幻觉、谵妄甚至昏迷等脑功能障碍的症状。

4．水中毒可分为急性和慢性水中毒。

（1）急性水中毒：起病急，由于细胞内外液量增多，脑细胞水肿造成颅内压增高症状，如头痛，失语，精神错乱，定向力失常，嗜睡，躁动，谵妄，甚至昏迷，进一步发展，有发生脑疝的可能，以致呼吸、心搏骤停。

（2）慢性水中毒：症状一般不明显，可有嗜睡、头痛、软弱无力、恶心呕吐、体重增加、皮肤苍白而湿润等。

（四）护理评估

1．病史评估　评估患者的年龄、体重、饮食运动情况；既往有无易引起体液失衡的常见疾病，如肠外瘘、严重感染、高热大量出汗、大面积烧伤等；有无易引起体液失衡的治疗措施，如大面积烧伤暴露疗法、长期胃肠减压等；有无使用诱发体液失衡的饮食或药物，如低钠饮食、大量使用利尿剂等。

2．辅助检查

（1）实验室检查：检查结果代表的含义见表5-2，当血钠低于120mmol/L或高于160mmol/L为血钠的危急值，患者将处于危险的状态，需要立即给予处理。

表5-2　水、钠代谢紊乱的实验室检查

水、钠代谢紊乱类型	血钠值	尿比重	红细胞计数、血红蛋白、红细胞比容
等渗性缺水	135 ~ 150mmol/L	增高	血液浓缩现象，明显增高
低渗性缺水	＜135mmol/L	<1.010	增高
高渗性缺水	＞150mmol/L	增高	轻度增高
水中毒	＜135mmol/L		降低

（2）中心静脉压监测：正常为6 ~ 12cmH_2O，低于正常值则提示可能存在容量不足；高于正常值则说明可能为血容量增加导致外周阻力增加。

3．病情监测指标

（1）生命体征：①脉搏，脉搏细弱、脉速增快提示可能为体液不足，脉搏洪大、快速提示体液过多；②血压，直立性低血压、血压下降多为体液不足，血压上升提示体液过多；③呼吸，呼吸深快或困难可能为体液不足；呼吸短促或困难、听诊有湿啰音提示可能是体液过多所致的肺水肿；④体温，高热、大量出汗可致体液和Na^+丢失，低血容量可导致体温降低。

（2）神经肌肉症状：包括患者的意识状态及有无乏力、阳性病理体征等。出现明显的中枢神经系统活动减弱状态，如嗜睡甚至昏迷，肌肉乏力可能为体液不足；出现一系列神经、精神症状，如头痛、嗜睡、躁动、精神紊乱、定向能力失常、谵妄甚至昏迷，提示出现颅内压增高现象。

（3）尿量：尿量是反映微循环灌注的重要指标，体液缺乏常伴有尿量减少；机体水分过多时，肾功能代偿良好则有尿量增多的表现，由肾衰竭引发的水潴留，则尿量减少。

（4）局部状况：舌唇干燥、皮肤干燥无弹性，浅静脉萎陷，眼窝下陷等提示体液不足。肢体水肿，皮肤苍白湿冷可能为水分过多。

（五）急救护理措施

急救原则是在去除病因、积极治疗原发病，以免体液继续丢失的基础上，积极进行液体治疗，恢复体液的平衡。

1．液体治疗，维持体液平衡

（1）低钠血症时，需停用利尿剂、补钠，遵医嘱应用血管加压素V_2受体拮抗剂。

1）补钠的方法：针对严重缺钠的情况，应静脉输注含盐溶液或高渗盐水，以纠正细胞外液的低渗状态和补充血容量。静脉输液的原则为：输注速度先快后慢，总输入量应分次完成。补钠量可根据以下公式计算：

需补钠量（mmol）=［正常血钠值（mmol/L）－测得血钠值（mmol/L）］× 体重（kg）× 0.6（女性为 0.5）

计算出所需补钠量后，当日先补 1/2 量，再加上人体每日正常需要量 5 ～ 9g，即为当日应补总钠量。其余 1/2 量次日补齐。

2）出现休克时：应先补足血容量，以改善微循环和组织器官的灌注，晶体液及胶体液均可以。晶体液用量一般需比胶体液用量大 2 ～ 3 倍。后可静脉滴注高渗盐水 200 ～ 300ml，尽快纠正血钠过低，以使血钠达到 120 mmol/L，使水从水肿的细胞中移出。输注高渗盐水时应严格控制滴速，每小时不超过 100 ～ 150ml。之后根据病情及血钠浓度调整治疗方案。补充血容量和钠盐后，酸中毒仍未完全纠正时可给予 5% 碳酸氢钠注射液或平衡盐溶液。

（2）高钠血症时，需补充水分。

1）遵医嘱经静脉输入 5% 葡萄糖或 0.45% 低渗盐水，但须注意，若为高渗性缺水，补水的同时也应适当纠正缺钠。每小时血钠下降速度不超过 0.5 ～ 1mmol/L。

2）补液原则：对已发生缺水和缺钠的患者，依其生理状况和各项实验室检查的结果，遵医嘱及时补充液体。补液时须严格遵守定量、定性和定时的原则。

①定量：计算补液量。每日补充液体量 = 生理需要量 + 额外补液量（已经损失量 + 继续损失量）。

a. 生理需要量：一般成年人每日生理需要水分 2000 ～ 2500ml/d。对于 65 岁以上或心脏病患者，实际补液量应少于此量，婴儿及儿童的体液量与体重之比高于成人，故每千克体重所需水量也较大。

b. 已经损失量：指在制订补液计划前已损失量。根据患者临床表现估算失水量：遵循“失多少补多少”的原则，轻度缺水者，补充液体量为体重的 2% ～ 4%，中度为 4% ～ 6%，重度为 6% 以上；每丧失体重的 1%，需补液 400 ～ 500ml。

c. 继续损失量：又称额外丧失量，包括外在性和内在性损失。外在性损失液应按照消化液中所含电解质特点，尽可能等量和等质补充。内在性损失液，如腹（胸）腔内积液、胃肠道积液等，虽症状严重但体重减轻不明显，故补液量须根据病情变化估计。另外，体温每升高 1℃，皮肤蒸发水分 3 ～ 5ml/ kg，汗湿一套衣服约丢失 1000ml 体液；气管切开者每日经呼吸道蒸发的水分 800 ～ 1200ml。

②定性：补液的性质取决于水、钠代谢紊乱的类型，若为高渗性缺水则以补充水分为主。

③定时：每日及单位时间内的补液量及速度取决于体液丧失的量、速度及各器官，尤其是心、肺、肝、肾的功能状态。若各器官代偿功能良好，为避免液体短时间内摄入过多而出现水中毒，应按先快后慢的原则进行分配，即第一个 8 小时补充总量的 1/2，剩余 1/2 总量在后 16 小时内均匀输入。

（3）当出现水中毒时，应立即减少液体摄入，增加液体排出。

1）减少液体摄入：①停止可能继续增加体液量的各种治疗，如静脉大量用药，大量低渗液或清水洗胃、灌肠等；②严格控制水摄入量，每日限制摄水量在 700 ～ 1000ml 以下。严重者应禁水。

2）增加液体排出：①在减少液体摄入的同时应给予高渗溶液、利尿剂促进水分的排出，同时注意观察病情变化和尿量；②预防患者分泌过多抗利尿激素，易引起抗利尿激素分泌过多的患者，如疼痛、失血、休克、创伤、大手术或急性肾功能不全者，要严格制订补液方案，不可过量、过速；③选用透析治疗排出体内多余水分，并予以相应护理。

（4）液体治疗效果评估：准确记录24小时液体出入量，包括饮食、饮水、静脉补液、大小便量、呕吐及引流液量等，并根据患者病情监测指标的变化情况调整液体治疗方案。

2．并发症预防

（1）休克：若出现休克，按休克的处理方式积极抢救。

（2）低钾血症：纠正缺水后，排钾量会有所增加，血钾浓度也因细胞外液量的增加而被稀释降低，按照补钾原则开始补钾。

（3）锂中毒：若患者同时服用锂制剂，注意监测体内锂水平，由于血钠过低会导致锂排出减少，易引发中毒。

二、电解质紊乱

（一）钾代谢紊乱

钾离子是细胞内的主要阳离子，占体内钾总量的98%。钾具有维持细胞新陈代谢、保持细胞膜静息电位、调节细胞内渗透压及调控酸碱平衡等多种生理功能。

1．分类　血清钾浓度的正常值为3.5 ~ 5.5mmol/L，依据血清钾浓度高低，钾代谢紊乱分为两种类型。

（1）低钾血症：血清钾浓度低于3.5mmol/L。

（2）高钾血症：血清钾浓度高于5.5mmol/L。

2．病因与发病机制

（1）低钾血症

1）钾摄入不足：在消化道梗阻、昏迷、神经厌食症及手术后较长时间禁食的患者，在静脉补液中又未及时补钾或补钾不够，才可能发生低钾血症。

2）钾丢失过多：①经肾丢失。排钾型利尿剂使用过量，引起肾小管远端流速增加促进钾分泌；同时利尿后容量减少引起的继发性醛固酮增多，使肾保钠排钾作用增强而失钾。皮质类固醇类药物的过量使用导致钾的丢失；某些疾病如Cushing综合征使醛固酮分泌增多；某些导致肾钾重吸收功能受损的疾病。②肾外途径丢失。胃肠道大量丢失消化液（腹泻、呕吐、胃肠减压等），消化液内富含钾；丢失消化液引起容量缺失导致继发性醛固酮增多也促进肾排钾。经皮肤失钾，如过量出汗时，可大量失钾。③钾向细胞内转移。a. 代谢性、呼吸性碱中毒；b. 高胰岛素血症 / 胰岛功能亢进，葡萄糖合成糖原的过程中钾进入细胞内；c. 大量输注葡萄糖。

3）血清钾的稀释：①水中毒；②大量静脉输注缺钾或少钾的液体。

（2）高钾血症：高钾血症发生主要是由于摄入过多；排出减少；钾在体内分布异常等。

1）钾摄入过多：如口服或静脉补钾过多，输注大量库存血。

2）钾的排出减少：钾主要从肾排出，肾功能异常是临床上最常见的高钾血症的发病原因。常见于：①肾衰竭。因肾小球滤过率减少或肾小管排钾功能障碍，往往发生高钾血症。②长期使用保钾利尿剂。保钾利尿剂对抗醛固酮保钠排钾的作用，长期使用可引起高钾血症。③醛固酮减少症。肾远端小管、集合管排钾障碍，使血清钾升高。

3）细胞内钾外逸：细胞内钾迅速转到细胞外，当超过了肾的排钾能力时，血清钾浓度增高。主要见于：①酸中毒。酸中毒时细胞外液 H^+ 浓度升高，H^+ 进入细胞内被缓冲，而细胞内钾离子转运到细胞外以维持电荷平衡；肾小管上皮细胞内、外也发生此种离子转移，致使 H^+-Na^+ 交换加强，而 K^+-Na^+ 交换减弱，尿钾排出减少。②高血糖合并胰岛素不足。胰岛素缺乏妨碍钾进入细胞内及高血糖形成的血浆高渗透压使血清钾升高。血浆渗透压增高引起细胞内缺水，同时细胞内钾浓度相对增高，为钾通过细胞膜的被动外移提供了浓度梯度。③组织损伤。挤压综合征时，细胞内钾大量释出而引起高钾血症。

4）假性高钾血症：是指测得的血清钾浓度增高而实际上血浆钾浓度并未增高的情况。测定血钾可取血浆或血清，血清钾浓度通常略高于血浆钾，原因在于凝血过程中血小板会释放出一定数量的钾，假性高钾血症在临床上见于白细胞增多症或血小板增多症、溶血等。

3．临床表现

（1）低钾血症

1）神经系统表现：中枢神经系统症状包括抑郁、焦虑、易怒、意识模糊、嗜睡甚至昏迷；周围神经系统表现为感觉异常、深腱反射减弱或消失、肌束震颤、肌痛和明显肌无力。

2）肌肉无力：是最早出现的症状，一般从下肢开始，逐渐到上肢，出现四肢软弱无力，严重时可累及躯干及呼吸肌，使呼吸停止。

3）胃肠道平滑肌张力降低：胃肠蠕动减慢，腹胀、恶心、肠鸣音减弱，严重时可出现麻痹型肠梗阻。

4）心脏功能异常：脉搏细弱、不规则；直立性低血压；出现期前收缩、房室传导阻滞、房颤、心室颤动和心搏骤停。

5）代谢性碱中毒：血钾过低时，K^+ 由细胞内移出，与 Na^+ 和 H^+ 交换增加，使细胞外液 H^+ 浓度降低，发生细胞外碱中毒和细胞内酸中毒。远曲肾小管 Na^+、K^+ 交换减少，Na^+、H^+ 交换增加，排 H^+ 增多，引起反常性酸性尿，可使患者发生低钾性碱中毒，表现为头晕、躁动、昏迷、面部及四肢肌肉抽动、手足抽搐、口周及手足麻木、有时可伴有软瘫。

6）呼吸系统表现：呼吸肌无力导致呼吸浅而无效。

（2）高钾血症　早期无特异性症状，当血清钾高至 7mmol/L 时神经肌肉传导障碍，四肢及口唇周围麻木、感觉异常，并逐渐由兴奋转为抑制状态，继而出现肌肉颤动、无力，甚至影响呼吸肌运动，心肌应激能力下降、心率缓慢、心律失常、传导阻滞，甚至心搏骤停、血压下降。高钾时会有胃肠蠕动增加，肠鸣音亢进，腹泻。严重高钾时，出现皮肤苍白、发冷、青紫、低血压等微循环障碍的表现。

4．护理评估

（1）病史评估：评估患者有无导致钾代谢紊乱的各类诱因，如长期进食不足、长期使用排钾利尿剂、肾衰竭、呕吐、酸碱代谢紊乱等；有无手术、创伤史，有无周期性低钾血症的发作史。

（2）辅助检查

1）心电图检查：①低血钾，T 波低平、倒置，ST 段降低，Q-T 间期延长，可出现 U 波；②高血钾，早期改变为 T 波高尖、Q-T 间期延长，随后出现 QRS 增宽，P-R 间期延长。

2）实验室检查：血清钾浓度＜ 3.5mmol/L 提示血钾降低，当血清钾＜ 2.8mmol/L 为低钾危急值，易于发生地高辛中毒、肌肉缺血性坏死和横纹肌溶解、麻痹性肠梗阻、定向力障碍、嗜睡甚至昏迷，随时可因心室颤动、室性心动过速等致命性快速性心律失常以及呼吸肌麻痹死亡。血清钾浓度 > 5.5mmol/L 提示血钾升高，当血清钾 > 6.2mmol/L 为高钾危急值，随时可出现呼吸肌麻痹、严重缓慢性心律失常或引起心室颤动和心搏骤停死亡。

（3）病情评估：病情监测指标①严密监测患者神志、生命体征、肾功能，观察患者胃肠道和泌尿系统症状；②加强对血清钾水平的动态监测；③观察患者心电图变化，监测患者心率、心律变化；④准确记录 24 小时出入量，观察患者尿量，及时发现并发症。

5．急救护理措施

（1）低钾血症时，遵循补钾原则进行补钾。

1）补钾原则

①尽量口服补钾：常用的口服药物是氯化钾，但易出现胃肠道反应，必要时改用枸橼酸钾。口服补钾需注意：a. 口服补钾可能导致恶心、呕吐，所以指导患者勿空腹服钾，若出现腹部疼痛、恶心、呕吐、腹泻或胃肠道出血，应停止口服补钾；b. 液体氯化钾味道不好，可与果汁或其他饮料同服。

②尿少时不宜补钾，每日尿量 600ml 以上，或每小时尿量 40ml 以上，方可补钾。

③静脉补钾不宜过浓：静脉输入液钾浓度不大于 0.3%；禁止静脉直接推注氯化钾，导致心搏骤停。

④静脉补钾不宜过快：每小时输入速度为 10 ～ 20mmol/L。

⑤静脉补钾不宜过多：禁食者每日补钾量为 2 ～ 3g，重症缺钾者 24h 不宜超过 6 ～ 8g。细胞内缺钾恢复较慢，往往需要补钾 4 ～ 6 天，严重者需要补钾 10 ～ 15 天。

⑥禁止静脉推注、肌内注射及皮下注射：禁止静脉直接推注氯化钾，以免血钾浓度突然升高导致心搏骤停。

2）如患者在服用排钾利尿剂，应停止并改用保钾利尿剂。

3）指导患者选择含钾高的食物：如鱼肉、猪肉、牛肉等肉类，香蕉、橙子、哈密瓜、草莓等瓜果类，及西红柿、土豆、蘑菇等蔬菜类食物。

（2）高钾血症时，遵循降钾原则进行降钾。

1）禁钾：暂停静脉给予含钾溶液（但需保持静脉通路通畅），控制口服钾剂的补充，严格限钾饮食；如需对高钾血症患者进行血制品输注时，尽量使用新鲜血制品，以防储备过久的血制品中红细胞破裂释放钾入血。

2）抗钾：用于对抗心律失常，使用 10% 葡萄糖酸钙 10 ～ 20ml 加等量葡萄糖溶液缓慢注射，直接缓解过量钾对心肌的毒性作用，必要时可重复推注。

3）转钾：可使 K^+ 转入细胞内，降低血清 K^+ 浓度。使用碳酸氢钠溶液或葡萄糖溶液加胰岛素，按每 4g 葡萄糖加 1U 胰岛素，每 3 ～ 4 小时静脉点滴葡萄糖 25 ～ 50g、胰岛素 6 ～ 12U。

4）排钾：肾功能良好的患者考虑使用排钾利尿剂；若有肾功能损害，使用阳离子交换树脂口服，3 ～ 4 次 / 日，15g/d，可从消化道带走 K^+，并同服山梨醇或甘露醇导泻；无法降低血钾浓度或者严重高钾患者可采用床旁透析治疗。

（3）积极治疗原发病，控制诱发因素。

（4）安全护理：增加患者活动耐受力，依据其耐受程度及肌张力的改善程度，制订循序渐进的活动计划，同时注意采取相应的安全措施，预防跌倒。

（二）钙代谢紊乱

钙是人体内含量丰富的无机元素，正常成人体内钙总量为 700 ～ 1400g。体内约 99% 钙存在于骨和牙齿，其余呈溶解状态分布于体液和软组织中。血钙指血清中所含的总钙量，正常成人为 2.25 ～ 2.75mmol/L。钙参与成骨、凝血等生理过程，并具有调节细胞功能、调节体内多种酶的活性，维持神经肌肉兴奋性等重要功能。钙代谢紊乱根据血清钙浓度不同分为两种类型。

1．分类

（1）低钙血症：血清钙低于 2.25mmol/L。

（2）高钙血症：血清钙高于 2.75mmol/L。

2．病因及发病机制

（1）低钙血症

1）胃肠道钙吸收减少：①口服钙不足；②乳糖不耐受；③患有吸收不良的疾病，如吸收不良综合征、克罗恩病；④维生素 D 摄入不足；⑤晚期肾疾病。

2）钙排泄增多：①肾衰竭多尿期；②腹泻；③脂肪泻、吸收不良综合征；④伤口引流，尤其是胃肠道伤口。

3）降低钙离子浓度的状态：①高蛋白血症；②碱中毒；③钙螯合剂等药物的使用；④急性胰腺炎；⑤肾功能不全、高磷血症；⑥低镁血症，可使甲状旁腺激素分泌减少，甲状旁腺激素靶器官对甲状旁腺激素反应性降低，骨盐 Mg^{2+}、Ca^{2+} 交换障碍；⑦甲状旁腺功能减退：此时破骨减少，成骨增加，造成一过性低钙血症；⑧维生素 D 代谢障碍：活性维生素 D 减少，引起肠钙吸收减少和尿钙增多，导致血钙降低。

（2）高钙血症

1）钙吸收增加：①口服钙过多；②维生素 D 口服过量。

2）钙排出减少：①肾衰竭；②使用噻嗪类利尿剂。

3）骨钙增加：①甲状腺功能亢进，甲状腺素有溶骨作用，重度甲状脉功能亢进患者 20% 伴高钙血症；②甲状旁腺功能亢进，原发性常见于甲状旁腺瘤、增生、腺癌，是高钙血症的主要原因；③恶性肿瘤，白血病、多发性骨髓瘤等和恶性肿瘤骨转移引起的骨破坏；④糖皮质激素的使用；⑤维生素 D 中毒，治疗甲状旁腺功能减退或预防佝偻病时，长期使用大量维生素 D，可致高钙血症。

3．临床表现

（1）低钙血症：心率减慢，低血压，外周脉搏搏动减弱；呼吸一般不受影响，但由于肌肉抽搐后导致呼吸肌运动减弱可引发呼吸暂停或呼吸衰竭；易激动、口周和指（趾）尖麻木及针刺感、手足搐搦、肌肉疼痛、腱反射亢进等。

（2）高钙血症：早期症状有疲乏、畏食、恶心、呕吐和体重下降，心率加快，血压上升，外周脉搏跳动有力；血钙进一步增高可出现严重头痛、背和四肢疼痛、口渴、多尿、肌肉无力、腱反射减弱或消失等，血钙高达 4 ～ 5mmol/L 时可出现高钙血症危象，如严重缺水、高热、心律失常、意识不清、定向力障碍、嗜睡或昏迷等，患者易死于心搏骤停、坏死性胰腺炎和肾衰竭等。

4．护理评估

（1）病史评估：了解患者一般情况，有无导致钙代谢紊乱的饮食、用药、生活习惯及既往史，包括影响维生素 D 代谢障碍、甲状旁腺及甲状腺功能减退或亢进、慢性肾功能不全等病史；评估患者心理社会支持状况。

（2）辅助检查

1）实验室检查：①血清钙＜ 2.25mmol/L 提示低钙血症，当血清钙＜ 1.6mmol/L 为低钙血症的危急值；低钙血症往往伴随血磷升高、血镁降低、尿钙增多等；②血清钙＞ 2.75mmol/L 提示高钙血症，血钙＞ 3.5mmol/L 为高钙血症的危急值，血钙高达 4 ～ 5mmol/L 时可危及生命；③如果甲状腺功能、甲状旁腺功能相关指标异常、肿瘤常规明显异常等，部分患者会伴有尿钙增加；

2）心电图检查：①低钙血症时心电图示 ST 段延长，QT 间期延长；②高钙血症时心电图示 ST 段缩短，T 波宽大。

3）体格检查：低钙血症时可以出现 Chvostek's 征阳性，Trousseau's 征阳性（Chvostek's 征和 Trousseau's 征常用以激发隐潜性搐搦。Chvostek's 是轻扣外耳道前面神经引起面肌非随意收缩，阳性提示可能是低血钙。Trousseau's 征是用止血带或血压计缚于前臂充气至收缩压以上 20mmHg 持续 3 分钟，使手血供减少促发腕痉挛）。Trousseau's 征同样发生在碱中毒、低镁血症、低钾血症和高钾血症，注意区分鉴别。

（3）病情评估：病情监测指标①严密监测患者神志、生命体征、肾功能；②加强对血钙水平的动态监测；③动态观察患者心电图变化，监测患者心率、心律变化。患者一旦发生心律失常，及时通知医生，并积极处理；如出现心搏骤停，立即行心肺复苏；④观察患者是否出现腰痛或腹痛症状，高血钙患者可出现泌尿系结石的可能。

5．急救护理措施

（1）低钙血症时，应积极提高血钙水平。

1）补充钙剂：遵医嘱静脉或口服补充钙剂。①使用 10% 葡萄糖酸钙或 5% 氯化钙静脉注射，静脉输注钙剂时应注意速度要慢，严密监测心电图，以免造成血压过低或心律不齐；②指导患者进食含钙量高的食物。

2）促进钙吸收：①氢氧化铝可降低血磷水平，增加血钙水平；②维生素 D 可促进胃肠道对钙的吸收。

3）严重低血钙时会累及呼吸肌，对此类患者还应加强呼吸频率和节律的观察，做好气管切开的术前准备、术中配合和术后护理。

（2）高钙血症时，应积极降低血钙水平。

1）停止钙剂摄入：暂停静脉或口服含钙或维生素 D 的药物；指导患者避免进食含钙高的食物。

2）盐水补液和利尿：停止噻嗪类利尿剂的使用，改用促进钙排出的利尿剂。可刺激肾小管排泄钙，是急诊高钙血症最重要的起始治疗。应在 1 ～ 2h 内输注生理盐水以纠正脱水，尿量充足时，静脉注射呋塞米（40 ～ 60mg）可增加钙排泄。呋塞米对高钙血症仅有中等程度影响，但有助于预防液体超负荷导致的心力衰竭。补液过程中应注意液体出入量，以确保患者血容量平衡。

3）抑制钙的重吸收：遵医嘱用药，如磷、降钙素、双磷酸盐、前列腺素合成酶抑制剂（阿司匹林、非甾体抗炎药等）。

4）血钙高达 4 ～ 5mmol/L 可出现高血钙危象，药物治疗无效时采取透析治疗降低血钙水平。

三、酸碱平衡紊乱

机体的酸碱平衡是通过肺、肾和血液缓冲系统相互作用和对生理变化的反应实施调控来维持的，pH 正常值为 7.35 ～ 7.45。若体内酸、碱物质超过人体的代偿能力，或机体调节能力出现障碍，将出现不同类型的酸碱平衡紊乱。单纯型酸碱平衡紊乱分为代谢性酸中毒、代谢性碱中毒、呼吸性酸中毒、呼吸性碱中毒。若是两种或两种以上的酸碱平衡紊乱同时存在则称为混合型酸碱平衡紊乱。

（一）分类

1．代谢性酸中毒是指细胞外液 H^+ 增加和（或）HCO_3^- 丢失引起的 pH 下降，以血浆中 HCO_3^- 原发性减少为特征，是临床上最常见的酸碱失衡类型。

2．代谢性碱中毒是指细胞外液碱增多和（或）H^+ 丢失引起的 pH 升高，以血浆 HCO_3^- 原发性增多为特征。

3．呼吸性酸中毒是指因肺部通气或换气功能减弱，致使体内产生的 CO_2 不能充分排出，或 CO_2 吸入过多，以致血中的 $PaCO_2$ 升高而引起的高碳酸血症。

4．呼吸性碱中毒是指肺通气过度，体内生成的 CO_2 排出过多，以致血中的 $PaCO_2$ 降低，引起低碳酸血症。

（二）病因及发病机制

1．代谢性酸中毒

（1）HCO_3^- 丢失过多：胰液、肠液和胆液中碳酸氢盐含量均高于血浆，严重腹泻、肠瘘、胆瘘、胰瘘等可致失碱性酸中毒。

（2）肾排酸保碱功能障碍：①排酸能力下降，如尿毒症性酸中毒，严重肾衰竭时，体内固定酸不能由尿中排出；②保碱能力下降，如肾小管性酸中毒，由于碳酸酐酶和谷氨酰酶活性降低，HCO_3^- 在近曲小管重吸收减少，尿中排出增多导致血浆 HCO_3^- 浓度降低。

（3）代谢功能障碍：有机酸产生过多，①缺氧、组织低灌注时，细胞内糖的无氧酵解增强而导致乳酸堆积，造成乳酸性酸中毒；②体内脂肪被大量动员时，如糖尿病或严重饥饿时，形成酮体过多，超过了外周组织的氧化能力及肾排出能力，导致酮症酸中毒。

（4）其他：①外源性固定酸摄入过多，如水杨酸类等酸性药物摄入过多；②高钾血症，细胞外液 K^+ 增多时，K^+ 与细胞内 H^+ 交换，引起细胞外 H^+ 增加，此时体内总酸量并未增加，只是细胞内 H^+ 减少。

2．代谢性碱中毒

（1）酸性物质丢失过多：①胃酸丢失过多，如大量呕吐、持续胃肠减压等；②应用利尿剂，如噻嗪类利尿剂和髓袢利尿剂（呋塞米），抑制了肾髓袢升支对 Cl^- 的主动重吸收，Na^+ 的被动重吸收减少，促进远曲小管和集合管细胞泌 H^+ 泌 K^+ 增多，造成大量 H^+ 及 Cl^- 丢失，形成低氯性碱中毒；③肾上腺皮质激素过多，肾上腺皮质增生或肿瘤造成肾上腺皮质激素增多，促进肾集合管 H^+ 和 K^+ 的分泌，导致低钾性碱中毒。

（2）碱性药物摄入过多。

3．呼吸性酸中毒

（1）通气不足：①呼吸中枢抑制，如颅脑损伤、脑炎、药物（吗啡、巴比妥类）及酒精中毒等；②呼吸道阻塞，喉头水肿、气管异物、溺水、慢性阻塞性肺疾病等；③呼吸肌麻痹，重症肌无力、有机磷中毒、重度低血钾时，呼吸失去动力；④肺部疾病，重度肺气肿、肺部广泛性炎症、通气功能障碍合并急性呼吸窘迫综合征等；⑤胸廓病变，胸部创伤、严重气胸或胸膜腔积液等。

（2）肺弥散功能障碍：肺实质性或间质性病变，如广泛肺栓塞。

（3）呼吸机使用不当：潮气量过低或频率减慢。

（4）CO_2 吸入过多：较为少见，见于外环境 CO_2 浓度过高。

4．呼吸性碱中毒

（1）呼吸中枢受刺激，引起过度通气：①中枢神经系统疾病如脑血管障碍、脑外伤、脑炎等直接刺激呼吸中枢；②精神性过度通气；③药物（水杨酸、铵盐类）直接兴奋呼吸中枢；④低氧血症，因缺氧刺激呼吸运动增强，CO_2 排出过多；⑤机体分解代谢旺盛，如高热、甲状腺功能亢进时，体温过高及代谢旺盛兴奋呼吸中枢。

（2）呼吸机使用不当：潮气量过高或频率过快。

（三）临床表现

1．代谢性酸中毒

（1）呼吸系统：呼吸代偿性加深加快，可呈深而大的呼吸，有时呼吸中带有酮味。

（2）中枢神经系统：影响中枢神经系统的代谢，主要表现为头晕、乏力、感觉迟钝、烦躁，严重者可出现嗜睡、昏迷，伴对称性肌张力、腱反射减弱或消失，最后可因呼吸中枢和血管运动中枢麻痹而死亡。

（3）循环系统：面色潮红、心率加快、血压偏低，严重者可出现致死性心律失常、心肌收缩力降低及周围血管对儿茶酚胺的敏感性降低，出现休克、传导阻滞、心室颤动甚至急性心力衰竭和急性肾功能不全。

2．代谢性碱中毒　轻度代谢性碱中毒患者通常无明显症状，严重时出现许多功能代谢症状。

（1）神经肌肉：应激性增高，表现为口角抽动、手足抽搐、腱反射亢进等。

（2）中枢神经系统：对中枢神经系统抑制作用减弱，患者会有烦躁不安、精神错乱、谵妄、意识障碍等症状。同时由于脑组织缺氧，可出现精神症状，严重时可发生昏迷。

（3）其他症状：碱中毒常伴有低钾血症，出现低钾血症的相应症状。

3．呼吸性酸中毒　呼吸性酸中毒对机体的影响与代谢性酸中毒相似，亦可引起心律失常、心肌收缩力减弱、外周血管扩张、血压下降等。此外，由于 $PaCO_2$ 升高、PaO_2 降低可引起一系列血管、神经精神方面障碍。

（1）由于脑血管扩张、颅内压增高引起持续性头痛，尤其以夜间和晨起时为甚。

（2）若酸中毒持续较久，或急性呼吸性酸中毒严重失代偿时可出现“CO_2 麻醉”，表现为精神错乱、震颤、谵妄或嗜睡，甚至昏迷。

（3）因换气不足所致缺氧，可出现头痛、发绀等。

4．呼吸性碱中毒

（1）呼吸系统：多数患者有呼吸急促的表现。呼吸由快而深转为快而浅或短促，有时出现叹气样呼吸。精神性换气过度者，出现头痛、气急、胸闷等症状。

（2）神经肌肉系统：手足、面部麻木和针刺感，肌肉颤动、强直、抽搐，Trousseau 征阳性。

（3）其他症状：因 $PaCO_2$、HCO_3^- 下降而致血管收缩、脑缺氧，出现头晕、眩晕、意识障碍。

（四）护理评估

1．病史评估 ①评估患者有无导致酸碱失衡的基础疾病及治疗，如腹泻、剧烈呕吐、肠梗阻、肠瘘、高热、严重感染、休克、持续胃肠减压等；②用药史，有无过量应用利尿剂、酸性或碱性药物等；③中毒史，是否有饮酒过量，或一氧化碳、氰化物等毒物摄入史；④有无手术史和既往发作史；⑤心理社会支持评估，评估患者和家属对疾病的认知程度和心理承受能力。

2．辅助检查

（1）实验室检查

1）动脉血气分析：pH、$PaCO_2$、HCO_3^- 是反映机体酸碱平衡的三大基本要素。根据这三大基本要素可初步判断酸碱平衡紊乱的类型（表 5-3），不同类型酸碱平衡紊乱的血气分析结果不同（表 5-4）。动脉血气分析的具体参数及代表含义如下。

①血液酸碱度（pH）：主要取决于血浆中 H^+ 浓度，可反映体内酸碱平衡的综合情况，若 pH ＜ 7.35 为失代偿性酸中毒，pH ＞ 7.45 为失代偿性碱中毒。但 pH 正常并不代表无酸碱平衡紊乱。当血气 pH ＜ 7.2 或＞ 7.55 时为危急值，需立即处理。

②动脉血氧分压（PaO_2）：指物理溶解于动脉血浆中的 O_2 分子所产生的张力。正常值为 80 ～ 100mmHg。PaO_2 是决定血氧饱和度的重要因素，是衡量有无缺氧、缺氧程度和诊断呼吸衰竭的重要指标。

③动脉血二氧化碳分压（$PaCO_2$）：指物理溶解于动脉血浆中的 CO_2 分子产生的张力，是反映呼吸性酸碱平衡紊乱的重要指标。正常值为 33 ～ 46mmHg。$PaCO_2$ ＜ 33mmHg，表示肺通气过度，CO_2 排出过多，见于呼吸性碱中毒或代偿后的代谢性酸中毒；$PaCO_2$ ＞ 46mmHg，表示肺通气不足，有 CO_2 潴留，见于呼吸性酸中毒或代偿后代谢性碱中毒。当 $PaCO_2$ ＜ 20mmHg 或 $PaCO_2$ ＞ 70mmHg 时为危急值，需立即处理。

④标准碳酸氢盐（standard bicarbonate，SB）：指全血在标准条件下（即 $PaCO_2$ 为 40mmHg，温度 38℃，血氧饱和度为 100% 时）测得的血浆中 HCO_3^- 的量。标准化后的 HCO_3^- 不受呼吸因素的影响，是判断代谢性因素的指标。正常范围是 22 ～ 27mmol/L，平均为 24mmol/L。

⑤血氧饱和度（SaO_2）：指血液中氧合血红蛋白（Hb）占总血红蛋白的百分数，正常动脉血氧饱和度为 96% ～ 100%。主要取决于 PaO_2，并与血液 pH、温度、$PaCO_2$ 以及红细胞内 2，3- 二磷酸甘油酸的含量有关。

⑥缓冲碱（buffer base BB）：是血液中一切具有缓冲作用的阴离子碱的总和。包括血浆和红细胞中的 HCO_3^-、Hb、HbO_2^-、蛋白离子和 HPO_4^{2-}，通常在氧饱和的标准状态下测定，正常值为 45 ～ 55mmol/L，平均为 48mmol/L。缓冲碱是反映代谢因素的指标，代谢性酸中毒时 BB 减少，而代谢性碱中毒时 BB 升高。

⑦剩余碱（base excess，BE）：指在标准条件下，用酸或碱滴定全血标本至 pH7.40 时所需的酸或碱的量（mmol/L）。若用酸滴定，使 pH 达到 7.40，则表示被测血液的碱过多，BE 用正值表示；如需用碱滴定，则说明血液的碱缺失，BE 用负值表示。正常值为 –3.0 ～ +3.0mmol/L，BE 不受呼吸因素的影响，是反映代谢性因素的指标。

⑧阴离子间隙（anion gap，AG）：是血浆中未测定的阴离子与未测定的阳离子的差值，正常范围为 12±2mmol/L，目前多以 AG ＞ 16mmol/L，作为判断是否有高 AG 代谢性酸中毒的界限，常见于固定酸增多。

表 5-3　酸碱平衡紊乱判断方法

判断步骤	判断方法
第一步：根据 pH 确定酸碱失衡种类	正常值：7.35 ～ 7.45 酸中毒：＜ 7.35 碱中毒：＞ 7.45
第二步：评估 $PaCO_2$	正常值：35 ～ 45mmHg 呼吸性酸中毒：＞ 45mmHg 呼吸性碱中毒：＜ 35mmHg
第三步：评估 HCO_3^-	正常值：22 ～ 26mmol /L 代谢性酸中毒：＜ 22mmHg 代谢性碱中毒：＞ 26mmHg
第四步：确定代偿反应	代偿出现：$PaCO_2$ 及 HCO_3^- 不正常（或接近）且于相反方向。例如：其一偏酸，而另一偏碱无代偿：$PaCO_2$ 和 HCO_3^- 之一异常，而另一者正常
第五步：如果可能，确认原发性障碍	如果 pH 明显异常：原发性障碍视 pH 偏向酸或碱 如果 pH 正常或接近正常：酸或碱较偏离正常值者为原发性障碍。注意 pH 是在 7.4 的偏酸侧或偏碱侧

表 5-4　酸碱平衡紊乱的血气分析表现

酸碱平衡紊乱类型	pH	$PaCO_2$	HCO_3^-
代谢性酸中毒	下降	正常或下降	下降
代谢性碱中毒	升高	正常或升高	升高
呼吸性酸中毒	下降	升高	正常或升高
呼吸性碱中毒	升高	下降	正常或下降

2）电解质检查：评估血清 K^+、血清 Cl^- 等电解质水平，代谢性酸中毒可伴有血清 K^+ 的升高，代谢性碱中毒可有血清 K^+、血清 Cl^- 的降低。

（2）心电图评估：心电图是否存在严重心律失常等情况。

3．病情监测指标

（1）意识状态：监测患者有无头痛、头昏、嗜睡、神志不清或昏迷等，定期监测患者的定向力和认知力。

（2）呼吸系统：监测患者有无呼吸节律和频率异常，呼气是否带有烂苹果气味。

（3）循环系统：监测患者有无心率和心律异常，有无皮肤、黏膜发绀等。

（4）神经肌肉系统：监测患者有无手足抽搐、麻木、疼痛和腱反射亢进等。

（5）实验室指标：监测患者动脉血气分析结果及血清电解质水平的变化。

（6）其他：监测患者有无同时伴有缺水表现，如皮肤弹性差、尿量减少等。

（五）急救护理措施

1．酸中毒　稳定内环境，积极处理原发病、消除诱因是治疗酸中毒的基本原则和主要措施，呼吸性酸中毒时需积极改善通气功能。当 $pH < 7.2$ 或 $PaCO_2 > 70mmHg$ 或 $HCO_3^- < 15mmol/L$，患者处于危险的状态，需要立即处理。

（1）血气 $pH < 7.2$：为严重失代偿性代谢性或呼吸性酸中毒。立即保持呼吸道通畅，暂停可加重代谢性或呼吸性酸中毒药物，去除引起酸中毒的病因和诱因，遵医嘱用药，维持水电解质、酸碱平衡，必要时遵医嘱应用呼吸机辅助通气以纠正呼吸性酸中毒或血液透析治疗以纠正代谢性酸中毒。

（2）补碱：常用碳酸氢钠。补碱量的估计：补碱量（mmol）=（预期 HCO_3^- – 测得 HCO_3^-）×WB（kg）×0.3。一般先补入估算量的1/2，再根据血气监测结果调整。

（3）血气 $PaCO_2 > 70mmHg$，呼吸抑制，颅内压增高，急性发作患者可由嗜睡转入昏迷状态。此时要立即保持呼吸道通畅，应用无创/有创呼吸机辅助通气，遵医嘱应用解痉、平喘、化痰、抗感染药物或辅助应用呼吸兴奋剂等。必要时行气管插管或气管切开术，并做好术中配合及术后护理。

2．碱中毒　治疗碱中毒关键在于解除病因、积极治疗原发病。当 $pH > 7.55$ 或 $PaCO_2 < 20mmHg$，患者将处于危险的状态，需要立即处理。

（1）$pH > 7.65$，$HCO_3^- > 45 \sim 50mmol/L$：提示为严重失代偿性代谢性或呼吸性碱中毒。立即去除引起碱中毒的病因和诱因，遵医嘱应用稀释的盐酸溶液或盐酸精氨酸溶液迅速中和细胞外液过多的 HCO_3^-，于中心静脉通路缓慢滴入（25 ～ 50ml/h）0.1mmol/L 或 0.2mmol/L 的盐酸溶液，同时维持水电解质平衡，每 4 ～ 6 小时重复监测血气分析及血电解质，并根据监测结果及时调整治疗方案。

（2）$PaCO_2 < 20mmHg$：去除引起过度通气的原因。对急性呼吸性碱中毒可吸入 5%CO_2 的混合气体或嘱患者反复屏气，或用塑料袋套于患者口鼻上，使其反复吸回呼出的 CO_2 以维持血浆 HCO_3^- 浓度，症状即可迅速得到控制。危重患者或中枢神经系统病变所致的呼吸急促，可遵医嘱应用药物阻断其自主呼吸，由呼吸机进行适当的辅助呼吸。对精神性过度通气患者可酌情给予镇静剂/抗精神病药物、心理护理。

（3）其他处理：代谢性碱中毒纠正不宜过快，对丧失胃液所致的碱中毒，可输注等渗盐水或葡萄糖盐水来恢复细胞外液量。碱中毒几乎均同时存在低血钾，故在患者尿量超过 40ml/h 时开始补钾。

3．并发症的观察与预防　在纠正酸碱平衡紊乱过程中应加强对患者生命体征、动脉血气分析及血清电解质指标的动态变化监测，及时发现相应并发症。

1）应用碳酸氢钠的并发症：碱化治疗时，快速补充碳酸氢钠可导致反常性中枢神经系统酸中毒（此时血浆被碱化而中枢神经系统脑组织和脑脊液明显酸化）、低钾血症、低钙血症、“治疗过度性”碱中毒、高钠血症、高渗状态等，需注意患者是否有相应症状体征。

2）代谢性酸中毒未及时纠正会导致高钾血症的发生，严重者发生心搏骤停。一旦发生应及时通知医师，积极做好抢救准备。

3）长期吸入高浓度氧纠正呼吸性酸中毒时，可能出现呼吸性碱中毒，注意观察患者是否出现呼吸性碱中毒的相应症状；另外，对于慢性呼吸性酸中毒患者使用氧疗时易产生 CO_2 麻醉，需做好监测。

第二节 休克患者的护理

案例 5-2

患者，男，25 岁，主因“车祸伴头部出血半小时”，平车收入抢救室。查体：BP 80/50mmHg，HR 120 次 / 分，R 26 次 / 分，T 37.1℃，患者神志清楚，表情淡漠，面色苍白，四肢皮肤发花、湿冷。

问题与思考：

1. 患者可能的诊断是什么？
2. 患者的病情分级是几级？
3. 应采取哪些急救措施？

休克（shock）是指在各种强烈致病因素（包括心力衰竭、出血、脱水、过敏、严重感染和创伤等）作用下引起机体有效循环血容量减少、组织灌注不足、细胞代谢紊乱和功能受损的病理生理过程，休克不是一种单独的疾病，它是由多种病因引起的一种综合征。

一、分类

按休克发生的始动因素分类，可以分为以下几种。

1．低血容量性休克　是休克最常见的类型。机制是循环血容量减少，低心输出量，心脏充盈压降低和外周阻力增加。发生在细胞内或细胞外液丢失引起血管内容量衰竭的时候。低血容量性休克最明显的原因是急性出血，还可发生在严重呕吐和腹泻导致急性脱水的患者。

2．心源性休克　在 4 种类型休克中死亡率最高，死亡率为 75%。机制是原发于心脏泵功能衰竭，低心输出量，高心脏充盈压和高外周循环阻力。病因主要为急性心肌梗死、严重心脏瓣膜病、严重心肌炎、心肌病终末期和严重心律失常。

3．梗阻性休克　机制是血流的主要通路受阻造成的，低心输出量和高外周循环阻力。原因可以是血液从心脏流出阻塞，如大块肺栓塞、严重的主动脉夹层或严重的主动脉狭窄，也可以是舒张期心脏充盈阻力增加，如心包填塞和张力性气胸。

4．分布性休克　机制是血管收缩舒张调节功能异常。这类休克中，一部分表现为体循环阻力正常或增高，主要由于容量血管扩张、循环血量相对不足所致，常见的原因为过敏、中毒、神经性损伤等。另一部分是以体循环阻力减低为主要表现，导致血液重新分布，主要由感染性休克所致，也就是临床上称之为的感染性休克。

二、发病机制

休克最根本的病理生理改变是微循环的功能障碍。导致微循环功能障碍的机制包括：①各种疾病（如严重感染、失血、急性心肌梗死等）产生的病原体相关物质引起血管内皮损伤、毛细血管渗漏、循环容量减少，最终导致组织灌注不足、细胞缺氧；②内皮损伤引起凝血激活、微血栓形成阻塞毛细血管及血管舒缩功能障碍，加重组织缺血缺氧；③持续或强烈的刺激影响神经内分泌功能，导致反射性血管舒缩功能紊乱，加剧微循环障碍。

所有休克均有以上病理生理过程，但在发病机制中的重要程度不同。分布性休克的内皮损伤及炎症反应作用更明显；低血容量性休克的患者常常伴有持续或强烈的神经刺激，且凝血功能异常较分布性休克更明显。心源性休克是由于心肌收缩功能衰竭、心排量减少、组织血流灌注不足所引起，可伴有内皮损伤，血管舒缩功能异常。梗阻性休克可引起回心血量或心排血量下降、循环灌注不足，组织缺血缺氧等病变。

三、临床表现

1．休克早期　患者神志清醒，烦躁，恐惧，精神紧张，恶心，呕吐。面色与全身皮肤苍白，口唇和甲床发绀，出冷汗，尿量减少，脉搏增快，收缩压正常或偏低，舒张压轻度升高，脉压减少。

2. 休克中期　患者出现表情淡漠，反应迟钝，或有意识模糊，软弱无力，皮肤湿冷，肢端青紫，皮肤花斑，脉搏细速，血压下降至 60 ～ 80mmHg，脉压小于 20mmHg，浅表静脉萎陷，尿量小于 20ml/h。进一步加重时，可出现昏迷状态，呼吸急促，收缩压低于 60mmHg 或无尿。

3．休克晚期　患者出现弥散性血管内凝血（disseminated intravascular coagulation，DIC）和多器官功能障碍综合征（multiple organ dysfunction syndrome，MODS），随着持续的重度组织灌注贫乏，导致细胞功能损害，甚则微循环衰竭而死亡。

（1）DIC 表现：顽固性低血压，皮肤发绀或广泛出血，甲床微循环淤血，血管活性药物疗效不佳，常与器官衰竭并存。

（2）急性呼吸功能衰竭表现：吸氧难以纠正的进行性呼吸困难，进行性低氧血症，呼吸急促，发绀，肺水肿和肺顺应性降低等表现。

（3）急性心力衰竭表现：呼吸急促，发绀，心率加快，心音低钝，可有奔马律、心律不齐。如出现心律缓慢，面色灰暗，肢端发凉，也属心功能衰竭征象，中心静脉压及肺动脉楔压升高，严重者可有肺水肿表现。

（4）急性肾衰竭表现：少尿或无尿、氮质血症、高血钾等水电解质和酸碱平衡紊乱。

（5）其他表现：意识障碍程度反映脑供血情况。肝衰竭可出现黄疸，血胆红素增加，由于肝具有强大的代偿功能，肝性脑病发病率并不高。胃肠道功能紊乱常表现为腹痛、腹胀、呕血和黑便等。

四、护理评估

（一）休克的评判

临床上延续多年的休克评判标准是：①有诱发休克的原因；②意识障碍；③脉搏细速，超过 100 次 / 分或不能触及；④四肢湿冷，胸骨部位皮肤指压阳性（压迫后再充盈时间超过 2s），皮肤有花纹，黏膜苍白或发绀，尿量少于 30ml/h 或尿闭；⑤收缩压低于 80mmHg；⑥脉压小于 20mmHg；⑦原有高血压者，收缩压较原水平下降 30% 以上。凡符合上述①、②、

③、④项中的两项和第⑤、⑥、⑦项中的一项者，可评判为休克。

（二）实验室检查

1．血常规　失血性休克早期由于血液浓缩，血红蛋白和红细胞比容可正常；数小时后红细胞和血红蛋白才会显著降低。休克合并感染时血中白细胞计数可明显升高；随着休克进一步进展，血小板计数逐渐降低。

2．血气分析　一是了解机体氧代谢状态，二是了解体内酸碱平衡状态。

3．血电解质　了解电解质情况，休克时常出现血钾、血镁升高，血钠降低。

4．动脉血乳酸　反映微循环低氧及细胞缺氧，正常值为 1.0 ~ 2.0mmol/L，是评估休克预后的重要指标，休克时，一般大于 4.0 mmol/L。

5．凝血功能　休克时较易出现凝血和纤溶系统功能障碍，后期发展成 DIC。

（三）血流动力学监测

1．中心静脉压（central venous pressure，CVP）　正常值为 6 ~ 12cmH_2O。中心静脉压 < 5cmH_2O，提示血容量不足；中心静脉压 > 15cmH_2O，提示心功能不全，外周阻力高；中心静脉压 > 20cmH_2O，则提示有充血性心力衰竭，在临床护理中应持续监测中心静脉压，观察其动态变化。

2．肺毛细血管楔压（pulmonary capillary wedge pressure，PCWP）　反映肺静脉、左心房和左心室的功能状态。正常值为 6 ~ 15mmHg，PCWP 低于正常值说明血容量不足，PCWP 增高表示左心房压力增高，如肺水肿时，PCWP > 30mmHg。当肺毛细血管楔压升高，即使中心静脉压无增高，也应避免输液过多，以防引起肺水肿。

3．心排血量（cardiac output，CO）和心排血指数（cardiac index，CI）　可通过漂浮导管测定，心排血量是心率和每搏排出量的乘积，成人 CO 正常值为 4 ~ 6L/min。单位体表面积上的心排血量称为心排血指数，正常值为 2. 5 ~ 3. 5L/（min · m^2）。对 CO 和 CI 进行监测，有助于诊断休克的类型、分期、治疗效果和预后。

4．休克指数　是观察有无出血的指标。脉率 / 收缩压（mmHg）为休克指数，休克指数为 0.5 表示无休克，1.0 ~ 1.5 表示休克，> 2. 0 表示严重休克。

（四）病情监测指标

1．精神状态　是脑组织灌流情况和全身循环情况的反映。

2．皮肤黏膜　是体表灌注情况的标志。皮肤、肢体温度、色泽及浅静脉充盈情况，反映周围微循环血液灌流状况。口唇与甲床色泽灰白、发绀，四肢皮肤苍白、湿冷表示缺血、缺氧，反之则表明休克好转。压迫甲床后松开，毛细血管再度充盈时间 > 2s，说明微循环血流淤滞，灌注不足；在温暖环境中，测量末梢肢端温度与肛温差 > 4℃，说明有循环衰竭；浅静脉萎陷说明有循环衰竭；出现皮下瘀点、瘀斑，伤口或注射部位渗血不止，可能是 DIC 早期表现。

3．血压　是休克最重要、最基本的监测手段，但并不是反映休克程度的敏感指标。休克代偿期血压保持或接近正常；休克时收缩压低于 90mmHg，脉压小于 20mmHg。血压回升，脉压增大，表明休克好转。

4．脉搏　脉搏变化早于血压变化，休克早期脉率增快，加重时脉细弱。可清楚地触及桡动脉搏动时，收缩压通常 > 80mmHg，如桡动脉搏动触不到，但能触及股动脉，收缩压多在 70mmHg 以上，如只能触及颈动脉搏动时，收缩压多在 60mmHg 左右。

5．尿量　是反映肾血流灌注情况的重要指标。尿量＜25ml/h，比重增加，表明仍有血容量不足；尿量＞30ml/h，表明休克有改善。血压正常，尿量仍少，比重降低，则可能已发生急性肾衰竭。

6．呼吸　休克早期，呼吸浅而快，多有代偿性过度通气。出现代偿性呼吸性酸中毒时，呼吸深而快。代谢性酸中毒严重时，呼吸深而慢。休克晚期发生心力衰竭时，可出现呼吸困难或潮式呼吸。

7．体温　皮肤温度可反映外周循环血液灌注情况。感染性休克时可出现寒战、高热、多汗。有条件可监测中心温度和外周温度差，正常情况下相差0.5～1℃，如大于2～3℃提示外周循环收缩，皮肤循环血流灌注不足。

五、急救护理措施

（一）安置体位

休克体位是头、躯干抬高20°～30°，下肢抬高15°～20°，或此体位与平卧位相交替。抬高头、躯干目的在于降低膈肌平面，减少腹腔脏器上移对呼吸的影响，有利于胸肌活动，增加肺活量，使呼吸运动更接近于生理状态。抬高下肢有利于增加回心血量，从而增加循环血容量。

（二）气道管理

保持呼吸道通畅：休克患者均需要吸氧，给予氧浓度40%左右，可根据医嘱选用鼻导管、面罩吸氧或建立人工气道，并注意去除影响气道通畅的因素。

（三）补充血容量

补充血容量是抗休克最基本也是最首要的措施之一，需首先建立两条静脉通路，必要时中心静脉置管。一条通路保障扩容的需要，予以快速输液；另一通路则保障各种药物按时输入，但要注意药物的配伍，详细记录给药种类、浓度、时间、反应等。需要根据休克类型和患者情况，考虑输注液体的种类。补液量应遵循“需要多少，补充多少”的原则。

1．补液种类　常用扩容液体有晶体液、胶体液、高渗液。一般先输入晶体液常用等渗盐水、乳酸林格氏液等，以增加回心血量，降低血液黏稠度，改善微循环。胶体液常用右旋糖酐、706代血浆等，必要时输成分血或全血。先晶体液后胶体液，晶体液与胶体液数量之比为3∶1，高渗液液体量不超过400ml。

2．补液量　补液量应以维持组织血液的良好灌注为宜，通常补液量为失血量的2～4倍。判断补液量可以参考以下标准：收缩压正常或接近正常；脉压＞30mmHg；中心静脉压升高达12cmH_2O；尿量＞30ml/h；临床征象好转。

3．补液速度　补液速度原则是先快后慢，心功能不全时应控制输液速度，避免发生或加重肺水肿。低血容量性休克时输液速度要快，首先在30min内快速输入1000～2000ml晶体液，然后输入500ml胶体液，若休克不好转，可再快速输入1000ml晶体液，血压再不回升，应输成分血或全血。

4．输血指征　血红蛋白（Hb）＜70g/L或红细胞压积（HCT）＜0.25时需要输血。

（四）消除病因

积极治疗休克病因。对于低血容量性休克患者，应积极采取药物或介入、手术等方式止血，补充血容量。对于感染中毒性休克患者，应早期足量予以广谱抗感染治疗，后期可根据病原学结果予以针对性抗感染治疗。对于心肌梗死导致的心源性休克患者，可予以溶栓、PCI、冠状动脉搭桥术等方式改善心肌供血。心包压塞者应及时行心包穿刺放液或切开引流，心脏肿瘤者宜尽早切除。严重心律失常者应迅速予以控制。过敏性休克患者应尽快脱离致敏原。

（五）用药护理

1．血管活性药物的应用　血管活性药物分为血管收缩药和血管扩张药两类。一般扩容后，收缩压仍低于60mmHg，可应用血管收缩药，但扩容后收缩压能维持在90mmHg以上时可适当应用一些血管扩张药。

（1）血管收缩药：具有升压作用，常用的有间羟胺、去甲肾上腺素，该类药除过敏性休克、神经性休克外，休克早期不用。

（2）血管扩张药：常用的为小剂量多巴胺、多巴酚酊胺、酚妥拉明等，该类药要在充分扩容后应用。具体何时应用血管收缩药，何时应用血管扩张药应视病情发展而定。

（3）使用血管活性药的注意事项：①必须补足血容量，否则会加剧血压下降，甚至加重休克；②必须及时纠正酸中毒，因为一切血管活性药物在酸性环境下（pH < 7.3）均不能发挥其应有作用；③使用血管活性药物剂量不宜过大，需密切观察患者的生命体征变化；④选择大静脉输注。

2．糖皮质激素的应用　过敏性休克时应早期输入大剂量糖皮质激素，如氢化可的松和甲泼尼龙琥珀酸钠。感染性休克经积极治疗仍不能纠正的情况下，推荐使用氢化可的松。

3．盐酸肾上腺素的应用　过敏性休克时应立即肌内注射0.1%盐酸肾上腺素0.1 ~ 0.3ml。症状如不缓解，每5 ~ 10min肌内或静脉注射0.5ml，如无效或患者极危重，可将0.1%盐酸肾上腺素0.1mg用10ml生理盐水稀释，缓慢推注5 ~ 10min，同时观察心率和心律，必要时可重复给药，也可以将0.1%盐酸肾上腺素1mg加入500ml生理盐水中静脉滴注。

（六）并发症的处理

1．纠正酸中毒　休克时由于微循环障碍组织缺氧，产生大量酸性产物，在休克早期积极扩容改善微循环障碍情况下，一般酸中毒较易纠正。但重度休克时酸性产物堆积致机体发生严重酸中毒，如pH < 7.2，应静脉输入5%碳酸氢钠0.5 ~ 1. 0mmol/kg，具体剂量应视酸中毒程度和血气分析结果来确定。

2．治疗DIC　改善微循环，及时治疗原发病，尽快祛除病因，是治疗DIC的首要措施。控制原发病可有效控制DIC发展，如及时有效地控制感染。对于诊断明确的DIC首选肝素抗凝，使用肝素应监测活化部分促凝血酶原激酶时间（activated partial thramboplastin time，APTT），若APTT延长至正常的1.5 ~ 2.5倍，提示肝素使用剂量合适。另外，改善微循环及时纠正微循环障碍，改善组织灌注是治疗DIC的次要措施，其中包括补充血容量、纠正酸中毒、应用血管活性药物、增强心功能也是防止DIC进一步恶化的手段。

3．保护脏器功能　休克时若出现脏器功能障碍或衰竭，应采用有针对性的措施，以防止出现多器官功能障碍综合征。

第三节　多器官功能障碍综合征患者的护理

案例 5-3

患者，女，67 岁，主因“发热 1 周，伴呕血、黑便 3 天”入院。患者 1 周前无明显诱因出现发热，体温最高达 39℃，伴畏寒，寒战，伴咳嗽、咳痰，为黄白色黏痰，量少，不易咳出，伴心悸、胸闷，伴双下肢水肿。给予抗感染、平喘、利尿等治疗后未见明显好转。3 天前患者出现呕血，量共约 100ml，伴柏油样便 1 次，量约 200g。

问题与思考：

1. 患者可能的诊断是什么？
2. 患者的病情分级是几级？
3. 应采取哪些急救措施？

多器官功能障碍综合征（multiple organ dysfunction syndrome，MODS）是指在严重创伤、感染、休克、大面积烧伤等急性危重病时或复苏后，短时间内同时或相继出现两个或两个以上器官功能障碍的损害，以致机体内环境的稳定必须靠临床干预才能维持的综合征，临床上包括单相速发型和双相迟发型两种类型。多器官功能障碍综合征恶化的结局是多器官功能衰竭（multiple organ failure，MOF）。

一、病因

1．任何引起全身炎症反应综合征的疾病均可能发生 MODS，常见病因如下。

1）严重的创伤、烧伤或大手术致失血、缺水，见于大面积烧伤、严重的复合伤等。

2）各种原因的休克。休克时由于各脏器因血流灌注量不足，导致缺血缺氧，酸性物质及各种毒性物质增多，在局部蓄积，损害脏器功能，尤其是严重感染或低血容量引起的休克更易发生 MODS。

3）各种感染导致的全身性感染或局部严重感染也是 MODS 最常见的一个诱发因素。腹腔感染、脓毒症、重症肺炎等很容易导致 MODS 的发生。

4）心搏、呼吸骤停复苏后，由于血液循环停止后，组织缺血缺氧，复苏后会引起血流再灌注损伤，也可发生严重的组织损害而导致 MODS。

5）大量输液、输血、药物或机械通气可导致心脏负荷加重，严重时可出现急性左心功能不全、肺水肿；大量输血可激活组织因子或介质引起全身性炎症反应的表现。

6）原有慢性疾病（冠心病、高血压等）遭受急性损害。

2．MODS 的发生主要取决于致病原因，但诱发 MODS 的诱发因素甚为重要，常见的高危诱发因素见表 5-5。

表 5-5 诱发 MODS 的常见高危因素

复苏不充分或延迟复苏	营养不良
持续存在感染病灶尤其双重感染	肠道缺血性损伤
持续存在炎症病灶	外科手术意外事故
基础脏器功能失常	糖尿病
年龄≥ 55 岁	糖皮质激素应用量大，时间长
嗜酒	恶性肿瘤
大量反复输血	使用抑制胃酸药物

二、分类

(一)按损伤的作用后果分类

1．原发性　严重创伤、大量多次输血等明确的生理打击直接作用的结果，器官功能障碍是由打击本身造成的，损伤早期即出现多个器官功能障碍。

2．继发性　不是损伤的直接后果，而是机体异常反应的结果。原发性损伤引起全身炎症反应综合征（systemic inflammatory response syndrome，SIRS），进一步导致自身破坏是器官功能损害的基础，造成远隔器官功能障碍。

(二)按临床特征分类

1．单相速发型　是在感染或心、脑、肾等器官的慢性疾病急性发作的诱导下，先发生单一器官功能障碍，继之，在短时间内序贯发生多个器官功能障碍。对于发病 24h 内因器官衰竭死亡者，一般只归于复苏失败，而不归为 MODS。

2．双相迟发型　在单相速发型基础上，经一个短暂的病情恢复和相对稳定期，短时间内再次序贯发生多个器官功能障碍。

3．反复型　在双相迟发型的基础上，反复多次发生 MODS。

三、临床表现

MODS 临床表现的个体差异很大，一般情况下，MODS 病程为 14 ～ 21 天，并经历 4 个阶段。每个阶段都有其典型的临床特征（表 5-6），且发展速度极快，患者可能死于 MODS 的任何一个阶段。

表 5-6 MODS 的临床分期

	第 1 期	第 2 期	第 3 期	第 4 期
一般情况	正常或轻度烦躁	急性病容，烦躁	一般情况差	濒死感
循环系统	容量需要增加	高动力状态，容量依赖	休克，心输出量下降，水肿	血管活性药物维持血压，水肿，SvO_2 下降
呼吸系统	轻度呼吸性碱中毒	呼吸急促，呼吸性碱中毒，低氧血症	严重低氧血症，ARDS	高碳酸血症，气压伤
肾	少尿，利尿剂应用效果差	肌酐清除率下降，轻度氮质血症	氮质血症，有血液透析指征	少尿，血液透析时循环不稳定

续表

	第 1 期	第 2 期	第 3 期	第 4 期
胃肠道	胃肠胀气	不能耐受食物	肠梗阻，应激性溃疡	腹泻，缺血性肠炎
肝	正常或轻度胆汁淤积	高胆红素血症，PT 延长	临床黄疸	转氨酶升高，严重黄疸
代谢	高血糖，胰岛素需要量增加	高分解代谢	代谢性酸中毒，高血糖	骨骼肌萎缩，乳酸酸中毒
中枢神经系统	意识模糊	嗜睡	昏迷	昏迷
血液系统	正常或轻度异常	血小板降低，白细胞增多或减少	凝血功能异常	不能纠正的凝血障碍

四、护理评估

（一）病情判断

1．全身炎症反应综合征（SIRS），符合以下四项条件中两项或两项以上即可判断为 SIRS。

（1）体温＞ 38.3℃或＜ 36℃。

（2）心率＞ 90 次 / 分。

（3）呼吸频率＞ 20 次 / 分或过度通气使 $PaCO_2$ ＜ 32mmHg 。

（4）白细胞总数＞ 12×10^9/L 或＜ 4×10^9/L，或未成熟粒细胞＞ 10%。

2．多器官功能障碍综合征（MODS）

（1）诱发因素：严重的创伤、休克、感染、心肺复苏，大手术等。

（2）有 SIRS 表现。

（3）两个或两个以上器官或系统功能障碍。MODS 器官或系统功能障碍评判标准（表 5-7）。

表 5-7 MODS 器官或系统功能障碍评判标准

器官或系统	评判标准
循环系统	收缩压＜ 90mmHg，持续 1h 以上，或循环需要药物支持维持稳定
呼吸系统	急性起病，$PaO_2/FiO_2 \leq 200$（已用或未用 PEEP），X 线胸片见双肺浸润，PCWP ≤ 18mmHg，或无左房压升高的证据
肾	血 Cr ＞ 177μmol/L 伴有少尿或多尿，或需要血液透析
肝	血清总胆红素＞ 34.2μmol/L，血清转氨酶在正常值上限的 2 倍以上或有肝性脑病
胃肠道	上消化道出血，24h 出血量＞ 400ml，或不能耐受食物，或消化道坏死或穿孔
血液系统	血小板计数＜ 50×10^9/L 或减少 25%，或出现 DIC
代谢	不能为机体提供所需能量，糖耐量降低，需用胰岛素；或出现骨骼肌萎缩、无力
中枢神经系统	Glasgow 昏迷评分＜ 7 分

（二）辅助检查

1．实验室检查　进行如血常规、尿常规、血气分析、心肌酶、肝肾功能、凝血功能，必要时需完善血型等检测。

2．X线检查　可以评估患者是否发生肺水肿，及是否存在肺部感染等MODS诱发因素。

3．心电图检查　评估患者是否存在原发或继发心肌缺血，并评估患者是否存在心律失常。

（三）病情评估——病情监测指标

1．生命体征　体温超过40℃或低于35℃均提示病情十分严重；注意观察脉搏的频率和节律，如出现脉细速或缓慢提示心功能不全；观察呼吸的频率、节律、深浅的变化，是否伴有发绀、哮鸣音、三凹征、强迫体位及异常呼吸等，如出现抬下颌式呼吸、点头式呼吸等提示病情危重；严密监测血压和血氧饱和度的变化。

2．意识状态　观察意识状态和瞳孔的变化，监测脑受损程度。

3．尿液　观察尿液量、颜色、比重、酸碱度的变化，监测有无尿少，警惕少尿型肾衰竭。

五、急救与护理措施

（一）原发病的治疗与护理

祛除诱因控制原发病是MODS的关键。及时有效地处理原发病，可减少、阻断炎症介质或毒素产生释放，防治休克缺血再灌注损伤。

（二）器官功能支持与护理

1．呼吸支持

（1）保持气道通畅，维持足够气体交换。稀释痰液，解除支气管痉挛，保持气道湿化，及时有效地清除气道分泌物，如规范吸痰，严格无菌操作，定时翻身、拍背等。

（2）合理氧疗，纠正缺氧。采用鼻导管或面罩吸氧，需维持血氧分压在60mmHg以上。

（3）机械通气，做好人工气道的护理，妥善固定，防止脱出，保持管道通畅，预防感染，监测动脉血气。

2．循环支持

（1）加强心肌的收缩力，首选洋地黄制剂；降低心脏前、后负荷，常用硝普钠等；利尿剂可减轻心脏的前负荷，缓解肺淤血。

（2）持续24h心电监测，对心功能及其前、后负荷进行严密监测，注意心率、心律、血压、脉压的变化。

（3）控制输液速度，监测尿量，预防肺水肿的发生。

3．肾功能支持

（1）少尿期应严格控制补液量和蛋白质入量，每日入量不多于1L，遵循量出为入的原则；防治高钾血症，严格控制高钾食物、药物。

（2）多尿期应加强营养，尽可能采取胃肠营养。每日总入液量应为尿量的2/3，注意补充钾盐，提高机体抗感染能力。

（3）尿量是反映肾血流灌注情况的重要指标，记录单位时间内尿量，监测电解质的变化，避免恶性心律失常的发生。

（4）做好尿道护理，避免泌尿系感染。

4．消化功能支持

（1）24 ～ 48h 内留置胃管，一方面可以方便观察有无胃出血迹象，另一方面可以胃内注入肠内营养，尽快恢复胃肠道功能。

（2）鼻饲时抬高床头 30° ，鼻饲前需回抽胃内容物，观察有无储留或出血现象。注意观察有无腹胀、呕吐现象，以及大便情况。

5．肝功能支持

（1）补充足够的热量和辅助能量合剂，纠正低蛋白血症。

（2）控制全身感染，避免选用对肝毒性大的抗生素。

（3）观察患者皮肤、黏膜有无瘀点、瘀斑、发绀等，监测凝血功能。

静脉抽血时，如有针头易堵情况，及时报告医生。

6．代谢支持

（1）MODS 使患者处于高度应激状态，导致机体出现以高分解代谢为特征的代谢紊乱。MODS 早期，代谢支持和调理目标应当是弥补营养底物的不足，防止细胞代谢紊乱，支持器官、组织的结构功能，参与调控免疫功能，减少器官功能障碍的产生。

（2）MODS 后期，代谢支持和调理的目标是进一步加速组织修复，促进患者康复。

7．神经功能支持

（1）根据病情需要给予物理降温或人工冬眠治疗，降低脑细胞代谢和耗氧量，增强脑细胞对缺氧的耐受力，防止和减轻脑水肿。

（2）观察患者瞳孔及意识状态的变化。

（三）药物治疗与护理

1．抗生素应用

（1）合理使用抗生素，预防和控制感染。采用降阶梯治疗策略一般需要联合用药，尽快从经验性治疗转为目标性治疗。

（2）使用抗生素后应注意观察用药后的反应，有无药物过敏、皮疹、菌群失调等；使用抗生素后 72h 判断其疗效，除非感染病原菌已经明确。

2．免疫调节剂的应用

（1）不同原因引起的免疫功能损害是危重患者发生感染的内因，增强患者的免疫功能是防止感染的重要环节。

（2）应适当使用免疫增强剂，也可使用抗炎症反应药物乌司他丁和自由基清除剂。

（3）严禁滥用皮质激素和免疫抑制剂。

3．中医药的应用　中医治疗运用清热解毒、活血化瘀的理论，采用以当归、大黄、生脉等为主的治疗，均有一定的免疫调节作用。

（四）连续性肾替代治疗与护理

连续性肾替代治疗（continuous renal replacement treatment，CRRT）能精准控制液体平衡，保持血流动力学稳定，对心血管功能影响小，维持机体内环境稳定，便于积极的营养支持治疗，直接清除致病性炎性介质及肺间质水肿，有利于通气功能的改善和肺部感染的控制，以及循环和细胞摄氧能力的改善，提高组织氧的利用。

（赵礼婷）

【问题与思考】

1．（单选题）休克指数是指（　）

A．心率 / 舒张压

B．舒张压 / 心率

C．心率 / 收缩压

D．收缩压 / 心率

2．（单选题）液体复苏的良好的终点指标是（　）

A．收缩压 90 ～ 120mmHg

B．脉搏＜ 100 次 / 分

C．意识清楚或好转

D．乳酸水平恢复正常

3．（单选题）请指出Ⅰ型呼吸衰竭的血气分析指标（　）

A．PaO_2 ＜ 60mmHg

B．$PaCO_2$ ＞ 60mmHg

C．PaO_2 ＞ 60mmHg

D．$PaCO_2$ ＜ 60mmHg

4．（多选题）低血容量性休克的临床表现有（　）

A．面色苍白

B．黑便

C．心率增快

D．血压降低

E．表情淡漠

5．（多选题）全身炎症反应综合征（SIRS）诊断依据正确的是（　）

A．体温＞ 39.3℃或＜ 38℃

B．心率＞ 90 次 / 分

C．呼吸频率＞ 20 次 / 分或过度通气使 $PaCO_2$ ＜ 32mmHg

D．白细胞总数＞ 12×10^9/L 或＜ 4×10^9/L，或未成熟白细胞＞ 10%

E．两个或两个以上器官或系统功能障碍

6．简述过敏性休克的急救措施。

7．简述高钾血症的急救护理措施。

8．患者，男性，22 岁，昨日中午吃剩饭后，下午 4 点出现恶心、呕吐、腹痛、腹泻。呕吐量不多，为内容物。腹泻 6 次，为水样便，每次量约 600ml。脐周腹痛，呈绞样痛，近 6h 无尿。查体：BP 90/60mmHg，HR 110 次 / 分，R 26 次 / 分，T 36.7℃。神志清楚，舌干口燥，皮肤弹性差，心肺无异常，腹软，脐周轻压痛。

问题：

（1）患者的可能诊断是什么？

（2）急救护理措施是什么？

第六章　急救技术

第一节　基本急救技术

一、气道开放技术

（一）口咽通气道置入

口咽通气道（oropharyngeal airway）是一种辅助通气设备，适于无咳嗽和呕吐反射的昏迷患者使用。

【适应证】

1．昏迷患者舌后坠所致气道梗阻。

2．癫痫发作或痉挛抽搐的患者。

3．需要协助进行口咽部吸引和引导进行气管插管的患者。

【物品准备】

吸引设备、口咽通气道、压舌板。

【操作步骤】

1．告知　向患者或家属解释操作目的、方法及注意事项。

2．安置体位　患者取平卧位，头后仰，使口、咽、喉保持在一条直线上，吸除口咽部血液、分泌物，取出活动性义齿。

3．选择口咽通气道　测量患者门齿到下颌角或耳垂的距离，确保长度合适（图 6-1）；宽度以接触上、下颌 2 ～ 3 个门齿为宜。

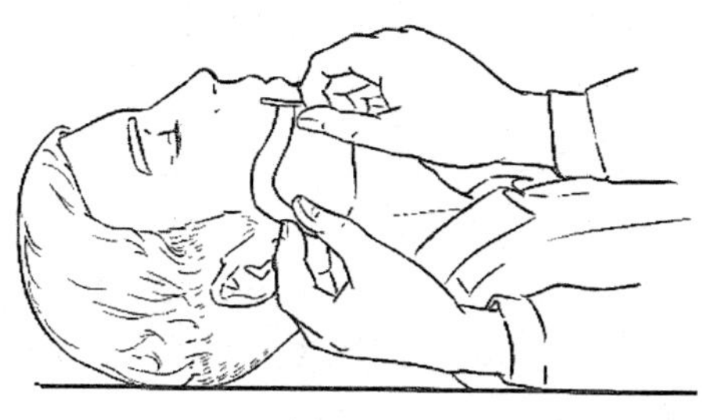

图 6-1　口咽通气道的长度测量方法

4．插入口咽通气道　可以采用两种方法：①顺插法——打开口腔或应用压舌板将舌头向前、向下推开，另一只手持口咽通气道插入口腔，沿自然弯曲插入到上咽部，将舌根与口咽后壁分开；②反转法——将口咽通气道的咽弯曲部向上沿着硬腭反向插入，当内口接近口咽部后壁时，将通气道旋转 180° 转为正位，并继续沿着舌体的自然弧度向前推进，直达咽部（图 6-2）。

5．插入位置　口咽通气道内口通常位于上咽部，将舌与咽后壁分开，导管翼置于双唇间舒适的位置。

【护理要点】

1．妥善固定　用绷带穿过通气道翼缘两侧的小孔后在颈后打结，躁动者适当约束，避免将通气道拔出。

2．保持口咽通气道通畅　可用 1 ～ 2 层盐水纱布覆盖口咽通气道外口，保持气道湿化，

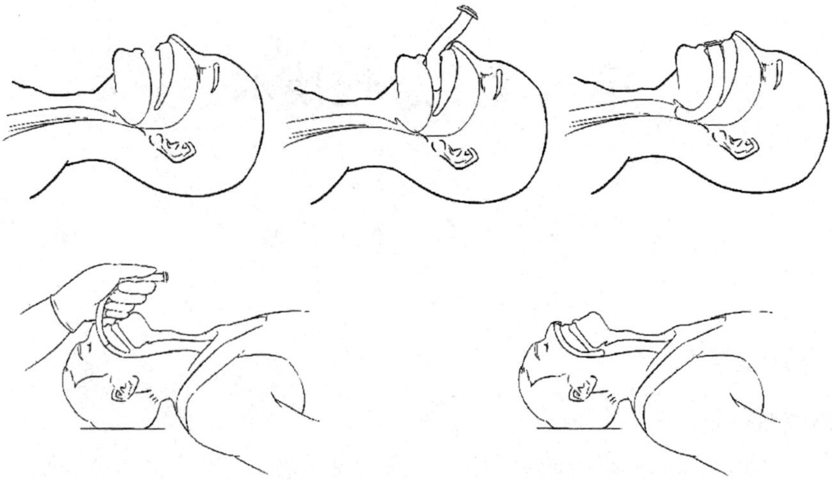

图 6-2 口咽通气道置入方法（上：反转法；下：顺插法）

并可以防尘防异物；密切观察患者呼吸及痰鸣音情况，按需吸痰，防止痰痂堵塞。

3．口腔护理　口咽通气道可持续放置在口腔内，需每隔 2 ～ 3h 调整位置，防止局部黏膜或组织压伤；每 4 ～ 6h 清洁口腔及口咽通气道一次，防止痰痂堵塞。

4．观察病情　监测患者生命体征、面色等，随时记录病情变化，及时备好抢救物品和器械。

5．拔除　当患者吞咽反射重建，并能自我保护气道，或是已经替换成高级气道，可以考虑拔除口咽通气道。

（二）喉罩置入术

喉罩作为一种声门上气道，是建立安全气道的有效手段，也是在紧急情况下迅速建立人工气道的方法。

【适应证】

1．气管内插管困难的患者。

2．颈椎不稳定需维持呼吸道通畅的患者。

3．不希望使用气管内插管的患者。

4．气管、喉头的检查与气管内异物的清除。

5．急诊科、ICU 及各科室急救复苏用。

【物品准备】

治疗车、喉罩、简易人工呼吸器、负压吸引装置、0.9% 的氯化钠注射液、一次性吸痰管、一次性 30ml 注射器、吸氧装置、呼吸过滤器、牙垫、无菌手套、听诊器、医用胶带、医疗垃圾桶、生活垃圾桶。

【操作步骤】

1．洗手，戴口罩。

2．查看知情同意书　确认已签署气管插管和机械通气知情同意书。

3．评估患者　至患者床旁，确认患者姓名，评估患者意识状态、生命体征。

4．准备并检查用物

（1）检查各种物品在有效期内，外包装完好，无潮湿、破损。

（2）根据患者体重选择合适型号，确定所用喉罩的最大注气量，喉罩通气管处有标注。

（3）检查通气导管完好，通气罩充气良好，无漏气。

（4）检查负压吸引装置。

5．核对患者　推车携物至患者床旁，与急救医师确认患者需置入喉罩开放气道。

6．安置体位　协助患者取平卧位，口咽角呈 120°。

7．喉罩塑形　用一次性注射器排净喉罩通气罩里的气体，给予通气罩塑形。

8．润滑通气罩　在喉罩背顶尖部涂上适量 0.9% 的氯化钠注射。

9．清理口腔分泌物　戴无菌手套，站于患者头侧，有分泌物者用一次性吸痰管连接负压吸引装置吸出。

10．插入喉罩

（1）左手向下推下颌使患者口张开，右手拇指、示指、中指持毛笔样握住通气管根部。

（2）左手托住患者的头枕部，右手示指（导引手指）放置于通气导管与通气罩连接部，顶住硬腭，划过软腭，沿生理弯曲曲线，向头盖骨后部方向顺次推送至咽下部，直至遇到阻力。当有明显阻力感时，左手轻轻地压住气管导管，移出右手示指，通气罩开口面向下颌，置入口腔中。

11．观察病情　确保通气和氧合，密切监测患者的血氧饱和度变化，当其下降至 90% 时及时给予简易呼吸器通气。

12．通气罩充气　使用注射器向气囊内注气，首次注气注入最大注气量的一半（气囊最大注气量为喉罩管身处标注气量），另一名护士将喉罩通气管与简易呼吸器相连，挤压简易呼吸器球囊送气，听诊颈前区有无漏气杂音，若喉罩周围有漏气，再增加 5ml 空气，之后按每次 5ml 递增，直至无漏气杂音。

13．确认喉罩位置　挤压简易呼吸器球囊送气，确认双肺有无呼吸音和（或）胃部有无气过水声。

14．固定喉罩　清洁患者面部，先用医用胶带固定喉罩通气管与牙垫，再将喉罩妥善固定于患者口周。

15．吸氧　吸净气道及口腔内分泌物，遵医嘱安装吸氧装置接呼吸过滤器吸氧。

16．安置患者　卫生手消毒，整理床单位，协助患者取舒适卧位，遵医嘱连接通气装置。

17．整理用物　卫生手消毒，推车回处置室，整理用物，洗手。

18．观察并记录　观察患者生命体征、面色、血氧饱和度，并在特护记录上记录喉罩置入时间，氧流量或呼吸机参数，并签字。

【护理要点】

1．妥善固定，用胶布环形交叉固定喉罩导管于面颊部以防脱出。

2．及时清理口腔分泌物。

3．病情观察

（1）接简易呼吸器辅助呼吸，观察胸廓起伏。

（2）观察通气管有无气雾。

（3）听诊双肺呼吸音是否清晰，听诊颈前区是否有漏气音。

（4）监测患者生命体征、面色等，随时记录病情变化，及时备好抢救物品和器械。

4．建议喉罩不要长期使用。当患者已经替换成高级气道，可以考虑拔除喉罩。

（三）气管插管

气管插管术是一种气管内麻醉和抢救患者的技术，也是保持上呼吸道通畅的最可靠手段。

【适应证】

1．各种全麻手术。

2．预防或处理误吸和呼吸道梗阻。

3．呼吸功能不全，需要接人工呼吸机。

4．心跳、呼吸停止，需要高级生命支持。

【物品准备】

抢救车、喉镜、气管插管、导管芯、简易人工呼吸器、呼吸过滤器/呼吸机及配套管路（按需）、氧气装置、牙垫或口咽通气道、负压吸引装置、一次性吸痰管、一次性注射器10ml、无菌纱布、0.9%氯化钠注射液、500mg/L的含氯消毒液、镇静剂或肌松剂（按需）、气囊测压计、检查手套、听诊器、医用胶带、开口器或舌钳（按需）、护目镜或防溅屏（按需）、约束带（按需）、速干手消毒剂、医疗垃圾桶和生活垃圾桶。

【操作步骤】

1．洗手，戴口罩。

2．确认已签署气管插管和机械通气知情同意书。

3．至患者床旁，核对患者姓名、年龄，向患者/家属解释操作的目的及方法；评估患者意识状态、生命体征及静脉通路开放情况。

4．戴手套，必要时为术者戴护目镜或防溅屏。

（1）检查各种物品是否在有效期内，外包装完好，无潮湿、破损。

（2）根据患者年龄、性别、身材选择相应型号的气管插管，检查气囊无漏气。

（3）将导管芯插入气管插管内，且不能超过插管尖端（距尖端2～3cm）。

（4）检查并安装喉镜。

（5）检查负压吸引装置。

5．推车携物至患者床旁，与急救医师确认患者需行经口气管插管。

6．安置体位

（1）取下床头挡板及床挡，调整病床高度。

（2）协助患者取去枕仰卧位，松解患者领口，使口、咽、喉呈一直线。

（3）检查患者口腔，清除分泌物，取下活动性义齿，若有牙齿明显松动时，给予系线固定。

7．简易呼吸器连接氧气（10～12L/min），辅助通气1～2min至血氧饱和度达到90%以上。

8．遵医嘱，双人核对后给予镇静剂或肌松剂，保留药瓶。

9．配合插入导管

（1）术者站于患者头端，护士站于患者一侧，当术者将喉镜放入患者口腔后，护士用吸引器吸净口、鼻、咽腔分泌物、血液或胃反流物。

（2）用0.9%的氯化钠注射液润滑导管前端，将导管调整至合适的弧度，交予术者。

（3）插管过程中，密切观察患者的生命体征及血氧饱和度。

（4）导管插入声门后，术者送导管，护士迅速将导管芯拔出。放入牙垫或口咽通气道，术者取出喉镜。

10．协助判断插管位置，将简易人工呼吸器前端与气管插管相连，挤压简易人工呼吸器球囊送气。

（1）听诊：胸部和上腹部，确定导管在气管内还是在食管内。

（2）观察：双侧胸部起伏一致，气管导管内有冷凝雾气，证明在气管内。

（3）$ETCO_2$监测：当无$ETCO_2$波形或$ETCO_2 < 5mmHg$，表明导管位于食管。

11．协助调整导管位置，成人经口导管插入深度为男性22～24cm，女性20～22cm。将导管气囊充气固定。若出现单侧肺通气说明导管插入过深，应将导管气囊放气，逐渐外撤导管，听诊双肺呼吸音对称后，再次为气囊充气。

12．吸净气道及口腔内分泌物，遵医嘱接呼吸过滤器吸氧和（或）接呼吸机辅助通气，卫生手消毒。

【护理要点】

1．妥善固定

（1）以胶布“工”字形或“八”字形固定气管插管。胶布被浸湿或者污染应随时更换。

（2）在以胶布固定的基础上加用固定带，绕颈后环绕插管和牙垫打结系紧，松紧以容纳一指左右，推动插管不滑动为宜。

（3）根据患者体位，随时调节呼吸机管路支架，妥善固定呼吸机管道，防止牵拉过度致导管脱出。

（4）每班交接气管插管位于门齿的刻度，气囊注气容量、充放气时间，固定胶布固定袋更换时间，气管插管日期、型号、插管途径。

2．保持气管插管通畅

（1）保持患者颈部伸展位，保证气管插管，在气管内居中位置，防止移位。

（2）按需吸痰观察痰液性质、颜色、量。

（3）经口气管插管用牙垫妥善固定，防止咬管。

3．气囊管理

（1）气囊的压力保持在25～30cmH_2O。

（2）气囊不需要常规放气，必要的气囊放气用于清除囊上分泌物、调整插管位置、检查充气量。放气前，抽吸气管导管，鼻腔、口腔内分泌物，然后更换吸痰管，吸痰管插入气管内，遇到阻力后上提1cm，边抽吸边放气囊，吸净气囊上呼吸道分泌物。

（3）需重新注入气体时，应先将气囊中原有的气体完全抽出后再重新注气。

4．应当用加温加湿器，持续为患者气道加温、加湿。

5．采用适当、舒适的约束方法，约束患者双上肢，防止患者自行拔管。

6．观察患者呼吸频率、节律、深浅度及血氧饱和度。随时记录病情变化。

（四）环甲膜穿刺术

环甲膜穿刺是气道梗阻、严重呼吸困难来不及建立气道时采取的开放气道的急救措施之一，可为气管切开术获得时间。

【适应证】

1．急性上呼吸道梗阻。

2．喉源性呼吸困难（如白喉、喉头水肿）。

3．头面部严重外伤。

4．气管插管有禁忌证或病情紧急来不及行气管插管术而需尽快开放气道时。

【物品准备】

治疗车、治疗盘、穿刺针（或一次性 30ml 注射器）、无菌棉签、无菌纱布、医用胶带、无菌手套、1% 普鲁卡因或 2% 利多卡因（遵医嘱）、聚维酮碘、砂轮、污物杯、速干手消毒剂、医疗垃圾桶、生活垃圾桶、利器盒。

【操作步骤】

1．接到呼叫，迅速备齐用物，推车携用物至患者床旁，确认患者姓名。

2．协助患者取去枕仰卧位，肩背部垫起，头后伸；不能耐受者，协助患者取半坐卧位（图 6-3）。

3．协助医师用聚维酮碘常规消毒患者颈部皮肤。

4．与医师核对局麻用药并配合医师抽取药液进行局部麻醉，若情况紧急、患者意识丧失时不必麻醉。

5．医师戴手套后，护士将注射器递于医师右手，医师以左手示、中指固定环甲膜两侧，右手持穿刺针（注射器），针头斜面向下，从环甲膜正中处垂直刺入（图 6-4），护士密切观察患者的生命体征变化。

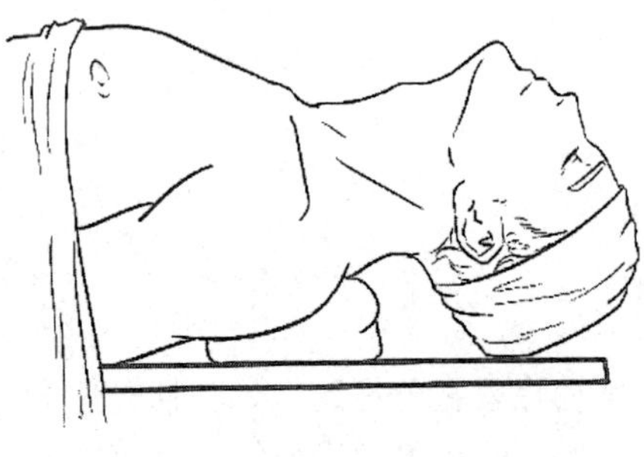

图 6-3　环甲膜穿刺体位图

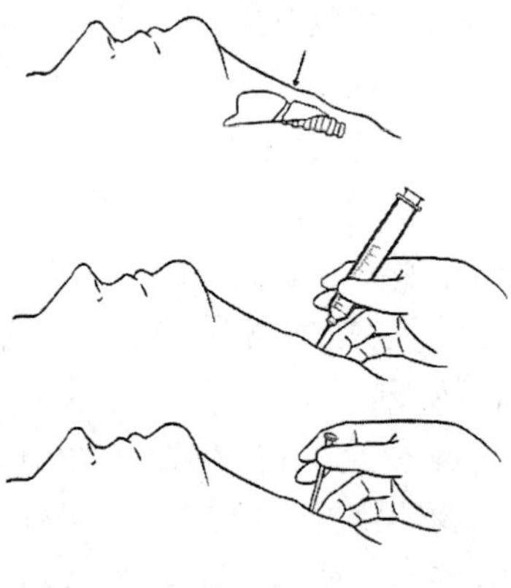

图 6-4　环甲膜定位、穿刺及固定图

6．固定穿刺针头并保持稳定、通畅。

（1）协助医师将注射器与针头分离。

（2）垂直固定针头。

（3）保持针头通畅：若有血凝块或分泌物堵塞针头，可用注射器注入空气，或用少许生理盐水冲洗。

7．观察患者穿刺部位的出血情况，出血量大时遵医嘱使用止血药。

8．气道梗阻解除后，拔出针头，用无菌纱布覆盖穿刺处，穿刺针留置时间一般不超过 24h。

9．告知患者术后可能咳出血性分泌物，1 ～ 2 天即可消失。协助患者取舒适体位，整理床单位。

10．脱手套，卫生手消毒。推车回治疗室，整理用物，洗手。

11．观察患者穿刺部位的出血情况、生命体征、血氧饱和度，记录抢救过程并签名。

【护理要点】

1．作为一种应急措施，针头留置时间不宜过长（一般不超过 24h）。

2．如遇到血凝块或分泌物堵塞针头，可用注射器注入空气，或推注少量生理盐水冲洗，以保证其通畅。

3．病情观察

（1）监测患者生命体征、面色、随时记录病情变化，及时备好抢救物品和器械，并做好气管切开的准备。

（2）预防并发症出现：①出血，对凝血功能障碍者应慎行。②假道形成。③食管穿孔，食管位于气管的后端，若穿刺时用力过大过猛，或没掌握好进针深度，均可穿破食管。④皮下或纵隔气肿。

二、呼吸支持技术

（一）简易呼吸器

简易呼吸器是一种辅助通气设备，用于窒息复苏，以达到人工通气的目的。

【适应证】

1．各种原因所致的呼吸停止或呼吸衰竭的抢救。

2．麻醉期间的呼吸管理。

3．临时替代有创呼吸机通气。遇到呼吸机障碍、停电等特殊情况时，可临时应用简易呼吸器替代。

【物品准备】

简易人工呼吸器、氧气流量表、湿化瓶、一次性口咽通气道、500mg/L 含氯消毒液。

【操作步骤】

1．应急响应　听到呼叫，迅速携带处于完好备用状态的简易人工呼吸器至患者床旁，确认患者姓名。

2．确认压力阀功能　检测压力安全阀的位置和功能。

（1）建立人工气道前：关闭安全阀。

（2）建立人工气道后：打开安全阀，控制气道压力在 40cmH_2O 以下。

3．连接简易呼吸器　将简易人工呼吸器连接氧气，调节氧流量 10L/min 以上，使储氧袋充盈。

4．评估患者　观察患者胸廓有无起伏，以判断患者有无呼吸或有无正常呼吸，如临终喘息，频率过慢（≤ 8 次 / 分）。

5．安置体位　患者仰卧去枕，解衣扣，松腰带。

6．清理口腔　检查口腔有无活动性义齿及异物，清除口腔、咽喉分泌物及异物，摘除活动性义齿。

7．开放气道　用仰头提颏法开放气道，怀疑颈椎损伤的患者采用推举下颌法，必要时

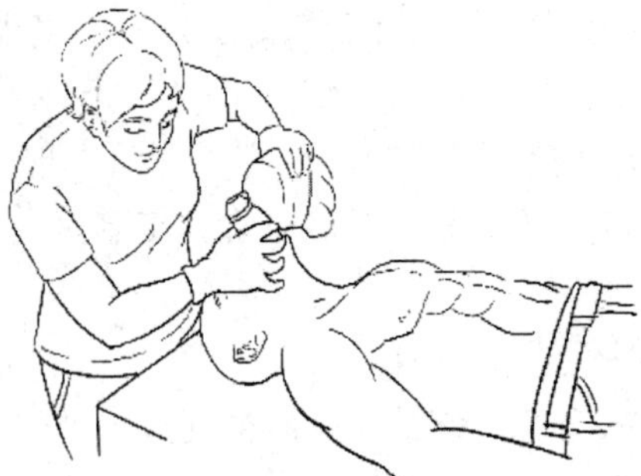

图 6-5 “E-C”手法

插入口咽通气道。

8．人工通气

（1）术者站于患者头侧，一只手持球体，另一只手持面罩。

（2）将面罩贴紧扣在患者的口鼻处，尖端朝向患者头部，宽端朝向患者足部。

（3）持面罩手的拇指和示指将面罩固定于患者口鼻部，形成“C”，保持面罩密闭；中指、环指、小指紧拉住患者下颌骨性部分，形成“E”，保持气道开放（即“E-C”手法）（图 6-5）。

（4）另一只手挤压呼吸囊送气

1）送气时间不小于 1s。

2）送气过程中，观察患者胸廓起伏。

3）成人每次送气量为 500 ～ 600ml，以胸廓有起伏，送气无阻力为宜；送气频率为 10 ～ 12 次 / 分，建立高级人工气道后为 8 ～ 10 次 / 分。

（5）送气后及时松开呼吸囊，注意患者呼气时避免挤压呼吸囊。

9．观察　通气有效指征为面色、口唇、甲床由发绀转为红润，血氧饱和度上升。

10．洗手并记录　洗手，记录并签字。

11．清洁与消毒

（1）简易人工呼吸器各配件（除面罩及储氧袋）依次拆开置入 500mg/L 含氯消毒液浸泡 30 分钟后冲洗晾干。

（2）面罩及储氧袋只擦拭消毒，严禁浸泡。

（3）如遇特殊感染患者，各配件可用环氧乙烷熏蒸消毒。

12．安装测试

（1）组装：待部件完全干燥后，检查部件无损坏，依顺序组装并检测。

（2）面罩检测：面罩充气约 120ml，压力触感与触鼻尖相符（硬如鼻）。

（3）呼吸囊检测：取下单向阀和储气阀，挤压呼吸囊，将手松开，呼吸囊很快弹回原状，说明呼吸囊弹性良好；用手堵住出气口，挤压呼吸囊，将会发现呼吸囊不易被压下，证明呼吸囊无漏气。

（4）氧气管的检测：查看管身有无折痕及裂缝。

（5）储氧袋的检测：将储氧袋接在人工呼吸器接头处，挤压呼吸囊，使储氧袋膨胀，堵住储氧袋出口，挤压储氧袋，检查储氧袋是否漏气。

（6）单向阀、呼气阀功能检测：将储氧袋与呼吸囊出气口接头连接，挤压呼吸囊时储氧袋逐渐膨胀，证明单向阀功能完好；挤压充满气体的储氧袋时，呼气阀张开，气体排出，证明呼气阀功能完好。

（7）压力安全阀的检测：用拇指或手掌堵住患者端接口，按下并转动转换扭，将 lock 指向面罩端，挤压呼吸囊时呼吸囊不易被压下，说明压力安全阀功能良好；按下并转动转换扭，40cmH$_2$O 指向患者端，挤压呼吸囊时，有气体自压力安全阀溢出，说明压力安全阀功能良好。

（8）储气阀、进气阀功能检测：一只手按压呼吸囊，另一只手堵住呼吸囊出口，松开按压呼吸囊的手，呼吸囊能迅速膨胀，证明储气阀、进气阀功能完整，能让气体进入呼吸囊。

13．放置固定地点备用。

【护理要点】

1．保持气道开放

（1）用仰头提颏法或托下颌法（适用于颈椎损伤患者）开放气道。保证患者耳垂及下颌角的连线与地面呈 90°。

（2）当气道阻力过大时，应当清除气道内所有异物。

2．病情观察

（1）在送气时，观察患者胸廓起伏、呼吸频率、节律、深浅度、血氧饱和度情况，随时记录病情变化。

（2）透过面罩观察患者口唇颜色是否转为红润。

（3）操作过程中始终保持气道通畅。

3．连接氧源

（1）储氧袋必须与外接氧源一起使用，调节氧流量＞ 10L/min，至储氧袋充满氧气后再使用。有储氧袋时氧浓度可达 99%，无储氧袋时氧浓度为 45%。

（2）如无氧源连接应该取下储氧袋和氧气连接管。

4．人工通气标准

（1）通气时间为 1s，避免过度通气。

（2）胸外按压和人工通气的比例为 30：2。

（3）潮气量足够，保证胸廓抬起。

（4）高级气道建立后，通气时间为 6s，通气频率为 10 次 / 分，不必因通气而影响胸外按压。

5．每次使用前必须检测压力安全阀的位置和功能。

（二）有创呼吸机

机械通气是在患者自然通气和（或）氧合功能出现障碍时，利用呼吸机把气体送入及排出肺部的一种技术，是患者恢复有效通气并改善氧合的方法。

【适应证】

1．阻塞性通气功能障碍　如 COPD 急性加重、哮喘急性发作等。

2．限制性通气功能障碍　如神经肌肉病变、间质性肺病、胸廓畸形等。

3．肺部实质病变　如 ARDS、重症肺炎、严重的心源性肺水肿。

4．心肺复苏　任何原因引起的心搏、呼吸骤停，进行心肺复苏。

5．需要强化气道管理者　如需保持呼吸道通畅、防止窒息和使用某些呼吸抑制药物时。

6．预防性使用　如心、胸外科手术短期保留机械通气以帮助患者减轻因手术创伤而加重的呼吸负担，减轻心肺和体力上的负担，促进术后恢复。

【物品准备】

1．给患者准备建立静脉通路，便于遵医嘱随时给药。

2．物品准备 呼吸机一台、模拟肺、中心氧源及空气源、中心负压、灭菌蒸馏水 500ml、可调节式输液器、呼吸机管路。

【操作步骤】

1．合理安排护理单元的布局，便于抢救。

2．护士提前连接呼吸机电源、气源等，并妥善固定，防止意外脱开，保障机械通气治疗的顺利进行。

3．开机，呼吸机通过自检。

4．护士按无菌操作原则连接呼吸机管道。呼吸机吸气口→湿化罐入气口→湿化罐出气口→吸气管路→接 Y 型接头→呼气管路→积水瓶→呼气管路→呼吸机呼气口。Y 型接头连接模拟肺。

5．调节呼吸机。容量控制，潮气量 V_T 设置为 8 ~ 126 ~ 8ml/（kg · min），呼吸频率 f 设置为 12 次 / 分，吸气与呼吸的时间比设置为 I：E = 1：2，呼气末正压 peep 设置为 $5cmH_2O$，吸入氧气浓度 FiO_2 为 60%。试机，准备连接患者。

6．医生根据患者病情调节模式及参数后，护士将呼吸机管道的 Y 型接头和患者的气管插管连接好，并观察呼吸机工作是否正常。观察呼吸机监测，如有气道峰压过高、潮气量过低或过高、呼吸频率过快、脉搏血氧饱和度恶化、动脉血气分析恶化则提示存在人机对抗，应及时给予处理。

7．再次核对呼吸机设置的模式及参数。

8．整理用物，洗手，记录。

【护理要点】

1．维持安全及有效的通气治疗

（1）护士要实施连续及严密的监测，以确保呼吸机正常运作，及确保患者能获得到足够的氧供及通气。

（2）保证呼吸机报警系统正常开启，正确设置各项报警界限，保障患者在突发事故时能及时获救。

（3）任何时候都应有护士在患者床旁进行监护，并观察患者有无因病情恶化或机械故障引起的呼吸窘迫或呼吸衰竭。

（4）患者床旁常备简易呼吸器、氧气装置及吸痰装置，以便急救时应用。

（5）全员知晓使用机械通气患者停电的应急预案。

2．维持足够的氧供及通气

（1）遵医嘱调节并监测呼吸机的通气参数。

（2）呼吸机的通气设置需遵医嘱，可根据患者情况或血气结果而做出适当调整。护士需定时核对呼吸机的设置参数，以确保没有被意外改动。

（3）护士需密切观察患者对正压通气的反应，包括生命体征、肤色、血气报告、肺部听诊及胸片。

（4）患者的气道压增高：常发生于气道分泌物过多、呼吸机管道打折、气管内导管移位、气道痉挛、压力性气胸、患者与呼吸机对抗等情况。

（5）为确保患者在接受机械通气时能人机同步，取得好的治疗效果，同时减少不适及焦虑，应保证患者卧位舒适，必要时给予适当的镇静。

（6）加强气道温湿化护理，按需吸痰，使分泌物得到有效清除，保证气道通畅。护士吸痰时，应严格无菌操作，防止并发症的发生。

（7）定时为患者更换体位，可增加肺内通气血流比，促进肺内痰液的排出。

（8）在机械通气期间，如果患者出现缺氧或通气困难，护士应立即使用简易呼吸器给予患者手动通气，然后再找出问题的原因并做出适当的处理。

3．提供人工气道有关的护理

（1）妥善固定人工气道，防止导管意外脱出。

（2）每 4h 监测气囊压，防止漏气或气管内壁受压坏死。

（3）加强气道温湿化护理，保持气道通畅。

（4）按需吸痰，严格无菌操作，减少呼吸机相关性肺炎的发生。

（5）观察与人工气道有关的并发症，如人工气道阻塞、气道插管气囊漏气、气管内壁受损、意外脱管等。

4．维持足够的心排血量及组织灌流

（1）间歇正压通气会导致心脏受压，使心脏血液的回流、输出以至组织灌流减少。

（2）护士应该定时观察患者的血压、心率、心律、尿量及外周组织灌注（如皮肤温度、微血管再灌注），以尽早发现对心血管系统可能产生的影响。

5．防止误吸及相关并发症

（1）留置鼻胃管以引流过多的胃内容物及减轻胃胀气，防止误吸。

（2）床头抬高大于 30°，防止反流及误吸。

（3）尽早给予胃肠内营养。

（4）护士应该确保患者能够摄取足够的营养，因营养不足会导致肌肉无力、感染及延长机械通气时间等并发症的发生。

（5）评估患者对营养剂的反应，如是否有体重增加、腹泻、高血糖等。

（6）不能采用肠内营养的，应给予肠外营养。

6．预防感染

（1）严格执行手消毒制度。

（2）严格无菌操作进行气管内吸痰。

（3）长期上呼吸机的患者 7 天更换一次呼吸机管道。如在使用过程中管路有明显污染，则随时更换。

（4）严密观察有无感染体征，如心率、呼吸、体温、白细胞数量、皮肤有无局部感染灶等。

（5）床头抬高大于 30°，防止呼吸机相关性肺炎的发生。

7．监测及预防可能出现的并发症　包括肺损伤、呼吸性碱中毒、氧中毒、呼吸系统感染、呼吸机故障所致的并发症。

8．维持基本的生理照顾，专人看护，满足需求。

9．提供足够的心理支持

（1）控制病房的温度、湿度、光线、音量，从而提高患者的舒适度。

（2）尽可能使患者知晓时间，夜间注意在允许的情况下，暗化病室，使患者能分辨日夜与时间。

（3）与患者保持有效地沟通。可以为患者提供写字板或图片，实现准确交流，满足所需。

（4）实施护理工作时应提前予充分的解释，减少患者的焦虑、恐惧，使其安心，患者焦虑时，护士应给予适当的心理安慰及支持。

(5) 必要时，遵医嘱给予止痛剂及镇静剂，以减轻患者的痛苦及焦虑，使其更好地休息。

10．机械通气的撤离简称为撤机，是指由机械通气状态恢复到完全自主呼吸的过渡过程。撤机的方法包括 T 形管间断脱机、CPAP 模式间断脱机、SIMV 模式撤机、PSV 模式撤机。撤机过程中需要严密观察患者的血气，自主呼吸的频率、节律、呼吸困难程度，面色，生命体征及咳嗽反射，判断患者是否出现撤机反应，确保撤机过程的安全。

（三）无创呼吸机

无创通气是指无需建立人工气道（如气管插管等）的机械通气方法。无创正压通气（non-invasive positive pressure ventilation，NIPPV 或 NIPPV）是指无创的正压通气方法，包括双水平正压通气（bi-level positive airway pressure，BiPAP）和持续气道内正压（continuous positive airway pressure，CPAP）等多种气道内正压通气模式。

【适应证】

1．适用于轻中度呼吸衰竭，没有紧急插管指征、生命体征相对稳定和没有 NIPPV 禁忌证的患者，用于呼吸衰竭早期干预和辅助撤机。

2．用于不同疾病　COPD、稳定期 COPD、心源性肺水肿、免疫功能受损并发呼吸衰竭、支气管哮喘急性严重发作、NIPPV 辅助撤机、辅助纤维支气管镜检查、手术后呼吸衰竭、肺炎、ALI/ARDS、胸壁畸形或神经肌肉疾病、胸部创伤、拒绝气管插管的呼吸衰竭等。

【物品准备】

无创呼吸机一台、呼吸机管道一套、鼻罩 / 口鼻面罩 / 全脸面罩等，呼吸机湿化器及湿化罐、中心氧源、氧气湿化瓶、灭菌注射用水 500ml。

【操作步骤】

1．向患者或家属解释操作目的、方法及注意事项。

2．患者取舒适卧位，取得合作。

3．合理安排床单位的布局，便于床旁妥善安放呼吸机。

4．连接无创呼吸机电源、气源，连接呼吸机管道——（短管）呼吸机吸气口→湿化罐入气口→（长管）湿化罐出气口→接面罩。

5．医生调节呼吸机模式及参数——模式选择 S/T，吸气压力设置为 8cmH_2O，呼气压力设置为 4cmH_2O，氧浓度根据病情调节，呼吸频率 12 次 / 分，吸气与呼气时间比设置为 I：E＝1：2。

6．护士将鼻罩 / 口鼻面罩 / 全脸面罩罩于患者面部，四头或六头带自枕后绕过与鼻罩 / 口鼻面罩 / 全脸面罩接点连接。

7．观察呼吸机工作是否正常，严密监测患者的呼吸频率及节律、吸气压力、潮气量、脉搏血氧饱和度、神志，用以判断人机的同步性。

8．再次核对呼吸机设置模式及参数。

9．整理用物，洗手。

【护理要点】

护士应严密监测呼吸频率、呼吸音、潮气量、吸气压力、呼气压力，根据病情定期监测动脉血气分析。应给予患者上机过程中必要的心理护理，消除恐惧感，实现良好的人机协调。

1．漏气　为患者妥善佩戴鼻罩 / 口鼻面罩 / 全脸面罩松紧适宜，面罩固定带的松紧以能插入 1 ～ 2 个手指为宜。及时监测呼吸机漏气量使其保持在允许的范围，保证呼吸机达到预设的吸气压力 / 潮气量水平。

2．人机同步性　严密监测患者的呼吸频率及节律、吸气压力 / 潮气量、脉搏、血氧饱和度、神志等。

3．耐受性　寻找引起患者不适和不耐受的原因，及时处理，提高患者的耐受性。

4．气道湿化　保证呼吸机加温加湿化设备的正常运行，及时添加灭菌注射用水。

5．并发症　口咽干燥、罩压迫和鼻梁皮肤损伤、胃胀气、误吸、排痰障碍、恐惧（幽闭症）。

三、除颤技术

胸外心脏非同步直流电除颤技术是以一定量的电流冲击心脏使心室颤动终止的方法。

【适应证】

1．心室颤动的患者。

2．心室扑动的患者。

3．无脉性室性心动过速的患者。

4．多形性室性心动过速的患者。

【物品准备】

除颤仪及仪器车、医用导电膏、医用纱布块。

【操作步骤】

1．发现患者意识丧失或心电示波疑似心室颤动，轻拍患者双肩并在患者双耳旁大声呼唤；检查患者胸前电极粘贴良好，确认心电示波为心室颤动需要除颤。

2．呼叫其他工作人员，推抢救车、除颤仪并记录时间。

3．协助患者取仰卧位，左上肢外展，解开上衣充分暴露除颤部位，如有电极片将其移至非除颤部位。检查除颤部位皮肤，若皮肤潮湿用纱布擦干。

4．除颤仪推至患者床旁，连接电源，打开开关，调节至 PADDLES 导联。取下手柄电极，确认导线连接完好，将医用导电膏均匀涂抹在两个电极板上。

5．选择除颤电量　单向波除颤仪选择 360J；双相波除颤仪选择 200J。

6．将电极板置于除颤部位　①卧位：右手持 APEX 手柄电极置于患者左腋中线第 5 肋间，左手持 STERNUM 手柄电极置于患者右锁骨中线第 2 肋间。②侧卧位：右手持 APEX 手柄电极置于患者左肩胛下，左手持 STERNUM 手柄电极置于患者胸骨左缘第 3 ～ 4 肋间。两电极板之间距离＞ 10cm。当患者胸部有植入性装置时，将电极板移向胸骨侧，避开该装置。

7．观察患者心电示波，确认为心室颤动需要除颤。

8．按压充电按钮，除颤仪提示充电完成后，操作者高喊："现在除颤，请大家离开。"确认所有人员均未接触患者、病床及与患者连接的任何设备，同时操作者身体离开病床，双臂垂直用力下压，确保电极板紧贴患者胸壁皮肤，双手同时按压两个放电按钮。

9．除颤后，立即开始心肺复苏，待 5 组 30∶2 的胸外按压与人工呼吸结束后，判断除颤效果：①若转为窦性心律，将除颤能量归零，遵医嘱继续治疗。②若不能转为窦性心律，遵医嘱继续实施抢救。

10．除颤完毕，清洁并评估患者除颤部位皮肤，整理衣物。

11．卫生手消毒，关闭除颤仪开关，拔除电源，清洁除颤仪电极板并归位，确认导线连接完好，整理并补充用物。

12．除颤仪推至规定位置充电备用。

13．详细记录除颤时间、除颤电量及除颤效果。

【护理要点】

1．涂抹导电膏　均匀涂抹在电极板上，避免电极板直接与患者皮肤接触，灼伤皮肤。无导电膏时，可用生理盐水纱布替代。

2．定时检测除颤仪性能并保留检测结果。

3．定期充电，确保电量充足，各导线连接完好，医用导电膏、医用纱布数量充足，保持除颤仪备用状态。

四、洗胃技术

洗胃（gastric lavage）是将胃管插入患者胃内，反复注入和吸出一定量的溶液，以冲洗并排除胃内容物，减轻或避免吸收中毒的胃灌洗方法。

【适应证】

1．凡经口摄入各种有毒物质，如农药、过量药物、食物中毒者，为迅速清除毒物，均应尽早尽快洗胃。

2．幽门梗阻伴大量胃液潴留患者需做钡餐检查或手术前的准备，急性胃扩张需排出胃内容物减压者均宜置入导管抽吸及灌洗。

【物品准备】

自动洗胃机、治疗车、治疗盘、一次性洗胃管、一次性咬口器、开口器及气管插管用物（按需）、一次性胃肠减压器（按需）、洗胃液（种类及量遵医嘱，温度 32 ~ 36℃）、一次性注射器 50ml、口腔护理包（治疗巾一块、弯盘 2 个、纱布 2 块、压舌板 1 个）、一次性引流袋、液状石蜡、500mg/L 的含氯消毒液、检查手套、医用胶带、标本瓶（检验标本容器或试管）、水温计、手电筒、听诊器、清水桶、污水桶、量杯、温水（自备）、速干手消毒剂、医疗垃圾桶、生活垃圾桶、利器盒。

【操作步骤】

1．向患者或家属解释操作目的、方法及注意事项。

2．评估毒物的名称、剂量、服药时间，评估患者的意识状态、生命体征；检查患者口鼻腔有无分泌物、异物，有活动性义齿应取下；查看病历，了解患者凝血功能和有无食管静脉曲张。评估患者的心理状态、对洗胃的耐受能力及合作程度。

3．准备并检查用物，根据毒物性质配置洗胃液，用水温计测量温度，温度控制在 32 ~ 36℃。

4．安置洗胃管路　①洗胃机上“药液管”的管端，置于装有配制好的洗胃液的桶内，药液管管口必须始终浸没在洗胃液的液面下。②将洗胃机上“胃管”的管端，与引流袋连接置于治疗车上。③将洗胃机上“排污管”的管端，置于污水桶内。

5．连接电源，打开开关，按“启动 / 停止”键，检查自动洗胃机的性能，工作正常，关闭洗胃机。

6．准备两条胶带粘于治疗盘边缘内侧，打开口腔护理包，将液状石蜡倒于一块纱布上，放入一次性 50ml 注射器、一次性咬口器，打开洗胃管外包装。

7．协助患者取左侧卧位，解开衣扣，暴露剑突，若为昏迷患者（进行气道保护后）插管时，去枕平卧头偏向一侧。

8．铺治疗巾于患者颌下，将弯盘置于颌旁治疗巾上。

9．测量置管深度。戴手套，左手持纱布托住胃管前端，右手持胃管尾端，测量插入胃管的长度（发际—剑突或鼻尖—耳垂—剑突）并读取胃管上对应的刻度。

10．嘱患者张口，放入咬口器（不能配合的患者使用开口器和压舌板），用液状石蜡纱布润滑胃管前端，将胃管尾端放入弯盘中，右手持胃管前端缓慢插入至 14 ~ 16cm 时，嘱患者做吞咽动作，随吞咽动作迅速将胃管下至已读取的刻度后继续插入 5 ~ 10cm（一般成人插管长度为 55 ~ 60cm）。插管过程中若患者出现恶心、呕吐，应减慢插管速度，嘱患者深呼吸。插管过程中若患者出现呛咳、呼吸困难、发绀时，立即拔出，休息片刻重新安置。

11．判断胃管在胃内的方法　①抽：将注射器与胃管末端连接，能抽出胃液说明在胃内。②看：将胃管末端置入温水中，若无气泡逸出，说明在胃内；若有气泡逸出，说明在气管内，拔出后重新安置。③听：将听诊器听筒置于剑突下，注射器内回抽 10ml 空气，将注射器与胃管末端连接，快速从胃管向胃内注入 10ml 空气，听到气过水声，说明胃管在胃内。

12．一条胶带在鼻翼两侧交叉固定，另一条胶带在颊部固定。遵医嘱抽取胃液标本送检。

13．断开与引流袋连接的“胃管”的管端，与洗胃管连接，将引流袋置于治疗车上。打开开关，按“启动 / 停止”键，洗胃机自动显示为出胃程序，待吸出胃内容物后，自动开始进入循环冲洗模式。

14．洗胃中监测　①患者的意识、生命体征、面色、瞳孔变化；②洗出液的颜色、气味、性质及量，如洗出液呈血性，应立即停止洗胃；③自动洗胃机运转正常；④患者若出现呕吐、寒战、腹胀、出入量不平衡，及时报告医师予以处理。

15．待洗出液澄清无味后，遵医嘱按“启动 / 停止”键，停止洗胃，如需反复洗胃，保留胃管，遵医嘱接一次性胃肠减压器。

16．洗胃完毕，将“胃管”的管端与洗胃管脱开，反折洗胃管末端，揭去固定的胶布，用纱布包裹近口腔处胃管，嘱患者深呼吸，在患者呼气时拔管，边拔管边用纱布擦拭胃管，胃管前端至咽喉处时快速拔出，放入弯盘中，取下咬口器，用治疗巾为患者清洁口腔及鼻面部，将用物置于治疗车下层，脱手套放入医疗垃圾桶内。

17．卫生手消毒，整理床单位，协助患者取舒适卧位，推车携物回处置室，整理用物，洗手。观察患者意识及生命体征，记录洗胃液的名称及量，洗出液的颜色、气味、性质、量。

18．消毒处理包括　①将药液管、胃管、排污管同时放入含氯消毒液中，按“启动 / 停止”键，洗胃机将自动清洗各管腔 30min；②将洗胃机的“药液管”的管端置于清水桶内，将洗胃机的“胃管”的管端，与引流袋连接，将“排污管”的管端置于污水桶内，用清水 2000ml 反复冲洗；③将胃管、排污管同时提出水面，待机器内的水完全排净后，按“启动 / 停止”键，关闭开关，拔下电源线，放置固定地点备用。

【护理要点】

1．评估患者的意识状态、生命体征及口 / 鼻腔状况，若患者昏迷或生命体征异常，应先行气管插管再予洗胃，保证呼吸道通畅，防止误吸。

2．洗胃液温度过低可刺激胃肠蠕动，导致肠痉挛；温度过高可使胃壁血管扩张，加速毒物吸收。

3．插胃管时动作要轻柔，避免损伤食管黏膜或误入气道。

4．上消化道溃疡、食管静脉曲张及胃癌者慎洗胃。

5．观察病情　监测患者意识、生命体征、洗出液的颜色、性质及数量等，随时记录病情变化，及时备好抢救物品和器械。

6．拔除胃管时反折洗胃管末端，揭去固定的胶布，用纱布包裹近口腔处胃管，嘱患者深呼吸，在患者呼气时拔管，边拔管边用纱布擦拭胃管，胃管前端至咽喉处时快速拔出。

第二节　损伤急救技术

创伤基本生命支持（basic trauma life support，BTLS）主要包括：通气、止血、包扎、固定和搬运。通气在心肺复苏章节中已述，本节重点讲述 4 种损伤急救技术。

一、止血

（一）目的

防止失血过多而造成机体循环血容量不足。

（二）出血部位的判断

1．内出血　血液流向体腔或组织间隙。

2．外出血　血液自创面流出。

3．动脉出血　血色鲜红，血液随心脏的收缩而大量涌出，呈喷射状，出血速度快、出血量大。

4．静脉出血　血色暗红，出血速度缓慢，出血量逐渐增多。

5．毛细血管出血　血色鲜红，呈渗出性，可自行凝固止血。当伴有较大的伤口或创面时，若不及时处理，亦可引起失血性休克。

（三）止血的方法

1．指压法　为止血的短暂应急措施，是用手指、手掌或拳头压迫伤口上方（近心端），使动脉压迫闭合于骨骼表面，阻断血液流通，达到迅速和临时止血的目的。适用于中等或较大动脉的出血，以及较大范围的静脉和毛细血管出血。常用压迫止血点有以下部位。

（1）头顶部、额部、颞部出血：在伤侧耳前对准下颌关节处，用拇指压迫颞浅动脉（图 6-6）。

（2）颜面部出血：颜面部血供来自两侧动脉，对准伤侧下颌角前约 1cm 凹陷处，用拇指向内向上压迫面动脉（图 6-6）。

（3）颈部出血：指压颈总动脉，压迫点为喉结向外旁开 2cm 动脉搏动处，将颈总动脉用力向后压至第 5 颈椎的横突上（图 6-6）。

（4）头后部出血：压迫同侧耳后乳突下稍后方的枕动脉，将动脉压向乳突（图 6-7）。

（5）肩部、腋部出血：用拇指压迫同侧锁骨上窝中部的搏动点，对准第 1 肋骨面，压住锁骨下动脉（图 6-8）。

（6）上臂出血：外展上肢 90°，在腋窝中点用拇指将腋动脉压向肱骨头（图 6-8）。

（7）前臂出血：抬高患肢，压迫上臂肱二头肌内侧沟中部，向外对准肱骨，压迫肱动脉

（图 6-8）。

（8）手掌出血：抬高患肢，用两手拇指分别压迫手腕部尺、桡动脉（图 6-8）。

（9）大腿出血：用双手拇指重叠或拳头用力压迫大腿根部腹股沟中点稍下方，对准强搏动点，压迫股动脉（图 6-9）。

（10）小腿出血：在腘窝中部压迫腘动脉（图 6-9）。

（11）足部出血：压迫足背中部近足腕处的胫前动脉和内踝与跟腱之间的胫后动脉（图 6-9）。

2．加压包扎法　适用于四肢、头颈、躯干等体表血管伤时的出血，可用无菌纱布或洁

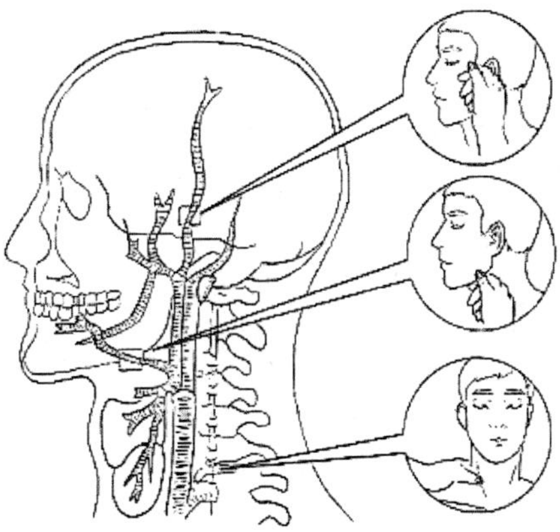

图 6-6　头、面、颈部出血压迫点

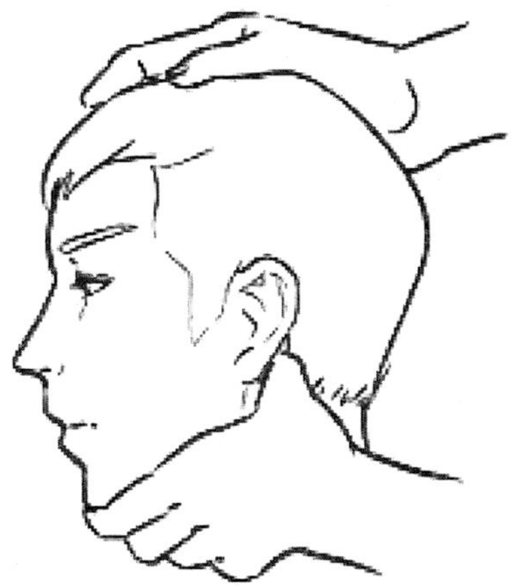

图 6-7　头后部出血压迫点

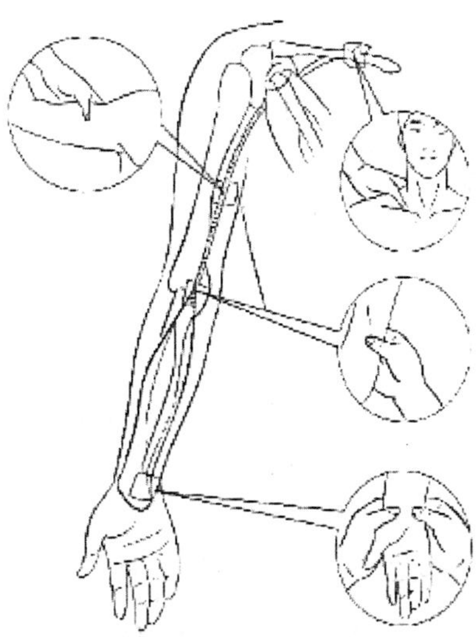

图 6-8　上臂、肩部、前臂、手掌部出血压迫点

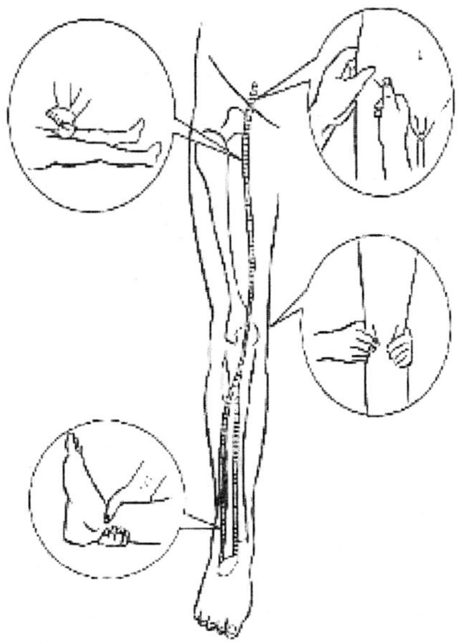

图 6-9　大腿、小腿、足部出血压迫点

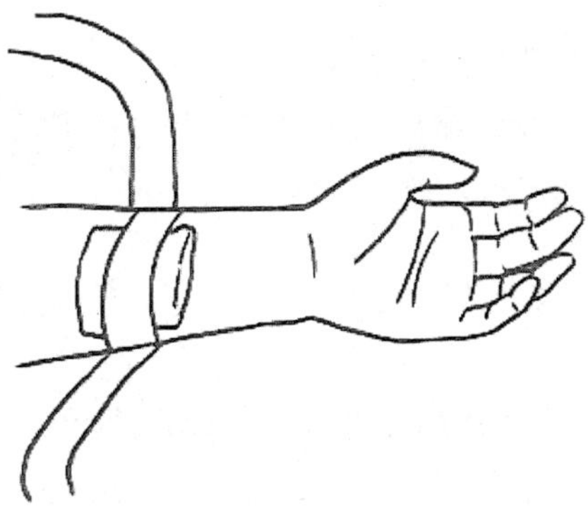

图 6-10　加压包扎法

净敷料覆盖伤口，对较深大的出血伤口，宜用敷料填充后再用绷带加压包扎，力量以能止血而肢体远端仍有血液循环为度（图 6-10）。

3．填塞止血法　适用于颈部、臀部或其他部位较大而深难以包扎的伤口，以及实质性脏器的广泛渗血等。先将无菌纱布塞入伤口内，如仍止不住出血，可添加纱布，再用绷带包扎固定。一般术后 3 ～ 5 日开始慢慢取出填塞纱布，过早取出可能发生再出血，过晚则易引起感染。

4．止血带止血法　适用于腘动脉和肱动脉损伤引起的大出血，用加压包扎或其他方法不能有效止血而有生命危险时亦可采用此方法。

（1）止血带种类：常用止血带有充气型和橡胶型两种。充气型止血带压力均匀，压力可调节但不便携带；橡胶止血带弹性好，止血效果好，携带使用方便，适用于事故现场。

（2）使用止血带的部位：①上臂大出血应扎在上臂上 1/3 处；前臂或手外伤大出血应扎在上臂下 1/3 处，上臂中下 1/3 处有神经紧贴骨面，不宜扎止血带，以免损伤；②下肢大出血应扎在股骨中下 1/3 交界处。

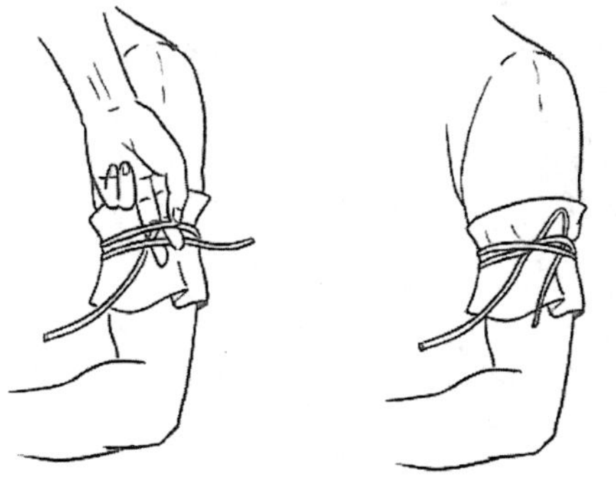

图 6-11　止血带止血法

（3）止血步骤：先在止血带部位（伤口上方）用纱布、毛巾或患者衣服垫好，然后以左手拇指、示指、中指拿止血带头端，另一只手扭紧止血带绕肢体两圈，将止血带末端放入左手示指、中指间拉回固定（图 6-11）。

（4）注意事项：①必须做出显著标志，注明包扎时间。②扎止血带时间一般＜ 1h 为宜，必须延长时，则应在 1h 左右放松。③扎止血带时，应在肢体上放衬垫，避免勒伤皮肤。④用止血带止血法是大出血时救命的重要手段，但使用不当，可出现严重的并发症。

（5）止血带的松紧度：止血带的压力上肢为 250 ～ 300mmHg，下肢为 400 ～ 500mmHg，不可过大，以刚达到远端动脉搏动消失、阻断动脉出血为度。

5．钳夹止血法　如有可能在伤口内用止血钳夹住出血的大血管断端，连止血钳一起包扎在伤口内，注意不可盲目钳夹，以免伤及邻近神经或正常血管，影响恢复。

二、包扎

（一）目的

保护伤口，减少污染，固定敷料和协助止血。

（二）包扎的材料

1．绷带长度和宽度有多种规格。

2．三角巾制作简单，使用方便。用边长为 1m 的正方形白布，将其对角剪开即成两块三角巾。

（三）包扎的方法

1．绷带法

（1）环形包扎法：多用于手腕部或肢体粗细相等的部位。将绷带做环形缠绕，第一圈环绕稍斜，第二圈应与第一圈重叠，第三圈呈环形（图 6-12）。

（2）螺旋包扎法：适用于上、下肢粗细不同处的外伤。将绷带螺旋向上，每圈应压在前一圈的 1/3 ～ 1/2 处（图 6-13）。

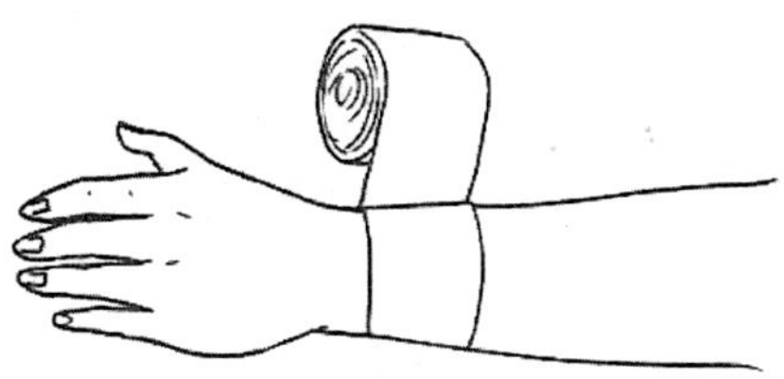

图 6-12　环形包扎法

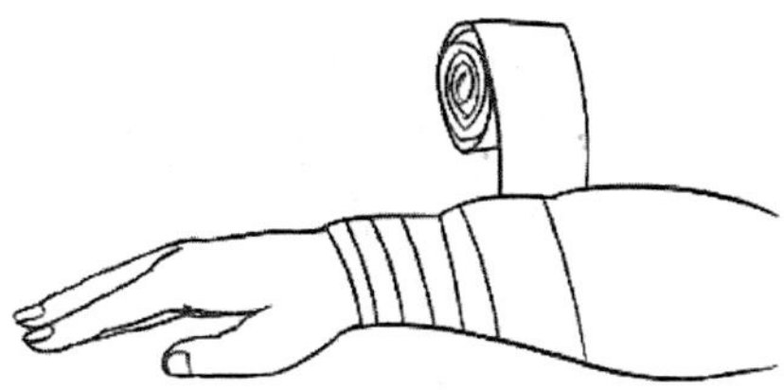

图 6-13　螺旋包扎法

（3）“8”字包扎法：适用于包扎屈曲的关节，如肘、膝关节外伤。一圈向上，再一圈向下，每圈在正面和前一圈相交叉，并压盖前一圈的 1/2（图 6-14）。

（4）回返包扎法：适用于包扎有顶端的部位，如头顶、断肢残端等。用绷带多次来回反折。第一圈从中央开始，接着各圈一左一右，直至将伤口全部包住，用环形包扎将所反折的各端包扎固定（图 6-15、图 6-16）。

2．三角巾法

（1）头部包扎法：将三角巾的底边向上反折约 3cm，放于前额与眉齐平，顶角拉向头后，三角巾的两底角经两耳上方，拉向枕后交叉，交叉时顶头归于一端，压在下面，然后绕到前额打结固定（图 6-17）。

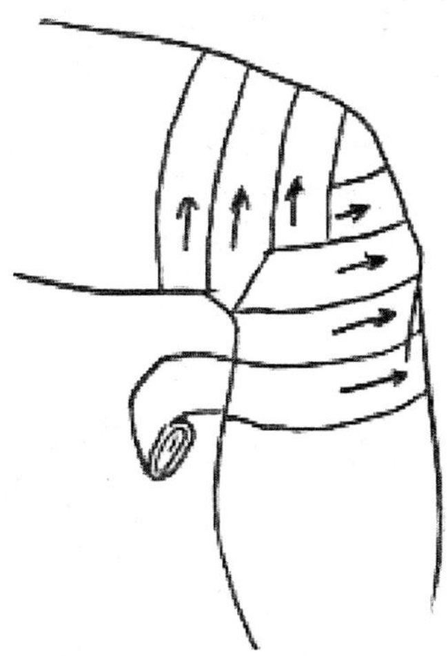

图 6-14　“8”字包扎法

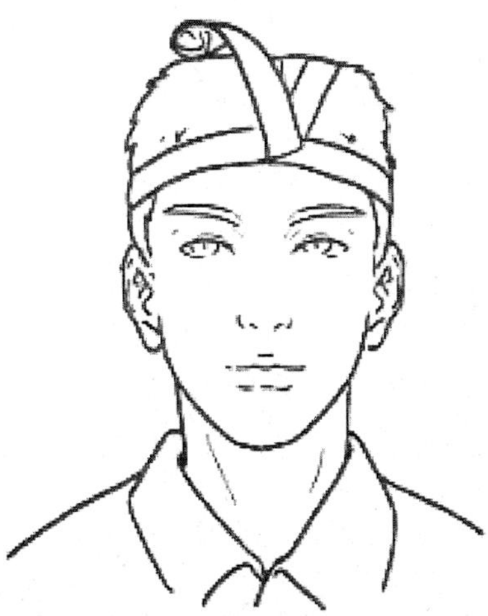

图 6-15　回返包扎法 a

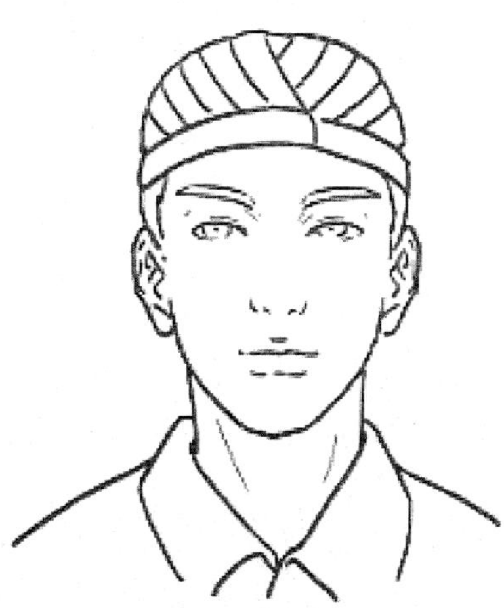

图 6-16　回返包扎法 b

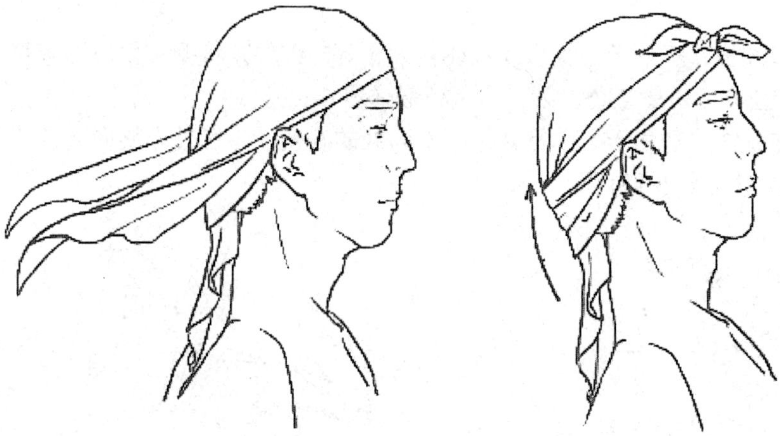

图 6-17　头部包扎法

（2）面部面具式包扎法：常用于面部烧伤或较广泛组织伤。将三角巾的顶角打一结，并在三角巾的相应部位剪 4 个孔，露出眼、鼻、口，以之包住面部，在枕后交叉，然后再绕到前额打结（图 6-18）。

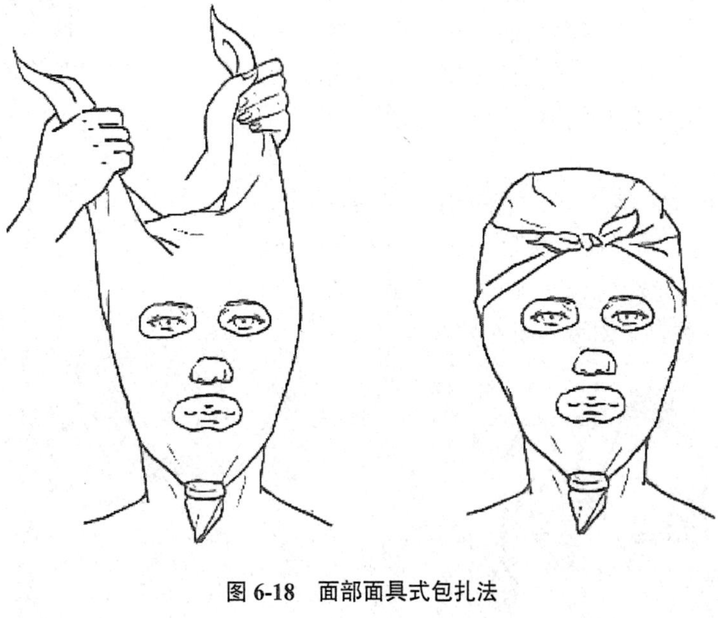

图 6-18　面部面具式包扎法

（3）腹部包扎法：发现腹部内脏脱出时，不能送回腹腔，以免引起腹腔感染，可将脱出的内脏先用急救包或大块敷料覆盖，然后用换药碗等扣住，再用三角巾包扎（图 6-19、图 6-20）。

（4）下颌包扎法：将三角巾折叠成约 5cm 宽，取 1/3 放在下颌前方，长端经耳下拉向颈后，再绕至对侧耳垂前，压住另一端并与之交叉，向下扭转，包绕颈下，然后将两端同时沿耳前提向头顶前方打结。

（5）肩部包扎法：将三角巾的一底角放在对侧腋下，顶角过肩向后拉再用顶角上的带子在上臂上1/3处绕紧，然后把另一底角向背部反折拉至对侧腋下打结。

（6）单胸包扎法：将三角巾底边横放在胸部，约在肘弯上3cm，顶角越过伤侧肩上垂向背部，三角巾的中部盖在胸部的伤侧，两端结扎在背部，顶角亦和这两端结扎在一起。

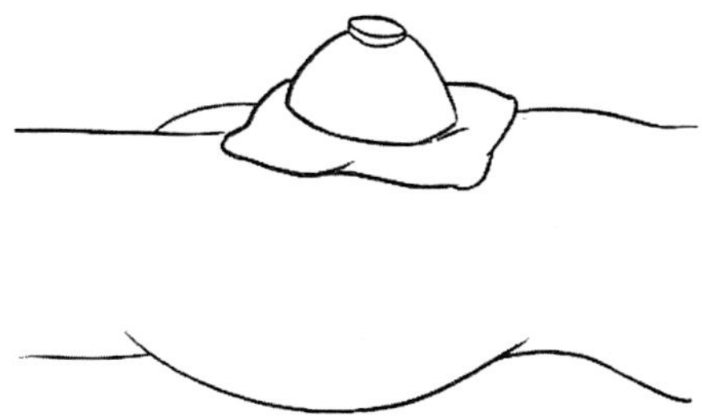

图 6-19　腹部包扎法 a

（7）双胸包扎法：先将三角巾折成鱼尾，并在底部反折一道边，两角分放在两肩上，拉至颈后打结，再用顶角带子绕至对侧腋下打结。

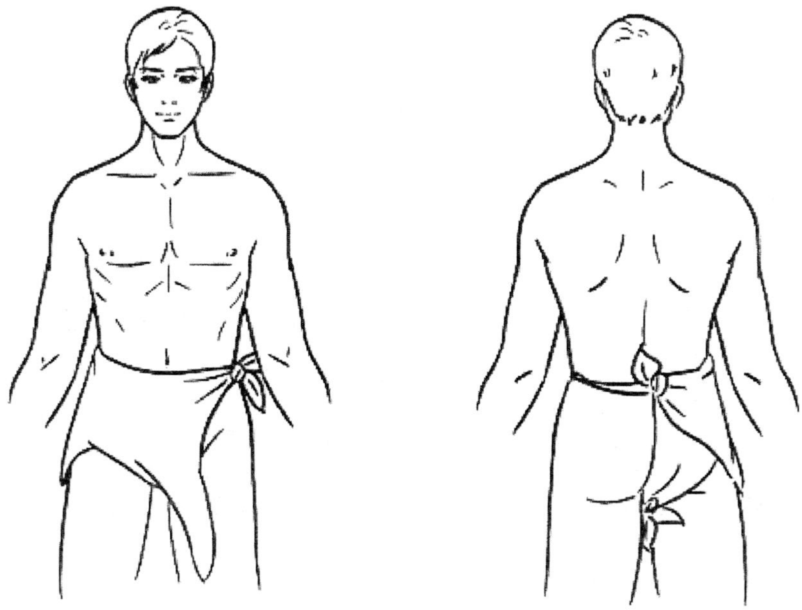

图 6-20　腹部包扎法 b

（8）上肢包扎法：先将三角巾的底角打结后套在伤侧手上，结的余头留长些备用，另一底角沿手臂后侧拉到对侧肩上，顶角包裹伤肢，前臂弯曲至胸前，拉紧两底角打结（图6-21）。

（9）手部包扎法：手指对着三角巾的顶角，将手掌或手背放于三角巾的中部，底边位于腕部，以顶角盖住手背，两底角在手背或手掌交叉，再绕回腕部，于掌侧或背侧打结（图6-22）。

（10）足部包扎法：将足斜放在三角巾的一边，取一边于膝下包绕打结，再用另一底角包足，打结于踝关节处（图6-23）。

3．多头带包扎法

（1）腹带：将包膜布紧贴腹部包好，再将左、右带脚依次交叉重叠包扎。

（2）胸带：先将两根竖带从颈旁两侧拉下置于胸前，依次交叉包扎横带，压住竖带，最

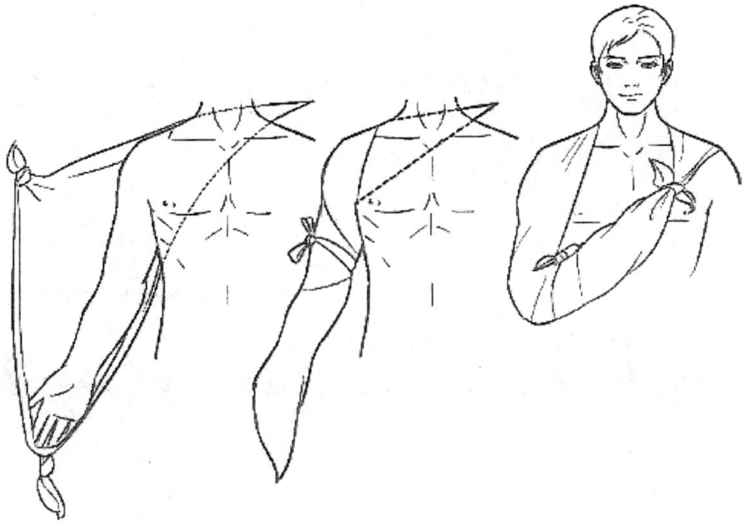

图 6-21　上肢包扎法

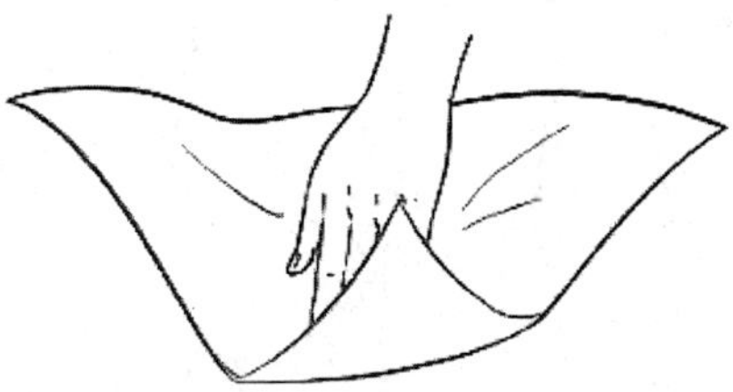

图 6-22　手部包扎法

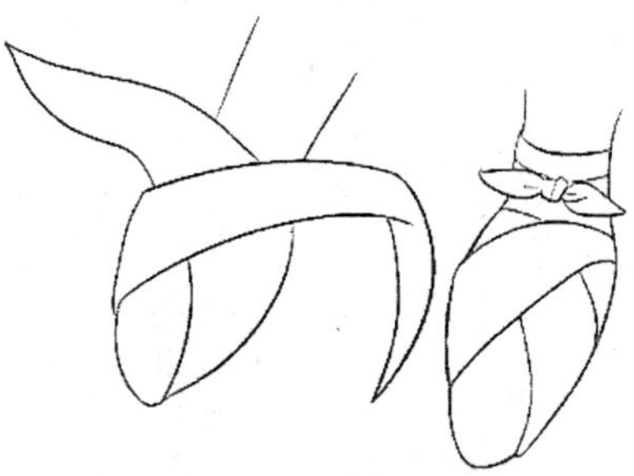

图 6-23　足部包扎法

后在胸前固定。

（3）四头带：将中间未剪开部分置伤口处，将上端两条带往下左右交叉打结，将下端两条带往上左右交叉打结。

（4）丁字带：分单丁字带和双丁字带，分别用于固定女性和男性患者会阴部的敷料。

4．便捷材料包扎法　就地取材，如毛巾、床单撕成条形，利用最便捷的方法，采取最快的速度，对伤口或伤肢进行包扎。

（四）注意事项

1．包扎的动作要轻、快、准、牢。避免碰触伤口，以免增加患者的疼痛、出血和感染。

2．对充分暴露的伤口，尽可能先用无菌敷料覆盖伤口，再进行包扎。

3．不要在伤口上打结，以免压迫伤口而增加痛苦。

4．包扎不可过紧或过松，以防滑脱或压迫神经和血管，影响远端血液循环，四肢包扎时，要露出指（趾）末端，以便随时观察肢端血液循环。

三、固定

（一）目的

对骨折部位尽早进行临时固定，可以有效防止因骨折断端的移位而损伤血管、神经等组织，限制受伤部位的活动度，避免再伤，便于转运，减轻在搬运与运送过程中患者的痛苦。

（二）原则

注意患者全身情况，对外露的骨折端暂不应送回伤口，对畸形的伤部亦不必复位，固定要牢靠，松紧要适度。

（三）固定的材料

1．夹板常用的有铁丝夹板、木质夹板、塑料制品夹板、充气式夹板、真空夹板等。

2．敷料衬垫，如棉花、衣物等；固定可用三角巾、绷带等。

3．颈托、颈围或器具。

4．就地取材，如木棒、树枝等。

（四）固定的方法

1．夹板固定法　根据骨折部位选择适宜的夹板，并辅以棉垫、纱布、三角巾、绷带等来固定，多用于上、下肢骨折。

2．自体固定法　用绷带或三角巾将健肢和伤肢捆绑一起，适用于下肢骨折，应注意将伤肢拉直，并在两下肢之间骨突处放上棉垫或海绵，以防局部压伤（图 6-24）。

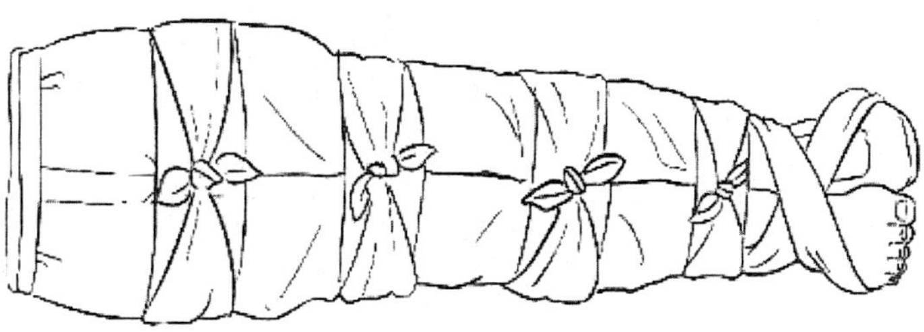

图 6-24　自体固定法

3．锁骨骨折固定　用敷料垫于两腋下前上方，骨折处放一薄垫，绷带从健侧背部经腋下、肩前、肩上绕至背后，再经患侧腋下、肩前、肩上绕至背后，使绷带在背后交叉成 8 字形，缠绕 2 ～ 3 周后将绷带两端打结或用胶布粘贴好（图 6-25）。

4．肱骨骨折固定　在上臂外侧放一夹板，在骨折部位上、下两端固定，再将前臂吊于胸前，最后用一块三角巾将上臂固定。如无夹板，可用一宽带将上臂固定（图 6-26）。

5．前臂骨折固定　用两块合适的夹板，超过肘关节至腕关节的长度，置于断骨内、外两侧，上、下两端扎牢固定，然后屈肘 90°，用悬臂带吊起，呈功能位。

6．大腿骨折固定　取一长夹板放于大腿的外侧，长度自足跟至腰部或腋窝部，另用一夹板置于伤腿内侧，长度自足跟至大腿根部，然后用绷带或三角巾分段将夹板固定（图 6-27）。

7．小腿骨折固定　取长短相等的夹板（从足根至大腿）两块，放在伤腿内外侧，分段扎牢；如无夹板，可置患者于仰卧位，两下肢并紧，两脚对齐，然后将健侧肢体与伤肢固定在一起（图 6-28）。

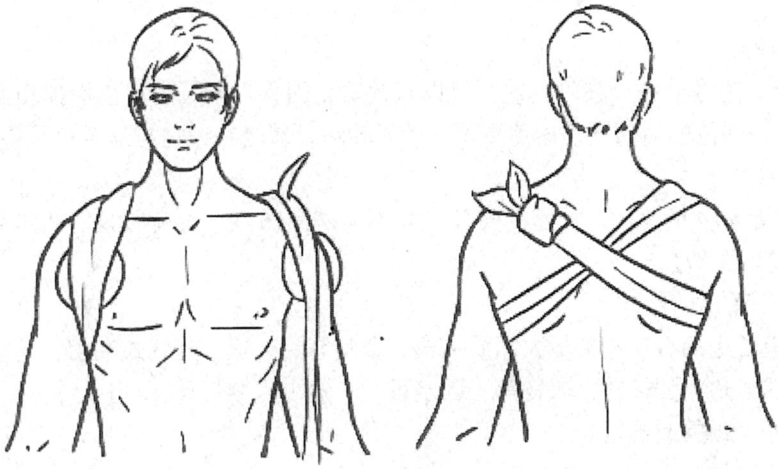

图 6-25　锁骨骨折固定

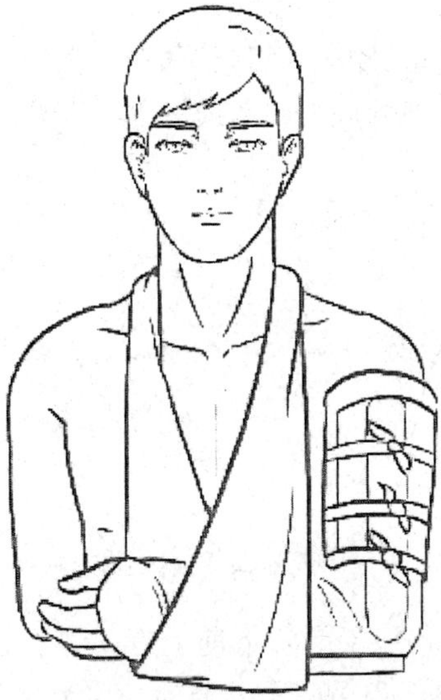

图 6-26　肱骨骨折固定

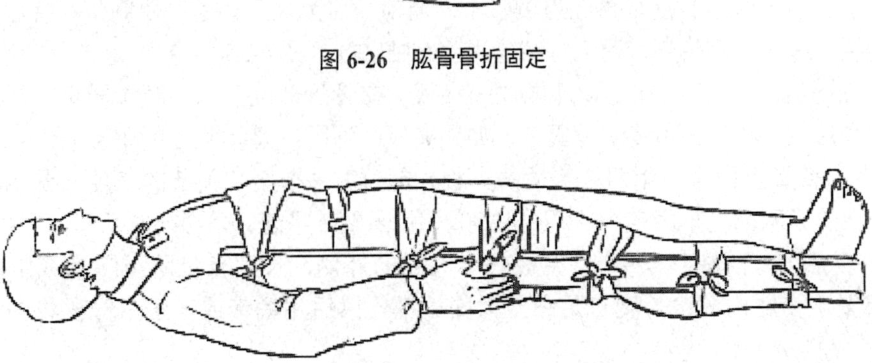

图 6-27　大腿骨折固定

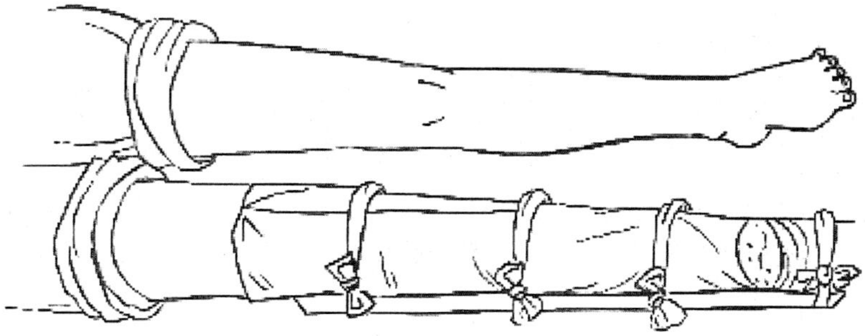

图 6-28　小腿骨折固定

8．足部骨折固定　将夹板放于足底，用绷带或带子扎牢。

9．脊椎骨折固定　立即使患者俯卧于硬板上，不可移动，必要时可用绷带固定，胸部、腹部需垫软枕，减轻局部受压程度（图 6-29）。

10．骨盆骨折固定　用三角巾或大被单折叠后环绕骨盆，置于担架或床板上，双膝半屈位。

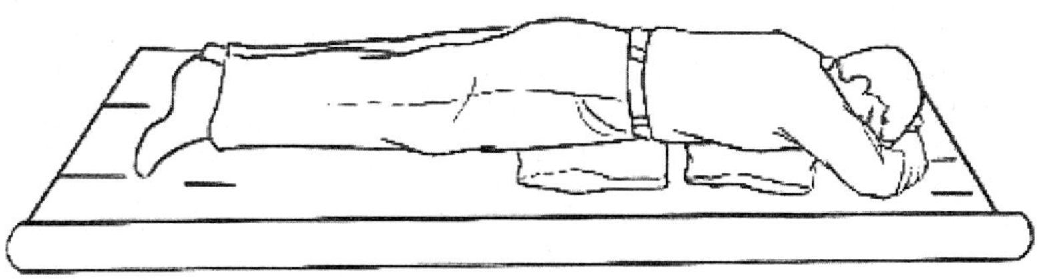

图 6-29　脊椎骨折固定

（五）注意事项

1．若有伤口和出血，应先止血、包扎，再固定骨折部位；若有休克，先行抗休克处理。

2．在处理开放性骨折时，刺出的骨折断端在未经清创时不可直接还纳伤口内，以免造成感染。

3．"超关节固定"原则，夹板固定时，其长度必须超过骨折上、下两个关节。

4．夹板不可直接接触皮肤，其下要加垫衬，防止局部组织受压或固定不稳。

5．固定松紧适度、牢固可靠，以免影响血液循环。

6．避免不必要的搬动和患肢活动。

四、搬运

（一）目的

及时、迅速、安全地将患者搬离事故现场，避免伤情加重，并迅速送往医院进一步救治。

（二）原则

急救人员应考虑患者的伤势，必须在原地检伤、包扎止血及简单固定后再搬运。

（三）搬运的方法

1．徒手搬运

（1）单人搬运法

1）扶持法：适于清醒、无骨折、伤势不重、能自己行走的患者。救护者站在患者一侧，患者揽着救护者的头颈，救护者用外侧的手牵着患者的手腕，另一手伸过患者的背部扶持他的腰，患者身体略靠着救护者，扶着行走。

2）抱持法：救护者站于患者一侧，一手托其背部，一手托其大腿，将其抱起，清醒患者一手抱住救护者的颈部。

3）背负法：适用老幼、体轻、清醒的患者。救护者站在患者前面，面向同一方向，微弯背部，将患者背起（图 6-30）。

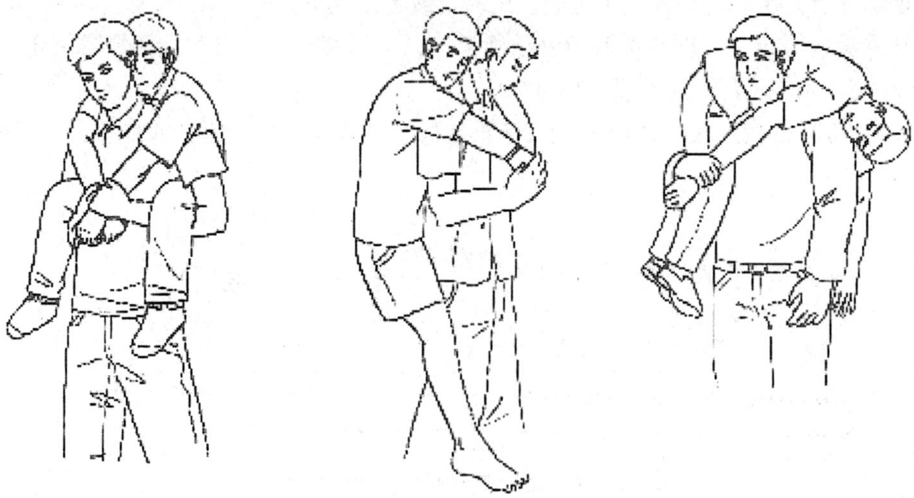

图 6-30　单人背负法

（2）双人搬运法

1）椅托式：救护者站于患者两侧，一人以右膝、另一人以左膝跪地，各以一只手伸入患者大腿之下而互相紧握，另一只手彼此交叉支持患者背部（图 6-31）。

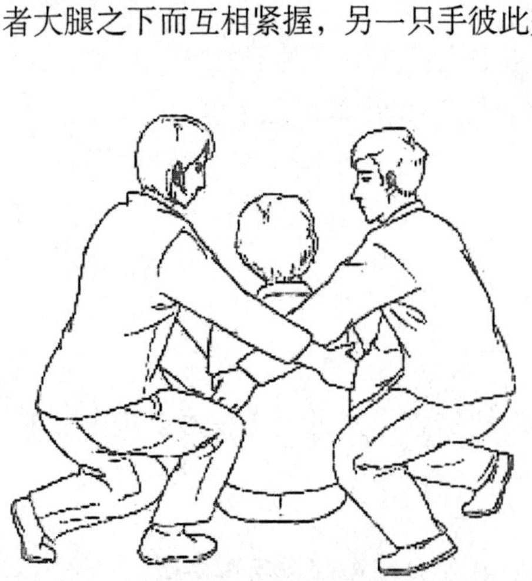

图 6-31　双人椅托式

2）拉车式：两救护者一人站在患者的头部，两手插于腋下，将患者抱于怀里，另一人站在患者足部，跨于患者两腿之间，两人步调一致慢慢抬起，卧式前行（图 6-32）。

3）平抱和平抬法：救护者两人平排，一前一后或一左一右将患者抬起。

（3）三人搬运或多人搬运法：三人并排将患者抬起，齐步一致前进（图 6-33）。

2．器械搬运法

（1）担架搬运法：方便省力，适于病情较重，不宜徒手搬运，又需要转送较远路途的患者。

1）担架种类包括：①四轮担架，可从现场平

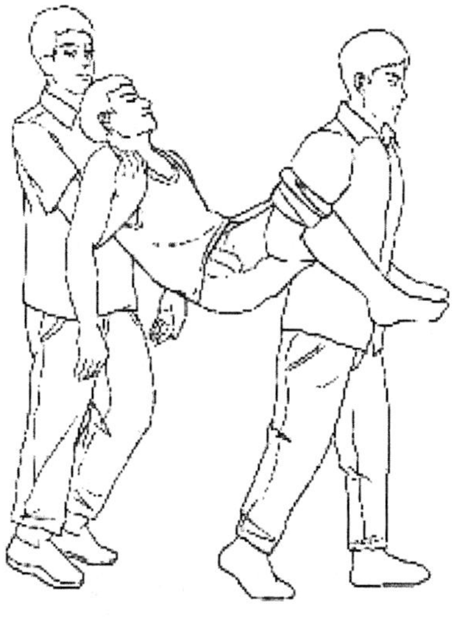

图 6-32　双人拉车式

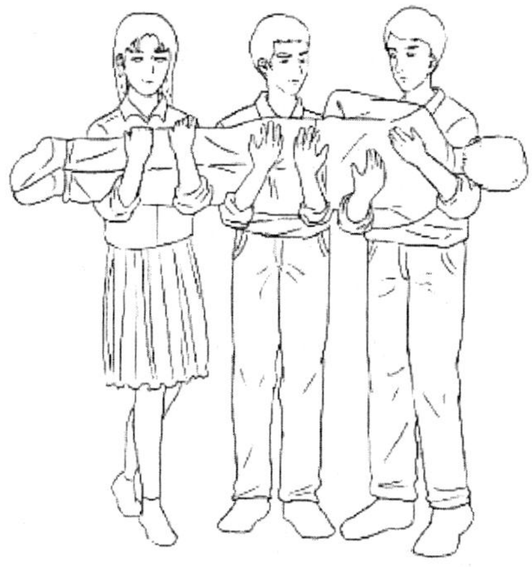

图 6-33　三人搬运法

稳地推至救护车、救生艇、飞机舱或在医院内转接患者；②铲式担架，适于脊柱损伤等不宜随意翻动、搬运的危重患者；③帆布折叠式担架，适用于一般患者的搬运，不宜转运脊柱损伤的患者。

2）担架搬动方法：急救人员由 2 ～ 4 人一组，将患者水平托起，平稳放在担架上，脚在前，头在后，以便观察。抬担架的步调、行动要一致，平稳行进，向高处抬时（如过台阶），前面的人要放低，后面的人要抬高，以使患者保持在水平状态，下台阶时则相反。

3）抬担架时注意事项：担架员应边走边观察患者生命体征，如神志、呼吸、脉搏。有病情变化，应立即停下抢救，先放脚，后放头。用汽车转运时，要固定好担架防止车启动、刹车时碰伤。

（2）轮椅搬运法

1）将轮椅推至患者床旁，面向床头。

2）扶患者坐起，穿好拖鞋，站于床旁或坐在床边等候。

3）操作者将轮椅推至患者旁，固定好轮椅，让患者坐下。

4）嘱患者扶住轮椅扶手，尽量靠后坐，支起踏板，将患者双脚放于踏板上。

（3）平车搬运法：将平车推至床尾，使平车头部与床尾成钝角，根据病情及体重采用 1 人搬运法、2 人搬运法、3 人搬运法、4 人搬运法将患者移至平车上，盖好盖被。

3．各部位损伤搬运法

（1）颈椎骨折的搬运：颈椎损伤应由专人牵引患者头部，颈下须垫一小软垫，使头部与身体成一水平位置，颈部两侧用沙袋固定或使用颈托，肩部略垫高，防止头部左右扭转和前屈、后伸（图 6-34）。

（2）胸、腰椎骨折的搬运：急救人员分别托扶患者头、肩、臀和下肢，动作一致将患者抬到或翻到担架上，使其取俯卧位，胸上部稍垫高，注意取出患者衣袋内的硬物品，将其固定在担架上。

（3）开放性气胸的搬运：首先用敷料严密地堵塞伤口，搬运时患者应采取半卧位并斜向伤侧。

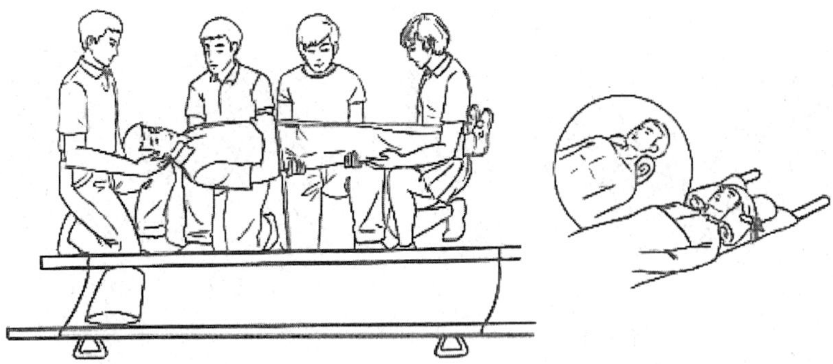

图 6-34　颈椎骨折的搬运

（4）颅脑损伤的搬运：保持呼吸道通畅，头部两侧应用沙袋或其他物品固定，防止摇动。

（5）颌面伤搬运：患者应取健侧卧位或俯卧位，便于口内血液和分泌液向外流，保持呼吸道的通畅，防止窒息。

（四）注意事项

1．严密观察患者的生命体征，维持呼吸通畅，防止窒息，注意保暖。

2．搬运过程中，动作要轻巧、敏捷、步调一致，避免震动，以减少患者的痛苦。

3．根据不同的伤情和环境采取不同的搬运方法，避免再次损伤和由于搬运不当造成的意外伤害。

（杨　洁　任燕云　葛宝兰）

【问题与思考】

1．（单选题）气管插管接呼吸机通气患者的气道压力低的原因可能为（　）

A．分泌物过多

B．气管内导管移位

C．气管插管内气囊漏气

D．压力性气胸

2．（多选题）洗胃术的护理要点包括（　）

A．洗胃液温度过低可刺激胃肠蠕动，导致肠痉挛

B．插胃管时动作要轻柔，避免损伤食管黏膜或误入气道

C．若患者昏迷或生命体征异常，应在密切观察生命体征的同时缓慢插入洗胃管，防止误吸

D．洗胃期间监测患者意识、生命体征、洗出液的颜色、性质及数量等，随时记录病情变化，及时备好抢救物品和器械

E．有机磷中毒的患者，在 6 小时内洗胃效果最佳

3．简述气管插管妥善固定的要点。

4．简述洗胃后洗胃机的消毒处理方法。

第七章　呼吸系统急症患者的护理

第一节　急性重症哮喘患者的护理

案例 7-1

患者，男，56 岁，主因“反复发作胸闷、气喘 25 年余，加重 2 天”入院。观察：患者神志清、呈急性病容、呼吸急促、全身大汗、端坐位。查体：T 36.7℃、BP 160/85mmHg、R 45 次 / 分、HR 140 次 / 分、$SpO_2$88%、双肺满布哮鸣音。

问题与思考：

1. 患者可能的诊断是什么？判断依据有哪些？还需进行哪些护理评估？
2. 患者的病情分级是几级？
3. 应采取哪些急救措施？

急性重症哮喘是指患者气喘、咳嗽、胸闷等症状加重或在原有基础上进行性加重，常有呼吸困难，以呼气流量降低为特征，常因接触变应原等刺激或治疗不当所致，病情继续恶化或伴严重并发症。病情加重可在数小时或数天内出现，偶尔可在数分钟内危及生命。重症哮喘持续 24h 以上，经一般治疗不能缓解，称哮喘持续状态（status asthmatics）。

一、发作诱因

1．过敏原或其他致敏因素持续存在。
2．黏痰堵塞气道、继发支气管感染、抗感染治疗不充分。
3．酸中毒。
4．对受体激动剂“失敏”或气道反应性增高。
5．突然停用激素或减量速度过快引起的“反跳现象”。
6．患者产生严重并发症，如气胸、纵隔气肿等。

二、病理生理

1．严重气流阻塞，气道黏膜充血、水肿，气道平滑肌痉挛，黏液栓形成，导致气道阻塞。
2．严重气道阻塞，使呼气不完全；小气道陷闭，使呼出气体进一步减少。
3．气道高反应，外来刺激易导致严重喉痉挛和气道痉挛。
4．气道阻塞发展迅速，频繁咳嗽时，可在短时间内发生严重的低通气量，并导致致死性低氧血症和严重的急性呼吸性酸中毒。

三、临床表现

（一）典型症状表现

发作性呼气性呼吸困难（呼吸频率＞30次/分）或发作性胸闷和咳嗽。严重者呈强迫坐位或端坐呼吸，不能平卧、大汗淋漓、焦虑；干咳或咳大量白色泡沫样痰。

（二）体征

面色苍白、口唇发绀，被迫采取前弓位，可有明显“三凹征”；发作时胸部呈过度充气征象，双肺布满哮鸣音；严重者心率加快、奇脉、胸腹反常运动。危重哮喘患者呼吸音或哮鸣音明显减弱或消失，称为“寂静胸”。

四、护理评估

（一）病史评估

评估患者发作时症状、持续时间，是否接触致敏原等因素，明确哮喘急性发作的原因。患者是否出现烦躁、焦虑等心理反应，有无忧郁以及对治疗疾病的信心。

（二）辅助检查

1．实验室检查　痰涂片镜下可见较多嗜酸性粒细胞；血清IgE可增高。

2．动脉血气分析　发作程度轻者仅见低氧血症；发作严重者出现低氧血症伴呼吸性碱中毒，哮喘持续状态可见严重低氧血症并发呼吸性、代谢性酸中毒。

3．肺功能检测　有关呼气流速的指标均显著下降；支气管反应性测定呈气道高反应性。

4．肺部X线　肺过度膨胀，肺野透亮度增加，肋间隙增宽。

（三）病情评估

1．病情监测指标　监测患者生命体征，观察呼吸频率和脉率情况，有无奇脉；是否出现嗜睡、意识模糊等意识状态的改变；观察口唇、面颊等皮肤有无发绀；有无大汗淋漓；胸部有无过度膨胀，观察有无辅助呼吸肌参与呼吸，是否出现“三凹征”。评估患者哮喘发作的严重程度及缺氧情况。

2．病情程度判断　哮喘急性发作，根据临床表现不同，可分为轻度、中度、重度、危重4个等级（表7-1）。

表7-1　哮喘急性发作时病情严重程度分级

病情程度	临床表现	血气分析	SaO_2（吸空气）	支气管舒张剂
轻度	日常生活影响不大，可平卧，说话连续成句，步行、上楼时气短。呼吸频率轻度增加，呼吸末期散在哮鸣音。脉率＜100次/分。可有焦虑，尚安静。不出汗。无奇脉（10mmHg）	PaO_2正常 $PaCO_2$＜45mmHg	＞95%	可控制
中度	日常生活受限，稍事活动便有喘息，喜坐位，讲话常中断。呼吸频率增加，哮鸣音响亮而弥漫。脉率100～120次/分，时有焦虑和烦躁，少量出汗。可有奇脉（10～25mmHg）	$PaO_2$60～80mmHg $PaCO_2$≤45mmHg	91%～95%	部分缓解

续表

病情程度	临床表现	血气分析	SaO_2（吸空气）	支气管舒张剂
重度	日常生活受限，喘息持续发作，单字讲话，端坐呼吸，呼吸频率＞30次/分，哮鸣音响亮而弥漫。脉率＞120次/分。常有焦虑和烦躁。大汗淋漓。常有奇脉（＞25mmHg）	$PaO_2 < 60mmHg$ $PaCO_2 > 45mmHg$	≤90%	无效
危重	患者不能讲话，出现嗜睡、意识模糊，哮鸣音明显减弱或消失（"寂静肺"）。脉率＞120次/分或变慢和不规则，为出现心脏停搏的先兆。无奇脉，提示呼吸肌疲劳。出现胸腹反常运动	$PaO_2 < 60mmHg$ $PaCO_2 > 45mmHg$	＜90%	无效

五、急救护理措施

（一）气道管理

1．氧疗　重症哮喘患者常伴不同程度的低氧血症，遵医嘱给予鼻导管吸氧2～4L/min，或面罩吸氧4～7L/min，监测动脉血气结果。患者出现意识改变，$PaO_2 < 60mmHg$，$PaCO_2 > 50mmHg$，应做好机械通气的准备。

2．促进排痰　患者伴脱水，痰液黏稠，易形成痰栓阻塞小支气管而加重呼吸困难。遵医嘱给予祛痰药，指导患者有效咳嗽，协助叩背，必要时予以经鼻口腔吸痰，观察痰液性状和量。

（二）建立静脉通路

1．补液　患者呼吸增快、出汗，常伴脱水，如不能经口摄入，可由静脉给予补充，补液量2500～3000ml/d。并发心力衰竭者可适当减少。患者每日尿量应达1000ml以上。

2．纠正酸碱失衡和电解质紊乱　如出现酸中毒，可适当应用碳酸氢钠。此外，酸中毒时，K^+从细胞内移出，使血钾升高，应用碳酸氢钠及机械通气后，血钾可明显下降而出现碱中毒及心律失常，故应及时调整血钾含量。

（三）用药护理

1．β_2受体激动剂　为一线用药，通常以雾化吸入方式给药，如5%沙丁胺醇溶液1～2ml用生理盐水稀释成0.1%的溶液。指导患者正确使用雾化器，保证药物效果。长期应用β_2受体激动剂引起β_2受体功能下降和气道反应性增高，出现耐药性。如吸入效果差，可静脉点滴沙丁胺醇，控制速度（2～8μg/min），注意观察有无心悸、骨骼肌震颤、低血K^+等不良反应。严重高血压、心律失常、心绞痛患者禁用，就诊前使用过且心率＞120次/分者不宜再使用。

2．糖皮质激素　早期、足量、静脉给药。氢化可的松（或氢化可的松琥珀酸钠）400～1000mg/d，分3～4次静脉应用。甲泼尼龙1mg/kg或40～80mg静脉滴注，每6h一次。吸入用药时，全身性不良反应少，少数患者可出现口腔念珠菌感染、声音嘶哑或呼吸道不适，指导患者喷药后必须立即用清水充分漱口以减轻局部反应和胃肠道吸收。口服用药宜饭后，减少对胃肠道的刺激。

3．茶碱类 24h内未用过者应先给予负荷剂量，静脉注射首次4 ~ 6mg/kg缓慢推注，时间不得少于10min；用过者给予维持量，0.8 ~ 1.0mg/kg静脉滴注，每天注射量不超过1.0g。不良反应有恶心、呕吐、心律失常、血压下降和兴奋呼吸中枢作用，严重者可导致抽搐甚至死亡。安全血药浓度为6 ~ 15μg/ml。发热，妊娠，小儿或老年人，有心、肾、肝功能障碍及甲状腺功能亢进者不良反应增加。

4．抗胆碱类药 可与β_2受体激动剂联合吸入，使支气管扩张作用增强并持久，尤其用于夜间哮喘及痰多的患者。常用药物为异丙托溴铵气雾剂，每日3次，每次20 ~ 80μg。

5．控制感染 选用相应抗生素，并应注意厌氧菌及二重感染，预防下呼吸道感染是目前治疗重症哮喘的有效措施。

（四）健康教育

1．保持室内空气新鲜，避免接触刺激性气体，开窗通风，室温适宜。

2．饮食宜清淡，避免过酸、过咸或过饱。哮喘急性发作时，宜以流质饮食为佳并适当补充水分。

3．给予心理疏导，培养良好的情绪及战胜疾病的信心。指导患者充分利用社会支持系统，动员患者家属或朋友参与哮喘患者的管理。

第二节 急性肺血栓栓塞症患者的护理

案例7-2

患者，女，62岁，主因“呼吸困难1周，左侧胸痛伴发热3天”收入院。观察：患者神志清、精神差、呼吸急促。查体：T 37.9℃、BP 145/76mmHg、R 38次/分、HR 82次/分、$SpO_2$92%、肺部可闻及哮鸣音。

问题与思考：

1. 患者可能的诊断是什么？判断依据有哪些？该疾病还有那些临床表现？
2. 患者的病情分级是几级？
3. 应采取哪些急救措施？

肺栓塞（pulmonary embolism，PE）是指各种栓子阻塞肺动脉系统时所引起的一组以肺循环和呼吸功能障碍为主要临床表现和病理生理特征的临床综合征，急救情况下的肺栓塞主要指大块血栓的肺栓塞。99%栓子为血栓性质，称为肺血栓栓塞症（pulmonary thromboembolism，PTE），栓子主要由深静脉血栓形成（deep venous thrombosis，DVT），两者合称为静脉血栓栓塞症（venous thromboembolism，VTE）。通常所说的PE即PTE。非血栓栓子可见于骨折时的脂肪栓塞，外伤及心肺复苏后的骨髓栓塞，肝癌、肾癌等浸润静脉而出现的肿瘤栓塞以及难产、剖宫产时发生的羊水栓塞。

一、分类

（一）依病程进展分类

1．急性 PTE　是指血栓急性堵塞一定范围，肺血管床按其阻塞程度和患者既往是否存在心肺疾病可出现不同临床表现。

2．慢性 PTE　急性 PTE 治疗不当或肺血管被小的血栓反复堵塞，发病常隐匿，临床表现为严重肺动脉高压和右心功能不全。

（二）依血流动力学进行危险分层

1．高危 PTE　临床上以休克和低血压为主要表现，即体循环动脉收缩压＜ 90mmHg，或较基础值下降幅度≥ 40mmHg，且持续 15min 以上，需除外新发的心律失常、低血容量或脓毒性休克所致的血压下降。

2．非高危 PTE　不符合高危 PTE 的标准，未出现休克和低血压的表现。根据临床上是否出现右心功能不全，进一步分为中危 PTE 和低危 PTE。

二、病因

任何可以导致静脉血流滞缓、血管内皮细胞损伤和血液高凝状态的因素，都是 DVT 和 PTE 发生的高危因素。

1．遗传性因素　一些先天性凝血因子、抗凝因子和纤溶系统异常的疾病均有助于血栓的形成，如抗凝血酶Ⅲ（AT-Ⅲ）减少、蛋白 C 或蛋白 S 缺乏症、纤溶酶原缺乏症等。

2．获得性因素　由于后天的某种疾病或状态引起的血液性质改变和血流速度的减慢，根据进行预防性抗凝治疗必要性的轻重，又可分为高危因素和一般性危险因素两类。

（1）高危因素：包括①烧伤、长期卧床、大手术后；②骨折（髋关节或下肢）、脊髓损伤；③深静脉血栓形成；④既往有肺栓塞、静脉血栓栓塞史；⑤恶性肿瘤；⑥妊娠；⑦静脉瓣功能不全合并静脉曲张。

（2）一般危险因素：包括①肥胖、久坐；②心血管疾病，如脑卒中、急性心肌梗死、心力衰竭等；③高龄；④吸烟（＞ 25 支 / 天）；⑤使用中心静脉导管；⑥人工假肢植入；⑦口服避孕药。

三、临床表现

（一）症状

1．不明原因的呼吸困难　最常见，尤在活动后明显，呼吸频率＞ 20 次 / 分。而 PTE 三联征（呼吸困难、胸痛和咯血）发生率不足 1/3。

2．晕厥　可为唯一或首发症状，表现为突然发作的一过性意识丧失。根据血流动力学变化的程度不同，有些患者可能主诉黑矇或头晕。

3．胸痛　包括胸膜炎性疼痛或心绞痛性胸痛。当栓塞部位靠近胸膜时，由于胸膜的炎症反应可导致胸膜炎性疼痛，发生率 40% ～ 70%，吸气时胸痛加重。心绞痛样胸痛的发生率仅 4% ～ 12%，由冠状动脉血流减少、低氧血症和心肌耗氧量增加引起，不受呼吸运动影响。

4．烦躁不安、惊恐甚至濒死感　由严重呼吸困难和剧烈胸痛引起，为常见症状。

5．咯血　常为小量咯血，大咯血少见。急性 PTE 时，咯血主要反映局部肺泡的血性渗出，并不意味病情加重。

6．咳嗽　早期为干咳或伴有少量白痰。

（二）体征

1．呼吸系统体征　呼吸急促，部分患者出现口唇发绀；肺部可闻及哮鸣音和（或）湿啰音；合并肺不张和胸腔积液时出现的体征。

2．循环系统体征　颈静脉充盈或异常搏动；心率加快，肺动脉瓣区第二心音（P2）亢进或分裂，三尖瓣区收缩期杂音（提示三尖瓣反流），严重时可出现血压下降甚至休克。

3．发热　多为低热，少数患者体温可达 38℃以上。

（三）深静脉血栓形成的表现

如肺栓塞继发于下肢深静脉血栓形成，可伴有患肢肿胀、周径增粗、疼痛或压痛、皮肤色素沉着和行走后患肢易疲劳或肿胀加重。

四、护理评估

（一）病史评估

评估患者的症状表现及持续时间，评估患者的年龄、手术史、久坐等危险因素，评估患者既往是否有过 DVT 或 PTE 的病史。

PTE 的确诊检查较复杂，目前也常利用量表对患者进行初筛，推荐采用 Wells 评分（表 7-2）或 Geneva 评分（表 7-3）。

表 7-2　Wells 评分

参数	积分
既往有 PTE 或 DVT 病史	1.5
近期有手术史或制动	1.5
肿瘤	1
咯血	1
心率＞ 100 次 / 分	1.5
临床有 DVT 表现	3
PTE 的可能性大于其他诊断	3

注：积分和 0 ～ 2 分，低度可能；3 ～ 6 分，中度可能；≥ 7，高度可能

表 7-3　Geneva 评分

参数	积分
年龄（岁）：60 ～ 79	1
≥ 80	2
既往史：有 PTE 或 DVT 病史 近期有手术史	2 3
心率＞ 100 次 / 分	1
血气分析（mmHg）：$PaCO_2$ ＜ 36	2

续表

参数	积分
$PaCO_2 < 39$	1
$PaO_2 < 48.7$	4
$PaO_2 48.7 \sim 60$	3
$PaO_2 60 \sim 71.3$	2
$PaO_2 71.3 \sim 82.4$	1
X 线胸片：楔状肺不张	1
肋膈角抬高	1

注：积分和 0 ~ 4 分，低度可能；5 ~ 8 分，中度可能；≥ 9，高度可能

（二）辅助检查

1．实验室检查

（1）一般项目：白细胞计数增加，红细胞沉降率增快，血清胆红素升高，谷草转氨酶正常或轻度升高，乳酸脱氢酶和肌酸激酶高，但对 PTE 的诊断缺乏特异性。心肌酶谱明显增高，有利于 PTE 和急性心肌梗死的鉴别诊断。

（2）动脉血气分析：表现为低氧血症、低碳酸血症，PaO_2 平均为 62mmHg。仅 9%PTE 患者 $PaO_2 > 80$mmHg。

（3）血浆 D- 二聚体（D-dimer）：可作为 PTE 的初步筛选指标，灵敏度可达 92% 以上，急性期 D-dimer 升高。若低于 500μg/L，可基本排除急性 PTE。

2．心电图检查　大多数患者出现心电图异常，但无特异性，以心动过速、$V_1 \sim V_4$ 导联非特异性 ST-T 改变最常见，而经典的 $S_{Ⅰ}Q_{Ⅲ}T_{Ⅲ}$（即Ⅰ导联出现明显的 S 波，Ⅲ导联出现大 Q 波且 T 波倒置），仅在 19% 的急性 PTE 中出现。因此，心电图正常不能排除本病。

3．X 线胸片　尖端指向肺门的楔形阴影为典型征象，但不常见。多数表现为区域性肺纹理变细、稀疏或消失，肺野透亮度增加。该检查应用价值在于排除气胸、肺炎、大量胸腔积液等其他可导致呼吸困难的病因。

4．超声心动图　严重 PTE，可表现为：右心室和（或）右心房扩大；近端肺动脉扩张；三尖瓣反流；下腔静脉扩张，吸气时不萎缩。这些征象说明肺动脉高压、右心室高负荷和肺源性心脏病，提示或高度怀疑 PTE，但不作为 PTE 的确诊标准。

5．核素　肺通气 / 灌注扫描是 PTE 的重要诊断方法，典型表现为肺叶、肺段或亚肺段多发放射性分布稀疏或缺损，而通气显像正常或接近正常。

6．肺动脉造影检查　包括 CT 肺动脉造影、磁共振显像肺动脉造影（MRPA）和肺动脉造影。CT 肺动脉造影是采用螺旋 CT 或电子束 CT 进行肺动脉造影（CTPA、EBCT），CT 直接征象检出肺动脉内有充盈缺损或血管中断，是可靠、安全、简便、无创的检查方法，敏感性、特异性达 90% 以上。MRPA 适用于碘过敏的患者，无需注射碘造影剂。肺动脉造影是指经股静脉插管做选择性肺动脉造影，为 PTE 诊断的“金标准”，但因其为有创性检查，有发生严重甚至致命性并发症的危险，不作为首选和常规检查，主要用于拟进行肺动脉介入治疗的患者。

（三）病情评估

1．病情监测指标

（1）呼吸状态：严密监测患者呼吸、心率、脉搏、血氧饱和度、血气分析指标及肺部体征变化，若出现呼吸加速、浅表，动脉血氧饱和度下降，心率加快等表现，提示呼吸功能受损，机体缺氧，遵医嘱可给予呼吸兴奋剂。

（2）意识状态：监测患者有无烦躁不安、嗜睡、定向力障碍等脑缺氧的表现。

（3）循环状态：监测患者有无颈静脉充盈、下肢水肿及静脉压升高等右心功能不全的表现。如尚未出现血压下降，可给予具有一定肺血管扩张作用和正性肌力作用的多巴酚丁胺和多巴胺；如血压下降，可增加上述药物的剂量或使用其他血管升压药，如肾上腺素等。

（4）心电活动：严重缺氧时患者可有心动过速和心律失常。溶栓治疗后如出现胸前导联T波倒置加深，可能是溶栓成功、右室负荷减轻和急性右心扩张好转的表现。

2．病情严重程度判断　2014年欧洲心脏病学会（European society of carcliology，ESC）年会上发布了《急性肺栓塞诊断和管理指南》（第3版），进一步强化了危险分层的概念。该指南整合了临床严重程度评分、超声心动图、CT和生物标记物，从而确定患者的危险分层水平（表7-4）。

表7-4　急性PTE患者早期死亡的风险分级

早期死亡风险		风险参数及评分			
		休克或低血压	PESI分级Ⅲ～Ⅴ或sPESI≥1	影像学检查提示右室功能不良	实验室检查心脏标记物
高危		+	+	+	+
中危	中高危	–	+	均为阳性	+
	中低危	–	+	任一阳性或均阴性	+/–
低危		–	–	选择性评估，均阴性	–

五、急救护理措施

（一）循环呼吸支持

1．体位　绝对卧床（1～2周），减少搬动，防止栓子脱落。休克者采取“V”形体位，头和躯干抬高20°～30°，下肢抬高15°～20°，增加回心血量，保证重要脏器的供血。

2．气道管理　改善呼吸，保持呼吸道通畅，及时给氧治疗，提高PaO_2，按需吸痰，必要时雾化，观察痰的量、颜色、性状等。合并严重呼吸衰竭时，配合医生行机械通气，但避免做气管切开，防止在抗凝或溶栓过程中局部大出血。

（二）溶栓治疗及护理

溶栓治疗注意患者的化验检查结果，监测治疗效果及有无出血等不良反应。

1．溶栓时间窗　症状发作的48h内溶栓效果最佳，但在症状持续6～14天内仍有效。

2．溶栓人群　主要用于高危PTE患者，对于中危PTE，若无禁忌证可以进行溶栓，对于血压和右心室运动均正常的低危PTE不推荐进行溶栓。

3．溶栓药物　①重组组织型纤溶酶原激活剂（rt-PA）：50 ～ 100mg 持续静脉滴注 2h。②尿激酶（UK）：负荷量 4400IU/kg，静脉注射 10min，随后以 2200IU/（kg· h）持续静脉滴注 12h 或以 20 000IU/kg 持续静脉滴注 2h。③链激酶（SK）：负荷量 250 000IU，静脉注射 30min，随后以 100 000IU/h 持续静脉滴注 24h。链激酶具有抗原性，用药前应肌内注射苯海拉明或地塞米松，防止变态反应，且 6 个月内不宜再次使用。

4．溶栓后抗凝　rt-PA 溶栓用药结束后，应立即使用肝素。UK、SK 溶栓治疗结束后每 2 ～ 4h 测定一次血浆凝血酶原时间（prothrombin time，PT）或活化部分凝血活酶时间（activated pratial thromboplasting time，APTT），其降至正常值的 2 倍时，即启动规范的肝素抗凝。

5．禁忌证　绝对禁忌证包括有活动性内出血和近期自发性颅内出血。对于致命性高危 PTE，绝对禁忌证也应被视为相对禁忌证。

（三）介入治疗及护理

1．介入治疗的目标　①迅速降低肺动脉压、右心室压力及肺血管阻力（PVR）；②增加全身血流灌注；③促进右心室功能恢复。

2．介入治疗的方法　2014 欧洲心脏病学会（ESC）发布的《急性肺栓塞诊断和管理指南》（第 3 版）指出，对于有溶栓绝对禁忌证患者，在条件允许时可采取以导管为基础的介入治疗。包括：①经猪尾导管或球囊导管破坏血栓；②应用水压导管设备溶解切除血栓；③抽吸导管吸附去除血栓；④旋转血栓切除术。另一方面，无溶栓绝对禁忌证的患者，导管定向溶栓或药物机械溶栓也都是可取的方案。

3．介入治疗术后护理

（1）一般护理：患者术后绝对卧床 24h，穿刺侧髋关节禁止屈曲。腹股沟穿刺部位气压止血带压迫 6h 以上，预防穿刺处血肿的发生。密切观察双下肢末梢血液循环情况。术后 2h 无恶心和呕吐等症状可进食半流食，指导患者多食用新鲜水果和蔬菜，增加水的摄入量（2000ml/d），以保证大便通畅。

（2）PTE 术后相关护理：监测 SaO_2 及血压、心率变化，观察呼吸困难、胸痛、低血压改善情况。如术后患者 PTE 症状未见明显缓解，及时报告医生，记录 D- 二聚体水平，监测凝血功能的变化，注意观察有无牙龈及皮下出血、消化道出血、血尿等情况发生。遵医嘱对症处理术后疼痛，注意观察疼痛的持续时间及部位，并结合生命体征和血常规等指标，观察有无可能导致疼痛的严重并发症，如腹膜后血肿等情况，发现异常，及时报告医生。

（四）健康教育

1．防止血液淤滞　①对存在发生 DVT 危险因素的人，指导其避免增加静脉血流淤滞的行为，如长期保持坐位，穿束膝长袜，长时间站立不活动者。②鼓励卧床患者进行床上主动或被动肢体活动，病情允许时及早下床活动或走路。不能活动的患者，将腿抬高至心脏水平以上，利于下肢静脉回流。③利用机械作用如穿加压弹力抗栓袜，应用下肢间歇序贯加压充气泵等促进下肢静脉血液回流。

2．降低血液凝固度　①适当增加液体摄入，防止血液浓缩。有高脂血症、糖尿病等可致血液高凝疾病病史的患者要积极治疗原发病。②存在明显 DVT 危险因素的患者，遵医嘱使用抗凝剂。

3．认识 DVT 和 PTE 的表现　长时间卧床的患者，出现一侧肢体疼痛、肿胀，应注意

DVT 的可能；具有上述易患因素的患者，突然出现胸闷、呼吸困难、咯血、咳痰等表现应注意 PTE 的可能，及时就诊。

第三节　气胸患者的护理

案例 7-3

患者，女，25 岁，主因“突发右侧胸闷、胸痛 2 小时”来诊。观察：患者神志清楚、偶有咳嗽、无呼吸困难。查体：T 36.7℃、BP 128/80mmHg、R 24 次 / 分、HR 86 次 / 分、$SpO_2$96%。

问题与思考：

1. 患者可能的诊断是什么？该病发生的原因是什么？
2. 患者的病情分级是几级？
3. 应采取哪些急救措施？

胸膜腔为不含气体的密闭潜在腔隙，任何原因致胸膜破损，气体进入胸膜腔，均称为气胸（pneumothorax）。气胸分为自发性、外伤性和医源性 3 类。

一、病因与发病机制

任何破坏胸膜腔完整性的原因均可导致气胸的形成，多由于肺组织、气管、支气管、食管破裂，空气逸入胸膜腔所致，或由于胸壁伤口穿破胸膜，胸膜腔与外界沟通，外界气体进入所致。

（一）自发性气胸

自发性气胸（spontaneous pneumothorax）是指肺组织及脏层胸膜自发破裂，使肺及支气管内气体进入胸膜腔所致的气胸，可分为原发性和继发性，前者发生于无基础肺疾病的健康人，后者发生于有基础疾病的患者，常见于慢性阻塞性肺疾病和肺结核等患者。自发性气胸为内科急症，男性多于女性。

1．原发性自发性气胸　多见于瘦高体形的男性青壮年，胸部 X 线检查除发现胸膜下大疱外，无其他显著病变。胸膜下大疱的产生原因尚不清楚，可能与吸烟、瘦高体形、非特异性炎症瘢痕或先天性弹力纤维发育不良有关。

2．继发性自发性气胸　由于肺结核、慢性阻塞性肺疾病、获得性免疫缺陷综合征并发卡氏肺孢子菌感染、肺癌、肺脓肿等肺部基础疾病引起细支气管的不完全阻塞，从而形成肺大疱破裂。有些女性可在月经来潮后 24 ～ 72h 内发生气胸，可能与胸膜上存在异位子宫内膜，在行经期发生破裂有关，称为月经性气胸。脏层胸膜破裂或胸膜粘连带撕裂时如导致其中的血管破裂可形成自发性血气胸。

（二）外伤性气胸

因利器或肋骨断端刺破胸膜、肺及支气管或食管破裂后，空气进入胸膜腔所造成。根据胸膜破口情况及发生气胸后对胸膜腔内压力的影响，可分为闭合性、开放性和张力性。

1. 闭合性气胸（closed pneumothorax） 受伤后伤口迅速闭合，胸膜腔与外界不相通。空气进入胸膜腔后，抵消胸膜腔内部分负压，造成伤侧肺组织萎陷。因两侧胸腔压力不平衡，导致不同程度的纵隔偏移，压迫健侧肺组织。

2. 开放性气胸（open pneumothorax） 胸膜腔经胸壁伤口与外界大气直接相通，空气可通过胸壁伤口随呼吸自由出入胸膜腔，胸膜腔内压等于大气压。吸气时，健侧胸膜腔负压升高，与外侧压力差增大，纵隔向健侧进一步移位；呼气时，两侧胸膜腔压力差减小，纵隔移回伤侧，随呼吸纵隔位置左右摆动，称纵隔扑动。纵隔扑动不仅影响静脉血液回流，导致循环功能严重障碍，且吸气时健侧肺部膨胀，伤侧肺排出的含氧量低的气体也可进入健侧肺组织，呼气时健侧的空气亦可排至伤侧的支气管内，因为含氧量低的气体在两侧肺内重复交换，造成严重缺氧。

3. 张力性气胸（tension pneumothorax） 又称高压性气胸。常见于较大肺泡的破裂或较大较深的肺裂伤或支气管破裂，裂口与胸膜腔相通，且形成活瓣。吸气时，空气从裂口进入胸膜腔内，而呼气时活瓣关闭，空气只能进入不能排出，使胸膜腔内的压力不断增高，压迫伤侧（同侧）肺使之逐渐萎陷，并将纵隔推向健侧，挤压健侧肺，产生严重的呼吸和循环功能障碍。此外，胸膜腔内的高压空气可被挤入纵隔，形成纵隔气肿，严重时可压迫心脏大血管。

（三）医源性气胸

并不少见，甚至超过自发性气胸，多与诊断性或治疗性操作有关，如经胸壁穿刺活检、胸膜腔穿刺、锁骨下静脉穿刺、胸膜活检、机械通气及经支气管活检。

二、临床表现

（一）症状

气胸的症状取决于气胸的类型、肺压缩程度和速度以及原有心肺疾病情况。

1. 胸痛 发生率 90% ~ 95%，患者突感一侧胸壁针刺样或刀割样疼痛，持续时间较短，深吸气或咳嗽时加重。继之出现胸闷、呼吸困难。

2. 呼吸困难 常与胸痛同时发生，与肺压缩程度成正比。原肺功能良好者，可无明显呼吸困难。

3. 咳嗽 可有轻至中度刺激性咳嗽，由于气体刺激胸膜所致。

4. 休克 大量气胸，尤其是张力性气胸时，由于胸膜腔内压骤增、患侧肺完全压缩，可迅速出现呼吸循环障碍，表现为烦躁不安、发绀、冷汗、心律失常、发生休克，甚至呼吸衰竭。

（二）体征

少量气胸时体征不明显。大量气胸时出现呼吸增快、呼吸运动减弱、发绀、患侧胸部膨隆；气管向健侧移位，肋间隙增宽，语颤减弱；叩诊过清音或鼓音，呼吸音减弱或消失；右侧气胸时肝浊音界下降；并发纵隔气肿时可在左心缘处听到与心脏搏动一致的气泡破裂音，称为 Hamman 征，胸壁触诊有握雪感或捻发音。液气胸时，可闻及胸内振水声。

三、护理评估

（一）病史评估

根据突发性胸痛伴胸闷和呼吸困难及相应的气胸体征，可做初步诊断。

（二）辅助检查

1．影像学检查　X 线胸片或 CT 显示气胸线可确诊。X 线胸片是诊断气胸的重要方法。典型表现为：被压缩的肺边缘呈外凸弧形线状阴影，称为气胸线，线外透亮度增强，肺纹理消失。大量积气时，肺被压向肺门，呈球形高密度影，纵隔和心脏向健侧移位。合并积液或积血时，可见气液平面。气胸容量的大小可依据后前位 X 线胸片上气胸线到侧壁的距离近似判断，当此距离为 1cm 和 2cm 时，气胸容量分别约占单侧胸腔容量的 25% 和 50%，故气胸线到侧胸壁的距离 $<$ 2cm 为小量气胸，$\geq$ 2cm 为大量气胸。

2．心电图　左侧气胸出现电轴右偏，胸导联 R 波减低，QRS 波幅缩小及 T 波倒置。

3．诊断性穿刺测压　病情紧急且不能进行 X 线胸片检查时，对高度怀疑气胸的部位，可用 5ml 或 10ml 注射器做诊断性穿刺，刺入后有气体将针栓顶出或轻抽后针栓不再回弹，证明有气体存在。同时，观察抽气后胸腔内压力的变化以判断气胸的类型。

（三）病情评估

病情监测指标　气胸严重程度与有无基础肺疾病及肺功能状况、气胸发生速度、胸膜腔内积气量及压力 3 个因素有关。应密切注意患者是否出现呼吸循环障碍的表现，如烦躁不安、挣扎坐起、胸闷、发绀、冷汗、脉速、虚脱、心律失常，甚至休克、意识丧失和呼吸衰竭。

四、急救护理措施

救治原则：尽快排除胸腔内气体，消除病因，减少复发。

（一）一般处理

1．休息　急性自发性气胸患者应绝对卧床休息，避免用力、屏气、咳嗽等增加胸腔内压的活动。卧床期间，协助患者每 2 小时翻身一次。

2．维持正常呼吸功能　①给氧：遵医嘱鼻导管或面罩吸氧，保证患者 $SaO_2 > 90\%$。对于选择保守治疗的患者，给予高浓度吸氧，促进胸膜腔内气体吸收。②体位：半卧位，利于呼吸、咳嗽排痰及胸腔引流。③保持呼吸道通畅：定时雾化吸入，鼓励患者咳嗽和深呼吸，咳痰无力患者及时吸痰。观察呼吸道有无异物堵塞，及时清除。

（二）用药护理

1．预防感染　遵医嘱合理使用抗生素，密切观察生命体征，注意有无胸部感染迹象。

2．镇静止痛　增进舒适，减轻疼痛，必要时遵医嘱给予镇痛、止咳药。

（三）排气治疗

1．闭合性气胸　肺压缩 $<$ 20%，且症状轻者，不需抽气，气体在 2 ～ 3 周内可自行吸收。大量气胸、症状明显者，行胸膜腔穿刺抽尽积气，或行胸膜腔闭式引流术，促使肺及早膨胀，同时采取镇痛及预防感染措施。积气多时，每日或隔日抽气 1 次，每次不超过 1000ml。

2．开放性气胸　尽快用无菌敷料于患者呼气末严密封闭伤口，包扎牢固，阻止气体继续进出胸膜腔，变开放性气胸为闭合性气胸，后行穿刺，抽气减压。

3．张力性气胸　用粗针头在同侧锁骨中线第二肋间行胸膜穿刺，留置胸腔引流管，尽快排出积气，解除对肺的压迫。有时尚需负压吸引装置，利于尽快排气。胸壁有活瓣样伤口者应封闭伤口。

（四）胸腔闭式引流的护理

胸腔闭式引流的插管位置在患侧前胸壁锁骨中线第2肋间，或腋中线与腋前线间第6或7肋间。水封瓶及引流管正确安装，连接紧密，水封瓶的长管必须在液面下2～4cm，保持直立，水封瓶置于患者胸腔60cm以下，避免水反流入胸腔。水封瓶定时更换，严格无菌操作。注意观察引流是否通畅，穿刺口有无渗血，敷料每天更换，渗血多时随时更换。鼓励患者咳嗽和深呼吸，利于排除气体。管路妥善固定，防止脱管。患者症状改善，X线检查无气胸征，示肺已复张，可夹管24～48h，若患者一般情况好，可拔管。拔管后立即用凡士林纱布覆盖伤口，胶布密封，注意患者有无胸闷、呼吸困难等。

（五）健康教育

1．坚持肺部基础疾病的治疗　遵医嘱积极治疗肺部基础疾病对预防气胸的发生尤为重要，向患者宣教提高治疗依从性。

2．避免气胸诱发因素　①避免抬举重物、剧烈咳嗽、屏气、用力排便等，采取有效措施防治便秘。②劳逸结合，气胸痊愈后的一个月内，不进行剧烈运动。③保持心情愉悦，避免情绪波动。④指导吸烟者戒烟。

3．气胸复发时的处理　一旦出现突发性胸痛，随即感到胸闷、气急时，可能是气胸复发，应及时就医。

第四节　急性呼吸衰竭患者的护理

案例7-4

患者，男，76岁，主因“胸闷、憋气3小时，伴呼吸困难1小时”来诊。观察：患者意识模糊、查体欠合作、口唇发绀、全身大汗。查体：T 36.7℃、BP 102/40mmHg、R 35次/分、HR 125次/分、$SpO_2$80%。

问题与思考：

1. 患者可能的诊断是什么？
2. 患者的病情分级是几级？
2. 应采取哪些急救措施？

急性呼吸衰竭（acute respiratory failure）是指由于多种突发致病因素使肺通气和（或）肺换气功能迅速出现严重障碍，以致在静息状态下亦不能维持足够的气体交换，导致低氧血症伴（或不伴）高碳酸血症，进而引起一系列病理生理改变和相应临床表现的综合征。

由于临床表现无特异性，故明确诊断需要依据动脉血气分析，在海拔高度为0、静息状态、呼吸空气条件下，动脉血氧分压（PaO_2）＜60mmHg，伴或不伴二氧化碳分压（$PaCO_2$）

> 50mmHg，排除心内解剖分流和原发心排血量降低等因素，即可诊断为呼吸衰竭。

一、病因

引起呼吸衰竭的病因很多，参与肺通气和肺换气功能的任何一个环节发生病变，都可导致呼吸衰竭，包括以下几个方面。

1．气道急症，如气道异物堵塞、喉头水肿、急性重症哮喘等。

2．肺实质病变，如急性肺水肿、肺栓塞、ARDS、溺水、吸入有毒气体等。

3．胸廓与胸膜病变，如胸部外伤、气胸等。

4．神经、肌肉病变，如脊髓颈段或胸段损伤、脊髓灰质炎、重症肌无力、有机磷中毒等。

二、临床表现

主要为缺氧和 CO_2 潴留所致的呼吸困难和多脏器功能障碍。

（一）呼吸困难

为呼吸衰竭最早出现的症状，表现为呼吸频率、节律、幅度的改变；早期呼吸频率加快，病情严重时出现呼吸困难，患者主诉胸闷、憋气、呼吸费力；呼吸道梗阻时辅助呼吸肌活动增加，可出现三凹征；呼吸中枢受损或中枢神经抑制性药物所致的呼吸衰竭，呼吸频率减慢且有节律紊乱，如潮式呼吸、比奥呼吸。

（二）发绀

为中央性发绀，是缺氧的典型表现。当 $SaO_2 < 90\%$，可出现口唇、甲床发绀。发绀的程度与还原血红蛋白含量有关，因此红细胞增多者发绀更明显，而贫血患者不明显或不出现。

（三）神经 - 精神症状

可迅速出现精神错乱、狂躁、昏迷、抽搐等症状。但此时忌用镇静或催眠药，以免加重 CO_2 潴留，发生肺性脑病。肺性脑病表现为神情淡漠、肌肉震颤或扑翼样震颤、间歇抽搐、昏睡，甚至昏迷等，亦可出现腱反射减弱或消失，锥体束征阳性等。

（四）循环系统表现

早期心动过速、血压升高，严重缺氧和酸中毒时出现循环衰竭、血压下降、心肌损害、心律失常甚至心搏骤停。CO_2 潴留者出现体表静脉充盈、皮肤潮红、温暖多汗、血压升高。因脑血管扩张，患者常有搏动性头痛。

（五）消化系统和泌尿系统表现

部分患者可出现应激性溃疡，从而发生上消化道出血症状。严重呼吸衰竭损害肝、肾功能，并发肺心病时尿量减少。随缺氧、CO_2 潴留的改善，上述症状可消失。

三、护理评估

（一）病史评估

评估患者是否存在突发致病因素使通气或换气功能出现严重障碍；既往是否有慢性呼吸衰竭病史；是否存在呼吸系统感染或气道痉挛等危险因素，诱发慢性呼吸衰竭的急性加重。

（二）辅助检查

1．动脉血气分析　$PaO_2 < 60mmHg$，伴或不伴 $PaCO_2 > 50mmHg$。

2．影像学检查　X线胸片、胸部CT和放射性核素肺通气/灌注扫描等可协助分析呼吸衰竭的原因。

3．其他检查　尿中可见红细胞、蛋白质及管型，丙氨酸氨基转移酶和尿素氮升高；亦可有低血钾、高血钾、低血钠、低血氯等。

（三）病情评估

1．呼吸状况　呼吸频率、节律和深度，使用辅助呼吸肌呼吸的情况，呼吸困难的程度。

2．缺氧及CO_2潴留　有无发绀、球结膜水肿，肺部有无异常呼吸音及啰音。$PaO_2 < 60mmHg$，$PaCO_2$正常或降低，见于换气功能障碍，为Ⅰ型呼吸衰竭。$PaO_2 < 60mmHg$，$PaCO_2 > 50mmHg$，系肺泡通气不足所致，为Ⅱ型呼吸衰竭。

3．循环状况　监测心率、心律及血压，必要时进行血流动力学监测。

4．意识状态及神经-精神症状　观察有无肺性脑病的表现，如有异常及时通知医生。昏迷者应评估瞳孔、肌张力、腱反射及病理反射。

5．液体平衡状态　观察和记录每小时尿量和液体出入量，有肺水肿的患者需适当保持负平衡。

6．实验室检查　监测动脉血气分析和生化检查结果，了解电解质和酸碱平衡情况。

四、急救护理措施

救治原则：保持呼吸道通畅，迅速纠正缺氧、CO_2潴留、酸碱失衡和代谢紊乱，防治多器官功能受损，积极治疗原发病，消除诱因，防治并发症。

（一）气道管理

保持呼吸道通畅，反之可加重呼吸肌疲劳，气道分泌物积聚时可加重感染并导致肺不张，减少呼吸面积，加重呼吸衰竭。故保持呼吸道通畅是纠正缺氧和CO_2潴留最重要的措施。

1．清除呼吸道内分泌物及异物　痰液黏稠结痂时，予以叩背排痰，必要时化痰药雾化吸入，负压吸引吸痰。

2．缓解支气管痉挛　应用支气管扩张药，必要时给予糖皮质激素缓解支气管痉挛。急性呼吸衰竭静脉用药。

3．建立人工气道　上述方法效果不佳，可采用简易人工气道、气管插管或气管切开建立人工气道，以方便吸痰和机械通气治疗。

4．氧疗　是改善低氧血症的主要手段。Ⅰ型呼吸衰竭，短期内予以高浓度（35%～50%）、高流量（4～6L/min）吸氧，可迅速提高肺泡内氧分压，改善缺氧症状；当PaO_2达到70mmHg时，须降低氧浓度，预防氧中毒。Ⅱ型呼吸衰竭，持续低浓度（＜35%）、低流量（1～2L/min）吸氧。

（二）增加通气量，改善CO_2潴留

1．呼吸兴奋剂　通过刺激呼吸中枢和外周化学感受器，增加呼吸频率和产气量，可改善通气，但同时增加呼吸做功，增加氧耗，产生CO_2，所以必须在保证呼吸道通畅的前提下使用，否则会加重和（或）促发呼吸肌疲劳，而加重CO_2潴留。主要用于以中枢抑制为主导致的呼吸衰竭，不宜用于换气功能障碍所致的呼吸衰竭。常用药物有尼可刹米、洛贝林、多沙普仑等，以尼可刹米最常用，常规0.375～0.75g静脉注射。观察患者有无恶心、呕吐、烦躁、抽搐等反应，控制滴速。

2. 机械通气　机械通气指征：①积极治疗无明显改善甚至恶化者；②严重低氧血症，PaO_2 < 50mmHg，且经过高浓度给氧仍 < 50mmHg；③ $PaCO_2$ 进行性升高，pH 动态下降，危及生命；④意识障碍；⑤呼吸型态严重异常——成人呼吸频率 > 35 次 / 分或 < 8 次 / 分，或呼吸不规则或自主呼吸微弱或消失；⑥全身状态差，呼吸肌明显疲乏者。通气过程中，密切监测生命体征变化、呼吸机运转，定时复查血气，观察通气效果。妥善固定管路，预防并及时发现并发症。

相对禁忌证：①伴有肺大疱的呼吸衰竭；②未经引流的气胸或纵隔气肿；③严重肺出血；④急性心肌梗死；⑤低血容量性休克未补足血容量者。

（三）用药护理

1. 抗感染　感染是呼吸衰竭的重要病因之一。特别是慢性呼吸衰竭急性加重者感染是最常见的诱因，一些非感染性因素诱发的呼吸衰竭加重也常继发感染，因此需进行积极抗感染治疗。

2. 纠正酸碱平衡失调　急性呼吸衰竭患者常易并发代谢性酸中毒，应及时予以纠正，常用 5% 碳酸氢钠静脉滴注。

（四）积极治疗原发病或诱因

引起呼吸衰竭的原发疾病多种多样，呼吸道感染是呼吸衰竭最常见的诱因。在解决呼吸衰竭本身所造成危害的前提下，针对不同病因采取适当的治疗措施并控制感染，是治疗呼吸衰竭的根本所在。

（五）健康教育

1. 疾病知识指导　向患者及家属讲解疾病的发生、发展和转归。语言应通俗易懂。

2. 呼吸锻炼的指导　教会患者有效咳嗽、咳痰技术，及缩唇呼吸、腹式呼吸、体位引流、拍背等方法，提高患者的自我护理能力，延缓肺功能恶化。

3. 避免诱因　①指导患者合理膳食，加强营养。②避免吸入刺激性气体，劝告患者戒烟。③避免劳累、情绪激动等不良因素刺激。④尽量少去人群密集的地方，避免与呼吸道感染者接触，减少感染的机会。

（王　爽　康孟杰）

【问题与思考】

1.（单选题）下列有关急性重症哮喘症状的描述正确的是（　）

A. 可闻及双肺满布哮鸣音

B. 患者可表现为大汗淋漓

C. 典型表现为发作性呼气性呼吸困难

D. 发作性胸闷和咳嗽

2.（多选题）下列属于肺栓塞表现的是（　）

A. 呼吸困难

B. 晕厥

C．胸痛

D．烦躁不安

E．咯血

3．急性重症哮喘的临床表现及反应病情危重的指标有哪些？

4．重症哮喘急性发作患者的急救护理措施有哪些？

第八章　心血管系统急症患者的护理

第一节　急性冠状动脉综合征患者的护理

案例 8-1

患者，男，78 岁，主因“持续胸闷气短 1 小时”来诊，同时伴大汗，左上肢酸胀不适，无明显胸痛，无晕厥黑矇，近两年有类似发作史 3 次，每次持续 3 ～ 5min 不等，可自行缓解，未就诊。查体：T 37.5℃、BP 120/80mmHg、HR 82 次 / 分、R 20 次 / 分、心电图提示“V_1-V_4”导联 ST 段抬高。既往史：高血压病史 10 余年，血压最高 180/100mmHg，未规律服药，否认糖尿病及其他病史。

问题与思考：

1. 患者可能的诊断是什么？最有可能发生的心电图表现是什么？
2. 患者的病情分级是几级？
3. 应采取哪些急救措施？

急性冠状动脉综合征（acute coronary syndrome，ACS）是一组由急性心肌缺血引起的临床综合征，包括急性心肌梗死（acute myocardial infarction，AMI）及不稳定型心绞痛（unstable angina pectoris，UA），其中 AMI 又分为 ST 段抬高的心肌梗死（ST-elevation myocardial infarction，STEMI）及非 ST 段抬高的心肌梗死（non-ST segment elevated myocardial infarction，NSTEMI）。

一、病因与发病机制

冠状动脉粥样硬化斑块破裂、血栓形成，是 ACS 发病的共同机制。多种因素均可导致斑块破裂，如冠状动脉内压力升高、血管痉挛、心动过速时心室过度收缩和扩张所产生的剪切力以及斑块滋养血管破裂，诱发与正常管壁交界处的斑块破裂。

当破裂的斑块、血栓导致冠状动脉血流量不能满足心肌代谢的需要，引起心肌急剧的、暂时的缺血缺氧时，即可发生心绞痛。

当冠状动脉粥样硬化造成一支或多支血管管腔狭窄和心肌血供不足时，导致血供急剧减少或中断，使心肌严重而持久地急性缺血达 20 ～ 30min 以上，即可发生急性心肌梗死（AMI）。

二、危险因素

目前具有充分证据或被广泛接受的诱发因素分为两大类，一类是可纠正的危险因素，主要包括高血压、吸烟、升高的血胆固醇、糖尿病、腹型肥胖和缺乏体力活动、饮食缺少蔬菜水果、精神紧张等；另一类为不可纠正的危险因素，主要包括年龄、性别和心血管病早发家族史。

三、临床表现

（一）急性不稳定型心绞痛和非 ST 段抬高型心肌梗死

典型表现为发作性胸骨后闷痛，紧缩压榨感或压迫感、烧灼感，可向左上臂、下颌、颈、背、肩部或左前臂尺侧放射，呈间断性或持续性，持续时间可达 30min，胸痛可在休息时发生。

UA 和 NSTEMI 的临床表现一般具有以下 3 个特征之一：①静息时或夜间发生心绞痛，常持续在 20 分钟以上；②新近发生的心绞痛（病程在 2 个月内）且程度严重；③近期心绞痛逐渐加重（包括发作的频度、持续时间、严重程度）和疼痛放射到新的部位。有时发作时可伴有出汗、恶心、呼吸困难、窒息感，甚至晕厥，含硝酸甘油不能完全缓解。

（二）急性 ST 段抬高型心肌梗死

1．症状　①疼痛是最早出现的症状，疼痛强度轻重不一。疼痛发生的部位、性质类似于心绞痛，但多无明显诱因，程度较重，持续时间长，可达数小时或数天，休息和含服硝酸甘油不能缓解。②在疼痛发生的 24 ～ 48 小时可出现发热、白细胞增高。③伴有恶心、呕吐和上腹胀痛。④ 75% ～ 95% 的患者可发生心律失常，以室性心律失常多见，如频发室性期前收缩（5 次 / 分以上）短阵性室性心动过速，若出现 R on T 现象需严密观察并处理。⑤在发病后的最初几天内发生急性左心衰，严重者随后可发生颈静脉怒张、肝大、水肿等右心衰表现。⑥疼痛缓解后患者的收缩压仍低于 80mmHg，有烦躁不安、面色苍白、皮肤湿冷、脉细数、大汗淋漓、尿量减少（＜ 20ml/h）、神志淡漠甚至休克。主要与心排出量急骤下降有关。

2．并发症　心肌梗死的并发症可分为机械性、缺血性、栓塞性和炎症性。主要并发症包括乳头肌功能失调或断裂、心室游离壁破裂、室间隔穿孔、心室壁瘤、栓塞、心肌梗死后综合征。

四、护理评估

（一）病史评估

评估患者胸部不适的开始时间、主要症状、诱因、症状加重或缓解的因素，评估院前的检查、治疗经过及效果，评估心血管疾病或相关病史，评估患者的排便习惯及日常活动能力。

（二）辅助检查

1．心电图　症状发作 10 分钟内，记录心电图（electrocardiogram ECG）并定位。① UA 患者症状发作时主要表现为 ST 段压低≥ 0.5mV 或有动态的 T 波倒置，其 ECG 变化随症状缓解而完全或部分消失。②若患者 ECG 的 ST 段压低＞ 0.5mV 持续在 12 小时以上，则提示发生 NSTEMI，但一般不出现病理性 Q 波。③ STEMI 患者的 ECG 特点：有 2 个或以上相邻导联的 ST 段抬高或可能新发左束支传导阻滞，T 波倒置，数小时到 2 天内出现病理性 Q 波。

2．超声心动图　室壁运动异常可对心肌缺血区域做出判断。

3．血清心肌损伤标志物检查　是鉴别 UA 和 NSTEMI 的主要标准。UA 时，心肌损伤标志物一般无异常增高。肌钙蛋白（cTn）cTnT 或 cTnI 的出现和增高是反映心肌坏死的指标，其动态变化与心肌梗死的时间、梗死范围、溶栓治疗及再灌注情况有密切关系，并具有高度敏感性和良好的重复性。

4．实验室检查　C 反应蛋白（C-reactive protein，CRP）的增高与预后不良有关，脑钠肽（brain natriuretic peptide，BNP）或 NT-proBNP 的升高提示心室壁的压力升高，反映心功能不全。

（三）病情评估

正确识别 ACS 的高危人群并给予及时、有效的治疗可明显改善其预后。Braunwald 分级是根据 UA 发生的严重程度将其分为Ⅰ、Ⅱ、Ⅲ级，而根据其发生的临床环境将其分为 A、B、C 级见表 8-1。美国心脏病学会 / 美国心脏病协会（ACC/AHA）对非 ST 段抬高型 ACS 进行了危险分层，见表 8-2。

表 8-1　不稳定型心绞痛严重度分级（Braunwald 分级）

严重程度	定义	1 年内死亡或心肌梗死
Ⅰ级	严重的初发型或恶化型心绞痛，无静息时疼痛	7.3%
Ⅱ级	亚急性静息型心绞痛（在就诊前 1 个月内发生），但近 48 小时内无发作	10.3%
Ⅲ级	急性静息型心绞痛，在 48 小时内有发作	10.8%
临床环境		
A 型（继发性心绞痛）	在冠状动脉狭窄的基础上，存在加重心肌缺血的冠状动脉以外的诱发因素：①增加心肌耗氧的因素，感染、甲状腺功能亢进或快速性心律失常；②减少冠状动脉血流的因素，低血压；③血液携氧能力下降，贫血和低氧血症	14.1%
B 型（原发性心绞痛）	无加剧心肌缺血的冠状动脉以外的疾病	8.5%
C 型（心肌梗死后心绞痛）	急性心肌梗死后两周内发生的不稳定型心绞痛	18.5%

表 8-2　美国心脏病学会 / 美国心脏病协会（ACC/AHA）非 ST 段抬高型 ACS 危险性分层评判标准

特点	高风险（至少具备下列任意一条）	中度风险（无高风险特征但具备下列任一意条）	低风险（无高、中度风险特征但具备下列任意一条）
病史	48h 内缺血症状恶化	既往心肌梗死，脑血管疾病，冠状动脉旁路移植术或使用阿司匹林	
胸痛的特点	长时间（> 20min）静息性胸痛	静息性胸痛（> 20min）但目前缓解，有高或中度冠心病可能，静息性胸痛（< 20min）可于休息或含服硝酸甘油后缓解	过去两周内新发 CCS Ⅱ ~ Ⅳ级心绞痛，但无长时间静息性胸痛、中或高度冠心病可能

续表

特点	高风险（至少具备下列任意一条）	中度风险（无高风险特征但具备下列任一意条）	低风险（无高、中度风险特征但具备下列任意一条）
临床表现	缺血引起肺水肿，新出现二尖瓣关闭不全杂音或原杂音加重，第三心音，或新出现啰音或原啰音加重，低血压、心动过速，年龄＞75岁	年龄＞70岁	
心电图	静息时胸痛伴一过性ST段改变（＞0.05mV），aVR导联ST段抬高＞0.1mV，新出现束支传导阻滞或持续性心动过速	T波倒置＞0.2mV，病理性Q波	胸疼时心电图正常或无变化
心脏损伤标志物	明显增高（即cTnT＞0.1μg/L）	轻度增高（即cTnT＞0.01μg/L，但＜0.1μg/L）	正常

注：NSTE-ACS患者短期死亡和非致死性心脏缺血事件的风险评估是一个牵涉多因素的复杂过程，该表仅提供总的原则和解释，并非一成不变的教条，标准不一致时以最高为准。

五、急救护理措施

（一）休息与体位

发病后12h内绝对卧床休息，由护理人员协助进行体位变换及排便。发病后24h内如果没有并发症，可在床上进行肢体活动，逐渐增加活动量，逐渐过渡到自主更换体位和床旁坐位排便。对于便秘的患者，可以给予药物辅助治疗。

（二）氧疗

急性心肌梗死患者常有不同程度的动脉血氧分压降低，吸氧能够改善心肌缺血缺氧。给予患者鼻导管中等流量的吸氧（3～5L/min）24～48h，持续心电、血压、脉搏血氧饱和度监测。

（三）疼痛管理

当患者出现胸部不适，半颈部、肩部、臂部、下颌部位疼痛或疼痛再次发作时，立即报告医生，遵医嘱给予吗啡皮下注射，用药后观察患者有无低血压及呼吸抑制的临床表现。

（四）再灌注治疗

1．溶栓疗法　对于无条件实施介入治疗的患者，或因患者延误就诊、转送患者至可实施介入治疗的医疗机构可能导致错过介入治疗的时机，同时评估患者无溶栓禁忌证时，应立即实施溶栓治疗。

（1）适应证：①两个或两个以上相应导联ST段抬高（胸前导联≥0.1mV，肢体导联≥0.1mV），或急性心肌梗死伴左束支传导阻滞，起病时间＜12小时，患者年龄＜75岁。②ST段抬高型心肌梗死，发病时间已达12～24小时，若有进行性缺血性胸痛，伴广泛ST段抬高者可考虑。③ST段显著抬高的心肌梗死患者，年龄＞75岁，经权衡利弊后可考虑。

（2）禁忌证：①既往有出血性脑卒中病史，近1年内发生过缺血性脑卒中或脑血管事件者；②颅内肿瘤者；③近2～4周内发生过活动性内脏出血；④可疑主动脉夹层者；⑤入院时有严重且未控制的高血压（> 180/110mmHg）或有慢性严重高血压病史；⑥目前正在使用治疗剂量的抗凝药物或有出血倾向；⑦近 2 ~ 4 周有头部外伤、创伤性心肺复苏或心肺复苏时间> 10min；⑧近 3 周内行外科大手术治疗；⑨近 2 周内有不能压迫部位的大血管穿刺术。

（3）溶栓药物的使用：①尿激酶 30min 内静脉滴注 150 万~ 200 万单位；②链激酶或重组链激酶 60min 内静脉滴注 150 万单位；③重组型纤维蛋白酶原激活剂（rt-PA）先静脉推注 15mg，而后的 30min 内滴注 50mg，最后的 60min 内再滴注 35mg，总量≤ 100mg。用 rt-PA 前先用肝素 5000U 静脉注射，然后用肝素 700 ~ 1000U/min，持续静脉滴注 48h，维持活化部分凝血活酶时间（APTT）在 60 ~ 80s，最后肝素 7500U 皮下注射，每 12h 一次，连用 3 ~ 5 天。

（4）再灌注损伤的观察：持续心电监测，准备相应的抢救仪器和药物。严密观察心率、心律变化，各种快速、缓慢性心律失常均可发生，一旦出现立即报告医生，遵医嘱用药。

（5）血管再通的判断：①心电示波显示，抬高的 ST 段在 2 小时内回落> 50%；② 2 小时内胸痛基本消失；③ 2 小时内出现再灌注心律失常；④在 14 小时内血清 CK-MB 酶峰值提前出现。

2．经皮冠状动脉介入（percutaneous coronary intervention，PCI）治疗　能显著改善患者的预后，特别是中高危的患者。

（1）适应证：①心电图提示 ST 段抬高和新出现的左束支传导阻滞的心肌梗死；② ST 段抬高型心肌梗死患者并发心源性休克；③有溶栓禁忌证的患者；④非 ST 段抬高型心肌梗死患者，梗死相关部位的动脉严重狭窄，血流≤ TIMI Ⅱ级；⑤溶栓治疗后，ST 段无明显回落，冠状动脉造影提示相关动脉未再通者。

（2）急诊 PCI 准备：对于符合急诊 PCI 适应证的患者，立即给予阿司匹林、氯吡格雷各 300mg 嚼服，使用除颤仪的自动除颤功能监测患者的心律，以防恶性心律失常的发生，及时联系导管室及转运人员，安全合理转运患者。

3．冠状动脉旁路移植术　即冠状动脉搭桥术，是用移植的桥血管在升主动脉根部与病变冠状动脉梗阻远端建立一条血管通路，使心脏搏出的血从主动脉经血管桥，绕过冠状动脉病变部位，流向冠状动脉狭窄或梗阻处的远端，到达缺血的心肌，从而改善心肌血供，缓解心绞痛。

（五）用药管理

（1）抗血小板治疗：所有 ACS 患者应尽早接受阿司匹林治疗，起始负荷剂量为 300mg，使用非肠溶制剂或嚼服肠溶制剂，可加快其吸收，迅速抑制血小板激活状态，以后长期以 75 ~ 100mg/d 维持。主要不良反应是胃肠道反应和消化道出血。

（2）抗凝治疗：除非有禁忌证（如活动性出血或已应用链激酶或复合纤溶酶链激酶）所有患者应在抗血小板治疗的基础上常规接受抗凝治疗，若需紧急介入治疗的患者，应立即开始应用肝素或低分子肝素，开始用药或调整剂量后应每 4 ~ 6 小时测定 APTT，使 APTT 控制在 45 ~ 70s。

（3）抗心肌缺血和其他治疗：

1）硝酸酯类药物：可松弛血管平滑肌，扩张冠状动脉。禁忌证：AMI 并发低血压（收缩压≤ 90mmHg）或心率> 100 次 / 分，下壁伴右室心肌梗死的患者即使无低血压也应慎用。

2）β 受体阻滞剂：可通过减慢心率、减弱心肌收缩力从而降低心脏耗氧量，改善心肌缺血。禁忌证：①心率＜ 60 次 / 分；②收缩压＜ 100mmHg；③二、三度房室传导阻滞或 PR 间期＞ 0.24 秒；④慢性阻塞性肺疾病或哮喘患者；⑤末梢灌注不良者。

3）血管紧张素转换酶抑制剂：可通过抑制心室重构，从而减少充血性心力衰竭的发生。禁忌证：①急性期收缩压＜ 90mmHg；②血肌酐＞ 265μmmol/L。

（六）并发症的预防及处理

（1）附壁血栓形成：抗凝治疗可减少血栓形成风险。

（2）严重血流动力学改变：室间隔穿孔、急性二尖瓣关闭不全者，可导致严重的血流动力学改变或心律失常，应积极采用手术治疗。

（3）心律失常：多发生在起病的 1 ～ 2 周内，以 24 小时内最多见。以室性心律失常最多见，尤其是室性期前收缩，如频发室性期前收缩（每分钟 5 次以上）、成对室性期前收缩或短阵室性心动过速，多源室性期前收缩或 R on T 现象。严密监测心电示波，及时发现并纠正低血钾症，β 受体阻滞剂可减少室性心律失常的发生，必要时可行同步心脏电复律。对于血流动力学稳定的室性心动过速可给予静脉注射利多卡因或胺碘酮等药物治疗。发生心室颤动时，立即行非同步直流电除颤。房室传导阻滞和束支传导阻滞也较多见。下壁心梗以完全性房室传导阻滞多见。QRS 波群不宽者，无需处理，但应严密监测。必要时可行临时起搏器治疗。

（4）低血压和心源性休克：详见第五章第二节。

（5）心力衰竭：主要是急性左心衰，可在起病的最初几天发生，严重者可发生肺水肿，随后可发生颈静脉怒张、肝大、水肿等右心衰表现，详见本章第三节。

第二节　严重心律失常患者的护理

案例 8-2

患者，男，58 岁，主因“反复发作性胸痛 1 年，加重 1 天”来诊。入院时心电图基本正常。入院第二天患者休息时，突发胸闷伴大汗，面色苍白。BP 80/50mmHg，床旁心电图提示“P-P 间期≤ R-R 间期，P 波与 QRS 波群无传导关系，心室率 44 次 / 分。QRS 波群形态正常”。

问题与思考：

1. 患者可能的诊断是什么？
2. 患者的病情分级是几级？
3. 应采取哪些急救措施？

心律失常（cardiac arrhythmia）是由于心脏起搏和传导功能障碍而导致的心脏节律、频率或激动顺序异常，主要表现为心动过速、心动过缓、心律不齐和停搏。心室停搏或颤动是心搏骤停的主要表现形式，是心源性猝死的重要原因。

一、病因与发病机制

（一）病因

1．生理因素　①紧张、焦虑、饮用浓茶、咖啡、乙醇性饮料可诱发快速性心律失常；②运动员或长期体力劳动者常伴有窦性心动过缓；③夜间睡眠或迷走神经高张力状态可发生窦性心动过缓、停搏、一度或二度Ⅰ型房室传导阻滞。

2．心脏疾病　由于器质性心脏病导致的心脏结构和功能异常是导致心律失常发生的重要原因。心外疾病：①循环系统之外的各系统疾病对心肌的损伤；②继发性心肌缺血引起的心电生理不稳定；③各种原因引起的电解质紊乱和酸碱平衡失调；④理化因素和中毒，如电击伤、中毒等均可引起心律失常；⑤医源性因素，多与诊疗性操作（心血管介入治疗）和药物治疗（抗心律失常、抗肿瘤、作用于心血管受体的药物等）有关。

3．遗传因素　有研究表明某些“特发性心律失常”与遗传因素有关，如原发性心脏离子通道疾病等。

（二）发病机制

1．冲动起源异常　①正常节律点自律性异常，如窦性停搏、窦性心动过缓、窦性心动过速、窦性心律不齐。②异位节律点形成，如逸搏、期前收缩（房性、房室交界、室性）、阵发性心动过速（房性、房室交界、室性）、扑动和颤动（心房、心室）。

2．冲动传导异常　①生理性传导异常。②病理性传导异常，如窦房阻滞、房内阻滞、房室阻滞、室内阻滞。③房室传导途径异常，如预激综合征。

二、临床表现及心电图特点

（一）快速性心律失常

1．室上性快速性心律失常

（1）房性心动过速：短暂阵发性发作者，可表现为阵发性心悸、胸闷；持续发作、心室率快或并发束支阻滞者，除以上症状外，可出现血压下降，重者可引起心绞痛，诱发或加重心功能不全。心电图特点：①心房率为 150 ~ 200 次 / 分；② P 波形态与窦性 P 波不同；③可伴有二度房室传导阻滞；④发作开始后心率逐渐加快（图 8-1）。

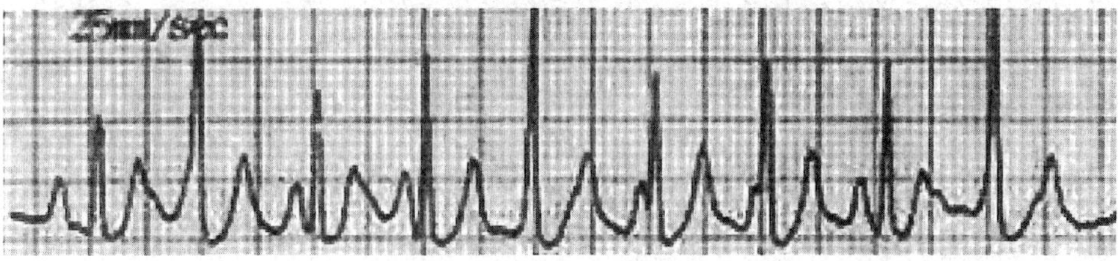

图 8-1　房性心动过速

（2）心房颤动：心室率快者，心悸、胸闷等症状明显，并存有器质性心脏病患者可加重心功能不全，甚至诱发急性肺水肿。心电图特点：① P 波消失，代之以频率为 350 ~ 600 次 / 分、形状大小不同，间隔不均匀的 F 波；② QRS 波群间隔绝对不规则，心室率通常可在 100 ~ 160 次 / 分；③ QRS 波形态正常（图 8-2）。

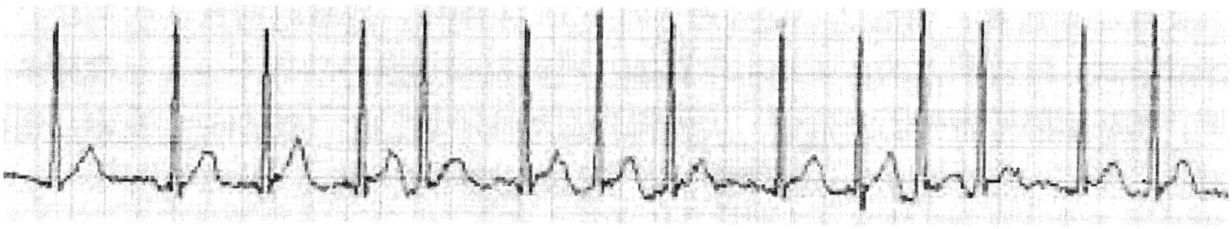

图 8-2 心房颤动

（3）心房扑动：多为阵发性心悸、胸闷，但对心室率快和（或）器质性心脏病的患者，可诱发心源性休克或急性肺水肿。心电图特点：① P 波消失，代之以频率为 350 ～ 350 次 / 分间隔均匀、形状相似的 F 波；② F 波与 QRS 波群可呈固定的比例，最常见的比例为 2 ∶ 1；有时比例不固定，则引起心室率不规则；③ QRS 波形态正常（图 8-3）。

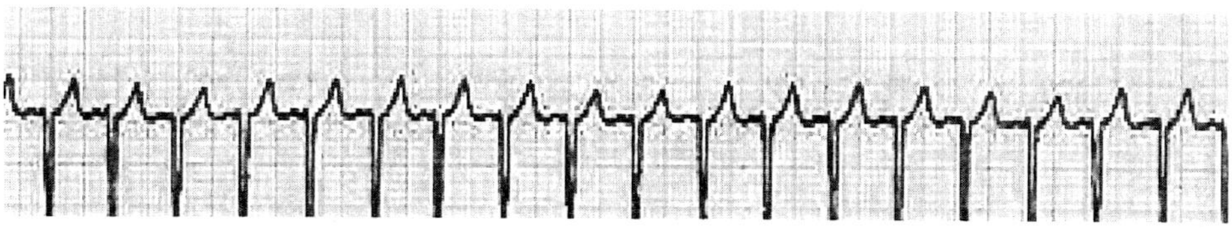

图 8-3 心房扑动

2．房室交界区心律失常：交界性期前收缩可逆行向上传导至心房也可顺行向下传导至心室，其传导速度不同，心电图可表现为提前出现逆行 P' 波并可引起 QRS 波群，形态与正常窦性 P 波引起的 QRS 波群相似，此时 P'-R 间期小于 0.12 秒；也可表现为提前出现 QRS 波群，逆行 P' 波重叠在 QRS 波群之中或出现在 QRS 波群之后，此时 R-P' 间期小于 0.20 秒。交界性期前收缩的代偿间歇完全。

3．预激综合征：不发生心动过速时无特殊症状。当并发快速性房性心律失常，特别是房扑或房颤时，心室率极快（达到 200 次 / 分以上），可诱发心功能不全、心源性晕厥，甚至心室颤动。心电图特点：①窦性搏动的 P-R 间期缩短＜ 0.12 秒；② QRS 波群时间延长至 0.1 秒以上；③ QRS 波群起始部分粗钝，称为预激波或波（delta）；④可见继发性 ST-T 波改变。

4．室性快速性心律失常

（1）室性期前收缩：部分偶发室性期前收缩患者没有明显不适或仅有原发疾病症状。频发室性期前收缩多有心悸、心跳停顿、咽喉牵拉等不适。心电图特点：①提前出现的宽大畸形的 QRS 波群，时限＞ 0.12 秒，其前没有相关的 P 波；② ST 段和 T 波常与 QRS 波群主波方向相反；③早搏后多出现一个完全代偿间歇（图 8-4）。

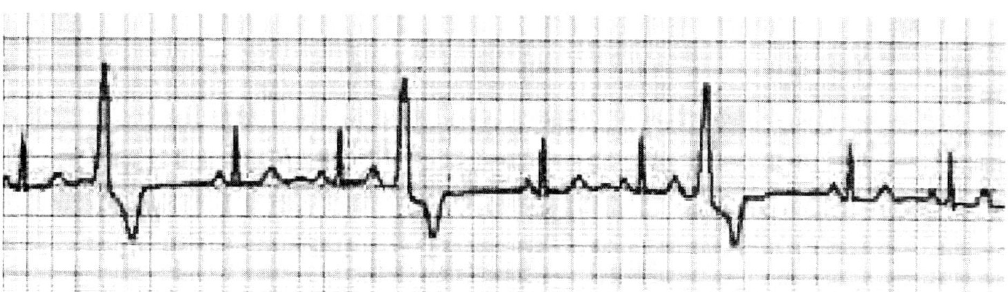

图 8-4 室性期前收缩三联律

（2）室性心动过速：当室性心动过速（图 8-5）频率快，持续时间长，或并存心室扩大和心功能不全时，常有严重的血流动力学影响，可诱发或加重心功能不全，急性肺水肿，心源性休克。部分多形性室性心动过速、尖端扭转型室性心动过速（图 8-6），发作后很快蜕变为心室颤动，导致心源性晕厥、心搏骤停，甚至引起心源性猝死。

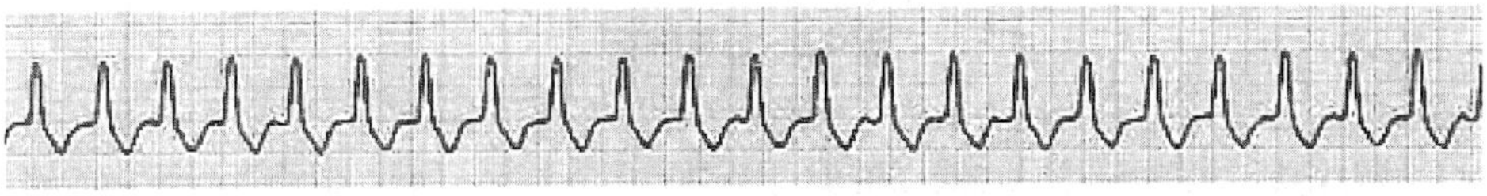

图 8-5　室性心动过速

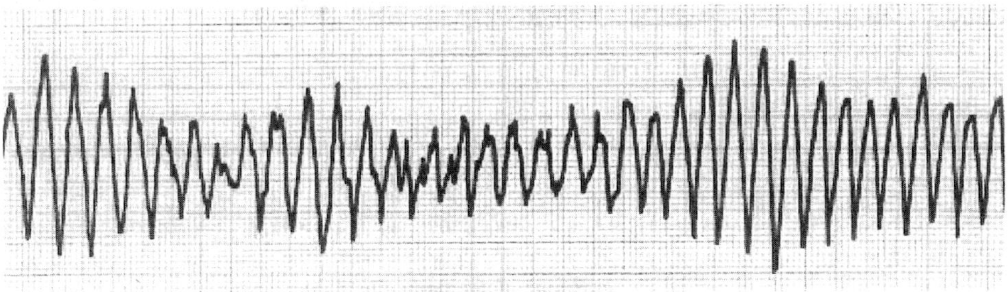

图 8-6　尖端扭转性室性心动过速

5．心室扑动和心室颤动　详见第四章第一节。

6．心脏骤停　详见第四章第一节。

（二）缓慢性心律失常

1．病态窦房结综合征（sick sinus syndrome，SSS）　轻者表现为心悸、记忆力减退、乏力和运动耐量下降，重者引起心绞痛、少尿、黑朦，晚期可出现心衰、阿斯综合征甚至因心脏骤停继发心室颤动而导致死亡。心电图有多种表现，包括窦性心动过缓、窦性停搏、窦房阻滞、心动过缓与心动过速交替（慢 - 快综合征）。

2．房室传导阻滞　是冲动从心房传入心室过程中受到不同程度的阻滞，阻滞部位可在心房、房室交界区、房室束、束支等。发生在心房与心室之间的阻滞称房室传导阻滞。

（1）一度房室传导阻滞：通常无症状。心电图特点：P-R 间期＞0.20 秒，无 QRS 波群脱落（图 8-7）。

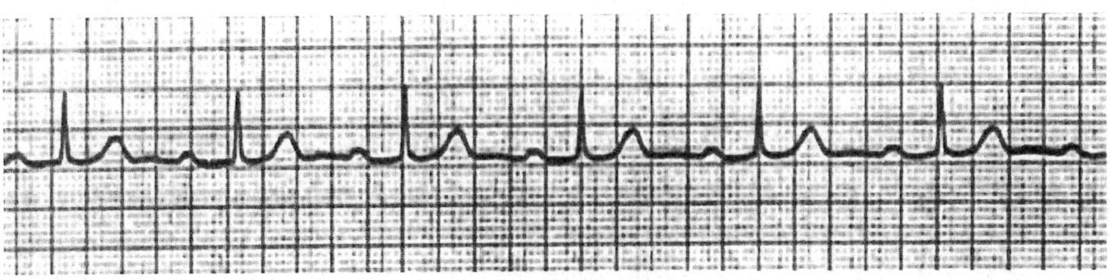

图 8-7　一度房室传导阻滞

（2）二度房室传导阻滞：可分为Ⅰ型文氏型房室传导阻滞和Ⅱ型莫氏型房室传导阻滞。

1）二度Ⅰ型：患者可有心悸与心搏脱落感。心电图特点：① P-R 间期逐渐延长，直至 QRS 波群脱落；②相邻的 R-R 间期逐渐缩短，直至 P 波后 QRS 波群脱落；③包含 QRS 波群脱落的 R-R 间期比两倍 P-P 间期短；④最常见的房室传导比例为 3∶2 或 5∶4（图 8-8）。

2）二度Ⅱ型：患者可有乏力、头晕、心悸、胸闷等症状，该型易发展成为完全性房室传导阻滞。心电图特点：① P-R 间期固定，可正常也可延长；②有间歇性的 P 波与 QRS 波群脱落，其常见的传导比例呈 2∶1、3∶1；③ QRS 波群形态一般正常，也可有形态异常（图 8-9）。

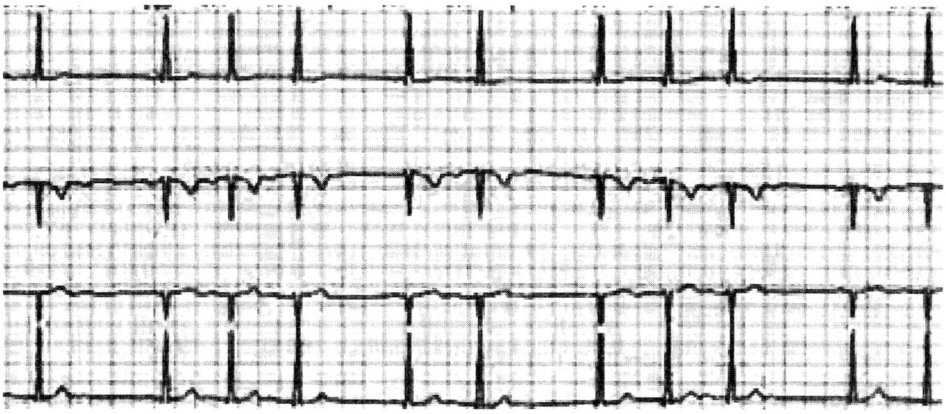

图 8-8　二度Ⅰ型房室传导阻滞

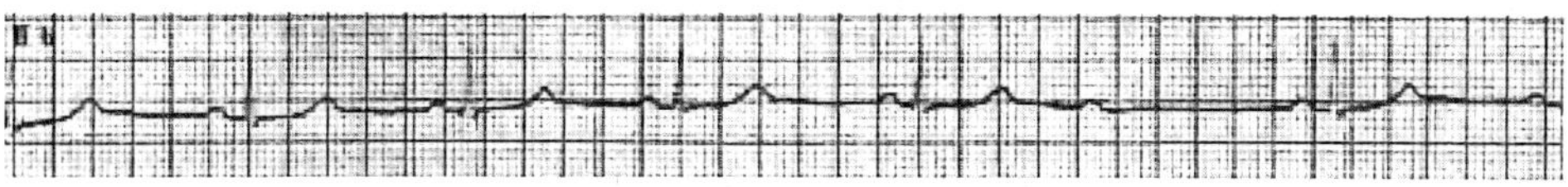

图 8-9　二度Ⅱ型房室传导阻滞

（3）三度房室传导阻滞：心室率通常在 20 ～ 40 次 / 分。其临床症状取决于心室率的快慢：可因心室率过慢导致脑缺血，发生意识丧失，甚至抽搐，称为阿 - 斯综合征；也可因组织器官灌注不足，出现疲乏、晕厥、心绞痛、心功能不全等症状。心电图特点：① P-P 间期相等，R-R 间期相等，P 波与 QRS 波群间无关；② P 波频率大于 QRS 波群频率；③ QRS 波群形态取决于阻滞部位，如阻滞在房室束以上，则 QRS 波形态正常，如阻滞在房室束以下，则 QRS 波群增宽、畸形（图 8-10）。

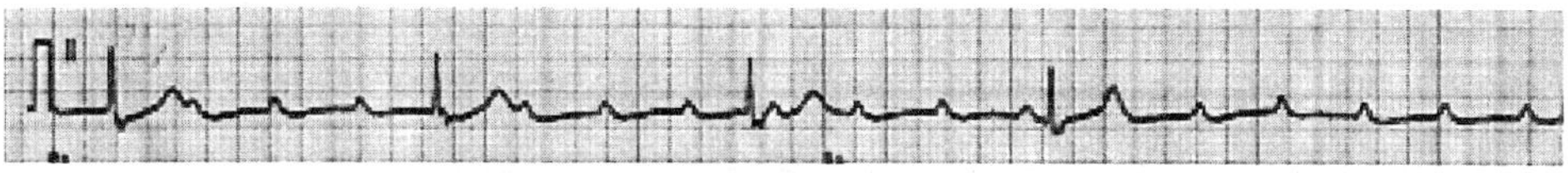

图 8-10　三度房室传导阻滞

三、护理评估

（一）病史评估

评估患者心律失常相关症状、发作特点、诱因、症状加重或缓解的因素及发作时对血流动力学的影响，评估院前的检查、治疗经过及效果，有无心血管疾病或心血管病相关病史。

（二）辅助检查

1．心电图检查　①常规心电图仅在疾病发作期才能记录到特征性的改变。②动态心电图可连续记录心电变化，更易发现患者的心电图改变。为心律失常类型的确定提供依据。

2．电生理检查　包括食管电生理检查和心腔电生理检查，可通过诱发心律失常以明确其发病机制和部位。

3．血电解质监测　警惕心律失常的加重和恶性心律失常的发生。

（三）病情评估

1．病情观察指标　观察患者症状、体征变化，了解检查、化验结果。监测患者血清钾浓度，血清钾＜ 3. 5mmol/L 或＞ 5.5mmol/L 时，警惕心律失常的加重和恶性心律失常的发生。

2．病情危重指标　根据心源性猝死（sudden cardiac death，SCD）的危险分层可以筛查出高危人群，并由此制订相应的预防措施，以降低 SCD 的发生率。危险分层的主要目的是识别可能发生恶性心律失常患者。

（1）左心室射血分数（left ventricular ejection fraction，LVEF）：LVEF 是心力衰竭患者发生 SCD 最强有力和最常用的预测指标。LVEF ＜ 35% 的患者 SCD 的发生率明显增加。

（2）常规心电图：心力衰竭患者 QRS 波＞ 120ms 的人群 SCD 的风险增高；QT 间期延长，QT 离散度增加表明心脏复极异常，易导致室性心动过速和心室颤动，使 SCD 风险增高。

（3）动态心电图：在心搏停止幸存者、心肌梗死后或严重心力衰竭患者中，若记录到频发、复杂室性期前收缩和（或）非持续性室性心动过速，则 SCD 风险增高。

四、急救护理措施

（一）体位与休息

严重心律失常患者应卧床休息，减少心肌耗氧量和对交感神经的刺激。如果心律失常导致患者出现胸闷、头晕等不适时，可以采取高枕卧位、半卧位或其他舒适的体位，避免左侧卧位压迫心脏导致不适感加重。

（二）氧疗

伴有呼吸困难、发绀等缺氧表现时，给予 2 ～ 4L/min 氧气吸入。

（三）用药护理

1．非二氢吡啶类钙通道阻滞剂　控制心室率，如维拉帕米，对于慢性房颤可将室率控制在 60 ～ 70 次 / 分，轻微活动后不超过 90 次 / 分。

2．利多卡因　增加心电的稳定性。按 1 ～ 1.5mg/kg 静脉注射，5min 后可重复 1 ～ 2 次剂量，1h 之内的总量不超过 300mg；随后持续静脉滴注 1 ～ 4mg/min。

3．腺苷　是房室交界区心律失常的首选药物，起效快，半衰期短（小于 6s），6 ～ 12mg 静脉注射，无效者可静脉注射维拉帕米首次 5mg，无效间隔 10min 再静脉注射 5mg。

4．胺碘酮（乙胺碘呋酮）　对阵发性房颤反复发作者疗效最好，但在使用过程中应注意：

①药物浓度超过 3mg/ml 时，会增加外周静脉炎的发生；②若静脉滴注超过 1h，药物浓度不应超过 2.5mg/ml，除非使用中心静脉导管；③密切观察穿刺部位皮肤及周围有无红肿、疼痛等静脉炎的症状，若有静脉炎发生立即处理。

5．β 受体阻滞剂　用药期间观察心率、血压，若心率＜ 50 次 / 分或收缩压＜ 90mmHg 时，立即报告医生，予以处理。

6．抗栓药物　慢性房颤采用室率控制者，均需预防血栓栓塞，常用药物有阿司匹林，对于高危患者，尤其有血栓栓塞病史、左心房附壁血栓等，宜选用华法林治疗。在药物治疗期间，若患者出现皮肤、黏膜、上消化道出血症状，应立即报告医生，予以处理；若患者口服华法林，应遵医嘱定期复查国际标准化比值（international normalized ratio，INR）。

（四）电生理治疗与护理

1．心导管消融　对于药物治疗无效或不希望长期药物治疗时，可选用心导管消融治疗。是通过心脏电生理技术在心内标测定位后，将导管电极置于引起心律失常的病灶处或异常传导区域，应用高能电流、射频电流和冷冻等方法，使该区域心肌坏死或损坏，达到治疗心律失常的目的。主要治疗房性心律失常、房室结折返性心动过速、房室折返性心动过速、室性心动过速。

2．心脏起搏术　是用低能量电脉冲暂时或长期地刺激心脏产生动作电位，达到心脏收缩的治疗方法。分为临时和埋藏式两种。临时起搏是一种暂时性人工心脏起搏术，放置时间一般不超过 2 周，适用于任何症状性或引起血流动力学变化的心动过缓患者。常选用股静脉、锁骨下静脉或颈内静脉穿刺送入临时起搏电极导线至右心室的心尖部，没有固定装置，故易发生电极移位。

（1）安置临时起搏器的指征：①二度Ⅱ型或三度房室传导阻滞，QRS 波增宽者；②二度或三度房室传导阻滞，出现心室停搏；③三度房室传导阻滞心率＜ 50 次 / 分，伴有明显低血压或心衰，经药物治疗无效者。④二度或三度房室传导阻滞，并发频发室性心律失常。

（2）安置临时起搏器的护理：患者取平卧位，沙袋压迫伤口 4 ～ 6 小时。加强心电监护，及时发现早期的起搏阈值升高、感知灵敏度改变及电极导线移位等。同时，由于电极导线通过穿刺点与外界相通，要注意局部清洁，避免感染，保持伤口敷料清洁干燥，定期更换。监测体温，若体温＞ 37.5℃，立即报告医生处理。若经股静脉临时起搏患者应保持平卧，静脉穿刺侧下肢制动。若使用带漂浮气囊的起搏电极导线，可用于无法运送患者至导管室的紧急情况。

（五）恶性心律失常的预防与急救护理

1．患者卧床休息，给予心电、血压监测并记录。准备好抢救药品、除颤器、临时起搏器、负压吸引器等抢救设备。

2．一旦发现猝死的先兆，如阿 - 斯综合征、心室颤动、室性心动过速、心搏骤停，立即与医生合作积极抢救。心室颤动发生时，立即实施非同步直流电除颤，同时实施心肺复苏，详见第四章。

第三节 急性心力衰竭患者的护理

案例 8-3

患者，女，85 岁，主因“患者睡眠中出现胸部不适，自行服药未缓解，30 分钟后自觉症状加重，不能平卧，面色苍白、气促伴大汗。”来诊。查体：患者神志模糊、烦躁不安、皮肤湿冷、口唇发绀。T 37.2℃、HR 130 次 / 分、R 32 次 / 分、BP 150/80mmHg、端坐呼吸、双肺布满湿啰音、可闻及舒张期奔马律。既往有类似发作史。

问题与思考：

1. 患者可能的诊断是什么？
2. 患者的病情分级是几级？
3. 应采取哪些急救措施？

急性心力衰竭（acute heart failure，AHF），简称急性心衰，是发生在原发性心脏病或非心脏病基础上的急性血流动力学异常，导致以急性肺水肿、心源性休克为主要表现的临床综合征。对于慢性心功能不全基础上加重的急性心衰，若治疗后症状稳定，则不再称急性心衰。

一、病因与发病机制

急性心力衰竭通常由一定的诱因引起急性血流动力学变化，常见的诱因可分为：

（一）心源性急性心衰

1．急性弥漫性心肌损害　①由于急性的左心室心肌损害引发泵衰竭，心输出量减少，导致肺静脉压增高和肺淤血，急性肺水肿。②由于急性的右心室心肌大面积损害，出现右心室心输出量降低，以颈静脉无怒张和左心室灌注压降低为特征的急性肺充血，如急性心肌梗死、重症心肌炎等。

2．急性心脏后负荷过重　导致心室舒张末期压力突然升高，导致肺静脉压显著增高，发生急性肺水肿，如高血压危象、急性心律失常（快速性房颤、室性心动过速）左心室流出道梗阻患者突然体力活动增加等。

3．急性容量负荷过重　导致心室舒张末期容积显著增加，导致肺静脉压显著增高，发生急性肺水肿，如慢性心衰急性失代偿、感染性心内膜炎并发瓣膜腱索损害等。

4．心源性休克　急性的泵衰竭导致组织灌注压低，临床表现为血压下降（收缩压 < 90mmHg 或平均动脉压下降 > 30mmHg）、尿量 < 17ml/h。

（二）非心源性心衰

无心脏病病史患者出现以下情况：①持续高心排血量状态，如甲状腺功能亢进危象、重症感染等；②急性肺静脉压显著增，如急性肾衰竭，引起急性肺水肿。

二、临床表现

（一）症状

1．呼吸困难　①劳力性呼吸困难：患者在安静状态下可无明显不适，体力活动时出现呼吸困难。②夜间阵发性呼吸困难：患者入睡后因憋气而惊醒，坐起两腿下垂后症状逐渐缓解。③端坐呼吸：患者因平卧位呼吸困难加重而被迫采取高枕卧位、半卧位或坐位，呼吸频率在30～40次/分。

2．乏力　疲倦，活动后恢复时间延长。

3．下肢水肿　特征为首先出现在身体最低垂部位的对称性的压陷性水肿，非卧床患者常表现为下肢的足踝部或胫前水肿。

（二）体征

1．神志模糊、面色苍白、大汗、发绀、皮肤湿冷。当出现心源性休克时，血压下降（收缩压＜90mmHg或平均动脉压下降＞30mmHg），尿量减少（＜17ml/h）。

2．听诊以肺部啰音为主要表现，可有舒张期奔马律。急性肺水肿时可伴有粉红色泡沫痰。当患者出现急性右心衰时，可表现为颈静脉怒张、肝颈回流征阳性。

三、护理评估

（一）病史评估

评估患者呼吸困难的开始时间，主要症状（端坐呼吸/夜间阵发性呼吸困难）、诱因（感染、急性心律失常、劳累、情绪激动等）、症状加重或缓解的因素。院前的检查、治疗经过及效果。评估心血管疾病或心血管病相关病史。评估疾病对患者日常活动、饮食、睡眠、排便等的影响。

（二）辅助检查

1．心电图　评价患者有无心肌缺血、心肌梗死和心律失常，可为临床诊断提供依据。

2．X线胸片　评价患者有无肺淤血征。

3．超声心动　评价患者心脏的结构与功能，包括室壁运动、心脏收缩与舒张功能、有无心包填塞等。

4．脑钠肽检测　诊断急性心衰的参考值与年龄：50岁以下NT-proBNP＞450ng/L，50岁以上NT-proBNP＞900ng/L，75岁以上NT-proBNP＞1800ng/L。

5．实验室检测　①动脉血气分析：急性心衰时常伴有低氧血症、酸中毒，当伴有组织灌注不足时可有二氧化碳潴留。②常规检查：血常规、电解质、血糖等。

（三）病情评估

1．病情监测指标　观察患者症状、体征变化，了解检查、化验结果。当患者突发严重呼吸困难，呼吸频率达30～40次/分，端坐呼吸，有窒息感，面色青灰，口唇发绀，大汗淋漓，烦躁不安，提示病情恶化。

2．病情程度判断　临床常用的急性心衰严重程度分级有两种。

（1）Killip分级：用于急性心肌梗死心功能损害的评价，见表8-3。

表 8-3　急性心肌梗死后心衰的 Killip 分级

分级	分级依据
Ⅰ级	无明显心功能损害证据
Ⅱ级	轻、中度心衰，主要表现为肺底湿啰音（< 50% 的肺野）、第三心音及 X 线胸片上肺淤血的表现
Ⅲ级	重度心衰（肺水肿）啰音 > 50% 肺野
Ⅳ级	心源性休克、低血压（收缩压 ≤ 90mmHg），发绀、少尿，出汗

（2）Forrester 分级：根据临床表现和血流动力学状态分级，主要用于急性心梗患者，也可用于其他原因急性心衰评价。血流动力学分级根据肺毛细血管楔压（pulmonary capillary wedge pressure，PCWP）和心排血指数（cardiac index，CI）。见表 8-4。

表 8-4　急性心衰的 Forrester 分级

分级	分级依据
Ⅰ级	PCWP ≤ 18mmHg，CI > 2.2L/min/m^2，无肺淤血和周围组织灌注不良
Ⅱ级	PCWP > 18mmHg，CI > 2.2L/min/m^2，有肺淤血
Ⅲ级	PCWP < 18mmHg，CI ≤ 2.2L/min/m^2，周围组织灌注不良
Ⅳ级	PCWP > 18mmHg，CI ≤ 2.2L/min/m^2，有肺淤血和周围组织灌注不良

四、急救护理措施

（一）休息与体位

急性心衰发作时可协助患者取端坐位，双腿下垂，以减少静脉回心血量，减轻心脏负荷。

（二）氧气治疗

维持动脉血氧饱和度在 94% 以上，动脉血氧分压在 60mmHg 以上。①患者无明显肺水肿时，可采用鼻导管或面罩吸氧，氧流量 5 ~ 6L/min，吸氧浓度 40% ~ 60%。②肺水肿明显时，可给予高流量吸氧（6 ~ 8L/min），并流经 50% ~ 70% 乙醇湿化，使泡沫表面张力降低而破裂，改善肺泡通气。③患者出现呼吸衰竭或药物不能控制病情时，可行无创机械通气辅助治疗。若患者不能耐受，及时给予有创机械通气治疗（详见第 6 章第 1 节）。

（三）液体管理

准确记录出入量：对肺淤血水肿明显和体循环淤血水肿明显者应保持出入量负平衡，约 500ml/24h；严重肺水肿者可负平衡 1000 ~ 2000ml/24h；有时可达 3000 ~ 5000ml/24h。

（四）用药护理

1．镇静　吗啡是治疗急性肺水肿的首选药物。可减轻焦虑、紧张和恐惧；降低外周静脉和小动脉张力，减轻心脏负荷；松弛支气管平滑肌，利于肺泡通气的改善。吗啡 3 ~ 5mg 静脉注射，每 15min 可重复一次，共 2 ~ 3 次。对于老年患者，可用吗啡 5 ~ 10mg 肌内注射，每 3 ~ 4h 可重复一次。用药后，若患者出现呼吸抑制、低血压、心动过缓等表现，报告医生，予以处理。

2．利尿　强效袢利尿剂可大量快速利尿，降低心脏负荷，缓解肺淤血。呋塞米尿

20 ~ 40mg，布美他尼 0.5 ~ 1mg 静脉注射，根据反应遵医嘱调整剂量。密切监测患者出入量，尿量（每小时尿量及使用利尿剂后首次排尿时间及量）、尿比重、体重变化。监测血压、血清钾浓度，若收缩压< 90mmHg、血清钾< 3. 5mmol/L 时，报告医生，予以处理。

3．扩张血管　通过扩张外周静脉和小动脉，减轻心脏前后负荷，缓解肺淤血。①注射用硝普钠推荐从 0.3μg/（kg · min）静脉滴注加量至 1μg/（kg · min）再到 5μg/（kg · min），静脉滴注过程应严密监测血压。②硝酸甘油静脉滴注 20μg/min，保持平均动脉血压降低 10mmHg 左右。若收缩压降至 100mmHg 以下，应减量。

4．正性肌力药物：

1）洋地黄类药物：静脉应用毛花苷 C（西地兰）首次剂量 0.4mg，用 5% 葡萄糖稀释后静脉缓慢推注，以后每 2 ~ 4h 再给 0.2 ~ 0.4mg，总量 1 ~ 1.2mg。密切观察患者有无洋地黄中毒的临床表现：①心律失常，期前收缩、自主性室性心律失常和传导阻滞；②胃肠道症状，厌食、恶心、呕吐；③神经精神症状，视觉异常、定向力障碍、昏睡及精神错乱。这些不良反应可出现在血清地高辛浓度> 2.0ng/ml 时，也可见于地高辛血药浓度在治疗窗时，特别容易出现在低血钾、低血镁及甲状腺功能低下的患者。

洋地黄中毒的处理：①立即停药是关键；②低钾低镁的患者积极补充钾盐和镁盐；③快速室性心律失常可用 50 ~ 100mg 利多卡因溶于葡萄糖溶液 40ml 中，缓慢静脉推注，一般禁忌电复律治疗；④缓慢性心律失常，若心室率< 40 次 / 分时，可用阿托品 0.5 ~ 1mg 静脉注射，伴有血流动力学障碍者可安置临时起搏器。安置临时起搏器患者，颈部活动不宜过大，若心率低于起搏频率或在心电图上没有起搏信号时，应立即报告医生予以处理。

2）β 受体兴奋剂：①盐酸多巴胺注射液小剂量 [小于 3μg/（kg · min）] 可降低外周血管阻力，增加心、脑、肾血流。中剂量 [3 ~ 5μg/（kg · min）] 可直接或间接增加心肌收缩力及心排出量。大剂量 [大于 5μg/（kg · min）] 可收缩血管增加血管阻力，但有心律失常的危险。②盐酸多巴酚丁胺注射液起始剂量 2 ~ 3μg/（kg · min），最大剂量可达 20μg/（kg · min），停药时要逐渐减量。多巴胺与多巴酚丁胺使用过程中应密切观察穿刺部位皮肤及周围有无红肿、疼痛等静脉炎的症状，若有静脉炎的立即处理。

3）磷酸二酯酶抑制剂：常用药物米力农，首剂量 25μg/kg，15 ~ 20min 静脉滴注，随后 0.375 ~ 0.75μg/（kg · min）维持静脉滴注。

（五）循环支持治疗

1．主动脉内球囊反搏（intra-aortic balloon pump，IABP）　可改善心肌灌注降低心肌耗氧，增加每搏输出量。患者行 IABP 治疗期间应采取的护理措施：

（1）患者保持平卧位，右下肢平伸（右踝部可用约束带固定）。

（2）妥善固定远端导管，以防导管扭曲、移位、脱出。

（3）压力换能器的位置在患者腋中线水平，妥善固定在床边。

（4）密切观察 IABP 外固定导管内有无血迹，每隔半小时肝素液（500ml 生理盐水 + 肝素钠 5000U）1ml 冲管 1 次，防止血栓。

（5）密切观察穿刺侧下肢的皮肤温度、颜色的变化，足背动脉搏动是否良好。防止血栓。

（6）密切观察出血倾向，有无穿刺部位渗血、牙周出血、皮下出血、黑便等。每 2 ~ 4h 抽血查 ACT，根据 ACT 值调整肝素用量（ACT 控制在 200 ~ 250s）。

（7）当患者精神状态良好，组织灌注佳，四肢温暖，生命体征平稳，已停用升压药物，收缩压＞100mmHg，平均动脉压＞70mmHg，无恶性心律失常时，可撤除 IABP。撤机时，由 1：1（气囊充气：心率）降至 1：2 和 1：3，反搏气囊容量由 40ml 减至 30ml，再逐渐减至 20ml，严密观察 24 ～ 48h，血流动力学稳定后停用肝素 4 ～ 6h，ACT 降至 200s 以下时拔管。

（8）拔管后，局部压迫止血 20 ～ 30min，然后弹力绷带加压包扎 6 ～ 8h，并绝对卧床 24h，注意观察局部有无渗血、血肿。观察患侧下肢的皮肤温度、颜色的变化，足背动脉搏动是否良好。

2．体外膜肺氧和（ECMO） 是将患者体内的静脉血引出体外，经过人工心肺旁路氧和后注入患者的静脉或动脉系统，起到部分心肺替代作用，维持人体脏器组织氧和血供。

3．超滤治疗 特别是对于左心衰呼吸困难症状严重的患者，超滤可定时定量的清除体内过剩的液体，比利尿剂更可靠，改善症状迅速。

（六）手术治疗

心脏移植主要是针对晚期充血性心力衰竭进行的外科移植手术。是将已判定为脑死亡并配型成功的人类心脏完整取出，植入所需受体胸腔内的同种异体移植手术。这并不是心脏病的常规治疗方法，而是作为挽救终末期心脏病患者生命和改善其生活质量的一个治疗手段。

第四节 高血压危象患者的护理

案例 8-4

患者，男，64 岁，主因“头痛、恶心、心悸、出汗伴视力模糊一小时余”就诊。查体：T 37.2℃、HR 130 次 / 分、R 32 次 / 分、BP 190/120mmHg、身高 168cm、体重 78kg、双肺呼吸音清、心脏听诊未闻及杂音、双下肢可凹性水肿。既往史：高血压病史 20 余年，间断服用降压药物，平时未监测血压。吸烟史 40 余年 1 包 / 天，有慢性肾病，血清肌酐 150mmol/L。

问题与思考：

1. 患者可能的诊断是什么？
2. 患者的病情分级是几级？
3. 应采取哪些急救护理措施？

高血压危象（hypertensive crisis）是指血压急性升高超过 180/120mmHg，并同时伴有或不伴有脏器功能损伤的一组临床综合征。依据是否存在靶器官损伤，分为高血压急症和高血压亚急症。

高血压急症（hypertensive emergencies）是指血压突然和明显升高超过 180/120mmHg，伴有进行性心、脑、肾等重要靶器官功能不全的临床综合征。包括高血压脑病、颅内出血、脑梗死、急性左心衰、ACS、主动脉夹层等。少数患者病情急骤发展，舒张压持续 ≥ 130mmHg，并有头痛、视力模糊、眼底出血、渗出和视盘水肿，肾损害突出，持续蛋白尿、血尿与管型尿，称为恶性高血压。

高血压亚急症（hypertensive urgencies）是指血压明显升高但不伴严重临床症状及进行性靶器官损害的临床综合征。

一、病因与发病机制

（一）病因

病因为多因素，尤其是遗传和环境因素相互作用所致，但通过何种途径升高血压原因尚不明确。因此，高血压是多因素、多环节、多阶段和个体差异性较大的疾病。

（二）发病机制

1．激素机制［肾素-血管紧张素-醛固酮系统（renin-angiotensin-aldosterone system，RAAS）激活］　由于RAAS系统的激活，使小动脉平滑肌收缩，刺激肾上腺皮质分泌醛固酮，通过交感神经末梢的正反馈使去甲肾上腺素分泌增加，血压升高。

2．肾脏机制　高盐饮食加上遗传性或获得性肾排钠能力下降，肾性钠潴留通过增加血容量，从而使外周血管阻力和血压升高。

3．神经机制　各种原因使交感神经兴奋，增加心排血量及外周血管阻力，使血压增高。

4．血管机制　随着年龄增长以及各种心血管危险因素，如血脂异常、血糖升高、吸烟等，导致血管内皮细胞功能异常，使舒张因子减少，收缩因子增加，造成血压升高。

5．胰岛素抵抗　使肾水钠重吸收增强，交感神经系统亢进，血管壁增厚，血管腔狭窄，外周阻力增加，血压升高。

二、诱发因素

（一）遗传因素

高血压具有明显的家族聚集性。父母均有高血压，子女发病概率高达46%。约60%高血压患者有家族史。

（二）环境因素

1．饮食　高盐、高蛋白、高脂饮食及过量饮酒。

2．精神应激　从事精神高度紧张的职业，长期生活在噪声环境中。

3．吸烟

（三）其他因素

1．体重　肥胖与高血压关系密切，尤其是腹型肥胖者。

2．药物　如口服避孕药、麻黄碱、肾上腺皮质激素等也可使血压升高。

3．睡眠　睡眠呼吸暂停低通气综合征，血压升高程度与此病的病程和严重程度有关。

三、临床表现

患者血压急剧升高，超过180/120mmHg，出现面色苍白、烦躁不安、头痛、恶心、心悸、出汗、视物模糊等症状，还存在靶器官受损的临床表现。

四、护理评估

（一）病史评估

评估患者血压升高时的主要症状，导致血压急性升高、症状加重或缓解的因素。院前的检查、治疗经过及效果；有无心血管疾病或心血管病相关病史；疾病对患者日常活动、饮食、睡眠、排便等的影响。

（二）辅助检查

除血尿常规、血液生化和心电图检查外，应依据病情选择胸部 X 线、头部或胸部 CT 检查和（或）超声心动检查。

（三）病情评估——病情监测指标

1．测量患者卧、立位血压以评估有无有效循环血量不足。

2．测量双上肢及双下肢血压，两侧血压相差 20mmHg 以上者，应警惕主动脉夹层的可能。

3．听诊双肺底有无湿啰音，第三心音奔马律，评估有无急性心力衰竭的存在。

4．神经系统检查，评估患者的意识状态、有无脑膜刺激征、视野改变等。

五、急救护理措施

（一）休息与体位

清醒患者卧床休息，取自主舒适体位。昏迷患者侧卧或头偏向一侧，防止胃内食物反流造成误吸、窒息。

（二）用药护理

遵医嘱应用降压药物，根据病因进行控制性降压，同时严密监测血压变化。避免短时间内血压急骤下降，导致重要器官的血流灌注明显减少。开始降压的 1 小时内，平均动脉压的降低幅度不超过治疗前水平的 25%，主动脉夹层患者应尽快降低血压至 110/70mmHg。在随后的 2 ~ 6h 内，一般维持在 160/100mmHg 左右，随时评估患者的耐受程度。

1．利尿剂（见第八章第三节）

2．血管扩张剂　硝普钠（见第八章第三节）

3．血管紧张素转换酶抑制剂 / 血管紧张素受体拮抗剂　观察患者若出现咽痒、干咳时，报告医生。

4．α 受体阻滞剂　嘱患者缓慢转换体位，防止出现直立性低血压。

5．β 受体阻滞剂　用药期间观察心率、血压，若心率＜ 60 次 / 分，或收缩压＜ 90mmHg 时，立即报告医生，予以处理。

6．钙离子拮抗剂　观察患者若出现踝关节水肿、头痛、心悸、牙龈肿胀、颜面潮红，报告医生。

（三）并发症的预防与处理

高血压危象时，会出现一些严重的并发症，如脑出血、脑梗死、急性冠状动脉综合征、心力衰竭、主动脉夹层等，具体预防和处理措施详见相应的各个章节。

第五节　主动脉夹层患者的护理

案例 8-5

患者，男，62 岁，主因“突发胸痛 6h”，6h 前突发胸前区剧痛，无明显放射痛，休息后未见缓解来诊。查体：神志清楚、急性病容。T 36.2℃、HR 98 次 / 分、R 21 次 / 分、BP 178/80mmHg、腹软、无压痛。既往史：高血压病史 20 年，未规律治疗，最高血压达 220/150mmHg。吸烟 20 年，每天 1 包。

问题与思考：

1. 患者可能的诊断是什么？
2. 患者的病情分级是几级？
3. 应采取哪些急救措施？

主动脉夹层（aortic dissection）又称主动脉夹层动脉瘤，是由于血液通过主动脉管壁内膜破口进入动脉壁中层形成夹层血肿，并延伸剥离而引起的严重心血管急症。

一、病因与发病机制

正常人的主动脉可以承受很大的压力。长期高血压作用于主动脉壁可引起内膜增厚、纤维化，并导致平滑肌细胞肥大缺血、血管中层变性坏死，最终导致内膜的撕裂，血液进入到血管的中层形成夹层血肿。

二、诱发因素

1．高血压与高龄　高血压是主动脉夹层最重要的危险因素，随着年龄的增加，其发病率逐步升高。

2．动脉粥样硬化　主动脉粥样硬化斑块内膜的破溃导致夹层，在合并长期吸烟、血脂异常及糖尿病患者中尤为多见。

3．遗传性血管病变　如合并 Marfan 综合征、先天性主动脉缩窄等遗传性血管病变者。

4．血管炎　如巨细胞动脉炎、白塞氏病、梅毒等。

5．主动脉局部感染或外伤　如主动脉周围组织感染、人工主动脉瓣置换术相关感染性心内膜炎等。同时也包括医源性损伤，如介入治疗、主动脉球囊反搏等引起的主动脉损伤。

三、分型

通常依据病程进行临床分型，或依据起病位置以及病变累及范围进行解剖分型。

表 8-5　主动脉夹层解剖分型

分型	描述
Stanford 分型	
A 型	夹层病变累及升主动脉，而不论其起病位置，也称“近端型”
B 型	不累及升主动脉的主动脉夹层病变，也称“远端型”
DeBakey 分型	
Ⅰ型	夹层源于升主动脉，病变延展超过主动脉弓至降主动脉，此型最常见
Ⅱ型	夹层源于升主动脉，而病变仅局限于升主动脉内
Ⅲ型	夹层源于降主动脉并向下延展至胸 / 腹主动脉，少数情况下病变也可反向延展至主动脉弓和升主动脉

1．临床分型　按照病情长短分为急性期（< 3 天）、亚急性期（3 天～ 2 月）和慢性期（> 2 月）。

2．解剖分型　依据起病位置及病变累及范围分为 DeBakey 分型和 Stanford 分型，见表 8-5。Stanford A 型包括 DeBakey Ⅰ型及 DeBakey Ⅱ型，约占全部病变的 2/3；Stanford B 型则与 DeBakey Ⅲ型相同。

3．不典型变异

（1）主动脉管壁内血肿：由于管壁内滋养动脉破裂致主动脉管壁内局灶性出血发生，与“经典”的主动脉夹层病变的区别在于无主动脉内膜破口。

（2）透壁性动脉粥样硬化溃疡：由于动脉粥样硬化过程的侵蚀，致主动脉内膜层溃疡，破损浸润至中膜层引起，是一种位于主动脉管腔内膜表面的局灶病损，易继发主动脉夹层或主动脉穿孔。

四、临床表现

（一）突发剧烈胸痛

80% 的患者以突发的剧烈胸痛为主诉。

1．性质刀割样、撕裂样或针刺样。

2．程度剧烈、难以忍受，可出现烦躁、大汗、恶心、呕吐等症状，伴濒死感。

3．部位多位于胸骨部，可向肩胛及后背部进展。疼痛部位与夹层起源的部位密切相关，以前胸部位疼痛为主要表现提示夹层病变累及近端升主动脉；肩胛部位疼痛提示降主动脉夹层；颈、咽及下颌部位疼痛提示升主动脉或主动脉弓；而后背、腹部及下肢疼痛强烈提示腹主动脉夹层形成。

4．持续时间长，即使用阿片类药物治疗也效果不佳。

（二）其他表现

1．部分患者表现为面色苍白、出汗、四肢湿冷等类似休克表现。

2．部分患者以晕厥为首发表现。晕厥和（或）严重低血压往往继发心脏压塞、急性左心衰及严重的主动脉瓣关闭不全等严重并发症。

3．夹层逆行累及冠状动脉开口时，可导致急性心肌梗死。

4．夹层血肿破入心包可导致急性心脏压塞。

5．夹层累及无名动脉及颈总动脉患者可出现头晕、嗜睡、失语、定向力障碍及对侧截瘫。

6．夹层累及腹主动脉主干或肠系膜动脉，患者可出现腹痛、恶心、呕吐及黑便等症状。

7．夹层累及肾动脉时常引起腰痛、血尿、少尿、无尿，甚至急性肾衰竭。

五、护理评估

（一）病史评估

评估患者疼痛的部位、性质、持续时间，有无伴随症状。院前的检查、治疗经过及效果；有无心血管疾病或心血管病相关病史；疾病对患者日常活动、饮食、睡眠、排便等的影响。

（二）辅助检查

1．超声心动图　经食管超声心动检查较经胸超声心动检查对于主动脉夹层诊断的敏感性和特异性更高。

2．CT 断层扫描　主动脉 CT 血管造影具有极高的敏感性和特异性，可迅速完成，更适用于危重患者。

3．核磁共振　有助于主动脉管壁内血肿与透壁性动脉粥样硬化溃疡的鉴别，并能提供主动脉瓣及左室收缩功能相关的信息。

六、急救护理措施

（一）一般护理

患者绝对卧床，吸氧，避免情绪激动，给予心电、血压、脉搏血氧饱和度监测。

（二）用药护理

1．止痛药物　持续性疼痛是急性夹层发展或破裂的先兆，应引起重视。给予足量止痛药物（如吗啡等）缓解疼痛，解除患者的焦虑情绪。避免因疼痛导致患者躁动、血压升高进而瘤体破裂而危及生命。

2．降压治疗　预防夹层血肿的延展，控制血压和心率，保持收缩压控制在 110 ~ 120mmHg，平均动脉压控制在 60 ~ 70mmHg 或者患者能耐受的水平，心率小于 70 次 / 分。①首选硝普钠，初始剂量 0.25μg/（kg · min），根据需要逐渐增加至 10μg/（kg · min）。② β 受体阻滞剂美托洛尔 2.5 ~ 5mg 静脉缓慢注射（大于 2min），必要时间隔 5min 重复给药直至达到目标心率。

（三）手术治疗

手术需在体外循环下进行，手术关键是找到内膜口位置，明确夹层远端流出道情况，根据病变不同采取不同的术式。A 型主动脉夹层的患者为避免发生其他并发症应尽早采取手术治疗；B 型夹层患者手术治疗风险大，宜保守治疗，但对于持续疼痛的、难以控制的，主动脉干闭塞的，有主动脉瘘及破裂的或发生局部动脉瘤的患者，应予以手术治疗。

（四）对症处理

1．大便管理　保持大便通畅，告知患者排便时避免用力，必要时使用缓泻剂，防止便秘。

2．夹层破裂　若患者突然发生血压降低，可能因主动脉夹层破裂或心脏压塞所致，应快速补液，测量四肢血压以鉴别假性低血压。若心电图提示心电机械分离，立即协助医生行心包穿刺，同时联系准备急诊手术。

（郑小伟）

【问题与思考】

1．(单选题) 因主动脉夹层的疼痛部位与夹层起源的部位密切相关，若患者以前胸部位疼痛为主要表现提示夹层病变累及（　）

A．近端升主动脉

B．降主动脉

C．升主动脉或主动脉弓

D．腹主动脉瘤

2．(多选题) 下列有关三度房室传导阻滞描述正确的是（　）

A．P-P 间期相等

B．R-R 间期相等

C．P 波与 QRS 波群间无关

D．P 波频率小于于 QRS 波群频率

E．QRS 波群形态取决于阻滞部位

3．简述急性 ST 段抬高型心肌梗死患者的主要临床表现。

4．患者，男，64 岁，主因“头痛、恶心、心悸、出汗伴视物模糊”来院就诊。既往有高血压病史 20 余年，间断服用降压药物，平时未监测血压。有吸烟史 40 余年 1 包 / 天，有慢性肾病，血清肌酐 1.7mg/dl。体格检查，T37.2℃，HR 130 次 / 分，R32 次 / 分，BP 210/120mmHg，身高 168cm，体重 78kg。双肺呼吸音清，心脏听诊未闻及杂音。双下肢可凹性水肿。

问题：

(1) 患者发生了什么情况？

(2) 如何对其病情的严重程度进行评估？

(3) 如何进行护理评估？应采取哪些急救护理措施？

第九章　消化系统急症患者的护理

第一节　急性上消化道出血患者的护理

案例 9-1

患者，男，62 岁，主因“突发晕厥伴排黑便 2 小时”来诊。2 小时前休息时突发全身大汗，随之上腹部不适伴恶心，无呕吐，排黑便两次，量约 300 ~ 400ml，同时站立时突发晕厥 2 分钟，伴心慌乏力，无发热，自测血压听不清，遂急诊就诊。观察：患者神志清楚、精神欠佳。查体：T 36.9℃、HR 108 次 / 分、R 24 次 / 分、BP 84/55mmHg。

问题与思考：

1. 患者可能的诊断是什么？
2. 患者的病情分级是几级？
3. 应采取哪些急救措施？

上消化道出血（upper gastrointestinal hemorrhage）是指屈氏韧带以上的食管、胃、十二指肠和胰胆等病变引起的出血。胃空肠吻合术后的空肠上段病变所致出血亦属此范围。

一、病因与发病机制

消化道出血可因消化道本身的炎症、机械性损伤、血管病变、肿瘤等因素引起，也可因邻近器官的病变和全身性疾病累及消化道所致，是一种常见的临床急症。

1．上胃肠道疾病

（1）食管疾病：食管炎、食管癌、食管消化性溃疡、食管损伤等。

（2）胃十二指肠疾病：消化性溃疡、急性胃炎、慢性胃炎、胃黏膜脱垂、胃癌、急性胃扩张、十二指肠炎、佐林格 - 埃利森综合征、胃手术后病变等。

（3）空肠疾病：空肠克罗恩病，胃肠吻合术后空肠溃疡。

2．门静脉高压

（1）各种肝硬化失代偿期。

（2）门静脉炎、门静脉血栓形成、门静脉受邻近肿块压迫导致的门静脉阻塞。

（3）肝静脉阻塞综合征。

3．上胃肠道邻近器官或组织的疾病

（1）胆道出血，如胆管或胆囊结石、胆囊或胆管癌、术后胆总管引流管造成的管壁受压坏死、肝癌或肝动脉瘤破入胆道。

（2）胰腺疾病，如累及十二指肠的胰腺癌，急性胰腺炎并发脓肿溃破。

（3）动脉瘤破入食管、胃或十二指肠，主动脉瘤，肝或脾动脉瘤破裂。

（4）纵隔肿瘤或脓肿破入食管。

4．全身性疾病

（1）血液病，白血病、血小板减少性紫癜、血友病、弥散性血管内凝血及其他凝血机制障碍。

（2）尿毒症。

（3）血管性疾病，动脉粥样硬化、过敏性紫癜、遗传性出血性毛细血管扩张等。

（4）结节性多动脉炎，系统性红斑性狼疮或其他血管炎。

（5）应激性溃疡，创伤、烧伤或大手术后，休克，肾上腺糖皮质激素治疗后，脑血管意外或其他颅脑病变，肺气肿与肺源性心脏病等引起的应激状态。

二、临床表现

1．呕血和（或）黑便　是上消化道出血的特征性表现。出血部位在幽门以上者常有呕血和黑便，在幽门以下者可仅表现为黑便。但是出血量少而速度慢的幽门以上病变可仅见黑便；而出血量大、速度快的幽门以下病变也可因血液反流入胃，引起呕血。

2．失血性周围循环衰竭　出血量400ml以内可无症状；出血量达全身血量的20%～30%可引起贫血或进行性贫血、头晕、软弱无力，突然起立可产生晕厥、口渴、肢体冷感及血压偏低等；大量出血达全身血量30%～50%，可产生休克。

3．氮质血症　上消化道出血后，可使血中尿素氮水平暂时升高，称为肠源性氮质血症，并可伴有酸中毒。

4．发热　中等量或大量出血病例，于24h内发热，多在38.5℃以下，持续数日至一周不等。发热可能与循环血量减少、贫血等导致的体温调节中枢功能障碍等因素有关。

三、护理评估

（一）病史评估

1．现病史　询问患者症状、体征，评估患者的生命体征、大便颜色、呕吐物，估计出血量。如果患者自觉症状好转，能安静入睡而无冷汗及烦躁不安，脉搏及血压逐渐恢复正常并稳定不再下降，则可以认为出血已减少、减慢或停止。出血量的评估方法有以下几种。

（1）大便颜色和隐血试验

1）出血量5～50ml，大便一般不变黑，但隐血试验可以为阳性。

2）出血量50～100ml以上时可出现黑便，出血量500ml以上可呕血伴柏油样便（黝黑发亮）。

（2）临床症状

1）出血量少于400ml：由于肝脾等藏血系统内的血液释放等原因，循环血量很快得到改善，所以可无自觉症状。

2）出血量在400ml以上：可出现头晕、心慌、冷汗、乏力、口干等症状。

3）出血量在1200ml以上：可有晕厥、四肢冰凉、尿少、烦躁不安等休克症状，如果不能及时补充血容量，可危及生命。

4）出血量 2000ml 以上：除晕厥外，还有气短、无尿症状。

（3）脉搏和血压

1）出血量 800ml 以上时（占总血量的 20%）：心率加快，脉搏快而弱，收缩压可正常或稍升高，脉压缩小。尽管此时血压尚正常，但已进入休克早期，应密切观察血压的动态改变，注意坐位或半卧位的脉搏、血压；

2）出血量 800 ～ 1600ml（占总血量的 20% ～ 40%）：脉搏快而弱，每分钟增至 100 ～ 120 次以上，收缩压可降至 70 ～ 80mmHg，脉压缩小，多已出现休克症状和体征；

3）出血已达 1600ml 以上（占总血量的 40%）：脉搏细微，甚至摸不清。收缩压可降至 50 ～ 70mmHg，更严重的出血，血压可降至零，迅速导致失血性休克、死亡。

（4）休克指数：休克指数 = 脉率 / 收缩压，正常值 =0.58，表示血容量正常；休克指数 =1，大约失血 800 ～ 1200ml（占总血量 20% ～ 30%）；休克指数＞ 1，失血 1200 ～ 2000ml（占总血量 30% ～ 50%）。

（5）其他判断指标

1）血象：血红蛋白测定、红细胞计数、血细胞压积可以帮助估计失血的程度，出血 3 ～ 4h 后才会出现血红蛋白下降，平均在出血后 32h，血红蛋白可被稀释到最大程度。如果患者出血前无贫血，血红蛋白在短时间内下降至 7g 以下表示出血量大，在 1200ml 以上。

2）尿素氮：上消化道大出血后数小时，血尿素氮增高，1 ～ 2 天达高峰，3 ～ 4 天内降至正常。肌酐也可同时增高，如果肌酐在 133μmol/L 以下，而尿素氮＞ 14.28mmol/L，则提示出血量在 1000ml 以上。

2．既往史评估　有无肝病、慢性酒精中毒病史。

3．相关因素评估　患者的用药情况、有无严重创伤和手术经历等，评估患者的心理 - 社会状况。

（二）辅助检查

1．实验室检查　急性消化道出血时，重点化验应包括血常规、血型、出凝血时间、大便或呕吐物的潜血试验、肝功能及血肌酐、尿素氮等。

2．胃镜检查　是目前诊断上消化道出血病因的首选方法，诊断正确率达 80% ～ 90%，多进行急诊胃镜检查，并可根据病灶情况做相应的止血治疗。做胃镜检查注意事项有以下几点：①胃镜检查的最好时机在出血后 24 ～ 48h。②处于失血性休克的患者，应首先补充血容量，待血压有所平稳后做胃镜较为安全。

3．X 线钡剂造影　因为一些肠道的解剖部位不能被一般的内镜窥见，有时会遗漏病变，这些都可通过 X 线钡剂检查得以补救。但在活动性出血后不宜过早进行钡剂造影，否则会因按压腹部而引起再出血或出血加重。一般主张在出血停止，病情稳定 3 天后谨慎操作。

4．选择性动脉造影　当患者处于上消化道持续严重大量出血紧急状态，以至于胃镜检查无法安全进行或因积血影响视野无法判断出血灶时，行选择性肠系膜动脉造影，可能发现出血部位，并进行栓塞治疗。

5．放射性核素扫描　近年应用放射性核素显像检查法可发现 0.05 ～ 0.12ml/min 活动性出血的部位，对 Merkel 憩室并发出血有较大诊断价值。

（三）病情评估

1．病情监测指标　监测患者体温、脉搏、血压的变化，观察患者呕吐物及粪便的性状、量及颜色，以评估出血量，判断是否有活动性出血，警惕休克的发生。门静脉高压引起的食管胃底静脉曲张破裂出血的患者，应密切观察肝性脑病的前驱症状。

2．病情程度判断　根据出血量的多少可以将患者的病情分为轻度、中度和重度，具体指标参见表 3-3 出血程度评估。

四、急救护理措施

（一）建立静脉通路

快速建立 1 ~ 2 条静脉通道，选择大号针头，血管宜避开关节，不易滑动，以利快速补液输血。遵医嘱立即为患者做血型鉴定和交叉配血试验，做好输血准备。

（二）止血治疗

1．胃腔灌注　如是胃十二指肠溃疡大出血，采取的止血措施是胃内灌注冰生理盐水或经稀释的去甲肾上腺素，收缩胃血管，减少胃黏膜血流量。采用灌注和吸出同时进行的方法，不但能协助止血，还能观察出血是否停止。

2．三腔二囊管压迫止血　如是肝硬化门静脉高压致食管静脉破裂引起的出血，除应用止血药治疗外，必要时应用三腔二囊管压迫止血。操作前应耐心地做解释工作，安定患者情绪，以取得配合。

（1）插管前检查管路是否通畅，胃囊及食管囊有无漏气及气囊注气后膨胀是否均匀，并做好标记。

（2）测试胃囊及食管囊两个气囊的注气量。

（3）插管后，注气时先向胃囊注气 150 ~ 200ml 封闭管口缓缓向外牵拉管道使胃囊压迫胃底，此时保持牵引力，用宽胶布固定三腔管，如未能止血，再向食管囊注气 100ml。

（4）管路固定要牢固，防止滑入胃内达不到止血的效果或脱管，如管路滑出立即将气放出，以防气囊进入食管，堵塞喉部引起窒息。

（5）置管后让患者取侧卧位，口腔内的分泌物应随时吐出，不宜咽下，以免误入气管引起吸入性肺炎。

（6）定时测量气囊压力，压力不足时应及时补充。定时从胃管内抽吸胃内物，观察有无鲜血，如无鲜血，同时生命体征稳定，说明出血得到控制。若继续出血，可再注气，每隔 12h 放气 10 ~ 20min，防止食管、胃底黏膜因受压过久而糜烂坏死。

（7）三腔二囊管一般放置 24h，不超过 3 ~ 5 天，若出血停止，先排空食管囊，后排空胃囊，观察 24h 无出血，可拔除。

（8）拔管前嘱患者口服液状石腊 20ml 以润滑食管壁，并将气囊内气体全部抽出，轻轻将管拔出。

3．内镜硬化剂治疗　如果内镜检查中能找到出血部位，则可用硬化剂疗法。硬化剂能破坏出血血管的内皮，使其坏死和硬化以达到止血目的，是目前治疗食管胃底静脉曲张破裂出血的重要手段。

（三）用药护理

1．抑酸药物　主要是通过抑制胃酸分泌，使胃内 pH 得到提升，并使蛋白酶活性丧失，稳定纤维蛋白酶血栓，起到止血作用。目前常用的主要是 H_2 受体拮抗剂、质子泵抑制剂。

（1）H_2 受体拮抗剂：常用药物有雷尼替丁、西咪替丁、法莫替丁等。

（2）质子泵抑制剂：临床常用的是奥美拉唑、泮托拉唑及埃索美拉唑等。

2．血管加压素　包括血管加压素、垂体后叶素、特利加压素等。因其是全身性缩血管药，能收缩全身小动脉，并收缩胃肠平滑肌，促进其蠕动，故可出现面色苍白、恶心、腹痛、胸闷、心率加快、血压升高、尿量减少等全身不良反应。

3．生长抑素及其类似物　不仅能降低门静脉压力，而且无垂体后叶素所致的心血管不良反应，近年常作为肝硬化食管胃底静脉曲张破裂出血治疗的首选药物。给药开始时可引起暂时性血糖下降，对于胰岛素依赖型糖尿病患者应每 3 ～ 4h 查血糖一次。本品不宜与其他药物配伍，应单独给药。

4．止血药物

（1）全身用药：对有凝血功能障碍者，可静脉注射维生素 K_1。初次接受 K_1 静脉注射者，需密切观察类似过敏反应的不良反应，如面色潮红、多汗、虚脱、呼吸困难等。局部肌内注射处偶可发生红肿、疼痛、硬结、荨麻疹样皮疹。为防止继发性纤溶，可使用氨甲苯酸等抗纤溶药；云南白药等中药也有一定疗效。止血药物中的巴曲酶属于高效的止血剂，含有类凝血酶活性成分，能够加强出血部位的血小板聚集。

（2）局部用药：除全身应用止血药外，局部止血药的使用也极为重要。目前常用的局部止血药有凝血酶、冰盐水加去甲肾上腺素、云南白药等。

（四）并发症预防与护理

1．防止肝性脑病　肝硬化患者发生上消化道大量出血后，由于血液中蛋白质的分解产物在肠内吸收，易引起氮质血症。因此，肝硬化患者应按医嘱认真做好灌肠，排出肠道内积血，以减少氨的产生和吸收。及时发现进食蛋白质过多、急性感染等诱发因素，若观察患者有性格改变，言谈举止反常，精神抑郁或欣快，定向障碍、躁狂、睡眠倒错等现象，及时通知医生并协助处理，避免发生严重后果。

2．防止肺部感染　保暖，注意体温及血常规变化。

第二节　急性胰腺炎患者的护理

案例 9-2

患者，女，58 岁，主因“持续中上腹疼痛 1 天”来诊。1 天前进食后出现上腹部正中隐痛，逐渐加重，呈持续性，向腰背部放射，伴低热、恶心、频繁呕吐，呕吐物为胃内容物、胃液及胆汁，吐后腹痛无减轻，使用止痛药无效。观察：急性病容，屈膝侧卧位。查体：T 38.5℃、HR 104 次 / 分、R 19 次 / 分、BP 130/80mmHg、上腹部明显压痛。实验室检查：白细胞 17.68×10^9/L、血淀粉酶 1934U/L、尿淀粉酶 8340U/L、血清钙 1.71mmol/L。既往史：有胆石症 8 年。

问题与思考：

1. 患者可能的诊断是什么？
2. 患者的病情分级是几级？
3. 应采取哪些急救措施？

急性胰腺炎（acute pancreatitis，AP）是指胰腺分泌的消化酶引起胰腺组织自身消化的化学性炎症。临床主要表现为急性上腹痛、发热、恶心、呕吐、血和尿淀粉酶增高，重症伴腹膜炎、休克等并发症。本病可见于任何年龄，但以青壮年居多。

一、病因与发病机制

引起急性胰腺炎的病因较多，我国以胆道疾病为常见病因，西方国家则以大量饮酒为常见病因。

1．胆道疾病　为我国最常见的病因占 50% ～ 80%，据统计约三分之二人群中胆总管和胰管共同汇合于十二指肠壶腹，汇合后进入十二指肠，胆管炎症、结石、寄生虫、水肿、痉挛等病变使壶腹部发生梗阻，加之胆囊收缩，胆管内压力升高，胆汁通过共同通道反流入胰管，激活胰酶原，导致胰腺自身消化而引起胰腺炎。此外，胆石、胆道感染等疾病还可造成 oddi 括约肌功能障碍，引起十二指肠液反流入胰管，激活胰腺消化酶，诱发急性胰腺炎。

2．胰管梗阻　由于胆道蛔虫、十二指肠壶腹部结石嵌顿、水肿、肿瘤或痉挛等原因可使胰管阻塞，胰液排泄受阻。当暴饮暴食胰液分泌过多时，胰腺内压力增高，造成胰腺腺泡破裂，胰酶进入胰腺间质而发生胰腺炎。

3．酗酒和暴饮暴食　长期饮酒者容易发生胰腺炎，在此基础上，当某次大量饮酒和暴食的情况下，促进胰酶的大量分泌，致使胰腺管内压力骤然上升，引起胰腺泡破裂，胰酶进入腺泡之间的间质而促发急性胰腺炎。乙醇与高蛋白、高脂肪食物同时摄入，不仅胰酶分泌增加，同时又可引起高脂蛋白血症。这时胰脂肪酶分解甘油三酯释出游离脂肪酸而损害胰腺。

4．手术与损伤　胃、胆道等腹腔手术，腹部钝伤胰实质，或逆行胰胆管造影注射造影剂过多或压力过高时，也可引起胰腺炎。

5．其他因素　高钙血症与甲状旁腺功能亢进可诱发急性胰腺炎。其原因可能为血清钙升高导致钙在碱性胰液中沉淀形成结石，甲状旁腺激素直接影响胰腺或钙的代谢，可促使胰蛋白酶原转变成胰蛋白酶。药物如肾上腺糖皮质激素、噻嗪类等，可使胰液的分泌及黏稠度增加。某些传染性疾病，如流行性腮腺炎、病毒性肝炎等可伴有胰腺炎，其他尚有遗传因素或原因未明的特发性胰腺炎。

二、临床表现

急性胰腺炎根据病理改变的不同，分为水肿型（轻型）和出血坏死型（重型），前者的病理变化为胰腺组织水肿充血，胰腺周围可有少量脂肪坏死，血管多无损伤。后者则呈现胰腺内及其周围，脂肪组织显著坏死、血管损害而致出血坏死，出血病变可能局限于一部分胰腺组织，也可以弥漫整个胰腺。两种类型不能截然分开，水肿型可以随着病变的加重发展转变为出血坏死型。

1．一般症状

（1）腹痛：为最早出现的症状，往往在暴饮暴食或极度疲劳后发生，多为突然发作，位于上腹正中或偏左。疼痛为持续性进行性加重，似刀割样。疼痛向背部、胁部放射。若为重型胰腺炎，发病后短时间内即为全腹痛、急剧腹胀，同时很快出现轻重不等的休克。

（2）恶心、呕吐：发作频繁，病初呕吐物为食物胆汁样物，随着病情进行性加重，出现肠麻痹，则呕吐物为粪样。

（3）黄疸：轻型胰腺炎出现的较少，约占1/4，在重型胰腺炎中出现较多。

（4）脱水：急性胰腺炎的脱水主要是由于肠麻痹、呕吐所致，重型胰腺炎在短时间内即可出现严重的脱水及电解质紊乱。

（5）发热：由于胰腺大量炎性渗出，致胰腺的坏死和局限性脓肿等，可出现不同程度的体温升高。轻型胰腺炎，一般体温在39℃以内，3～5天即可下降。重型胰腺炎，体温常在39～40℃，并伴有谵妄，持续数周不退，出现毒血症的表现。

（6）少数重型胰腺炎，胰液以及坏死溶解的组织沿组织间隙到达皮下，并溶解皮下脂肪，而使毛细血管破裂出血，导致局部皮肤呈青紫色，有的可融成大片状，在腰部前下腹壁，称为Grey-Turner征，亦可在脐周出现（Cullen征）。

2．局部并发症表现

（1）胰腺脓肿：常于起病2～3周后出现。此时患者高热伴中毒症状，腹痛加重，可扪及上腹部包块，白细胞计数明显升高。穿刺液为脓性，培养有细菌生长。

（2）胰腺假性囊肿：多在起病3～4周后形成。体格检查常可扪及上腹部包块，大的囊肿可压迫邻近组织产生相应症状。

3．全身并发症表现　常有急性呼吸衰竭、急性肾衰竭、心力衰竭、消化道出血、胰性脑病、脓毒症及真菌感染、高血糖等并发症。

三、护理评估

（一）病史评估

评估腹痛的诱因、起病缓急、疼痛部位、性质、持续时间、缓解方法，有无其他伴随症状，如发热、恶心、呕吐、腹胀等；评估患者生命体征是否平稳；评估患者有无胆道疾病和甲状腺功能亢进病史，有无酗酒史或暴饮暴食的习惯；评估患者是否有遗传、感染、服药等诱发胰腺炎的因素。

（二）辅助检查

1．实验室检查

（1）血清淀粉酶/尿淀粉酶：血清淀粉酶一般在起病后6～12h开始升高，48h开始下降，持续3～5天。血清淀粉酶超过正常值3倍即可诊断本病。如用Somogyi法测定，正常在100U/L以下，超过500U/L即可确诊，达到350U/L应怀疑胰腺炎。淀粉酶的高低不一定反映病情轻重，出血坏死型胰腺炎血清淀粉酶值可正常或低于正常。尿淀粉酶升高较晚，一般在血清淀粉酶升高2h后开始升高，下降缓慢，持续1～2周逐渐恢复正常，尿淀粉酶超过1000U/L（Somogyi）有意义，但尿淀粉酶受患者尿量的影响。

（2）血清脂肪酶：血清脂肪酶常在病后24～72h开始升高，持续7～10天，超过1.5U/L（Cherry-Crandall法）时有意义。

（3）血常规：炎症过程中白细胞计数和分类均增高，中性粒细胞核左移。

（4）生化检查：呕吐可引起低血钾、低血钙，提示胰腺有广泛的脂肪坏死。血清钙＜1.75mmol/L（7mg/dl）提示患者预后不良。由于细胞受损可引起血糖升高；若有肝并发症还会有血清胆红素、乳酸脱氢酶（LDH）、天冬氨酸转氨酶（SGOT）升高和凝血酶原时间延长；伴胆道疾病时碱性磷酸酶升高；三酰甘油升高的原因可能为胰酶的提前激活。

（5）C 反应蛋白（CRP）：CRP 是组织损伤和炎症的非特异性标志物，在胰腺坏死时 CRP 明显升高。

2．影像学检查

（1）X 线腹部平片：可发现肠麻痹，胰腺部位钙化，如出现哨兵袢和结肠切割征则为胰腺炎的间接征象。

（2）腹部 CT：有助于胰腺水肿或坏死及其程度的判断，增强 CT 是诊断急性坏死性胰腺炎的金标准，确诊率在 95% 以上。

（三）病情评估

1．病情监测指标　观察腹痛性质的变化，监测患者的生命体征和神志，观察胃肠减压器中引流液的颜色、量及性质。

2．病情程度判断　Balthazar 的 CT 严重程度指数（CT severity index，CTSI）能直观反映病变范围、程度及病程变化（表 9-1）。CT 严重程度指数（CTSI）=CT 评分（0 ～ 4 分）+ 坏死范围评分（0 ～ 6 分），＞ 3 分为重症胰腺炎；分值越高，病情越重。A、B 级为轻型胰腺炎，C 级为中型胰腺炎，D、E 级为重症胰腺炎。

表 9-1　CT 评分系统

急性胰腺炎分级	评分	胰腺坏死范围	评分
A　胰腺正常	0	无坏死	0
B　胰腺扩大	1	1/3 坏死	2
C　胰腺及周围脂肪水肿	2	1/2 坏死	4
D　单个液体聚集	3	＞ 1/2 坏死	6
E　多个液体聚集	4		

四、急救护理措施

（一）缓解疼痛

1．休息与体位　绝对卧床休息，降低机体代谢率，增加脏器血流量，促进组织修复和机体修复。协助患者取弯腰、屈膝侧卧位，以减轻疼痛。因剧痛辗转不安者应防止坠床，周围不要有危险物品，以保证安全。

2．禁食　急性胰腺炎的患者胃肠道功能紊乱，丧失消化和吸收功能。禁食可以有效地减轻腹胀、缓解疼痛，减少胰泌素和胆囊收缩素 - 促胰酶素的分泌，减少胰腺各种酶类的分泌，使胰腺处于“休息”状态。禁食的时间根据病情需要来决定，通常为 1 ～ 2 周。轻症患者可进少量清淡流食，忌食脂肪、刺激性食物，重症患者需严格禁饮食，以减少或抑制胰液分泌。

3．胃肠减压　病情重者或腹胀明显者，应行胃肠减压，可抽出胃液，减少胃酸刺激十二指肠产生促胰液素、胆囊收缩素等，使胰液分泌减少，并可防治麻痹性肠梗阻。

4．解痉止痛药　哌替啶类止痛剂可使 Oddi 括约肌痉挛，应与阿托品或山莨菪碱等药物联合应用，以减少此不良反应。

（二）用药护理

1．抑制胰酶分泌　应用生长抑素和奥曲肽可明显抑制胰酶分泌，保护胰腺细胞，有强力抑制消化液分泌和胰腺外分泌功能的作用，防止全身炎症反应综合征（systeminc inflammatory response syndrome，SIRS）的发生，有效减少急性胰腺炎并发症，降低病死率。

2．5- 氟尿嘧啶　能抑制 DNA 和 RNA 合成，阻断胰腺外分泌细胞合成和分泌酶的功能。5- 氟尿嘧啶短时间、小剂量应用能有效地抑制胰腺外分泌。

3．抑制胰酶活性　乌司他丁是从人尿中提取的精制的糖蛋白，属蛋白酶抑制剂，对胰腺炎中过度释放的胰蛋白酶、弹性蛋白酶、磷脂酶 A_2 有很强的抑制作用，并且能够抑制过度炎症介质的释放，改善胰腺血液循环障碍，保护器官功能，减少并发症。

4．H_2 受体拮抗剂（雷尼替丁等）和质子泵抑制剂（奥美拉唑等）　可抑制胃液分泌，从而减少胰液分泌并防止应激性溃疡伴出血。

（三）营养支持

患者需长时间禁食、留置胃管，又有多根引流管，机体消耗比较大，因此要注意及时补充营养，使机体达到正氮平衡，以利于组织修复。营养支持分 3 个阶段：第一阶段完全胃肠外营养，2 ～ 3 周，以减少对胰腺分泌的刺激；第二阶段肠道营养，采用经口空肠造瘘灌注要素饮食，3 ～ 4 周；第三阶段逐步恢复到经口进食。做好胃肠外营养和肠内营养的护理，防止并发症。有深静脉营养导管者，按中心静脉常规护理；进行肠内营养者，给予患者饮食要注意“三度”，即温度、浓度、速度。

（四）手术治疗

胰腺及其周围组织坏死感染者，需行手术清除坏死组织，加局部灌洗引流。急性胰腺假性囊肿者囊肿直径小于 6cm，无症状，不需处理，随访观察。若出现症状，囊肿体积增大或继发感染，则需行手术引流。另外，出血坏死型胰腺炎经内科治疗无效者或伴腹膜炎者也需行手术引流。

第三节　肠梗阻患者的护理

案例 9-3

患者，男，58 岁，主因“下腹部疼痛 2 天”2 天前无明显诱因自感下腹部疼痛，呈持续性痛，以脐周及右下腹为甚，程度剧烈，不能缓解，无放射性痛，与体位及进食无关，无恶心、呕吐，肛门停止排气排便 1 天。观察：痛苦面容。查体：T 37.3℃、HR 92 次 / 分、BP 95/47mmHg、自发病以来饮食差，14h 未进饮食。

问题与思考：

1. 患者可能的诊断是什么？
2. 患者的病情分级是几级？
3. 应采取哪些急救措施？

任何原因引起的肠内容物通过障碍统称肠梗阻（intestinal obstruction）。它是常见的外科急腹症之一。有时急性肠梗阻诊断困难，病情发展快，常致患者死亡。水、电解质与酸碱平衡失调，以及患者年龄大并发心肺功能不全等常为死亡原因。

一、病因

1．按病因分类

（1）机械性肠梗阻：临床上最常见，是由于肠内、肠壁和肠外各种不同机械性因素引起的肠内容物通过障碍。主要原因有：①肠腔堵塞，如结石、粪块、寄生虫、异物等堵塞所致。②肠管外受压，如肠粘连、肠扭转、嵌顿性疝或肿瘤压迫。③肠壁病变，如肠肿瘤、肠套叠、先天性肠道闭锁等。

（2）动力性肠梗阻：是由于肠壁肌肉运动功能失调所致，并无肠腔狭窄，又可分为麻痹性和痉挛性两种。前者是因交感神经反射性兴奋或毒素刺激肠管而失去蠕动能力，以致肠内容物不能运行，常见于急性弥漫性腹膜炎、低钾血症及某些腹部手术后；后者系肠管副交感神经过度兴奋、肠壁肌肉过度收缩所致，较少见，可继发于尿毒症、重金属中毒和肠功能紊乱。有时麻痹性和痉挛性可在同一患者不同肠段中并存，称为混合型动力性肠梗阻。

（3）血运性肠梗阻：是由于肠系膜血管内血栓形成，血管栓塞，引起肠管血液循环障碍，导致肠蠕动功能丧失，使肠内容物停止运行。见于肠系膜血管血栓形成或栓塞，较少见。

2．按肠壁血循环分类

（1）单纯性肠梗阻：有肠梗阻存在而无肠管血循环障碍。

（2）绞窄性肠梗阻：有肠梗阻存在同时发生肠壁血循环障碍，甚至肠管缺血坏死。

二、临床表现

腹痛、呕吐、腹胀、便秘和停止排气是梗阻的典型症状，但在各类肠梗阻中轻重不一。

1．腹痛　机械性肠梗阻发生时，由于梗阻部位以上肠管强烈蠕动，即发生腹痛。在发生蠕动之后，由于肠管肌过度疲劳而呈暂时性弛缓状态，腹痛也随之消失，故机械性肠梗阻的腹痛是阵发性绞痛性质。在腹痛的同时伴有高亢的肠鸣音，当肠腔有积气积液时，肠鸣音呈气过水声或高调金属音。患者常自觉有气体在肠内窜行，并受阻于某一部位，有时能见到肠型和肠蠕动波。如果腹痛的间歇期不断缩短，以至成为剧烈的持续性腹痛，则应该警惕可能出现绞窄性肠梗阻。麻痹性肠梗阻的肠壁肌呈瘫痪状态，无收缩性蠕动，因此无阵发性腹痛，只有持续性胀痛或不适。听诊时肠鸣音减弱或消失。

2．呕吐　是机械性肠梗阻的主要症状之一。高位梗阻的呕吐出现较早，在梗阻后短期即发生，呕吐较频繁，呕吐物主要为胃及十二指肠内容物。低位小肠梗阻的呕吐出现较晚，初为胃内容物，静止期较长，后期的呕吐物为积蓄在肠内并经发酵、腐败呈粪样的肠内容物。结肠梗阻的呕吐到晚期才出现。呕吐物呈棕褐色或血性，是肠管血运障碍的表现。麻痹性肠梗阻时，呕吐多呈溢出性。

3．腹胀　发生在腹痛之后，其程度与梗阻部位有关。高位肠梗阻腹胀不明显，但有时可见胃型。低位肠梗阻及麻痹性肠梗阻腹胀显著，遍及全腹；在腹壁较薄的患者，常可显示梗阻以上肠管膨胀，出现肠型。结肠梗阻时，如果回盲瓣关闭良好，梗阻以上肠袢可成闭袢，则腹周膨胀显著。腹部隆起不对称是肠扭转等闭袢性肠梗阻的特点。

4．排便排气停止　完全性肠梗阻，肠内容物不能通过梗阻部位，梗阻以下的肠管处于空虚状态，临床表现为停止排气排便。应注意的是，在梗阻初期，尤其是高位，其下面积存的气体和粪便仍可排出，易误诊为无肠梗阻或为不完全性肠梗阻。某些绞窄性肠梗阻，如肠套叠、肠系膜血管栓塞或血栓形成，则可排出血性黏液样粪便。

5．全身症状　单纯性肠梗阻患者一般无明显的全身症状，但呕吐频繁和腹胀严重者必有脱水。绞窄性肠梗阻患者早期即有虚脱，很快出现休克。伴有腹腔感染者腹痛持续并扩散至全腹，同时有畏寒、发热、白细胞增多等感染和毒血症表现。

三、护理评估

（一）病史评估

评估患者疼痛的部位、性质、程度，是否伴随呕吐、腹胀、停止排便排气的表现，是否存在肠型、蠕动波及肠鸣音亢进。既往有无腹部手术及外伤史、肿瘤等。评估患者有无感染、饮食不当、过度劳累等诱因；评估患者的一般情况及心理 - 社会情况。

（二）辅助检查

1．实验室检查　单纯性肠梗阻早期变化不明显，随着病情发展，由于失水和血液浓缩，白细胞计数、血红蛋白和红细胞比容均可增高，尿比重也增高。查血气分析和血清 Na^+、K^+、Cl^-、尿素氮、肌酐的变化，可了解酸碱失衡、电解质紊乱和肾功能的状况。如高位梗阻时，呕吐频繁，大量胃液丢失可出现低钾、低氯与代谢性碱中毒；低位肠梗阻时，则可有电解质普遍降低与代谢性酸中毒；当有绞窄性肠梗阻或腹膜炎时，血常规和血生化测定指标等改变明显。呕吐物和粪便检查，有大量红细胞或潜血阳性，应考虑肠管有血运障碍。

2．X 线检查　一般在肠梗阻发生后 4 ～ 6h，X 线检查即显示出肠腔内有气体，立位腹平片可见胀气肠袢和液平面。由于肠梗阻的部位不同，X 线表现也各有其特点，空肠黏膜的环状皱襞在肠腔充气时呈鱼骨刺状；回肠扩张的肠袢多，可见阶梯状的液平面；结肠胀气位于腹部周边，显示结肠袋形。钡灌肠可用于疑有结肠梗阻的患者，它可显示结肠梗阻的部位与性质。但在小肠梗阻时忌用胃肠造影的方法，以免加重病情。

3．直肠指检　若见指套染血，应考虑绞窄性肠梗阻；若触及肿块，可能为直肠肿瘤等。

（三）病情评估

1．病情监测指标　定时测量记录体温、脉搏、呼吸、血压，严密观察腹痛、腹胀、呕吐及腹部体征情况。

2．病情危重指标　发生绞窄性肠梗阻会危及患者生命，具体表现有下列情况之一者即可考虑为危重。

（1）腹痛发作急骤，起始即为持续性剧烈疼痛，或在阵发性加重之间仍有持续性剧烈疼痛，肠鸣音可不亢进，呕吐出现早、剧烈而频繁。

（2）病情发展迅速，早期出现休克，抗休克治疗后改善不显著。

（3）有明显腹膜刺激征，体温升高，脉搏增快，白细胞计数增高。

（4）腹胀不对称，腹部有局部隆起或触及有压痛的肿块。

（5）呕吐物、胃肠减压抽出液、肛门排出物为血性，或腹腔穿刺抽出血性液体。

（6）经积极非手术治疗而症状体征无明显改善。

（7）腹部X线，符合绞窄性肠梗阻的特点，表现为孤立、位置及形态不变的肠袢，腹部局限性密度增加。

四、急救护理措施

急救护理原则：纠正因肠梗阻引起的全身性紊乱和解除梗阻。

（一）胃肠减压

患者取舒适体位，生命体征稳定者可取半卧位，使膈肌下降，减轻腹胀。患者应该禁食，若梗阻缓解，如患者排气、排便，腹痛、腹胀消失，可进流质饮食，忌食产气的甜食和牛奶等。留置胃管和胃肠减压器引出胃肠道内的积液和积气，减轻腹胀。胃肠减压期间注意观察和记录引流液的颜色、性状和量，如发现有血性液体，应考虑有绞窄性肠梗阻的可能。

（二）输液治疗

建立静脉通路，保持静脉输液的通畅，准确记录出入量，以保持水、电解质、酸碱平衡，合理使用抗生素。输液所需的种类和量根据呕吐情况、胃肠减压量、缺水体征、尿量、并结合血清钠、钾、氯和血气分析结果而定。

（三）对症护理

1．缓解腹胀和腹痛　若无肠绞窄或肠麻痹，可应用阿托品类抗胆碱药物，以解除胃肠道平滑肌痉挛，缓解腹痛，但不可随意应用吗啡类止痛剂，以免影响观察病情。

2．呕吐的护理　呕吐时应坐起或头偏向一侧，及时清除口腔内呕吐物，以免发生误吸，引起吸入性肺炎或窒息；呕吐后给予漱口，保持口腔清洁。观察并记录呕吐物的颜色、性状和量。

3．防止感染和脓毒症　正确、按时应用抗生素可有效防治细菌感染、减少毒素产生，同时观察用药效果和不良反应。

（四）手术治疗

对于非手术治疗不能缓解的患者，原则是在最短的时间内、运用最简单的方法解除肠梗阻，恢复肠腔通畅，常采用的手术方法包括粘连松解术、肠切开取出异物、肠切除吻合术、肠扭转或套叠复位术、短路术和肠造口术等。

（杨艟舸）

【问题与思考】

1．（单选题）经治疗后，肠梗阻解除的主要标志是（　）

A．腹痛减轻

B．呕吐减少

C．腹胀减轻

D．肛门排便排气

2．（多选题）关于三腔两囊管的应用和护理措施，正确的是（　）

A．在每条管的末端做好标记

B．插管时应使用液状石蜡润滑气囊与管

C．插管深度约为 65cm

D．先向食管囊充气

E．嘱患者将口腔分泌物及时咽下

3．简述急性胰腺炎禁食期间的护理要点。

4．患者，男，36 岁，主诉“腹痛伴恶心呕吐 5 小时”入院。患者于 5 小时前无明显诱因出现腹痛，伴恶心呕吐，为胃内容物，非喷射状，其特点为右上腹阵发性痉挛性疼痛，伴进行性加重，向右肩背放射。

问题：

（1）患者可能发生了什么情况？

（2）如何对患者实施护理措施？

第十章　泌尿系统急症患者的护理

第一节　尿石症患者的护理

案例 10-1

患者，男，38 岁，主因“右腰腹部疼痛，阵发性加重 2 小时余”2 小时前患者运动后突发绞痛样疼痛，向中下腹放射，伴尿频、尿急来急诊科就诊。观察：神志清楚，面色苍白，表情痛苦，伴恶心、呕吐，右肾区叩击痛明显，右中腹有压痛，无反跳痛、无肌紧张。查体：T 36.9℃、HR 108 次 / 分、R 24 次 / 分、BP 130/75mmHg。实验室检查：尿常规检查红细胞（+++），腹部 X 线平片提示右肾结石，右肾仅见一直径约 1.2cm 的结石。既往体健。

问题与思考：

1. 患者可能的诊断是什么？
2. 患者的病情分级是几级？
3. 应采取哪些急救措施？

尿石症又称为尿路结石（urolithiasis），为最常见的泌尿外科疾病之一。尿路结石可分为上尿路结石和下尿路结石，前者是肾结石（renal calculi）和输尿管结石（ureteral calculi），后者是膀胱结石（vesical calculi）和尿道结石（urethral calculi）。我国尿路结石的发病率为 1% ～ 5%，其发病率有地区及性别差异。南方地区高达 5% ～ 10%，男女发病比例为 3 ∶ 1，上尿路结石男女比例相似，下尿路结石男性明显多于女性。好发年龄在 25 ～ 40 岁。

一、病因与发病机制

尿路结石的形成机制复杂，受许多因素影响。尿中形成结石的盐类呈超饱和状态、抑制晶体形成物不足和核基质的存在是结石形成的三大主要因素。尿路结石在肾和膀胱内形成，绝大多数输尿管结石和尿道结石是结石排出过程中停留该处所致。

1．流行病学因素　年龄、性别、职业、种族、环境因素、饮食习惯、水分摄入量、代谢及遗传等因素均可影响尿路结石的形成。

2．代谢异常

（1）形成尿结石的物质排出增加：尿液中钙、草酸、尿酸或胱氨酸排出量增加。长期卧床、甲状旁腺功能亢进者尿钙增加；痛风患者尿酸排出增多；内源性合成草酸增加或肠道吸收草酸增加引起高草酸尿症；胱氨酸排出量增加常见于家族性胱氨酸尿症患者。

（2）尿 pH 改变：在碱性尿中易形成磷酸镁铵及磷酸盐结晶；在酸性尿中易形成尿酸和胱氨酸结晶。

（3）尿中抑制晶体形成和聚集的物质减少，如枸橼酸、焦磷酸盐、镁等。

（4）尿量减少，使盐类和有机物质的浓度增高。

3．局部病因　尿路梗阻、感染和尿路存在异物均是诱发结石形成的局部因素。

（1）尿路梗阻：导致晶体或基质在引流较差部位沉积，尿液滞留继发尿路感染，有利于结石形成。

（2）尿路感染：尿路感染时，细菌、坏死产物等均可以成为结石的核心，尤其容易形成磷酸盐结石。

（3）尿路异物：长期留置的尿管、小线头等可以成为结石的核心，也可以诱发尿路感染。

4．药物相关因素　药物引起的肾结石占 1% ~ 2%。相关的药物分两类：一类为尿液中的浓度高而溶解度比较低的药物，如氨苯蝶啶（triamterene）、硅酸镁和磺胺类药物等，这些药物本身就是结石的成分。另一类为能够诱发结石形成的药物，如乙酰唑胺、维生素 D、维生素 C 和皮质激素等，这些药物在代谢过程中可引起其他成分结石的形成。

二、临床表现

（一）上尿路结石临床表现

肾和输尿管结石为上尿路结石，主要症状是疼痛和血尿，其程度与结石部位、大小、活动与否及有无损伤、感染、梗阻等有关。

1．疼痛　肾结石可引起肾区疼痛伴肋脊角叩击痛。肾盂内大结石及肾盏结石可无明显临床症状，活动后出现上腹或腰部钝痛。输尿管结石可引起肾绞痛或输尿管绞痛，典型的表现为阵发性腰部或上腹部疼痛，剧烈难忍，并沿输尿管行径放射至同侧腹股沟，还可涉及同侧睾丸或阴唇。结石处于输尿管膀胱壁段或输尿管口，可伴有膀胱刺激症状和阴茎头部放射痛。肾绞痛常见于结石活动并引起输尿管梗阻的情况。

2．血尿　通常为镜下血尿，少数患者可见肉眼血尿。有时活动后出现镜下血尿是上尿路结石的唯一临床表现。血尿的多少与结石对尿路黏膜造成的损伤程度有关。

3．恶心、呕吐　输尿管结石引起尿路梗阻时，使输尿管管腔内压力增高，管壁局部扩张、痉挛和缺血。由于输尿管与肠由共同的神经支配而导致恶心、呕吐，常与肾绞痛伴发。

4．膀胱刺激症状　结石伴感染或输尿管膀胱壁段结石时，可有尿频、尿急、尿痛。

5．其他症状　结石引起的严重肾积水，可触到增大的肾。继发急性肾盂肾炎或肾积脓时，可有发热、脓尿、肾区压痛。双侧上尿路完全梗阻时可以导致无尿。

（二）下尿路结石临床表现

1．膀胱结石　典型症状为排尿突然中断，疼痛放射至远端尿道及阴茎头部，伴排尿困难和膀胱刺激症状。

2．尿道结石　典型症状为排尿困难，点滴状排尿，伴尿痛，重者可发生急性尿潴留及会阴部剧痛。

三、护理评估

（一）病史评估

评估患者的疼痛部位、时间、强度以及伴发症状；近期饮食情况、药物使用情况；既往有无尿路梗阻、尿路感染史，有无长期卧床、甲状旁腺功能亢进、痛风病史；一般情况、家庭社会情况以及心理状况。

（二）辅助检查

1．实验室检查

（1）血液分析：血生化检查，检测血钙、白蛋白、肌酐、尿酸、甲状旁腺素等。

（2）尿液分析：常能见到肉眼或镜下血尿；伴有脓尿时提示感染，感染性尿路结石患者应行尿细菌培养；尿液分析还可测定尿液 pH、钙、磷、尿酸、草酸等，发现晶体尿及行尿胱氨酸检查等。

（3）结石成分分析：是确定结石性质的方法，也是制订结石预防措施和选用溶石疗法的重要依据。结石分析法包括物理方法和化学方法两种。物理分析法比化学分析法精确，常用的物理分析法是红外光谱法等。

2．影像学检查

（1）X 线检查：尿路平片能发现 90% 以上的阳性结石；正侧位摄片可以排除腹内其他钙化阴影，如胆囊结石、肠系膜淋巴结钙化、静脉石等；侧位片显示上尿路结石位于椎体前缘之后，腹腔内钙化阴影位于椎体之前。结石过小或钙化程度不高，纯尿酸结石及基质结石，则不显示。

（2）CT 检查：能发现以上检查不能显示的或较小的输尿管中、下段结石。有助于鉴别不透光的结石、肿瘤、凝血块等，以及了解有无肾畸形。

（3）排泄性尿路造影：可显示结石、尿路的形态和肾功能。透光结石可显示充盈缺损。

（4）B 超检查：能发现 X 线腹平片不能显示的小结石，还能显示有无肾积水等。

3．输尿管肾镜检查　可以直接观察到结石，适用于其他方法不能确诊或需要同时进行治疗时。

（三）病情评估

评估患者的疼痛、发热、排尿情况。大多数患者表现为腰痛、腹痛，疼痛的强度、性质、范围及变化，对患者的诊断分级非常重要。评估患者是否出现发热，若体温超过 38.5℃，可能是尿路梗阻并发感染引起的肾盂肾炎。观察患者有无血尿及排尿困难，包括血尿出现的时间及血尿量，判断梗阻的程度。

四、急救护理措施

（一）疼痛的护理

1．体位　患者取屈膝侧卧位，减轻腹部张力，从而减轻疼痛。

2．用药护理　急性剧烈腹痛，不能忍受，在诊断明确时，可遵医嘱给予解痉镇痛药物，如山莨菪碱、哌替啶等，肌内注射后吸收迅速，起效快，作用可持续 2 ～ 4h。注射后常可出现眩晕、出汗、口干、恶心、呕吐、心动过速及直立性低血压等副作用，应注意观察。给药后还应根据药物的作用时间来评估患者疼痛的变化情况。

（二）体外冲击波碎石的护理

主要适用于结石直径小于 2.5cm，结石以下输尿管通畅、肾功能良好、未发生感染的上尿路结石患者。术前向患者做好解释，解除患者的恐惧心理，争取其主动配合，并做好肠道准备。

（三）手术治疗

尿石症患者开放性手术常用的方式有：肾盂切开取石术、肾实质切开取石术、输尿管切开取石术、耻骨上膀胱切开取石术、肾部分切除术、肾切除术。护理过程中需严密观察和记录尿液颜色、尿量及患者肾功能情况，并注意引流管的护理，保持引流通畅。

（四）健康教育

针对结石形成的主要因素，坚持长期预防，减少或延迟结石的复发。

1．饮水防石　每天饮水 3000ml 以上，尤其睡前及半夜饮水效果更好。

2．饮食指导　根据结石成分调节饮食。含钙结石者多食纤维丰富的食物，限制含钙、草酸高的食物，如浓茶、菠菜等；尿酸结石者避免嘌呤高的食物，如动物内脏等。

3．药物预防　合理用药可以降低尿中结石有关成分，调整尿液的酸碱度可预防结石复发。维生素 B_6 有助于减少尿中草酸含量，氧化镁可以增加尿中草酸溶解度。碳酸氢钠可以保持尿液 pH 在 6.5 ～ 7.0，对尿酸和胱氨酸结石有预防作用。

4．疾病防治　尽早治疗尿路梗阻、感染等，以减少结石形成。指导长期卧床者加强功能锻炼，减少骨脱钙和降低尿钙。嘱患者定期进行尿液化验、腹部 X 线或 B 超检查，观察有无残余结石或者结石复发。若出现腰痛、血尿等症状应及时就诊。

第二节　精索扭转患者的护理

案例 10-2

患者，男，18 岁，主因“突发睾丸剧烈疼痛 5 小时”5 小时前患者在校踢毽时突发睾丸剧烈疼痛，直立时加重遂急诊就诊。查体：患者神志清楚，睾丸肿大、上抬，精索增粗、缩短，伴恶心、呕吐，左侧提睾肌反射消失，Prehn 征阳性，T 37℃，HR 96 次 / 分，R 20 次 / 分，BP 100/60mmHg。实验室检查：WBC10.5 × 10^9/L，彩超检查可见睾丸血流减少。既往体健。

问题与思考：

1. 患者可能的诊断是什么？
2. 患者的病情分级是几级？
3. 应采取哪些急救措施？

精索扭转又称睾丸扭转，多发生在青少年。当睾丸及附属物发育不良如睾丸下降不全、睾丸鞘膜附着于精索末端的位置过高、睾丸和附睾之间的系膜过长、睾丸系膜引带太长或缺如等情况时，睾丸的活动度较大。当剧烈运动或性生活时，或是遇冷提睾肌收缩易发生精索扭转，有时也发生在睡眠中。

一、病因与发病机制

根据扭转部位，可分为鞘膜内型和鞘膜外型两类。

1．鞘膜内型

（1）鞘膜壁层在精索的止点过高。

（2）睾丸系膜过长或睾丸引带过长或缺如，均增加了睾丸的活动度。

（3）正常睾丸附睾后外侧方有一小部分无鞘膜覆盖而直接附着于阴囊壁，当睾丸完全被鞘膜包绕而缺乏这种固定时，易发生精索扭转。

2．鞘膜外型　常见于新生儿及 1 岁以内的婴儿，主要由于患儿附睾的后外侧与阴囊壁直接附着处多薄弱，睾丸固定不良。5% ~ 6% 患者有阴囊外伤史，如阴囊直接被踢，在上述解剖异常的基础上，局部外力碰击促进精索扭转的发生。

二、临床表现

（一）鞘膜内型

1．发病突然，表现为突发的一侧阴囊内睾丸疼痛，呈持续性，可有阵发性加剧。疼痛常放射至同侧腹股沟及下腹部，伴有恶心、呕吐。阴囊红肿，睾丸肿大触痛明显，触摸时难以区分阴囊内结构。

2．由于提睾肌痉挛与精索扭转、缩短，睾丸向上移位或变为横位，患者平卧后由于睾丸向上提起而致局部疼痛加重，此体征可作为判断精索扭转的主要依据。阴囊透光试验阴性。

（二）鞘膜外型

鞘膜及其内容物全部扭转，患儿哭闹，半侧阴囊红肿，阴囊内肿块可比正常睾丸大数倍，不透光，不能触及正常睾丸。在新生儿表现为阴囊肿硬，疼痛和压痛。

三、护理评估

（一）病史评估

评估患者疼痛部位、程度、持续时间及转归，是否伴随其他症状；睾丸部位是否受过外伤，是否存在解剖学异常；心理 - 社会支持情况。

（二）辅助检查

影像学检查 B 超显示睾丸血流减少或消失，提示精索扭转。

（三）病情评估

精索扭转是泌尿系统急症，当精索扭转 90° 即可影响血液供应而出现疼痛，进一步发展将导致睾丸严重缺血发生坏死。应评估精索扭转与睾丸坏死的时间见表 10-1。

表 10-1　精索扭转与睾丸坏死的时间

精索扭转度数	睾丸坏死时间
90°	7d
180°	3 ~ 4d
360°	12 ~ 14h
720°	2h

四、急救护理措施

由于精索扭转病情变化快，延误诊治会导致睾丸坏死，早期评估对明确诊断非常重要。精索扭转的救治原则是尽早行手术探查、复位固定。治疗目的是挽救睾丸。成功的关键是迅速恢复睾丸血流。

（一）手法复位

在发病早期，检查睾丸、附睾，在肿胀不明显，估计扭转不严重的情况下可尝试手法复位。方法是：使用镇痛剂后半小时，以左侧顺时针，右侧逆时针方向轻柔将睾丸复位，复位后睾丸会稍有下降，上提的紧张度略有松弛。复位成功后用“丁”字带固定。值得注意的是，复位并不能终止复发，急性期度过后仍应择期进行手术复位。

（二）手术探查与复位

发生精索扭转后的 2h 内手术，几乎可以保全睾丸，随着时间的推移，睾丸保留率逐渐下降，24h 后几乎无法挽救，因此，扭转后睾丸功能的恢复与手术复位时间有关。一旦做出诊断，应争取时间尽早手术，扭转在 6h 内复位者，睾丸功能基本不受影响，如超过 24h 复位，多数发生睾丸功能坏死萎缩。对精索扭转的诊断存在怀疑时，亦应及时探查。探查证实为睾丸扭转，立即将睾丸复位，温盐水纱布热敷 15min，如睾丸色泽恢复正常，说明血液循环恢复，则行睾丸固定术，否则应行睾丸切除术。同时应探查对侧睾丸并同法固定，因为导致精索扭转的解剖缺陷多为双侧。一旦确认实施手术探查和复位，护士应根据术式做好术前术后的护理。

（三）健康教育

精索扭转患者均急症就医，而阴囊又位于隐蔽的地方难以启齿，护士要耐心引导，讲解有关生理知识，解除患者的思想负担及紧张情绪。向患者及家属讲解手术流程及必要性，以便快速取得家属及患者的配合，为患者赢得手术时间。

第三节　尿潴留患者的护理

案例 10-3

患者，男，58 岁，主因“无尿六日”来诊。患者 3 天前出现进行性排尿困难伴腹胀，不能排尿 6 小时，遂来急诊就诊。观察：神志清楚，表情痛苦。查体：T 36.7℃，HR 90 次 / 分，R 20 次 / 分，BP 120/70mmHg，下腹部耻骨上区隆起，触诊胀痛明显，无反跳痛，无肌紧张，腹水征（–）。实验室检查：WBC8.6 × 10^9/L，直肠指诊前列腺 II° 肿大，表面光滑，无压痛，质硬。既往史：前列腺增生 4 年。

问题与思考：

1. 患者可能的诊断是什么？
2. 患者的病情分级是几级？
3. 应采取哪些急救措施？

尿潴留是指膀胱内充满尿液而不能排出，可突然发生，亦可在慢性排尿困难的基础上突然加重而发生。急性尿潴留是指患者突然发生的短时间内的膀胱充盈。膀胱迅速膨胀而成为无张力性膀胱，下腹部胀满并膨隆，尿意急迫而不能自行排出。急性尿潴留是泌尿外科最常见的急症之一，发病急，患者痛苦难忍，需要正确诊断和紧急处理。

一、病因

可引起急性尿潴留的病因很多，有时是多种原因共同引起的。通常将引起急性尿潴留的病因分为机械性梗阻和动力性梗阻两大类。

（一）机械性梗阻

1．尿道疾病　如损伤、狭窄、肿瘤、结石、异物等。

2．膀胱颈部疾病　如前列腺增生、前列腺肿瘤、膀胱颈部纤维化等。

3．膀胱内疾病　如肿瘤、结石、异物等。

4．尿道、膀胱外压迫　如盆腔肿瘤、妊娠子宫等。

（二）动力性梗阻

1．神经源性尿潴留　仅次于梗阻性尿潴留。

2．药物性尿潴留　可引起尿潴留的药物有：中枢神经抑制剂、麻黄碱、阿托品、山莨菪碱等。

3．其他　①各种原因引起的低钾血症，如腹泻、长期应用利尿药等，可使膀胱括约肌无力，发生排尿困难，甚至尿潴留。②高热、昏迷患者。③不习惯于卧床排尿者。④癔症。

二、临床表现

（一）症状

膀胱胀满却排不出尿液，患者异常痛苦。严重者可有尿毒症表现，如恶心、呕吐、厌食等症状，这些症状尤其在并发慢性尿潴留的患者中多见。

（二）体征

小腹部膨隆，胀满的膀胱可达脐部，触之疼痛加剧。叩诊呈浊音。

三、护理评估

（一）病史评估

评估患者小腹部膨隆程度及胀痛程度，既往有无骨盆骨折、尿道结石、骑跨伤、前列腺增生症等病史，有无劳累、受寒、醉酒及手术等相关因素，心理 - 社会状况。

（二）辅助检查

1．直肠指诊　以了解前列腺、直肠及盆腔情况，同时应检查肛门括约肌及会阴部感觉。

2．神经系统检查　疑有神经源性尿潴留者，应进行神经系统检查。

3．肾功能检查　测定尿素氮、肌酐、血电解质，了解肾功能情况，并进行尿常规、尿培养检查了解有无泌尿系统感染。

（三）病情评估

评估患者下腹部胀痛及膀胱充盈情况，及时发现尿潴留的变化。

四、急救护理措施

急性尿潴留的救治原则：去除病因，恢复正常排尿，预防泌尿系统感染。但梗阻原因不明或一时难以解除时，则先解除尿潴留，再查明并处理病因。

(一)解除病因

病因明确并有条件及时解除梗阻者，应立即解除病因，恢复排尿。某些病因如包皮口或尿道口狭窄，局部切开即可恢复排尿；尿道结石可立即手术取出结石；药物或低钾血症引起的尿潴留，停药或补钾后可恢复正常排尿。

(二)诱导排尿

1．做好心理护理　安慰患者，消除其焦虑及紧张的情绪。

2．提供隐蔽的排尿环境　关闭门窗，屏风遮挡，请无关人员回避。

3．调整体位和姿势　协助患者采取适当体位，如协助卧床患者略抬高上身或坐起，尽可能使患者以习惯姿势排尿。

4．热敷、按摩　可放松肌肉，促进排尿。如患者病情允许，亦可用手按压膀胱区（耻骨联合上），协助排尿。切记不可强力按压，以防膀胱破裂。

5．药物　在排除机械性尿路梗阻情况下，根据医嘱可用卡巴胆碱 0.25mg 肌内注射。

6．其他　对术后动力性尿潴留可采用听流水声或用温水冲洗会阴诱导排尿；亦可采用针刺中极、曲骨、三阴交穴或艾灸关元、中极穴等方法，刺激排尿。

(三)导尿术

经诱导排尿仍不能解除尿潴留时，可采用导尿术。

1．导尿是解除急性尿潴留最直接有效的方法。任何情况下膀胱高度膨隆时均应立即排尿，以免膀胱极度膨胀后成为无张力膀胱。

2．导尿应遵循无菌操作原则，前列腺增生患者导尿有困难时可采用弯头导尿管。

3．导尿时先慢慢排出尿液 300 ～ 400ml，然后以每小时 200 ～ 300ml 的速度引流，一次性放尿量不可超过 1000ml，以防止膀胱内压迅速降低而引起膀胱内出血。

4．如尿潴留时间较长或导出尿液过多，排尿功能一时难以恢复时，应留置导尿管。

(四)耻骨上膀胱造瘘

在导尿失败时或患者一般情况差不允许采取大手术时使用，可暂时转流尿液，先行耻骨上穿刺造口术，必要时切开膀胱造口。术后做好膀胱造口管的护理并保持通畅。

(五)健康教育

指导患者积极配合原发病的治疗，安慰患者，减缓心理压力。行导尿术或耻骨上膀胱造瘘的患者，及时进行术前指导，取得患者及家属的配合，及时缓解患者尿潴留的不适感。

（李　颖）

问题与思考

1．（单选题）精索扭转多少度即可影响血液供应而出现疼痛，进一步发展将使睾丸严重缺血发生坏死（　　）

A．45°

B．90°

C．120°

D．180°

2．（多选题）上尿路结石最主要的临床表现有（　　）

A．发热

B．疼痛

C．恶心、呕吐

D．血尿

E．膀胱刺激症状

3．简述尿潴留患者的护理急救措施有哪些？

4．刘先生，34 岁，建筑工人。经常在高温环境下工作和生活，平时不爱喝水，运动后突发右腰腹部阵发性剧烈绞痛，并向右中下腹、会阴及大腿内侧放射，面色苍白，恶心、呕吐，肾区叩击痛明显，腹部无明显压痛和反跳痛，无肌紧张。既往体健。尿常规检查红细胞（+++），腹部 X 线平片（KBU）提示右肾结石，右肾仅见一直径约 1.0cm 的结石。

问题：

（1）对张先生如何实施护理评估？

（2）若您是当班护士，应进采取哪些急救护理措施？

第十一章　内分泌系统急症患者的护理

第一节　糖尿病酮症酸中毒患者的护理

案例 11-1

患者，男，78 岁，主因“口干、多饮、多尿加重，伴恶心、呕吐两日”来诊。查体：T 38.6℃，HR 110 次 / 分，R 26 次 / 分，BP 120/75mmHg，乏力，食欲差，皮肤弹性差，呼气有烂苹果味，双肺呼吸音粗，双肺底可闻及湿啰音，心律齐、无杂音。实验室检查：尿糖（++++），尿酮体强阳性，随机血糖 29mmol/L。既往史：糖尿病病史 10 年。

问题与思考：

1. 患者可能的诊断是什么？
2. 患者的病情分级是几级？
3. 应采取哪些急救措施？

糖尿病酮症酸中毒（diabetic ketoacidosis，DKA）是由于体内胰岛素缺乏和升糖激素不适当升高，引起糖、脂肪和蛋白质代谢严重紊乱综合征，临床以高血糖、高血酮症和代谢性酸中毒为主要改变，是糖尿病的急性并发症，也是内科常见急症之一。

一、病因与发病机制

1 型糖尿病有发生 DKA 的倾向，2 型糖尿病在一定诱因下亦可发生 DKA。常见的诱因有急性感染，胰岛素不适当减量或突然中断治疗，饮食不当，胃肠疾病，脑卒中，心肌梗死，创伤，手术，妊娠，分娩，精神刺激等。

DKA 的发病机制为：血中胰岛素的有效作用减弱，同时多种反向调节激素水平升高（如胰高血糖素、儿茶酚胺、皮质激素、生长激素等）。DKA 患者由于这些激素水平变化，导致肝肾葡萄糖生成增加、外周组织对葡萄糖的利用降低而导致高血糖，同时细胞外渗透压发生了平行变化。DKA 时，由于胰岛素作用明显减弱和升糖激素作用增强，共同使脂肪组织分解为游离脂肪酸而释入血液循环，并在肝氧化分解产生酮体，包括 β- 羟丁酸、乙酰乙酸和丙酮酸，从而造成酮血症及代谢性酸中毒。

二、临床表现

主要表现有多尿、烦渴多饮和乏力症状加重。失代偿阶段出现食欲减退、恶心、呕吐，常伴头痛、烦躁、嗜睡等症状，呼吸深快，呼气中有烂苹果味（丙酮气味）；病情进一步发展，出现严重失水现象，尿量减少、皮肤黏膜干燥、眼球凹陷、脉快而弱、血压下降、四肢厥冷；到晚期，各种反射迟钝甚至消失，终至昏迷。

三、护理评估

（一）病史评估

评估患者的血糖水平及症状表现，糖尿病、冠心病、脑血管病等病史，患者在管理糖尿病过程中的血糖变化、饮食情况、运动情况、情绪变化及用药情况。

（二）辅助检查

1．尿液检查　尿糖阳性或弱阳性，尿酮体阳性。

2．血液检查

（1）血糖升高，一般在 16.7 ~ 33.3mmol/L，超过 33.3mmol/L 时多伴有高血糖高渗综合征或有肾衰竭。

（2）如有条件可以测血酮体，血酮体增高，一般在 4.8mmol/L 以上。

（3）血气分析提示代谢性酸中毒。

（4）生化检查可出现异常，血钾早期可正常或偏少，治疗后可出现低血钾。

（三）病情评估

1．病情监测指标　严密监测生命体征、意识变化及 24h 出入量；监测尿糖、尿酮、血糖、血气分析及电解质的各项指标。

2．病情程度判断

表 11-1　糖尿病酮症酸中毒病情程度判断标准

指标	轻度	中度	重度
血糖（mmol/L）	＞ 13.9	＞ 13.9	＞ 13.9
动脉血 pH	7.25 ~ 7.30	7.00 ~ 7.25	＜ 7.00
血清 HCO_3^-（mmol/L）	15 ~ 18	10 ~ 15	＜ 10
尿酮	阳性	阳性	阳性
血酮	阳性	阳性	阳性
阴离子间隙	＞ 10	＞ 10	＞ 12
精神状态	清醒	清醒 / 嗜睡	木僵 / 昏迷

3．病情危重指标

（1）出现重度脱水、酸中毒呼吸和昏迷。

（2）血 pH ＜ 7.1，CO_2 结合力＜ 10mmol/L。

（3）血糖＞ 33.3mmol/L，伴有血浆高渗现象。

（4）出现电解质紊乱，如血钾过高或过低。

（5）血尿素氮持续升高。

四、急救护理措施

治疗原则：尽快补液以恢复血容量，纠正失水状态，降低血糖，纠正电解质及酸碱平衡失调，通过积极寻找和消除诱因，防治并发症，降低死亡率。

（一）恢复血容量

补液是抢救DKA首要的关键措施。只有在组织灌注改善后，胰岛素的生物效能才能充分发挥。迅速开放两条静脉通路，补液速度应先快后慢，并根据血压、心率、每小时尿量及周围循环状况决定输液量和输液速度。

1．建议补液速度为第1小时输注1000～1500ml（视脱水程度可酌情增加至2000ml）；第2小时1000ml，第3～5小时500～1000ml，第6～12小时250～500ml，并在第一个24小时内补足预先估计的液体丢失量。

2．当DKA患者的血糖≤11.1mmol/L时，须补5%葡萄糖并继续胰岛素治疗，直到血酮、血糖均得到控制。

3．如果纠正后的血钠浓度正常或升高，则最初补充0.45% NaCl，同时输入0.9% NaCl。如果纠正后的血钠浓度低于正常，仅输入0.9% NaCl。

4．补液治疗是否有效，要看血流动力学（如血压）、出入量、实验室指标及临床表现。对于有心肾功能不全的患者，在补液的过程中要检测血浆渗透压，并经常对患者的心脏、肾、神经系统状况进行评估以防止出现补液过多。

（二）降低血糖

采用小剂量胰岛素治疗：①负荷量，0.1U/kg短效胰岛素静脉注射；维持量，0.1U/（kg· h）静脉输注。②降糖速度不宜过快。③根据血酮体、血糖值及下降速度调整胰岛素的用量。

（三）补钾及纠正酸中毒

1．酸中毒时会导致细胞内缺钾，治疗前血清钾水平并不能真实反映缺钾程度。随着酸中毒的纠正及胰岛素的应用，血钾浓度会迅速降低。血钾浓度为正常高值时，即应遵医嘱补钾，同时监测肾功能。

2．开始胰岛素治疗及补液治疗后，轻症患者酸中毒可得到纠正。重度酸中毒，pH＜6.9，CO_2结合力＜8.92mmol/L，应静脉补充碳酸氢钠溶液。

3．监测血钾和心电图。

（四）并发症的预防与处理

1．低血糖　是输注胰岛素过程中最常见的并发症。尤其注意有些患者低血糖时未出现交感神经反应症状，不易察觉。需每1～2小时监测血糖以防止低血糖的发生。

2．低血钾　是DKA治疗中最常见的电解质紊乱。为防止低钾血症的发生，应严密观察血钾的改变，当血钾降至5.2mmol/L后，确有足够尿量（＞40ml/h）前提下，应开始补钾。

3．高氯性代谢性酸中毒　是阴离子间隙正常代谢性酸中毒，在DKA治疗期间限制氯离子用量即可减轻高氯性代谢性酸中毒程度。

4．脑水肿　是DKA患者非常少见但可致命的并发症，尤其对于儿童DKA患者。脑水肿的临床表现为：头痛、意识障碍、昏睡、躁动、大小便失禁、视盘改变、心动过缓、呼吸骤停。对于易发脑水肿的高渗患者要逐渐补充所丢失的盐及水分（渗透压下降速度＞3mmol/L/h），当DKA患者血糖降至11.1mmol/L时，要增加葡萄糖输注。

5．血栓形成　高血糖危象导致的炎症和高凝状态是DKA发生心脑血管血栓的主要原因。低分子量肝素和下肢静脉泵可预防血栓形成，血栓形成高危患者可预防性使用。

（五）健康教育

对患者及家属进行糖尿病护理知识的健康教育，包括血糖监测、降糖药物、运动及饮食指导等，告知高血糖危象的诱因及主要临床表现、观察方法及处理措施，有助于指导家庭胰岛素治疗并预防DKA。

第二节　高渗性非酮症糖尿病昏迷患者的护理

案例 11-2

患者，女，75岁，主因“口干、多饮、多尿2周，神志恍惚1天”来诊。患者2周来无明显诱因出现口干、多饮、多尿、易饥、消瘦，无心慌、胸闷、胸疼等不适。1天前家人发现患者精神差、神志恍惚来急诊科就诊。观察：精神差，神志恍惚，颈软，口唇干燥，全身皮肤弹性差，口角无歪斜。查体：T 36℃，HR 100次/分，R 20次/分，BP 110/75mm Hg。实验室检查：血钾2.15mmol/L，血钠154mmol/L，血氯113.86mmol/L，血糖61.26mmol/L，血浆渗透压390mmol/L，尿常规潜血阳性，尿糖（＋＋＋＋），酮体（－）。

问题与思考：

1. 患者可能的诊断是什么？
2. 患者的病情分级是什么？
3. 应采取哪些急救措施？

高渗性非酮症糖尿病昏迷（hyperosmolar nonketotic diabetic coma，HHS）是糖尿病的严重急性并发症，临床以严重高血糖而无明显酮症酸中毒、血浆渗透压显著升高、脱水和意识障碍为特征。高渗性非酮症糖尿病昏迷的发生率低于糖尿病酮症酸中毒，且多见于2型糖尿病患者。该病的死亡率高达40%～70%。值得注意的是，约2/3的该病患者发病前无糖尿病病史，或不知道有糖尿病，有糖尿病病史者多为轻症2型糖尿病，大多数患者都从未有过糖尿病酮症酸中毒病史。

一、发病机制

首先患者已有不同程度的糖代谢障碍，在胰岛功能不全的基础上加上某种诱因，如感染或失水使原有的糖代谢障碍加重，胰岛对糖刺激的反应减低，胰岛素分泌减少，结果组织对糖的利用减少，肝糖原分解增加，因而引起严重的高血糖，严重的高血糖引起血浆高渗。由于细胞外液高渗，水分由细胞内移向细胞外液，血浆渗透压升高也可通过渗透压受体刺激抗利尿激素的分泌，以减少水的丢失，但由于严重的高渗状体对肾小管水钠再吸收的影响，破坏了机体正常的水、电解质平衡机制，因此随着患者大量尿糖引起渗透性利尿而导致机体失水，同时可伴随电解质的丢失。患者由于失水，致血容量减少、血液浓缩、血压下降，甚至休克和无尿。另外，细胞脱水和损害，细胞内钾、磷酸等的丢失而引起低钾、低磷，加上严重的脱水、休克、肾损害和脑组织脱水，甚至可危及患者的生命。

高渗性非酮症糖尿病昏迷患者多为非胰岛素依赖型糖尿病，其胰岛功能有改变，血浆胰岛素相对不足，不能使胰岛素敏感组织有效利用葡萄糖，但足以使脂肪组织分解而不产生酮体。目前相关研究证据尚不充分。

二、诱因

高渗性非酮症糖尿病昏迷患者几乎都有明显的发病诱因，除原有的糖尿病基础外，还有明显的促发因素，常见诱因有以下四个方面。

1．血糖控制不佳　如新发糖尿病、血糖控制不佳、治疗中断、胰岛素泵故障等。

2．急性疾病　如感染、心肌梗死、急性胰腺炎、腹部严重疾病、脑血管意外、严重烧伤、肾衰竭。

3．药物　如噻嗪类利尿药、甘露醇类脱水剂、β- 受体阻滞剂、糖皮质激素等。

4．药物滥用　如乙醇、可卡因。

三、临床表现

（一）前驱期

在出现神经系统症状和进入昏迷前常有一段过程，即前驱期。表现为口渴、多尿、无力等糖尿病原有症状加重，反应迟钝，表情淡漠。这些症状均与渗透性利尿失水有关。

（二）典型表现

如前驱期得不到及时治疗，病情继续发展，则以严重的脱水和神经系统功能障碍为主要表现。前者可以表现为唇舌干裂、眼窝塌陷、皮肤失去弹性，血压降低、心跳加快，重者可以出现休克、无尿；后者表现为不同程度的意识障碍，从意识模糊、嗜睡直至昏迷。

四、护理评估

（一）病史评估

评估患者的血糖水平及症状表现，糖尿病、冠心病、脑血管病、近期感染等病史，患者在管理糖尿病过程中的血糖变化、饮食情况、运动情况、情绪变化及用药情况。

（二）辅助检查

1．尿液检查显示尿比重较高，尿糖呈强阳性，尿酮阴性或弱阳性，常伴有蛋白尿和管型尿。

2．血糖明显增高，多在 33.3mmol /L 以上。

3．生化检查血钠多升高，可达 155mmol /L 以上。

4．血浆渗透压显著增高是此病的重要特征和诊断依据，一般在 350mmol /L 以上。

（三）病情评估

1．病情监测指标

（1）同 DKA。

（2）HHS 患者因失水更为严重，须迅速补充大量液体，由此可发生肺水肿等并发症。观察患者咳嗽、呼吸困难情况。

（3）补充大量低渗溶液时，有发生溶血、脑水肿及低血容量休克的危险，应严密观察尿液颜色，意识等变化情况。

2．病情危重指标　所有高渗性非酮症糖尿病昏迷的患者均为危重患者。但有下列表现者大多预后不良。

（1）昏迷持续 48h 尚未恢复者。

（2）高血浆渗透压于 48h 内未能纠正者。

（3）昏迷伴癫痫样抽搐和病理反射征阳性者。

（4）血肌酐和尿素氮增高而持续不降低者。

（5）患者并发革兰氏阴性细菌性感染者。

3．诊断标准

（1）显著特点：高渗透压、高血糖。

（2）血糖＞ 33.3mmol /L。

（3）pH ＞ 7.30。

（4）血清 HCO_3^- ＞ 18mmol /L。

（5）无酮症酸中毒。

（6）进行性意识障碍。

（7）血浆渗透压＞ 320mmol /L。

五、急救护理措施

治疗原则：积极补液，纠正脱水；小剂量胰岛素静脉输注控制血糖、纠正电解质和酸碱失衡以及去除诱因和治疗并发症。

（一）休息与体位

1．去枕侧卧，做好口腔护理，及时清理口腔分泌物及呕吐物，防止吸入性肺炎。

2．保持气道通畅，立即给予低流量持续吸氧并做好抢救准备。

3．保持皮肤清洁，预防压疮发生。当患者烦躁不安、谵妄时，应防止坠床、舌咬伤，必要时加床栏或用约束带固定患者。

（二）恢复血容量

HHS 与 DKA 最初的治疗一样，应积极补液。无休克者先用等渗溶液，如已出现休克，宜先输注生理盐水和胶体液以尽快纠正休克。有心脏病史者应监测中心静脉压。

（三）控制血糖

小剂量胰岛素治疗，同 DKA。当 HHS 患者的血糖≤ 16.7mmol/L 时，须补 5% 葡萄糖并继续胰岛素治疗。

（四）并发症的预防与处理

1．低血钾　HHS 患者较 DKA 患者有更加严重的电解质紊乱。补钾治疗与 DKA 相同。因高渗状态、脱水和胰岛素缺乏，治疗前血钾不能真实反映体内缺钾程度，如入院时患者血钾正常或低水平，说明机体严重缺钾。应在心电监护下，根据患者尿量和血钾水平调整补钾量和速度。

2．脑水肿　为可致命的并发症。当 HHS 患者血糖达到 16.7mmol/L 时，要增加葡萄糖输注。对 HHS 患者，血糖水平应保持在 13.9 ～ 16.7mmol/L，直至高渗状态、神经症状得到改善、患者临床状态稳定。

3．低血糖　HHS 患者发生低血糖较 DKA 少见，预防措施同 DKA。

4．血栓形成　同 DKA。

（五）健康教育

同 DKA。

第三节　低血糖危象患者的护理

案例 11-3

患者李某，男，67 岁，主因“神志不清 2 小时”来诊。患者 2 小时前因出现神志不清，不能言语伴有肌张力增高，大小便失禁遂来急诊科就诊。既往高血糖病史。

观察：神志不清，不能言语。查体：T 36℃，HR 88 次 / 分，R 20 次 / 分，BP 166/106mmHg。实验室检查：血糖 1.1mmol /L。

问题与思考：

1. 患者可能的诊断是什么？
2. 患者的病情分级是几级？
3. 应采取哪些急救措施？

低血糖危象（hypoglycemia crisis）是由于某些病理和生理原因使血糖降低小于正常值所致的临床综合征。对非糖尿病患者来说，血糖水平＜ 2.8mmol/L 时，而接受药物治疗的糖尿病患者只要血糖水平≤ 3.9mmol/L 可认为是血糖降低，但由于个人体质差异，不一定出现症状。临床上以引起交感神经兴奋和中枢神经系统异常为主要表现。持续严重的低血糖可导致患者死亡，因此不管什么原因引起的低血糖危象均需紧急处理。

一、病因与发病机制

（一）发病机制

机体维持血糖稳定的主要生理意义在于保障对大脑细胞的供能，脑细胞和其他组织细胞不同，它本身没有糖原储备。脑细胞所需的能量，几乎完全直接来自血糖。当饥饿、摄食不足或其他病理原因使血糖降低到≤ 2.5mmol /L 时，就会出现神经低血糖症状，即脑缺糖和交感神经兴奋两组症状。这些症状的严重性与低血糖的程度，持续时间以及与血糖下降快慢有关。

（二）病因

引起低血糖的病因很多，常见的有以下因素。

1．胰岛素使用不当或过量。

2．口服降糖药使用不当或过量。

3．食物摄入不足。

4．过量运动（时间过长、突然）。

5．肾功能减退，导致对胰岛素和降糖药物清除率降低。

6．饮酒过量。

7．肾上腺、甲状腺或垂体功能衰竭。

二、临床表现

低血糖的症状一般包括交感神经过度兴奋和中枢神经系统症状。前者表现为心悸、虚弱、饥饿、面色苍白、心动过速、出冷汗、手足颤抖等。后者表现为头痛、焦虑、心神不安，以致精神错乱，全身或局限性癫痫，甚至昏迷、休克、死亡。

一般低血糖症状的发生及其严重程度，不但与血糖下降程度有关，还与下降速度、持续时间及机体反应性有关。即血糖值越低，发展越快，持续时间越长，症状越明显，但如果长时间、反复出现低血糖，患者可不出现交感神经过度兴奋的症状而直接出现意识障碍和昏迷。

三、护理评估

（一）病史评估

评估患者的血糖水平及症状表现，糖尿病、冠心病、脑血管病等病史，患者在管理糖尿病过程中的血糖变化、饮食情况、运动情况、情绪变化及用药情况。

（二）辅助检查

血糖测定血糖＜2.8mmol/L 为轻度低血糖，血糖＜2.2mmol/L 为中度低血糖，血糖＜1.1mmol/L 为重度低血糖。

（三）病情评估

1．可依据 Whipple 三联征判定低血糖危象：①低血糖症状；②发作时血糖低于 2.8mmol/L；③供糖后低血糖症状能迅速缓解。

2．病情监测指标　监测血糖情况，观察患者生命体征及意识情况。

四、急救护理措施

治疗原则：尽快补充葡萄糖或含糖食物。严重者需根据患者的意识和血糖情况给予相应的治疗和监护。

（一）体位

昏迷患者需去枕平卧，头偏向一侧，保持气道开放。

（二）升血糖治疗

1．意识清楚者　立即给予口服 15 ～ 20g 糖类食品（葡萄糖为佳），15min 后监测血糖，若无糖尿病史的患者仍低于 2.8mmol/L，有糖尿病史的患者仍低于 3.5mmol/L，继续补充以上食物一份。

2．意识障碍者　立即给予 50% 葡萄糖 40 ~ 60ml 静脉注射，或静脉输注 10% 葡萄糖液。

多数患者可立即清醒，未恢复者可反复注射直到清醒，继而进食。每 15min 监测一次血糖。直到病情完全稳定为止。

3．使用升糖激素　血糖不能达到目标或仍然意识不清，必要时采用抑制胰岛素分泌的药物治疗，如肌内或皮下注射 0.5 ～ 1mg 胰高血糖素，一般 20min 内生效，但维持时间仅 1 ～ 1.5h。

（三）病因治疗

积极治疗原发病。患者恢复后应进一步详细询问病史，细致体检，做有关检查和实验，争取明确诊断，治疗原发病和消除诱因。

（四）健康教育

指导患者及家属增加对该疾病的认识，了解低血糖反应的诱因、临床表现及应急措施。指导患者定时定量进餐，运动、进餐量少、误餐时易引起低血糖，应提前做好相应准备。随身携带含糖丰富的食物以便应急食用。反复发生低血糖者，及时就医，调整糖尿病的治疗方案。

第四节　甲状腺危象患者的护理

案例 11-4

患者，女，19 岁，主因“突发意识障碍伴有寒战、大汗 2 小时”来诊，患者 2 小时前突发寒战、高热、大汗，继之出现烦躁不安遂来急诊科就诊。

观察：神志模糊，烦躁，全身大汗淋漓，无皮下出血，巩膜无黄染。查体：T 39.6℃，HR 164 次 / 分，R 28 次 / 分，BP 96/56mmHg。甲状腺弥漫性Ⅱ度肿大，质软，结节可疑，甲状腺区可闻及血管杂音。心界不大，心律整齐。脊柱旁开 3cm 处可见一个化脓性病灶，皮损范围约 4cm × 3cm，皮肤发红，中央部皮肤里边黑褐色，触诊有波动感。实验室检查：WBC23 × 10^9/L，心电图示窦性心动过速。既往史：甲状腺功能亢进病史 2 个月，口服甲巯咪唑治疗。

问题与思考：

1. 患者可能的诊断是什么？
2. 患者的病情分级是几级？
3. 应采取哪些急救措施？

甲状腺危象（thyroid storm）又称甲状腺功能亢进危象（简称“甲亢危象”）是甲亢的一种严重并发症，为甲亢症状突然加重而产生的严重表现，死亡率很高。死亡原因常为心力衰竭、高热脱水、电解质紊乱。其发生可能与单位时间内甲状腺激素分泌增多、交感神经兴奋性或应激性增强以及应激时肾上腺皮质储备功能不足等因素有关。常发生于甲亢未经治疗或治疗不彻底者，加之某些应激因素使原有症状突然加重而达到危及生命的状态。男女都可得病，可发生于各种年龄，但儿童少见，成人及老年人较多见。

一、病因与发病机制

甲亢危象的发病机制至今未明，但与下列因素有密切关系。

1．感染或甲状腺手术　在放射碘治疗及过度挤压甲状腺等诱因的影响下，单位时间内过多甲状腺激素释放入血，血清游离 T_4 和（或）T_3 明显增高，使病情急骤加重而引起甲亢危象，乃至昏迷、死亡。

2．应激下儿茶酚胺活性增强　甲亢危象的发生往往是由于某种应激，在应激情况下，交感神经系统和肾上腺髓质的活动增加，儿茶酚胺的释放增加，甲状腺激素可加强儿茶酚胺的作用，于是出现对儿茶酚胺反应过度的症状。

3．机体对甲状腺激素的耐受性降低　患者在各种诱因及应激情况下，周围组织代谢发生异常，组织对甲状腺激素的敏感性增强，在甲状腺激素明显增高的情况下，机体不能适应而发生失代偿状态，从而导致甲亢危象发生。

二、临床表现

（一）先兆表现

甲亢危象死亡率很高，患者常死于休克、心力衰竭。临床提出的危象前期或先兆危象的表现包括：

1．体温在 38 ～ 39℃。

2．心率在 120 ～ 159 次 / 分，也可有心律失常。

3．食欲缺乏、恶心、大便次数多、多汗。

4．焦虑、烦躁不安。

（二）典型表现

1．全身表现　高热，体温 39℃以上，大汗淋漓，皮肤潮红，皮肤黏膜干燥，苍白，脱水。

2．神经系统表现　极度烦躁不安，精神异常，以至麻痹、谵妄、昏迷。

3．心血管系统表现　心动过速，心率在 160 次 / 分以上，可出现心律失常，如过早搏动、心房颤动、心房扑动、室上性心动过速、房室传导阻滞等。原有甲亢性心脏病者易发生心力衰竭。

4．消化系统表现　厌食、恶心、呕吐、腹泻、黄疸。

（三）不典型表现

不典型的甲状腺功能亢进或原有全身衰竭、恶液质的患者在危象发生时常无上述典型表现，可只有下列某一系统表现。例如：

1．心血管系统表现　心房纤颤等严重心律失常或心力衰竭。

2．消化系统表现　恶心、呕吐、腹泻、黄疸。

3．精神神经系统表现　精神异常或淡漠、木僵、极度衰弱、嗜睡、反应迟钝、昏迷。

4．全身表现　体温过低、皮肤干燥无汗。

三、护理评估

（一）病史评估

评估患者的血浆总 T_3 及游离 T_3 水平及症状表现，甲亢、心血管、脑血管病病史，患者在管理甲亢过程中的服药情况，近期手术或有无感染及应激情况等。

（二）辅助检查

1．血甲状腺功能检查　血浆总 T_3、T_4，游离 T_3、T_4 明显增高，尤其总 T_3 及游离 T_3 更有诊断价值。甲状腺吸碘率增高。

2．血儿茶酚胺可升高。

3．血生化检查　转氨酶、γ-谷胺酰转肽酶可升高。黄疸时血清胆红素升高。胆固醇多低于正常。电解质紊乱，可出现血钠、钾、镁、磷降低。

（三）病情评估

1．病情监测指标　严密监测患者的生命体征；观察水、电解质情况；观察有无意识改变、恶心、呕吐、腹痛或腹泻等神经系统和消化系统的表现。

2．病情危重指标　超高热，惊厥、昏迷，严重心律失常和心力衰竭，休克，体温不升，极度衰竭。

四、急救护理措施

治疗原则：减少甲状腺激素生成、抑制甲状腺激素释放、阻断外周高肾上腺素能活性；镇静、降温、建立全身支持治疗；积极控制诱因。

（一）休息与体位

1．绝对卧床休息，呼吸困难时取半坐卧位，即刻给氧，建立静脉通路。

2．保持安静、环境舒适，避免不良刺激。

（二）特殊护理

1．降低血中甲状腺激素浓度

（1）抑制甲状腺激素的合成：立即给予大剂量抗甲状腺药物，以丙硫氧嘧啶（propylthiouracil，PTU）为首选。该药鼻饲后迅速由胃肠道吸收，50min 后血中浓度可达峰值。用量比一般治疗量大，且昼夜均应服用，迅速减少甲状腺激素合成和释放，首剂量 600 ~ 1000mg 口服或鼻饲，可 200mg 每 6 ~ 8 小时重复给药一次。

（2）抑制甲状腺激素向血中的释放：复方碘溶液每次 10 ~ 20 滴鼻饲，每 6 小时一次，首次可大剂量给药，也可将碘化钠 1.0g 溶于 500ml 溶液中静脉滴注，24 小时给予 1 ~ 3g。危象缓解后大约需 3 ~ 7 天停用碘剂。理论上碘剂应在使用 PTU 后 1 ~ 2 小时再给药，保证甲状腺激素生物合成完全被阻断，以免碘作为甲状腺激素的原料，导致大量甲状腺激素的合成。但在治疗危象时使用碘剂阻断甲状腺激素的释放疗效迅速而肯定，远比 PTU 抑制激素合成的作用重要，多数同时给予碘剂和 PTU。

2．降低周围组织对甲状腺激素的反应

（1）β 受体阻滞剂：使用 β 受体阻滞剂阻断外周高肾上腺素能活性是甲状腺危象的治疗关键。普萘洛尔：20 ~ 40mg 每 6 ~ 8 小时口服一次，或 1mg 稀释后缓慢静脉注射，其作用是抑制外周组织 T_4 转换为 T_3，但心功能不全、心脏传导阻滞、心房扑动、支气管哮喘患者应慎用或禁用。

（2）利血平和胍乙啶：可消耗组织中的儿茶酚胺，减轻甲亢在周围组织的表现。存在使用 β 受体阻滞剂的禁忌证时，口服利血平 0.5mg/6h，同时监测血压、心率。

(3) 糖皮质激素：甲状腺危象时存在绝对或相对肾上腺功能不全，建议使用氢化可的松 50 ~ 100mg 加入 5% ~ 10% 葡萄糖溶液静脉滴注，每 6 ~ 8 小时一次。可改善机体反应性、提高应激能力，还可抑制组织中 T_4 向 T_3 转化作用，与抗甲状腺药物有协同作用，可迅速减轻临床症状。

3．其他　若患者对常规治疗无反应，特别是对于伴有神志障碍或循环中 T_4 极高者，可考虑腹膜透析、血浆置换，以迅速清除血中大量激素。

（三）支持治疗的护理

支持治疗在甲状腺危象的治疗中同样重要。

1．容量复苏和恢复糖原储备　积极进行液体复苏，除非有明确的充血性心力衰竭的证据。可选择 5% 葡萄糖氯化钠 125 ~ 1000ml/h，速度取决于容量状态和充血性心力衰竭情况。甲状腺危象时肝糖原储备减少，应用 5% 葡萄糖恢复糖原储备。

2．降温　对高热或超高热患者，首选物理降温：采用降温毯、风扇、冰袋、冰生理盐水灌肠等方式。同时可用药物降温，用氯丙嗪 25 ~ 50mg 肌内注射或静脉滴注，还可用皮质固醇类药物，它有非特异性的退热作用。禁用水杨酸类解热药，因该药可取代 T_3 或 T_4 与甲状腺素结合球蛋白（thyroxine binding globulin，TBG）的结合，使游离 T_3、T_4 增加，加重甲亢症状。

3．镇静　焦虑、躁动和轻度狂躁患者，可遵医嘱使用苯二氮䓬类药物，如劳拉西泮或地西泮。

（四）积极控制诱因

迅速寻找和去除诱因，特别是感染，应及时进行血培养并采用有效抗生素治疗。

（五）健康教育

对患者进行疾病知识及用药指导，促使其积极自我监测，预防甲状腺危象的发生。

（杨　洁）

问题与思考

1．（单选题）糖尿病酮症酸中毒的诱因不包括（　　）

A．创伤

B．大手术

C．定时定量进食

D．严重感染

2．（多选题）高渗性非酮症糖尿病昏迷是糖尿病的严重急性并发症，临床以（　　）为特征。

A．严重高血糖而无明显酮症酸中毒

B．血浆渗透压显著升高

C．脱水

D．意识障碍

E．血浆渗透压＜ 320mmol/L

3．糖尿病酮症酸中毒患者病情危重指标有哪些？

4．赵先生，男，78 岁，因“烦渴、多饮、多尿 1 年，意识不清 4 小时”入院。患者在

1年前诊断为2型糖尿病，平素不规律服用降糖药及保健品，家属诉血糖均在10mmol/L以上，入院前2天前，因受凉后，出现发热，出现全身乏力、口齿不清、进食较差，4小时前家属发现患者意识不清，送至我院急诊。入院时患者意识不清，精神萎靡，呼之不应，呼吸急促。查体：P 85次/分，R 32次/分，BP 95/60mmHg。入院后急查随机血糖：47.20mmol/L。血气分析：pH6.98，血常规：WBC14.43×10^9/L。血生化：K^+5.63mmol/L。尿常规：尿糖（++++），酮体（+）。头颅CT：多发性腔梗。

问题：

（1）该患者可能的诊断是什么？

（2）分析你的诊断思路是什么？

（3）急救措施有哪些？

第十二章 神经系统急症患者的护理

第一节 脑卒中患者的护理

案例 12-1

患者，男，62 岁，主因“右侧肢体无力伴言语不清 2 小时”来诊。观察：神志清楚。查体：BP 165/100mmHg，HR 75 次 / 分，R 18 次 / 分，右侧上肢肌力 3 级，右侧下肢肌力 2 级，右巴氏征（+）。既往史：高血压病史 15 年，未规律服药。吸烟史 40 年，15 ～ 20 支 / 天，偶尔饮酒。

问题与思考：

1. 患者可能的诊断是什么？
2. 患者的病情分级是几级？
3. 应采取哪些急救措施？

脑卒中（stroke）是指急性起病，由于脑局部血液循环障碍所导致的神经功能缺损综合征。临床上根据病程发展可分为短暂性脑缺血发作、进展性卒中和完全性卒中；按脑的病理改变可分为缺血性卒中（脑血栓形成、脑栓塞）和出血性卒中（脑出血、蛛网膜下腔出血），缺血性卒中又称为脑梗死。

一、病因和发病机制

1．短暂性脑缺血发作（transient ischemic attacks，TIA） 是由颅内动脉病变引起的一过性或短暂性、局灶性脑或视网膜功能障碍，临床症状一般持续 10 ～ 15min，多在 1h 内恢复，不超过 24h。不遗留神经功能缺损症状和体征，影像学（CT、MRI）检查无责任病灶。

2．脑血栓形成（cerebral thrombosis，CT） 又称动脉血栓性脑梗死，是在脑动脉粥样硬化等动脉壁病变的基础上形成血栓，造成该动脉供血区血流中断，局部脑组织发生缺血、缺氧、坏死而出现相应的神经症状和体征。最常见的病因是脑动脉粥样硬化（伴高血压最常见），其次是脑动脉炎、先天性脑动脉狭窄；血液黏稠度增加、所有导致血流缓慢、血压降低的因素也可诱发。其发病机制是在动脉粥样硬化的基础上发生血管内膜损伤、痉挛及血小板黏附、凝集而形成血栓，引起血管腔狭窄，直至闭塞，造成动脉血流减少或中断。

3．脑栓塞（cerebral embolism） 是指血液中的各种栓子（如心脏内附壁血栓、动脉粥样硬化的斑块、脂肪、肿瘤细胞、纤维软骨或空气等）随血流进入脑动脉而阻塞血管，当侧支循环不能代偿时，引起该动脉供血区脑组织缺血性坏死，出现局灶性神经功能缺损。脑栓塞病因根据栓子来源不同可分为三类。

（1）心源性（最常见）：常见的心脏疾病有心房纤颤、心脏瓣膜病、心肌梗死、感染性心内膜炎、心肌病等。

（2）非心源性：动脉粥样斑块、脂肪栓、气栓、菌栓、癌栓等。

（3）来源不明：约 30% 脑栓塞不能确定病因。

4．脑出血（intracerebral hemorrhage，ICH） 是指原发性非外伤性脑实质内出血，也称自发性脑出血。最常见的病因是高血压合并细、小动脉硬化，其他病因包括颅内动脉瘤和动静脉畸形、脑动脉炎、脑淀粉样血管病变、血液病、抗凝或溶栓治疗等。

5．蛛网膜下腔出血（subarachnoid hemorrhage，SAH） 是指脑表面或脑底部血管破裂后，血液流入蛛网膜下腔引起相应临床症状的一种脑卒中，又称为原发性蛛网膜下腔出血。继发性蛛网膜下腔出血指脑实质内出血、脑室出血、硬膜外或硬膜下血管破裂血液流入蛛网膜下腔者。最常见的病因是颅内动脉瘤破裂，其次为脑血管畸形（主要是动静脉畸形），脑底血管异常以及夹层动脉瘤、血管瘤、血液病、颅内肿瘤、凝血障碍性疾病等。

二、诱发因素

缺血性脑卒中多在安静或休息状态下发病，尤其是清晨血压异常升高时。研究发现清晨高血压是卒中事件最强的独立预测因子，缺血性卒中在清晨时段发生的风险是其他时段的 4 倍，清晨血压每升高 10mmHg，卒中风险增加 44%。出血性脑卒中多在情绪激动、剧烈活动或用力排便等情况下急骤发病。

三、临床表现

1．短暂性脑缺血发作 其表现形式主要与脑缺血的部位有关。完全前循环障碍表现为颈内动脉综合征，常见症状为对侧偏身运动和（或）感觉障碍，同向偏盲，大脑较高级神经活动障碍（意识障碍、失语、失算、空间定向力障碍等）；后循环梗死表现为不同程度的椎 - 基底动脉综合征，常见症状为眩晕、平衡障碍，特征性表现为跌倒发作、遗忘、视力障碍、同侧颅神经瘫痪及对侧感觉运动障碍（交叉），双侧感觉运动障碍，双眼协同活动及小脑功能障碍，长束征（是脊髓明显受压的突出表现，以运动障碍起病，表现为脊髓休克，具体是指脊髓内纵向走行的 3 条长束，即薄束楔束、脊髓丘脑束、皮质脊髓束等损伤的症状）或视野缺损。神经症状在 1h 内恢复，且多数症状持续不到 30min。

2．脑梗死 多见于 50 岁以上，有动脉粥样硬化、高血压、冠心病、糖尿病患者，常在安静或休息状态下发病，约 1/3 患者有肢体麻木、无力等前驱症状，起病缓慢，症状在数小时到 3 天达高峰。根据动脉血栓形成的部位不同，会相应出现神经系统局灶性症状和体征。患者一般意识清楚，颈内动脉系统（前循环）脑梗死典型表现为对侧偏瘫、偏身感觉障碍、同向性偏盲，优势半球受累可出现失语；椎 - 基底动脉系统（后循环）梗死典型表现为眩晕、恶心、呕吐、眼震、吞咽困难及共济失调等。发生基底动脉血栓化大面积脑梗死时，患者可出现意识障碍，甚至有脑疝形成，最终导致死亡。

3．脑出血 症状与出血的部位、出血量、出血速度、血肿大小以及患者的一般情况等有关，通常表现为不同程度的突发头痛、恶心呕吐、言语不清、小便失禁、肢体活动障碍和意识障碍。位于非功能区的小量出血可以仅仅表现为头痛及轻度的神经功能障碍，而大量出血以及大脑深部出血、丘脑出血或脑干出血可以迅速出现昏迷，甚至在数小时及数日内死亡。典型的基底节出血可出现突发肢体的无力及麻木，语言不清或失语，意识障碍，双眼向出血一侧凝视，可有剧烈头痛，同时伴有恶心呕吐、小便失禁症状；丘脑出血破入脑室，患者有偏侧颜面和肢体感觉障碍，意识淡漠，反应迟钝；脑桥出血小量时可有出血一侧的面瘫和对侧肢体瘫，而大量出血可迅速出现意识障碍、四肢瘫痪、眼球固定，危及生命；小脑出血多表现为头痛、眩晕、呕吐、构音障碍等小脑体征，一般不出现典型的肢体瘫痪症状，出血量大时可侵犯脑干，迅速导致昏迷、死亡。

4．蛛网膜下腔出血　任何年龄均可发病，青壮年更常见。突然起病，以数秒钟或数分钟发生的头痛为最常见的起病方式。发病前多有明显诱因，如剧烈活动、情绪激动、用力排便、咳嗽、饮酒等。典型临床表现为突发剧烈头痛（剧烈活动中或活动后出现爆裂性局限性或全头部剧痛，难以忍受，呈持续性、进行性加重）、恶心呕吐和脑膜刺激征（以颈项强直最明显），伴或不伴局灶体征，眼底检查可见视网膜出血、视盘水肿，部分患者可出现精神症状、癫痫发作等。

四、护理评估

（一）病史评估

1．评估患者首发症状的发生时间、起病方式（急性、亚急性或慢性；发作性、间歇性或周期性）、可能的原因或诱因；评估症状的特点，包括症状的性质、部位、范围和严重程度；评估患者有无动脉粥样硬化、高血压、糖尿病、冠心病、心房纤颤、颅内血管畸形、动脉瘤等病史；评估患者的年龄、家族史及个人生活习惯；评估患者的配合程度。

2．脑卒中的典型症状仅为头痛、呕吐，很容易与其他疾病混淆，可以通过“FAST”判断法：F 即 Face（脸），要求患者笑一下，观察患者嘴角是否对称，脑卒中患者的面部会出现不对称，无法正常露出微笑；A 即 Arm（胳膊），要求患者举起双手，观察患者是否有肢体麻木无力现象；S 即 Speech（言语），请患者重复说一句话，观察是否言语表达困难或者口齿不清；T 即 Time（时间），明确记下发病时间。

（二）辅助检查

1．头颅 CT　是急性脑卒中患者最常用的检查，对于发病早期脑梗死和脑出血的识别很重要，是确诊脑出血和蛛网膜下腔出血的首选检查，脑出血早期血肿在 CT 上表现为圆形或椭圆形的高密度影，边界清楚；蛛网膜下腔出血表现为基底池弥散性高密度影像；缺血性卒中患者 24 ～ 48h 出现低密度影像。

2．MRI　可早期显示缺血组织的大小、部位及小梗死灶，与 CT 相比，可以发现脑干、小脑梗死及小灶梗死，同时对幕下出血的检查率优于 CT；更易发现脑血管畸形、肿瘤及血管瘤等病变；当蛛网膜下腔出血后 1 ～ 2 周，CT 不能提供蛛网膜下腔的证据时，MRI 可作为诊断蛛网膜下腔出血和了解破裂动脉瘤部位的重要方法。

3．脑血管造影　显示动脉瘤、动脉炎、狭窄和闭塞部位，是确诊蛛网膜下腔出血病因特别是颅内动脉瘤最有价值的方法。

4．经颅多普勒超声检查（transcranial Doppler sonography，TCD）　对评估颅内外血管狭

窄、闭塞、血管痉挛或者侧支循环建立的程度有帮助。应用于溶栓治疗监测。

5．单光子发射计算机断层成像术（single photon emission computed tomography，SPECT）和正电子发射型计算机断层显像（positron emission tomography，PET） 能在发病后数分钟显示脑梗死的部位和局部血流变化，可以识别缺血半暗带，指导溶栓治疗并判断预后。

6．脑脊液检查 脑出血时脑脊液压力常升高，呈均匀血性。当病情危重，有脑疝形成或小脑出血时，禁忌腰椎穿刺检查；蛛网膜下腔出血时脑脊液呈均匀一致的血性，压力增高，初期红、白细胞比为 700 ： 1，与外周血相似。

7．一般检查 如血常规、电解质、血脂、血糖、凝血、心电图等，这些检查有利于发现脑卒中的危险因素。

（三）病情评估

1．病情监测指标 重点评估患者的意识水平、瞳孔、生命体征、头痛、呕吐情况，若患者出现头痛、恶心和呕吐，生命体征改变包括血压增高、心率减慢、呼吸减慢或呼吸模式变化，提示颅内压增高有脑疝的危险；患者病情进一步发展，上述症状加重，出现双侧瞳孔不等大，提示发生脑疝。

2．病情程度判断 Glasgow 昏迷量表（GCS）是辅助评价意识障碍及昏迷程度、持续时间的量表。按得分多少评定其意识障碍程度。13 ～ 14 分为轻度障碍，9 ～ 12 分为中度障碍，3 ～ 8 分为重度障碍。评估内容及评分标准详见第三章表 3-4。

五、急救护理措施

（一）一般护理措施

1．气道管理 保持呼吸道通畅、意识障碍者头偏向一侧，及时清理口鼻腔内分泌物及呕吐物，必要时给予氧气吸入、气管插管、机械通气。

2．营养支持 给予低盐低脂饮食，患者进食前可采用饮水试验进行吞咽功能评估，对于有吞咽困难、呛咳的患者给予糊状流质或半流质饮食，避免窒息，必要时遵医嘱给予鼻饲饮食。

3．安全防护 加强安全护理，做好跌倒、坠床、压疮等患者安全的评估与健康教育，使用床挡保护。烦躁患者给予保护性约束，保证患者安全。如疑有脑疝发生，及时通知医生，立即采取抢救措施。

知识拓展

脑卒中患者吞咽功能评定方法——饮水试验

饮水试验由日本学者洼田俊夫提出，方法简便，临床上用于患者吞咽功能的评定，具体方法如下：

1. 患者端坐位或半卧位。

2. 患者按习惯喝下 30ml 温水。

1 级（优）能顺利一次将水饮下（5s 内）

2 级（良）分两次以上，能不呛咳的咽下（5s 内）

3 级（中）能一次咽下但有呛咳

4 级（可）分两次以上咽下有呛咳

5级（差）频繁咳嗽，不能全部咽下

测试结果1～2级患者可经口进食，3～5级患者说明患者存在吞咽功能障碍，5级者则存在严重的吞咽功能障碍，应严禁经口进食。

注：GCS评分12分以上的患者才可进行此试验，并且应在患者自然放松，不知是在给自己做测试的情况下完成。

（二）缺血性脑卒中的护理

1．静脉溶栓的护理　溶栓治疗是目前最重要的恢复血流措施，重组组织型纤溶酶原激活剂（rt-PA）和尿激酶是我国目前使用的主要溶栓药，现认为有效抢救半暗带组织的时间窗为4.5h内或6h内。

（1）溶栓前准备：抽血（血常规＋血型、凝血、生化），ECG，CT，建立2条静脉通路，给予吸氧，心电监护，备好微量泵，溶栓药物及抢救设施与药物。

（2）溶栓时监测：严密监测患者呼吸、脉搏、意识、瞳孔及血压变化，嘱患者安静休息，避免情绪紧张激动等，溶栓开始后每10min监测呼吸、脉搏、意识、瞳孔及血压变化1次，2h后改30min监测1次，6h后改1h监测1次。如果患者收缩压≥180mmHg或者舒张压≥105mmHg应增加测量血压的频率，遵医嘱给予降压药物；患者收缩压≥185mmHg或者舒张压≥110mmHg是溶栓引起出血的主要危险因素，不宜进行溶栓治疗。

（3）溶栓后观察：遵医嘱复查血常规、凝血四项，密切观察患者呼吸、脉搏、意识、瞳孔、血压变化及有无出血倾向。出血性病变是早期溶栓治疗最主要的并发症之一，故溶栓后严密观察皮肤黏膜、牙龈、鼻腔、消化道、泌尿道有无出血倾向。若患者在溶栓24h内出现头痛、呕吐或进行性意识障碍，双侧瞳孔不等大，对光反射迟钝或消失，原有症状加重或出现新的肢体瘫痪，则提示有脑出血的可能，应立即通知医生，并积极采取相应救治措施。

（4）溶栓后安全护理：患者卧床休息72h，加强基础护理，做好患者的口腔护理与皮肤护理，防止坠积性肺炎、泌尿系感染、压疮的发生。

2．血管内介入治疗的护理　血管内介入治疗包括动脉溶栓、桥接、机械取栓、血管成形和支架术。

（1）介入治疗前护理：遵医嘱完成备皮、导尿、标本采集等各项操作，为尽早进行介入治疗赢得宝贵时间。

（2）介入治疗术中监测与管理：常规给予心电监护，密切观察有无各种异常节律与波形；对加用镇静药物的患者常规给予鼻导管低流量吸氧并实施脉搏血氧饱和度监测，维持脉搏氧饱和度在94%以上且氧分压＞60mmHg；对于静脉溶栓后接受介入治疗的患者，血压要严格控制在180/100 mmHg以下，在手术过程中每3～5min测量患者血压，根据患者心脏功能、血管情况、侧支循环等多因素综合评估。

（3）介入治疗术后观察：24h内至少每小时记录患者各项生命体征情况，足背动脉搏动情况，观察穿刺点情况，每天定时以美国国立卫生研究院卒中量表（national institutes of health stroke scale，NIHSS）进行神经功能评分，随时准备处理各种可能出现的不良事件。术后24h内行影像学检查以明确有无颅内出血。

（三）出血性脑卒中患者的护理

1．出血性脑卒中患者急性期要求绝对卧床，给予半卧位，床头抬高15°～30°，减少不必要的搬动，翻身动作要缓慢轻柔，避免着凉。

2．血压管理　应综合管理脑出血患者的血压，分析血压升高的原因，再根据血压情况决定是否进行降压治疗。当急性脑出血患者收缩压＞220mmHg时，应积极使用降压药物降低血压；当患者收缩压＞180mmHg时，可使用静脉降压药物控制血压，根据患者临床表现调整降压速度，160/90mmHg可作为参考的降压目标值。在降压治疗期间应每隔5～15min进行1次血压监测。

3．保持大小便通畅　给予高热量、高维生素、高纤维素饮食，多食新鲜蔬菜和水果。便秘者可用开塞露、液状石蜡或缓泻剂；排尿困难及昏迷者应留置导尿管。

4．精神紧张、烦躁、头痛、失眠的患者遵医嘱给予镇静剂或镇痛剂。

5．遵医嘱完成备皮、导尿、标本采集等各项操作，做好术前准备。

（四）用药护理

1．脱水药　①甘露醇：是最常用的组织脱水药，治疗脑水肿、颅内高压时按照体重0.25～2g/kg，配制浓度为15%～25%于30～60min内静脉滴注。甘露醇遇冷易结晶，故应用前应仔细检查；当甘露醇浓度高于15%时应使用有过滤器的输液器；最常见的不良反应是水电解质紊乱，需定期检查患者血压、肾功能、尿量、电解质浓度，尤其是血钾、钠水平。②甘油果糖：静脉滴注，成人一般一次250～500ml，一日1～2次，每次500ml需滴注2～3h。

2．依达拉奉　是一种抗氧化剂和自由基清除剂，具体用法用量是每日两次，每次30mg，加入适量生理盐水中稀释后静脉滴注，30min内滴完，一个疗程为14天之内，要尽可能在发病后24h内开始给药。最常见的不良反应是肝功能异常，使用过程中需监测患者肝功能、血小板水平。

3．溶栓药

（1）重组组织型纤溶酶原激活剂（rt-PA）：存在于血管内皮、血液和组织中，属于天然的血栓选择性纤溶酶原激活剂，半衰期3～5min。使用方法：0.9mg/kg（最大剂量为90mg）静脉滴注，其中10%在最初1min内静脉推注，其余持续滴注1h，用药期间及用药24h内严密监测患者（监测内容见静脉溶栓护理）。

（2）尿激酶：是肾产生的一种活性蛋白酶，无抗原性和致热源性，人体内无相关抗体存在，半衰期18～22min。使用方法：尿激酶100万～150万IU，溶于生理盐水100～200ml，静脉滴注30min，用药期间监测内容同重组组织型纤溶酶原激活剂（rt-PA）。

4．降压药

（1）硝普钠：是一种速效和短时作用的血管扩张剂。用法用量：静脉滴注，成人常用剂量为3μg/（kg・min），极量为10μg/（kg・min），药液现用现配，溶液保存与应用不应超过24h，配置溶液需避光输注，不可直接推注，最好使用微量注射泵泵入，用药过程中监测血压变化，防止药液外渗。

（2）乌拉地尔：具有中枢和外周双重作用机制，可调节循环中枢活性，降低外周血管阻力。用法用量：可单次、重复静脉注射，亦可在静脉注射后持续静脉输注以维持血压，静脉输注的最大药物浓度为4mg/ml，治疗时间一般不超过7天。本药不能与碱性液体混合，用药过程中注意监测患者血压情况，注意有无头痛、头晕、恶心呕吐、心悸等不良反应。

（五）康复护理

脑卒中患者发病后早期有效的康复治疗能够减轻患者的功能残疾，加速恢复进程。此时的干预重点包括康复护理、意识水平及吞咽功能管理、病床上良肢位摆放、体位转换、保持关节活动度和躯体被动活动等。康复治疗每天除固定时间由治疗师为患者进行康复训练外，还应根据患者病情制订个体化康复任务，由照顾者记录任务完成情况，医护人员监督实施。

第二节　癫痫患者的护理

案例 12-2A

患者，女，28 岁，主因“脑外伤术后 2 个月，发作性抽搐伴意识不清 1 日”来诊。患者 2 月前因车祸致头外伤、颅内出血，于当地医院行开颅血肿清除术及去骨瓣减压术，1 日前出现发作性四肢抽搐，意识丧失，牙关紧闭，双上肢屈曲，双下肢伸直，双眼向上凝视，持续 2min 左右缓解。观察：神志清楚，淡漠。查体：BP 140/75mmHg，HR 80 次 / 分，R 18 次 / 分。既往体健。

问题与思考：

1. 患者可能的诊断是什么？
2. 患者的病情分级是几级？
3. 应采取哪些急救措施？

癫痫（epilepsy）是一种以具有持久性的致痫倾向为特征的脑部疾病。可由不同病因所引起的脑部神经元高度同步化异常放电所导致。由不同症状和体征组成的发作性、短暂性、刻板性的临床现象称为癫痫发作。由于癫痫发作的起源不同、传播过程不一致，其临床表现可为感觉、运动、自主神经、意识、精神、记忆、认知或行为异常。

一、病因和发病机制

脑部神经元异常放电是癫痫发作的根本原因，但并不是脑部神经元异常放电引起的发作都是癫痫发作。国际抗癫痫联盟认为只有大脑、丘脑 - 皮质系统及中脑上部神经元的异常放电才会引起癫痫发作，而这种异常放电的特征为神经元高度同步化活动。癫痫患者脑部存在能够引起癫痫发反复作的病理改变，如脑电图上的痫样放电、肿瘤、遗传因素等，称为癫痫发作的易感性。

癫痫的发病机制非常复杂，至今尚未能了解其全部机制，根据病因学不同可将癫痫分为三大类。

1．症状性癫痫　也称为继发性癫痫，由各种明确的中枢神经系统结构损伤和功能异常引起，如皮质发育障碍、脑肿瘤、脑外伤、脑血管病、中枢神经系统感染、寄生虫感染、遗传代谢性疾病、神经系统变性疾病等。

2．特发性癫痫　病因不明，未发现脑部有足以引起癫痫发作的结构性损伤及功能异常，可能与遗传因素密切相关。

3．隐源性癫痫　占全部癫痫的 60% ~ 70%。病因不明，但临床表现提示为症状性癫痫，现有的检验不能发现明确的病因。

二、诱发因素

1．癫痫的诱因　包括疲劳、饥饿、缺乏睡眠、便秘、经期、饮酒、感情冲动、一过性代谢紊乱和过敏反应等。

2．癫痫持续状态的诱因　常为突然停药、减药、漏服药及换药不当；其次为发热、感冒、饮酒、妊娠与分娩；使用异烟肼、利多卡因、氨茶碱或抗抑郁药亦可诱发。

三、临床表现

（一）癫痫的特征

依据发作时的临床表现和脑电图特征可将癫痫发作分为不同临床类型。脑电图和发作的最初症状学提示发作起于一侧脑部，没有意识丧失称为部分性发作；起于双侧脑部，伴有意识丧失称为全身性发作。癫痫的临床发作有两个主要特征。

1．共性　所有癫痫发作都有的共性特征，即发作性、短暂性、重复性、刻板性。发作性是指癫痫突然发生，持续一段时间后迅速恢复，间歇期正常；短暂性是指患者发作持续时间非常短，通常是数秒、数分钟，除癫痫持续状态外，很少超过 5min；重复性指癫痫都有反复发作的特征；刻板性指就某一患者而言，多次发作的临床表现几乎一致。

2．个性　即不同类型癫痫所具有的特征，是一种癫痫区别于另一种类型的主要依据。

（二）不同类型癫痫发作的临床表现

1．局灶性发作　可表现为身体的某一局部发生不自主抽动，多见于一侧眼睑、口角、手或足趾，严重者发作后可留下短暂性肢体瘫痪，称为 Todd 麻痹。异常运动从局部开始，沿皮层功能区移动，如从手指－腕部－前臂－肘－肩－口角－面部逐渐发展，称为贾克森发作。发作时双眼突然向一侧偏斜，继之头部不自主同向转动，伴有身体扭转，但很少超过 180°，或者一侧上肢外展，肘部屈曲，头向同侧扭转，眼睛注视同侧。也可表现为不自主重复发作前的单音或单词，偶可有语言抑制，或是一侧面部、肢体或躯干的麻木、刺痛；也可表现为坠落感、飘动感或水平／垂直运动感；或出现味、嗅、听、视幻觉，出现上腹不适、恶心呕吐、面色苍白、出汗、瞳孔散大等；或者表现为各种类型的遗忘症、情感异常、错觉等。一些患者会出现意识障碍，发作时患者对外界刺激没有反应，发作后不能或部分不能回忆发作细节。

2．全面性发作

（1）强直阵挛发作：意识丧失、双侧强直后紧跟有阵挛的序列活动是强直阵挛发作的主要临床特征。具体表现为早期出现意识丧失，跌倒。随后的发作分为三期：①强直期，表现为全身骨骼肌持续性收缩，可咬伤舌尖，持续 10 ~ 20 秒后进入阵挛期。②阵挛期，患者从强直转成阵挛，每次阵挛后都有一短暂间歇，阵挛频率逐渐变慢，间歇期延长，在一次剧烈阵挛后发作停止。以上两期均伴有呼吸停止、血压增高、瞳孔扩大、唾液和其他分泌物增多。③发作后期，此期尚有短暂阵挛，可引起牙关紧闭和大小便失禁。呼吸首先恢复，随后瞳孔、血压、心率渐至正常。肌张力松弛，意识逐渐恢复。从发作到意识恢复约 5 ~ 15 分钟。

（2）强直发作：表现为与强直阵挛发作中强直期相似的全身骨骼肌强直性收缩，常伴有明显的自主神经症状，如面色苍白等。

（3）阵挛发作：类似强直阵挛发作中阵挛期的表现。

（4）失神发作：突然发作和迅速终止的意识丧失是失神发作的特征。典型失神发作表现为活动突然停止，发呆、呼之不应、手中物体落地，每次发作持续数秒，每天可发作数十、上百次，发作后立即清醒，但不能回忆。

（5）肌阵挛发作：是一种突发的、短暂的、触电样的，由于肌肉收缩或运动抑制产生的不自主运动。

（6）失张力发作：表现为肌张力突然丧失，可致患者跌倒。局限性肌张力丧失可仅引起患者头或肢体下垂。

四、护理评估

（一）病史评估

评估癫痫发作的特征，既往是否有类似发作史，是否有脑瘤、脑外伤、中枢神经系统感染、脑血管疾病及各类脑病病史，年龄、睡眠、内环境改变、有无脑损伤、家族史等相关因素，对疾病的认知及家属的支持情况。

（二）辅助检查

1．脑电图　典型表现为棘波、尖波、棘－慢或尖－慢复合波。

2．神经影像学检查　头颅 CT、MRI 等，主要用于发现引发癫痫的原发疾病。

（三）病情评估

病情监测指标：观察癫痫发作的情况，特别注意意识与瞳孔的变化、眼球凝视和转头方向，以及抽搐的部位、持续时间、发作间断时间，观察有无发作先兆等情况；观察有无高热、低血糖、低血压、酸中毒、电解质紊乱等并发症。

案例 12-2B

继病例 12-2A，该患者就诊过程中再次出现四肢抽搐，双眼向上凝视，牙关紧闭，呼之不应，大小便失禁，持续时间约 1min，遵医嘱立即将患者转入抢救室进行抢救，查体：意识模糊，BP 90/60mmHg，HR 60 次 / 分，R 10 次 / 分。

问题与思考：

该患者的护理要点是什么？应采取哪些急救措施？

五、急救护理措施

（一）一般护理

1．保持病室环境安静，避免引起患者情绪激动的一切因素。

2．密切观察有无癫痫发作，24h 监护，患者不能单独沐浴或外出。

3．注意观察患者发作前的先兆，及时采取保护措施，预防外伤。

4．患者床旁备好抢救物品、药品，如压舌板、开口器、舌钳、氧气装置及抗癫痫药品等。

（二）发作时的护理

1．切记不可离开患者，要边采取措施，边呼叫他人，同时抢救。

2．保持呼吸道的通畅，头转向一侧，及时清理呼吸道分泌物，防止呕吐物反流入气管而窒息，立即给予吸氧。

3．注意观察发作的情况，并详细记录全过程。应特别注意意识与瞳孔的变化、眼球凝视和转头方向，以及抽搐的部位、持续时间等。

4．发作时注意保护头部和四肢，摘下眼镜、义齿，解开衣领腰带。

5．用缠有纱布的压舌板置于上下臼齿之间，以免舌咬伤。用手托住下颌，避免下颌关节脱位。

6．抽搐时勿用力按压抽搐的肢体，避免骨折和脱臼。

7．床旁有人保护，加床挡，防止坠床。

（三）用药护理

癫痫治疗的最终目标不仅仅是控制发作，更重要的是提高患者生活质量。抗癫痫药物治疗是目前癫痫治疗中最主要的治疗方案，也是首选方案。传统抗癫痫药物包括卡马西平、苯二氮卓类、苯巴比妥、苯妥英钠、丙戊酸等，新型抗癫痫药物有非氨脂、拉莫三嗪、左乙拉西坦、奥卡西平等。服用抗癫痫药物必须按照医嘱长期规律性正确服药，不要漏服、私下减量、私自停药；需定期监测血液中药物浓度，保证用药的有效性和安全性。

（梁　潇　侯丽敏）

问题与思考

1．（单选题）癫痫的特征性临床表现**不包括**（　　）

A．刻板性

B．持续性

C．重复性

D．发作性

2．（多选题）下列**不属于**出血性脑卒中的包括（　　）

A．脑出血

B．蛛网膜下腔出血

C．脑梗死

D．短暂性脑缺血发作

E．脑栓塞

3．请简述急性脑卒中的急救护理措施。

4．患者，男，59 岁，主因“突发头痛伴四肢抽搐 2h”来诊，患者 2h 前与人争吵后突发头痛，逐渐加重，入院前 20min 出现四肢抽搐，伴短暂意识丧失，持续约 40s 缓解，查体神志清楚，BP 190/100mmHg，HR 100 次 / 分，R 20 次 / 分，既往高血压病史 10 年，未规律服药，吸烟史 40 年，20 支 / 天，饮酒史 20 年，250ml/d。

问题：（1）该患者最可能出现了什么情况？

（2）对于该患者的护理评估重点包括哪些？

（3）对于该患者的急救护理措施包括哪些？

第十三章　损伤急症患者的护理

第一节　创伤患者的护理

案例 13-1

患者，男，40 岁，主因“车祸致全身多发伤半小时”来诊。观察：神志淡漠，对答切题，四肢湿冷。查体：头皮下软组织肿胀、淤血。腹部有压痛，腹穿抽出 10ml 不凝血。左侧第 5 ~ 7 前肋内凹畸形伴有压痛。T 37℃，R 28 次 / 分，HR 110 次 / 分，BP 80/50mmHg。

问题与思考：

1. 患者可能的诊断是什么？
2. 患者的病情分级是几级？
3. 应采取哪些急救措施？

创伤（trauma）是指各种物理、化学和生物等致伤因素作用于机体，造成组织结构完整性的损害或功能障碍。创伤按致伤因素分为烧伤、冻伤、挤压伤、刃器伤、火器伤、冲击伤、化学伤及复合伤等；按受伤部位分为颅脑伤、颌面伤、颈部伤、胸部伤、腹部伤、骨盆伤、脊柱脊髓损伤、四肢伤和多发伤等。颅脑、胸部、腹部等部位的损伤为临床常见损伤，多发伤由于其损伤部位和致伤因素复杂属于特殊类型的创伤，故本节针对这几类创伤予以介绍。

一、颅脑损伤

颅脑损伤（head injury）是指由外力直接或间接作用于头颅部位所造成的颅脑功能性和（或）器质性损伤，其死亡率和致残率高居身体各部位损伤之首。

根据损伤部位分为头皮损伤（头皮下血肿、头皮挫裂伤、头皮撕脱伤）、颅骨骨折（颅前窝骨折、颅中窝骨折、颅后窝骨折）与脑损伤（脑震荡、脑挫裂伤、脑干损伤、颅内血肿），三者可并存。

（一）病因与发病机制

引起颅脑损伤的原因有：棍棒、砖石和锤等钝器造成的挫裂伤；斧、钉、锥、剪、匕首等造成的砍伤、切割伤、刺伤等；高处坠落、跌倒或运动造成的坠落伤。其常伴身体其他部位的损伤。

颅脑损伤始于致伤外力作用于头部所导致的颅骨、脑膜、脑血管和脑组织的机械形变，损伤类型则取决于机械形变发生的部位和严重程度。原发性脑损伤主要是神经组织和脑血管的损伤，表现为神经纤维的断裂和传出功能障碍，不同类型的神经细胞功能障碍甚至细胞的死亡；继发性脑损伤包括脑缺血、脑血肿、脑肿胀、脑水肿、颅内压升高等，这些病理生理学变化是由原发性损伤所导致的，反之，又可以加重原发性脑损伤的病理改变。

（二）临床表现

1．意识障碍　伤后绝大多数患者均有即刻出现的原发性昏迷，这是判断患者有无脑损伤的重要依据。意识的改变与脑损伤的轻重程度密切相关，有以下由轻到重的表现。

（1）嗜睡：患者处于病理性睡眠状态，可被唤醒，醒后能正确回答问题并做出各种反应，反应稍迟钝，停止刺激后很快又进入睡眠状态。

（2）昏睡：患者处于病理性熟睡状态，近于不省人事，强烈刺激（压迫眼眶、摇动身体）可被唤醒，醒后不能回答问题，随即又进入熟睡状态。

（3）浅昏迷：患者无自主运动，对声、光刺激无反应，对疼痛刺激尚可出现痛苦表情或肢体回避等防御反应，角膜反射、瞳孔反射、眼球运动、吞咽反射等尚存。

（4）深昏迷：全身肌肉松弛，对外界各种刺激均无反应，深、浅反射均消失。

2．头痛、呕吐　颅脑外伤头痛多因蛛网膜下腔出血、颅内血肿、颅内压的高低或脑血管痉挛等引起，亦可为头皮损伤处局部疼痛；整个头部持续性剧痛并进行性加重时，常提示颅内有继发血肿的可能。呕吐亦是头部外伤的常见症状之一，早期的呕吐可因自主神经功能紊乱而致，凡频繁呕吐者，应警惕颅内血肿形成。

3．瞳孔及眼球变化　双侧瞳孔大小不等，一侧或双侧时大时小，伴有眼球位置歪斜，意识障碍，表示中脑受损；双侧瞳孔极度缩小，对光反射消失，并有中枢性高热，为脑桥损伤；双眼运动不协调，出现眼球分离、歪斜情况时，多示脑干损伤；一侧瞳孔先缩小，继而散大，光反应差，患者意识障碍加重，而对侧瞳孔早期正常，晚期随之散大，为典型的小脑幕切迹疝表现；深度昏迷双侧瞳孔散大，光反应消失，多提示濒死状态。

4．肢体偏瘫　伤后一侧肢体少动或不动，对疼痛刺激反应迟钝或无反应，有锥体束征，并呈进行性加重，应考虑血肿引起脑疝或血肿压迫运动中枢。

5．生命体征变化　脑损伤时，患者立即出现意识障碍、面色苍白及四肢松软等一过性表现，同时伴有呼吸、脉搏浅弱，节律紊乱，血压下降，一般经数分钟后逐渐恢复正常，可为脑性休克；持续性低血压则应注意有无复合伤及内出血；若伤后生命体征已恢复正常，随后又逐渐出现血压升高，脉压加大，呼吸和脉搏变慢，常提示有进行性颅内压升高，颅内有继发血肿。

6．脑疝　小脑幕切迹疝最为常见，因动眼神经受到牵拉，压迫出现麻痹，致患侧瞳孔散大，患者出现对侧肢体偏瘫和进行性意识障碍恶化。急性者常突然发生呼吸障碍、昏迷，可迅速死亡。

（三）护理评估

1．病史评估　询问患者致伤原因、时间，受伤时暴力大小、着力部位和有无急救处理，患者的伤后意识、有无呕吐及其频率，询问既往史、过敏史、输血史。

2．辅助检查　影像学检查：CT 检查是颅脑外伤患者的首选检查，可及时诊断有无颅内血肿，了解损伤的病理及范围，还可动态观察病变的发展与转归。X 线头颅摄片能较好地显示着力部位、颅骨骨折、有无异物等，有一定的诊断价值；必要时行 MRI 检查。

3．病情评估

（1）病情监测指标：及时进行 GCS 评分以判断意识障碍的程度。检查瞳孔及眼球的变化，参考临床表现部分。密切监测生命体征变化，评判脑损伤的进展程度。监测颅内压，若颅内压超过 20mmHg，提示脑水肿或颅内出血。

（2）病情危重指标：按照 ABC 原则评估有无危及生命情况。

A：气道（airway）检查口、鼻、咽、喉及气管是否通畅，有无舌后坠。

B：呼吸（breathing）检查呼吸频率、节律有无异常及有无窒息。

C：循环（circulation）是否存在心率快、血压低、面色苍白、皮肤湿冷等休克症状。

（3）病情程度判断

1）根据创伤指数（trauma index，TI）记分（表 13-1）评估其创伤严重程度。TI 分值范围 5 ~ 37 分，分值越高，伤情越重。TI ≤ 9 分为轻伤；TI 在 10 ~ 16 分时为重伤；TI ≥ 17 分为危重伤。

表 13-1　创伤指数记分

计分	1	3	5	6
1．部位	四肢	背部	胸部、骨盆	头、颈、腹部
2．伤型	撕裂伤	挫伤	刺伤、撕脱伤	钝器伤、弹道伤、爆炸伤
3．循环				
a．外出血	有			
b．血压（mmHg）		70 ~ 100	50 ~ 70	＜ 50
c．脉搏（次 / 分）		100 ~ 140	＞ 140	＜ 50 或无脉
4．神志	嗜睡或烦躁	淡漠或答不切题	浅昏迷	深昏迷
5．呼吸	胸痛	呼吸困难或 R ＞ 36 次 / 分	发绀、血胸、气胸或反常呼吸	呼吸停止或窒息

2）根据 GCS 评分评估其严重程度。GCS 昏迷量表的评估内容及评分标准详见第三章表 3-4。①轻型颅脑伤：常为单纯性脑震荡，原发性昏迷在半小时以内，醒后只有轻度头昏、恶心、晕眩，偶尔有呕吐，神经系统体征正常，生命体征无明显改变，常有“近事遗忘”表现，GCS 计分 13 ~ 15 分。②中型颅脑伤：有明确的颅骨骨折及轻度的脑挫裂伤，原发性昏迷的时间在 12h 以内，醒后有神经体征的轻度改变，生命体征亦有轻度的改变，常出现颈项强直或脑膜刺激征阳性，GCS 计分 9 ~ 12 分。③重型颅脑伤：表现为广泛性粉碎性颅骨骨折和重度脑挫裂伤。出现急性颅内血肿、脑干伤及脑疝者，昏迷时间通常超过 12h，呈持续性昏迷或进行性昏迷加重，醒后短期出现再昏迷，神经体征和生命体征都明显改变，GCS 计分 5 ~ 8 分。④特重型颅脑伤：有严重脑干伤或脑干衰竭者，伤后呈持续性深昏迷，有去大脑强直状态的脑疝症状或伴有其他部位的脏器伤、休克等。已有晚期脑疝，包括双侧瞳孔散大，生命体征严重紊乱或呼吸停止，GCS 计分 3 ~ 4 分。

（四）急救护理措施

1．气道的护理

（1）通气治疗：轻症患者予鼻导管或面罩持续低流量吸氧。对存在以下情况的患者尽早行气管插管或气管切开接呼吸机辅助通气：①呼吸道梗阻；② GCS 计分≤ 8 分；③口或鼻腔大出血；④咳嗽反射减弱；⑤持续频繁呕吐；⑥脑脊液漏。妥善固定管路，防止气管插管脱落移位，气管切开者注意无菌操作，定期做呼吸道分泌物细菌培养，防止呼吸道感染。

（2）吸痰：因颅脑损伤而出现昏迷的患者，由于舌肌松弛、舌根后坠，咳嗽反射消失，下呼吸道分泌物积滞，极易出现窒息和坠积性肺炎等并发症，因此应及时吸出口腔和鼻咽部分泌物、血块或呕吐物，在病情允许的情况下，协助患者翻身叩背，以利于痰液排出，保持呼吸道通畅。

2．脑水肿的护理

（1）体位：除休克和脊髓损伤外，对颅脑损伤或手术患者给予床头抬高 15° ~ 30°，头偏向一侧，有利于静脉回流减轻脑水肿，降低颅内压，并可减少胃内容物反流进入呼吸道。

（2）脱水药物的应用：脑水肿可导致一系列的恶性结果，为了减轻脑水肿，降低颅内压，必须采用脱水疗法；紧急情况下应选作用快、疗效强的药物，如甘露醇、呋塞米等。

3．受伤部位护理　头皮撕脱或撕裂伤、开放性颅脑伤累及较大血管或静脉窦时，可发生出血性休克。严重出血常威胁患者生命，应该积极处理。对于单纯性头皮出血可加压包扎止血；开放性颅脑伤应尽早施行清创术，清除碎组织、异物或血肿，修复硬脑膜及头皮伤口。尽早给予抗生素和破伤风抗毒素预防注射。

4．输液治疗　由于颅脑损伤早期常存在不同程度的脑水肿及意识障碍，补液时需严格控制补液量和补液速度。静脉补液不宜过快过多，以免加重脑水肿或诱发急性肺水肿。脑水肿和脑肿胀患者，尤其是严重脑挫裂伤在使用利尿药物时，需密切观察水、电解质的变化。严格记录 24h 出入量，尤其是丘脑下部损伤患者会出现尿崩症，应该密切观察，正确记录尿量和尿比重。

5．脑室引流管的护理

（1）颅内手术后，常规留置脑室引流管，以引出手术残腔的血性液体和气体，减少局部积液。引流液的一般颜色为淡粉红色，如呈鲜红色则要考虑是否有活动性出血；如引流液无色澄清，需考虑其是否为脑脊液；应注意管路的妥善固定，观察引流液的颜色、性质、量和流出的速度，警惕脑室内的活动性出血、脑室内感染等，一般引流管在手术后的 2 ~ 3d 拔除。

（2）头皮血管丰富，切口容易渗血，外层敷料如被浸透时应及时更换。

6．对症治疗与并发症处理　及时采取措施预防尿路感染、压疮、口腔感染、眼部溃疡等，保持患者的功能位，促进患者神经功能的恢复。

二、胸部损伤

胸部损伤（thoracic trauma）是指由外力直接或间接作用于胸部所造成的胸壁、胸腔和（或）胸腔内脏器的损伤，是临床常见的外科急症。

（一）病因与发病机制

引起胸部损伤的原因有：车祸、挤压伤、摔伤、钝器击伤、火器伤和锐器伤。

闭合性损伤多由于暴力挤压、冲撞或钝器碰击胸部所引起。强大暴力挤压胸部，传导至静脉系统，可迫使静脉压骤然升高，以致头、颈、肩、胸部毛细血管破裂，引起创伤性窒息。轻者只有胸壁软组织挫伤或（和）单纯肋骨骨折，重者多伴有胸膜腔内器官或血管损伤，导致气胸、血胸，有时还造成心脏挫伤、裂伤而产生心包腔内出血。

开放性损伤多因锐器伤造成，战时则由火器弹片等穿破胸壁所造成，如进入胸膜腔，可导致开放性气胸或（和）血胸，影响呼吸和循环功能，伤情多较严重。

（二）临床表现

1．胸痛　是胸部创伤的主要症状，疼痛常位于伤处，并有压痛，可于深呼吸、咳嗽等胸壁活动时加剧。

2．呼吸困难　胸部创伤患者可有不同程度呼吸困难，严重时可表现为呼吸急促、端坐呼吸、烦躁不安。

3．咳嗽、咯血　胸部创伤患者出现咯血表明肺或支气管损伤。肺爆震伤的患者多为血性泡沫痰；伤后大量咯血并伴气胸或皮下气肿时，要警惕气管、大支气管破裂的可能。

4．休克　严重的胸部创伤多伴有休克，发生原因有大出血、胸膜肺休克以及心脏本身损伤或心包填塞所致心搏出量下降。休克时患者表现烦躁不安或表情淡漠甚至昏迷，面色苍白或发绀，四肢厥冷，脉搏细速，血压下降，脉压小，呼吸加快，少尿或无尿。

5. 体征　表现为压痛、反常呼吸、叩诊鼓音或浊音、呼吸音减弱或消失、伤侧呼吸运动减弱或消失。多根多处肋骨骨折时，出现局部胸壁软化，吸气时软化区胸壁内陷，呼气时外突，称为“连枷胸”；浮动胸壁在呼吸时与其他部位的正常胸壁运动相反，称为“反常呼吸”；开放性气胸时由于两侧胸膜腔压力不等使纵隔移位，并随呼吸运动而左右摆动，称“纵隔摆动”；张力性气胸时可见广泛皮下气肿，叩诊呈鼓音，听诊呼吸音消失；多根多处肋骨骨折伴张力性气胸患者可在伤侧胸壁及颈部触及皮下气肿，触之有海绵样感觉或捻发音及握雪感。

（三）护理评估

1．病史评估　询问患者致伤原因、时间，受伤时暴力性质、大小、着力部位和有无急救处理，患者伤后有无胸痛、呼吸困难、咯血等症状，既往史，过敏史，输血史。

2．辅助检查　胸部X线检查是诊断胸外伤的常用方法之一，可以明确有无肋骨骨折，判定胸腔内有无积气、积液，了解肺受压萎陷程度和其他病变。紧急情况下，怀疑有血气胸患者，可先做诊断性穿刺，若抽出气体或不凝血，即可明确诊断。

3．病情评估

（1）病情监测指标：观察呼吸频率、节律、幅度的变化，有无气促、发绀、呼吸困难等症状，及时听诊呼吸音，监测脉搏血氧饱和度，注意有无低氧血症；叩诊呈实音提示张力性气胸，叩诊呈鼓音提示开放性气胸。严密监测生命体征，如出现脉搏细速、血压下降、脉压减小、皮肤湿冷、面色苍白、少尿或无尿等症状，提示休克的发生。监测中心静脉压（central venous pressure，CVP），CVP 正常值 5 ～ 12cmH_2O，CVP ＜ 5cmH_2O 提示循环血容量不足。

（2）病情程度判断：参见颅脑损伤部分。

（四）急救护理措施

1．气道的护理

（1）通气治疗：低氧是初始阶段最严重的致命原因，对有气急、呼吸困难、发绀的胸部创伤患者立即给予氧气吸入，可采用鼻导管或面罩给氧。对严重连枷胸、重度肺挫伤、呼吸衰竭的患者尽早给予气管插管或气管切开行呼吸机辅助呼吸，以纠正低氧血症，维持正常呼吸功能。妥善固定管路，防止气管插管脱落移位，气管切开者注意无菌操作，定期做呼吸道分泌物细菌培养，防止呼吸道感染。

（2）吸痰：及时清除口腔及呼吸道的血块、异物、痰液及呕吐物。鼓励并协助患者有效咳嗽排痰，痰多不易咳出者，可给予祛痰剂、雾化吸入，必要时可经口鼻吸痰、纤支镜吸痰。

2．体位　胸部创伤患者一般取半卧位，有利于呼吸、咳嗽和引流，如若合并休克、昏迷者则应取平卧位。

3．镇静止痛　胸部创伤患者常有明显胸痛，可采用药物镇痛、肋间神经阻滞或镇痛泵持续注入镇痛剂的方法。当患者咳嗽咳痰时，协助其用双手按压患侧胸壁，以减轻胸廓活动引起的疼痛。

4．输液治疗　迅速建立静脉通道，有出血性休克者应快速补血补液，可在中心静脉压的监测下指导补液的量和速度。对于严重肺挫伤、创伤性湿肺的患者则应限制输液量，每日输液量＜1000ml，多补充胶体液，以提高胶体渗透压，防治肺水肿。

5．受伤部位护理　根据胸壁伤口的污染程度和受伤时间，采取进一步的手术清创缝合或清创后延期缝合处理。采用各种方法使软化胸壁固定以保持稳定，从而减轻或消除反常呼吸运动，如让患者卧向受伤侧胸壁，软化胸壁用棉垫和绷带包扎或长宽胶布条重叠固定；局部沙袋压迫固定，用巾钳在胸壁肋骨作重力牵引固定等。

6. 胸腔闭式引流的护理　参见第七章。

7. 开胸探查　手术的指征为：①进行性血胸；②严重的肺组织裂伤或气管、支气管损伤；③心脏大血管损伤引起的心包积血或心包填塞；③食管损伤或破裂；④膈肌损伤破裂或膈疝形成；⑤胸导管损伤；⑥胸腔内异物存留。

三、腹部损伤

腹部损伤（abdominal injury）是指由外力直接或间接作用腹部造成腹壁和（或）腹腔内脏器的损伤。

（一）病因与发病机制

引起腹部损伤的原因：刺刀、刀、枪弹、弹片等锐器损伤后导致腹部开放性损伤；撞击、挤压、坠落、钝性暴力打击等多造成闭合性损伤。

腹部损伤的范围及严重程度、是否涉及内脏、涉及什么内脏等情况，在很大程度上取决于暴力的强度（主要是单位面积受力大小）、速度、硬度、着力部位和作用力方向等因素。此外，内脏的解剖特点、功能状态以及是否有病理改变等内在因素对上述情况亦有影响。例如：肝、脾及肾的组织结构脆弱、血供丰富、位置比较固定，在受到暴力打击之后，比其他内脏更容易破裂，如果这些脏器原来已有病理改变者更是如此；上腹受撞或挤压时，胃窦、十二指肠水平部或胰腺可被挤压在脊柱上而断裂；肠道的固定部分（上段空肠、末段回肠、粘连的肠壁等）比活动部分更易受损；充盈的空腔脏器（饱餐后的胃、未排空的膀胱等）比排空者更易破裂。

（二）临床表现

1．腹痛　空腔脏器破裂的主要临床表现为腹部压痛、反跳痛、肌紧张等腹膜炎症状。

由于漏入腹腔的空腔脏器内容物（胃液、肠液、粪便、胆汁、尿液）对腹膜的刺激强弱不同，临床表现亦轻重各异。一般来说，胃液、胆汁、胰液刺激性强，化学性腹膜炎表现明显，往往伴有恶心、呕吐，腹痛较剧；肠液、尿液刺激性较轻。结肠破裂后较快地发生细菌性腹膜炎，出现感染症状。肝脾破裂而包膜尚完整，形成包膜下血肿，临床表现仅为轻微疼痛。

2．恶心、呕吐　腹壁伤无此症状。胃肠道破裂、内出血、胰腺损伤或肝外胆管破裂均可刺激腹膜，引起反射性的恶心、呕吐。伤后呕出血液应考虑胃、十二指肠损伤。

3．腹胀　创伤后短期内进行性加重的腹胀，表明腹腔内有出血或积气。血腹提示有实质性脏器或血管破裂伤；气腹提示有胃或结肠破裂；膀胱破裂可产生尿性腹水；低钾可出现持续性腹胀，且伴有肠鸣音减弱或消失。

4．内出血　实质性脏器破裂的主要临床表现为内出血，由于血液对腹膜刺激较轻，临床上腹部压痛、反跳痛等腹膜刺激症状可不严重，而脉率加速、脉搏细弱、面色苍白、血压不稳、口渴、淡漠等血容量不足征象较为明显，严重者出现腹胀、腹部移动性浊音，甚至发生失血性休克。

（三）护理评估

1．病史评估　询问患者致伤因素、时间，受伤时暴力性质、大小、着力部位和有无急救处理，患者伤后有无腹痛、腹胀、恶心、呕吐、呕血、便血等症状。询问患者既往史、过敏史、输血史、孕产史。

2．辅助检查

（1）实验室检查：定时监测血象，对比观察红细胞、血红蛋白和血细胞比容是否下降，白细胞是否上升。

（2）诊断性腹腔穿刺：对诊断有无腹腔内脏损伤和何类脏器损伤可有较大的帮助，其准确性可达 90% 以上。穿刺点一般选左、右侧麦氏点，或脐平线与腋前线交会处，抽出不凝血提示实质性脏器破裂，抽出血迅速凝固者为穿刺针误入血管或血肿部位所致。

（3）诊断性腹腔灌洗：适用于腹腔穿刺阴性而临床有疑问者，其诊断准确率达 98.5%。吸出 10ml 以上无凝块的血性灌洗液，表明腹腔内有出血。

（4）腹部 B 超：对腹腔是否积血、积液及积液量的多少，可提供较为可靠的信息。

（5）其他：视伤情选择性行胸腹部 X 线、CT、腹腔镜等。

3．病情评估

（1）病情监测指标：监测神志变化，单纯腹部损伤者大多神志清楚；车祸或腹内大血管损伤伴休克者出现神志淡漠、紧张、烦躁不安；合并颅脑伤者呈昏迷状态。观察呼吸形态有无改变，腹内脏器伤者常呈胸式呼吸。密切监测生命体征，观察有无休克的发生，实质性器官损伤，出血量＞ 1500ml 且出血速度快者，伤后早期即有低血容量性休克。

（2）病情程度判断：参见颅脑损伤部分。

（四）急救护理措施

1．通气治疗　予鼻导管或面罩持续低流量吸氧，保持呼吸道通畅，及时清除呼吸道分泌物及异物，防止窒息；必要时行气管插管或气管切开接呼吸机辅助通气。

2．胃肠减压　腹部损伤患者可伴有胃肠道穿孔或肠麻痹，应禁食禁水，给予留置胃管行胃肠减压以减轻腹胀和减少胃肠液外漏，注意观察胃肠减压引流液的颜色、性质、量。待病情好转，肠功能恢复后，可拔除胃管，开始进流质饮食。

3．体位　绝对卧床休息，若血压平稳，应取半坐卧位，减轻腹部张力，避免随便搬动，以免加重病情；合并休克者，取休克卧位，抬高头部 10° ～ 20° ，抬高下肢 20° ～ 30° 。

4．输液治疗　迅速建立 2 ～ 3 条静脉通道，以上肢静脉为宜，必要时行深静脉置管。有出血性休克者应快速补血、补液，可在中心静脉压的监测下指导补液的量和速度。腹部损伤后可积极应用广谱抗生素以预防和治疗腹腔内感染。观察期间禁用吗啡类镇痛药，以免掩盖病情的观察，耽误治疗。

5．受伤部位护理　对开放性腹部损伤，应妥善处理伤口，及时止血，做好包扎固定。如有少量肠管脱出，可用消毒或清洁碗覆盖保护后再包扎，勿在现场还纳，以防污染腹腔；若有大量肠管脱出，应先将其还纳入腹腔，暂行包扎，以免伤口收缩使肠管受压缺血，也可避免肠系膜受牵拉引起或加重休克。

6．禁止灌肠　腹部损伤患者可伴有肠穿孔，严格禁止灌肠以防止加重病情。

7．腹腔引流管的护理　严重腹部损伤手术后常规留置腹腔引流管，以减少或消除腹腔积液。妥善固定管路，保持引流通畅，及时更换引流管伤口处敷料，保持皮肤清洁干燥；密切观察引流液的颜色、性质、量，如每小时引流出新鲜血液＞ 100ml，提示腹腔内仍存在出血，应通知医生进行处理。

四、多发伤

多发伤（multiple trauma）是指在同一致伤因素（直接、间接暴力，混合性暴力）作用下，人体同时或相继遭受两个以上解剖部位或器官的创伤，且有至少一处损伤危及生命，或并发创伤性休克。凡遭受两个以上解剖部位的损伤，并且至少符合下列伤情其一者即可诊断为多发伤。

1．头颅伤　颅骨骨折伴有昏迷、半昏迷的颅内血肿、脑挫伤及颌面部骨折。

2．颈部伤　颈部外伤伴大血管损伤、血肿、颈椎损伤。

3．胸部伤　多发性肋骨骨折，血气胸，肺挫伤，纵隔、心脏、大血管和气管破裂。

4．腹外伤　腹内出血、腹内脏器破裂、腹膜后大血肿。

5．泌尿生殖系统损伤　肾破裂、膀胱破裂、子宫破裂、尿道断裂、阴道破裂。

6．复杂性骨盆骨折（或伴休克）。

7．脊椎骨折、脱位伴脊髓伤，或多发脊椎骨折。

8．上肢肩胛骨、长骨骨折，上肢离断。

9．下肢长管状骨骨折，下肢离断。

10．四肢广泛皮肤撕脱伤。

多发伤在临床上应与以下概念区别。

1．复合伤　指两种或两种以上致伤因素同时或相继作用于人体所造成的损伤，所致机体病理生理紊乱常较多发伤严重而复杂，是引起死亡的重要原因。特殊类型有：烧伤复合伤、化学复合伤、放射复合伤。

2．多处伤　指同一致伤因素作用下，人体遭受同一部位或同一脏器的多处损伤，常见有腹部肝脾损伤、小肠多处穿孔、体表多处裂伤等。

3．联合伤　指同一致伤因素所引起的两个相邻部位的连续性损伤，常见有胸腹联合伤、眶颅联合伤等。

（一）病因与发病机制

多发伤多因交通事故、高处坠落伤、刀刺伤、爆发伤等造成。因受伤部位较多且致伤因素复杂，其病理生理跨学科涉及多个方面，可大致归纳为以下几点。

1．导致机体失血、失（体）液而出现剧烈的应激反应，引起低血容量性休克。

2．引起机体全身炎症反应综合征，造成免疫功能抑制，引起继发感染。

3．创伤后交感神经兴奋、儿茶酚胺释放增加，机体表现为高代谢状态。

4．易发生多器官功能障碍综合征。

（二）临床表现

多发伤伤情严重，可在短时间内导致体内生理失衡、微循环紊乱及严重缺氧等一系列影响组织细胞功能的循环和氧代谢障碍。其临床表现根据损伤部位的不同各异，多数患者有以下全身和局部症状。

1．全身症状

（1）一般损伤表现

1）体温上升：创伤区分解产物引起的吸收热，一般在 38℃左右。

2）血压增高，心率加快：由儿茶酚胺释出增多、外周血管收缩引起。

3）口渴、尿少：创伤后应激反应，使儿茶酚胺、抗利尿激素释出增多。

（2）重度创伤或发生并发症的表现

1）创伤性休克：损伤部位的出血、水肿和渗出使循环血量大量减少，患者出现颜面苍白、表情淡漠、呼吸浅表、脉搏细数、皮肤湿冷、血压下降、尿量减少等。

2）继发感染：伤口或呼吸道等均可感染，常见为化脓性感染，体温增高至 38℃以上，中性粒细胞多上升。

3）多器官功能障碍综合征（MODS）：由挤压伤引起的肾衰竭或称肌红蛋白血症较常见。

2．局部症状

（1）疼痛：疼痛强弱程度不一，多取决于受伤部位、机体反应的敏感性和损伤性质。疼痛多于伤后 1 ～ 2 天逐渐减轻，如感染，则疼痛再度加重。

（2）肿胀：肿胀为血浆及淋巴液渗入组织间隙的结果，是创伤性炎症的表现，于伤后 2 ～ 3 天达到高峰，此后逐渐消退。

（3）伤口：开放性创伤均有伤口，伤口情况与损伤部位、损伤性质和损伤程度有关。

（4）出血：血管损伤破裂时，血液经伤口流出体外引起外出血；在闭合性创伤，血液积聚于软组织、体腔或体内器官造成内出血。根据出血部位不同，可形成皮下出血、血肿、血胸、血腹、心包积血、关节积血等。

（5）功能障碍：创伤部位疼痛、肿胀及炎症反应必然影响功能，如组织结构破坏，则功能障碍更明显。

（三）护理评估

1．病史评估　简要询问患者致伤原因、时间、严重程度，当时受伤情况和有无急救处理，既往史，过敏史，输血史，孕产史。

（1）初级评估：采用“五步检伤法”，参见第一章第三节。

（2）次级评估：按照“CRASH PLAN”顺序，评估损伤累积的主要部位和伤后表现。其含义为：C—心脏（cardiac）、R—呼吸（respiration）、A—腹部（abdomen）、S—脊柱（spine）、

H—头部（head）、P—骨盆（pelvic）、L—四肢（limb）、A—动脉（arteries）、N—神经（nerves）。

2．辅助检查

（1）实验室检查：血常规、血生化、心肌损伤标志物、凝血、术前免疫八项、配血、血型鉴定、血气分析、尿常规、便常规。

（2）X 线：骨关节伤的首选方法，亦常用于其他部位损伤。

（3）B 超：主要用于腹部创伤，对腹腔积血、实质性脏器损伤和心脏压塞的诊断准确性高。

（4）CT：实质性脏器损伤可以定性，颅脑、胸腹创伤意义大。用于血流动力学稳定患者。

（5）MRI：主要用于脑和脊髓损伤。

（6）血管造影：用于腹部和盆腔创伤，可同时进行诊断和治疗，判定出血来源。

（7）内镜技术：在特定情况下，用于胸腹创伤，可同时进行诊断和治疗。

（8）穿刺：为胸腹创伤首选办法，可反复进行，准确率达 90%。

3．病情评估

（1）病情监测指标

1）神志：是中枢神经系统血液灌注量的直接观察指标，颅内轻度缺血时，患者可出现烦躁不安、胡言乱语；随着病情加重，脑灌注不良而出现表情淡漠、反应迟钝、意识模糊甚至昏迷。

2）皮肤色泽：是反映外周循环状况的基础指标。长时间的微循环灌注不足，可使患者口唇、甲床发绀，皮肤色泽暗淡。当皮肤出现干燥、皱褶或表面张力高、发亮时，分别提示脱水或水肿。

3）心电监测：严密观察心率、心律有无改变，警惕恶性心律失常的发生。

4）脉搏：通过触摸周围动脉搏动或屏幕监测，了解脉搏的力度、频度，从而大致判断循环功能的状况。

5）呼吸：注意节律、频率、方式及困难程度与体位、病情的关系，如重症患者呼吸加快，可能与紧张、疼痛有关，也可能与发热、代谢性酸中毒有关。

6）体温：当体表温度与中心温度相差较大时，一般认为是微循环灌注不足。体表温度的监测部位在指、趾端或体表皮肤；中心温度的监测部位多在食管、直肠，或通过漂浮导管在血中直接测得。

7）尿量：如排除了肾性和肾后性原因，每小时尿量少于 30ml，即表示组织灌注不足。

8）中心静脉压（CVP）：CVP 低提示血容量不足，CVP 高则提示输液要慎重。

9）出血：观察患者损伤部位有无活动性出血及有无进行性加重。

（2）病情程度判断：根据创伤指数记分评估其创伤严重程度（同颅脑损伤部分）。

（四）急救护理措施

多发伤的急救应遵循“先救命，后治伤”的基本原则，运用 VIPCO 程序进行救治和护理。

1．V—通气（ventilation） 保持呼吸道通畅是抢救过程中最主要、最基本的措施。

（1）患者取平卧位，休克者取休克卧位，头偏向一侧，清除口、鼻腔分泌物、血液、污物等。

（2）鼻导管或面罩吸氧 4 ～ 6L/min。

（3）有舌后坠者放置口咽通气道，呼吸衰竭者行气管插管或气管切开，接呼吸机辅助通气，根据氧饱和度及血气指标调整氧浓度、给氧方式及给氧时间，以保证患者重要脏器的氧供。

2．Ⅰ—输液抗休克（infusion） 尽快恢复患者有效循环血量是抢救成功的关键。

（1）尽快建立2条以上静脉通路，穿刺时应选择上肢静脉、颈内、颈外静脉等大静脉，骨折等肢体损伤部位不可进行静脉穿刺，必要时行中心静脉置管。

（2）遵医嘱及时补液、输血，纠正失血性休克。

（3）在静脉穿刺成功后，同时采集血液标本进行各种实验室检查。

（4）对颅脑损伤、胸部损伤者，既要维持血压，又要注意控制液体量，以防脑水肿、肺水肿。

3．P—心脏泵血功能监测（pulsation） 给予心电监护，密切观察患者的心率、呼吸、血压、脉搏、血氧饱和度及意识、瞳孔、出血量、出入量及伤情的变化并记录。

（1）中心静脉置管的患者可监测CVP，根据CVP与血压的关系了解患者的失血及心功能状况，及时调整补液方案。

（2）严重多发伤者留置尿管，观察尿量、颜色、性质变化，记录每小时尿量。

（3）疑有腹部损伤者留置胃管行胃肠减压，观察引流液的色、质、量，减低胃的张力。

（4）疑有胸腔脏器损伤者及时留置胸腔闭式引流，观察引流液的色、质、量，改善肺通气状况。

4．C—控制出血（control blooding） 紧急控制活动性出血，给予加压包扎、夹板固定，并抬高出血肢体；配合医生进行清创、缝合止血；及时观察伤口情况，记录出血量。

5．O—手术治疗（operation） 对有紧急手术指征的患者，及时做好采血、配血、备皮、皮试等术前准备，并与手术室护士详细交接。

第二节 烧伤患者的护理

案例 13-2

患者，男，45岁，主因“开水烫伤1小时”入院。查体：四肢及躯干、会阴部可见大小不等的水疱，创底红润，针刺疼痛明显。

问题与思考：

1. 如何评估该患者烧伤的面积和深度？
2. 患者的病情分级是几级?
3. 应采取哪些急救措施?

烧伤（burn）是指热力作用于机体，造成皮肤或黏膜损伤，严重者可伤及皮下或黏膜下组织，如肌肉、骨、关节甚至内脏。由于电能、化学物质、放射线等所致的组织损害和临床过程与热力烧伤相近，因此临床上习惯将其均归于烧伤一类。热力烧伤为烧伤最常见的类型。

一、病因

火灾是造成烧伤的主要原因，日常生活中热液（水、汤、油等）、蒸汽、高温气体、火焰、炙热金属液体或固体（如钢水、钢锭）等引起的烧伤亦较为常见。

二、临床表现

（一）局部表现

国际上惯用三度四分法来判断烧伤的深度。

1．一度烧伤　又称红斑性烧伤，仅伤及表皮。局部干燥、疼痛、微肿而无水疱，常于短期 3 ～ 5d 内脱痂愈合，不留瘢痕。

2．浅二度烧伤　又称水疱性烧伤，伤及真皮浅层。局部红肿明显，有大小不一的水疱形成，内含黄色或淡红色血浆样液体或蛋白质凝固的胶冻物。水疱破裂后，可见潮红的创面，质地较软，温度较高，疼痛剧烈，痛觉敏感。如无感染，一般经 1 ～ 2 周左右愈合，不留瘢痕。

3．深二度烧伤　伤及真皮深层。局部肿胀，表皮较白或棕黄，间或有较大水疱。去除坏死皮后，创面微湿、微红或红白相间，质地较韧，感觉迟钝，温度较低，拔毛痛。如无感染，一般需 3 ～ 4 周创面自行愈合；如发生感染，破坏至皮肤附件或上皮岛，创面需手术植皮方能愈合。

4．三度烧伤　又称焦痂性烧伤，伤及皮肤全层。由于损伤程度不同，局部可表现为苍白、黄褐、焦黄，严重者呈焦灼状或碳化，皮肤失去弹性，触之硬如皮革，创面干燥，无渗液，发凉，针刺无痛觉，拔毛不痛。

（二）全身表现

小面积、浅度烧伤可无全身症状。重度烧伤可有以下症状。

1．血容量减少　伤后 24 ～ 48h 内，毛细血管通透性增高，加之创面大量血浆成分渗出，水分蒸发迅速，患者可有口渴、尿少症状，超过机体代偿能力，造成低血容量性休克，表现为脉搏加快、血压下降、肢端湿冷等。

2．能量不足或负氮平衡　伤后机体处于高代谢状态，分解代谢远大于合成代谢，出现负氮平衡。

3．红细胞丢失　血管内凝血、网状内皮系统吞噬作用均会导致红细胞减少，出现贫血，还可出现血红蛋白尿。

4．免疫功能抑制　伤后低蛋白血症和炎症因子的释放，使机体免疫力低下，容易并发感染，甚至发生脓毒症。患者体温升高，白细胞及中性粒细胞百分比升高，但亦有危重患者出现体温不升。

（三）吸入性损伤表现

吸入性损伤又称呼吸道烧伤，是指吸入火焰、蒸汽、浓烟等所引起的呼吸系统损伤。其致伤因素为热力或燃烧时烟雾中的化学物质，如一氧化碳、氰化物等，这些化学物质能引起局部腐蚀和全身中毒。

多见于头面部烧伤患者，面、颈、口鼻周围常有深度烧伤创面，鼻毛烧毁，口鼻有黑色分泌物。有呼吸道刺激症状，咳炭沫样痰，呼吸困难、声嘶，肺部可闻及哮鸣音，多死于窒息。

三、护理评估

（一）病史评估

询问患者烧伤的原因、部位、时间，评估患者意识、生命体征、烧伤创面，既往史，过敏史，输血史，孕产史。

（二）辅助检查

（1）实验室检查：重度烧伤早期，由于体液丢失血液浓缩，血常规检查红细胞计数、血红蛋白量和红细胞压积明显增高，尿比重增高；脓毒症时，白细胞总数常升高至正常的 2 ~ 3 倍，中性粒细胞达 85% 以上，并可见中性核左移及中毒颗粒。

（2）血气分析：代谢性酸中毒时，二氧化碳结合力降低，可根据 pH 和 HCO_3^- 判定酸中毒的程度；血钠、血钾、血氯的测定，也有助于判断病情。

（3）细菌培养：烧伤伤口局部脓液细菌培养及药敏试验有助于确定致病菌种类，有针对性地选择抗生素。

（三）病情评估

1．病情监测指标　严密监测生命体征，观察有无低血容量性休克的发生，参见“休克”章节。及时测量体温，外周循环灌注不足时体温可正常或下降，体温升高提示感染的发生。观察烧伤部位有无活动性出血及有无进行性加重。

2．病情程度判断　根据新九分法（表 13-2）评估烧伤面积及烧伤的严重程度。

（1）轻度烧伤：总面积在 9% 以下的二度烧伤。

（2）中度烧伤：总面积在 10% ~ 29% 的二度烧伤，或面积在 9% 以下的三度烧伤。

（3）重度烧伤：总面积在 30% ~ 49%，或面积在 10% ~ 19% 的三度烧伤，或总面积虽不足 30%，但有下列情况之一者：全身情况较重、休克、复合伤、呼吸道吸入性损伤或化学中毒等。

（4）特重度烧伤：总面积在 50% 以上或三度烧伤面积在 20% 以上。

表 13-2　烧伤面积的新九分法评估

		占儿童体表 %		部位占成人体表 %
头颈	发部	3	9	9+（12 - 年龄）
	面部	3		
	颈部	3		
双上肢	双上臂	7	9 × 2	9 × 2
	双前臂	6		
	双手	5		
躯干	躯干前	13	9 × 3	9 × 3
	躯干后	13		
	会阴	1		
双下肢	双臀	5	9 × 5+1	9 × 5+1-（12 - 年龄）
	双大腿	21		
	双小腿	13		
	双足	7		

四、急救护理措施

（一）维持有效呼吸

1．保持呼吸道通畅

（1）及时清除口鼻和呼吸道分泌物，鼓励患者深呼吸、用力咳嗽、咳痰。

（2）对气道分泌物多者，定时帮助其改变体位翻身叩背，以利分泌物排出，必要时吸痰。

（3）密切观察呼吸情况，若患者出现刺激性咳嗽、咳黑痰、呼吸困难、呼吸频率增快，血氧饱和度下降，血氧分压下降等表现，应积极做好气管切开或气管插管的准备，并加强术后护理。

2．吸氧　吸入性损伤患者多有不同程度缺氧，一般采用鼻导管或面罩给氧，氧浓度在40% 左右，氧流量 4 ～ 5L/min。

（二）维持有效循环血量

1．轻度烧伤者　可口服淡盐水或烧伤饮料（1000ml 液体中含食盐 0.3g、碳酸氢钠 0.15g、糖适量）。

2．重度烧伤患者　迅速建立 2 ～ 3 条能快速输液的静脉通道，保证各种液体及时输入；遵循先晶后胶，先盐后糖，先快后慢的输液原则，合理安排输液种类和速度，以尽早恢复有效循环血量。根据动脉压、中心静脉压、心率、尿量、末梢循环、精神状态等判断液体复苏效果。

液体复苏的有效指标是：①成人每小时尿量 30 ～ 50ml，小儿每千克体重不低于 1ml；②患者安静，无烦躁不安；③无明显口渴；④脉搏、心跳有力，成人脉率 120 次 / 分以下，儿童 140 次 / 分以下；⑤收缩压维持在 90mmHg 以上，脉压在 20mmHg 以上，中心静脉压为 5 ～ 12cmH_2O；⑥呼吸平稳。

（三）加强创面护理，促进愈合

1．包扎疗法的护理

（1）抬高患肢并保持各关节的功能位；保持敷料清洁、干燥，敷料潮湿时及时更换；每次换药前，先给予镇痛剂，减少疼痛。

（2）密切观察创面，及时发现感染征象，如发热、伤口异味、疼痛加剧、渗出液颜色改变等，需加强换药及抗感染治疗，必要时可改用暴露疗法；注意观察肢体末梢循环情况，如肢端动脉搏动、颜色及温度。

2．暴露疗法的护理

（1）安排隔离病房，保持病室清洁；室内温度维持在 30 ～ 32℃，相对湿度为 40%，使创面暴露在温暖、干燥、清洁的空气中。

（2）注意隔离，防止交叉感染。接触患者前需洗手、戴手套，接触患者的所有用物均需消毒，注意保持床单位清洁和干燥。

（3）保持创面干燥，渗出期用消毒敷料定时吸去过多分泌物，表面涂以抗菌药物，减少细菌繁殖，避免形成结痂。若发现痂下感染，立即去痂引流，清除坏死组织。

（4）定时翻身或使用翻身床，交替暴露创面，避免创面长时间受压影响愈合。创面结痂时注意避免痂皮裂开引起出血或感染。极度烦躁、意识障碍者，适当约束肢体，防抓伤。

3．特殊部位烧伤护理

（1）眼部烧伤：及时用无菌棉签清除眼部分泌物，局部涂烧伤膏或用烧伤膏纱布覆盖加以保护，保持局部湿润。

（2）耳部烧伤：及时清理耳部分泌物，尽量避免侧卧，以免耳郭受压，防止发生中耳炎或耳软骨炎。

（3）鼻部烧伤：及时清理鼻腔内分泌物及痂皮，保持局部湿润、预防出血；并发感染者用抗菌药液滴鼻。

（4）会阴部烧伤：多采用暴露疗法，及时清理分泌物，保持创面清洁、干燥；留置尿管，做好会阴部护理。

第三节　动物致伤患者的护理

案例 13-3

患者，男，20 岁，主因“蛇咬伤腿部 1 小时”来诊。查体：神志清楚，头晕伴恶心、呕吐，生命体征平稳，左侧小腿部可见蛇咬伤伤口，呈对状，伤口局部红肿伴剧烈疼痛。

问题与思考：

1．该患者属于哪种毒素的蛇咬伤？其主要的临床表现有哪些？

2．患者的病情分级是几级？

2．应采取哪些急救措施？

一、毒蛇咬伤

毒蛇咬伤（venomous snake bite）是指被通过蛇牙或在蛇牙附近分泌毒液的蛇咬入后造成伤口，蛇毒经淋巴和血循环扩散而引起的局部和全身中毒症状。

（一）病因

蛇毒含有毒性蛋白质、多肽和酶类，通过伤口经淋巴和血液循环扩散，按其对人体的作用可归纳为三类。

1．神经毒素　见于金环蛇、银环蛇、部分蝮蛇和海蛇，主要作用于神经系统，先使伤口处发麻，并向近心侧蔓延，最后可导致呼吸、循环衰竭。

2．血液循环毒素　见于蝰蛇、五步蛇和竹叶青蛇，主要作用于血液及循环系统，引起溶血、出血、凝血及心脏衰竭。

3．混合毒素　见于眼镜蛇和蝮蛇，兼有以上两者的特性。

（二）临床表现

1．神经毒素致伤的表现

（1）咬伤伤口红肿不明显，出血少，局部出现麻木、知觉丧失或仅有轻微痒感。

（2）患者在受伤半小时后可出现头晕、嗜睡、恶心、呕吐及乏力，严重者出现吞咽困难、声嘶、失语、眼睑下垂及复视；后期可出现呼吸困难、血压下降及休克，致使机体缺氧、发绀、全身瘫痪，如抢救不及时出现呼吸、循环衰竭，患者可迅速死亡。

（3）神经毒素致伤的局部症状轻，常被忽视，但其吸收快，危险性极大，伤后第 1 ～ 2d 为危险期，渡过此期后症状可很快好转，且治愈后不留后遗症。

2．血液毒素致伤的表现

（1）咬伤伤口的局部剧烈疼痛，大量出血，且迅速肿胀，并逐渐向近心端发展；伤口周围的皮肤常伴有水疱或血疱、皮下瘀斑及组织坏死。

（2）患者可伴头痛、恶心、呕吐、腹泻、关节疼痛及高热；严重时全身广泛性出血，如结膜下瘀血、鼻衄、呕血、咳血及尿血等，个别患者还会出现胸腔、腹腔及颅内出血，最后导致出血性休克。

（3）血液毒素致伤的症状出现较早，一般救治较为及时，故死亡率可低于神经毒素致伤者，但由于发病急、病程久，危险期亦较长，延误治疗则后果严重，治愈后常留有局部及内脏的后遗症。

3．混合毒素致伤的表现　兼有神经毒素及血液毒素的症状。局部伤口表现近似血液毒素致伤，可出现局部红肿、瘀斑、血疱、组织坏死及淋巴结炎等；全身症状近似神经毒素致伤的表现，且此类患者死亡的原因以神经毒素为主。

（三）护理评估

1．病史评估　评估咬伤的部位、时间、伤口情况，根据伤口局部表现结合全身症状判断是否为毒蛇咬伤，无毒蛇的牙痕多呈一排或两排，而毒蛇的牙痕多呈两点（一对）或数点（2 ～ 3 对），无法判断时按毒蛇咬伤处理。

2．辅助检查

（1）血常规检查：白细胞总数可呈反应性增高；早期无明显贫血表现，被含血液循环毒素的毒蛇咬伤伴全身出血者，可有贫血表现，或出血时间和凝血时间延长。

（2）生化检查：可有肝功能、肾功能、心肌酶等指标升高，以及血钠、血钾、血氯异常。

（3）心电图检查：被含血液循环毒素或混合毒素的毒蛇咬伤时，可有心律失常，出现心动过速、传导阻滞、早搏等。

（4）血气分析：出现呼吸衰竭或严重缺氧时，表现为呼吸性酸中毒。

（5）尿常规：可见血尿、血红蛋白尿。

3．病情评估　毒蛇咬伤患者常出现呼吸衰竭、循环衰竭、出血性休克的症状，故病情监测指标参见相关章节。

（四）急救护理措施

1．伤口处理原则是阻止或减缓蛇毒的吸收和尽快排除毒液，达到减轻中毒的目的。

（1）尽早结扎：被毒蛇咬伤后，立即用布条或绷带等物在受伤部位的近心端 5 ～ 10 cm 处或伤指（趾）根部予以压迫结扎，松紧度以阻断淋巴、静脉回流，而不妨碍动脉血流为宜。由于蛇毒在 3 ～ 5min 内就迅速进入体内，因此结扎时间越早越好，待伤口彻底清创处理和使用有效抗毒血清后再去除结扎带。

（2）冲洗伤口：结扎后立即用清水、冰盐水或 20% 肥皂水进行伤口冲洗，或用过氧化氢、1 ： 5000 呋喃西林、1 ： 1000 高锰酸钾溶液冲洗，以去除伤口周围蛇毒，将部分毒素氧化，减轻中毒症状，同时可防止局部感染。

（3）针刺排毒：冲洗后，用干净的利器或消毒的小刀、三棱针在蛇伤牙痕处针刺、切开皮肤排出蛇毒。针刺不宜过深，以免损伤组织致毒素扩散。五步蛇咬伤慎用切开排毒，易造成出血不止，甚至导致失血性休克而死亡。

（4）其他：可用饱和食盐水、3% 硼酸及 33% 硫酸镁三联局部湿敷，以减轻患肢局部炎症和水肿。也可用 0.25% ～ 0.5% 普鲁卡因溶液加地塞米松 5mg，在伤口周围或患肢上方 3 ～ 5cm 处行深部皮下环封，剂量可根据伤情而定。同时可局部使用中草药或口服中药，泻火清热，散风解毒。

2．全身治疗

（1）抗蛇毒血清：抗蛇毒血清是国内外公认的治疗蛇咬伤的首选特效急救药，伤后 24h 内应用疗效更显著，使用前应先做皮肤过敏试验，阴性者可注射。

（2）各种蛇药片：目前用于临床的蛇药片已有十余种，需针对症状用药，且要早用药、大剂量、长疗程，同时有针对性的采用其他中西医辅助治疗。

（3）其他：可采用血液灌流的方法治疗银环蛇咬伤，亦可采用中草药解毒、排毒。

案例 13-4

患者，女，28 岁，主因“狗咬伤 2 小时”来诊。查体：神情，生命体征平稳，左侧面部可见 1cm × 2cm 伤口，右侧手背部可见 0.5cm × 1cm 伤口。

问题与思考：

1. 该患者狂犬病暴露程度分级属于哪级？
2. 患者的病情分级是几级？
3. 应采取哪些急救措施？

二、犬咬伤

犬咬伤占所有动物咬伤的比例超过 80%，不但造成人体的机械性损伤，同时可传播多种疾病。其中最严重的为狂犬病（rabies），又称恐水症，是一种人畜共患的由狂犬病病毒引起的中枢神经系统急性传染病，一旦发病致死率 100%。

临床分为狂躁型和麻痹型。

（一）病因

狂犬病病毒主要存在于患畜的唾液中，大多数患者是由于被患狂犬病的动物咬伤所致，少数是由于被抓挠或伤口、黏膜被污染所致。狂犬病病毒为嗜神经性，病毒的复制几乎只限于神经元内，其发病原理分为 3 个阶段。

1．局部组织内小量繁殖期　病毒自咬伤部位入侵后，不进入血液循环，在伤口附近的横纹细胞内缓慢繁殖，约 4 ～ 6 天内侵入周围神经。

2．周围神经侵入中枢神经期　病毒沿周围传入神经迅速上行，然后侵入脊髓和整个中枢神经系统，主要侵犯脑干及小脑等处的神经元。但亦可在扩散过程中终止于某部位，形成特殊的临床表现。

3．向各器官扩散期　病毒自中枢神经系统再沿传出神经侵入各组织与器官，如眼、舌、唾液腺、皮肤、心脏、肾上腺髓质等。由于迷走神经核、舌咽神经核和舌下神经核受损，可以发生呼吸肌、吞咽肌痉挛，临床上出现恐水、呼吸困难、吞咽困难等症状。交感神经受刺激，使唾液分泌和出汗增多。迷走神经节、交感神经节和心脏神经节受损时，可发生心血管系统功能紊乱或猝死。

（二）临床表现

1．局部症状　犬咬伤可导致各种复杂的外科伤口，并可引起严重的并发症以及继发的细菌感染。

（1）大部分为撕裂伤，局部有利牙撕咬形成的牙痕和伤口，周围组织水肿，皮下出血、血肿，局部疼痛。

（2）部分患者在 8 ～ 24h 后出现伤口感染的表现，伤口疼痛加剧，周围出现红肿、脓性分泌物，分泌物可有异常气味。

（3）从咬伤部位向外扩散红丝，咬伤部位上方淋巴结肿大。

2．全身症状　人体从感染到发病期间的潜伏期从 5 天至数年不等，通常 1 ～ 3 个月，极少超过 1 年。潜伏期的长短与犬咬伤的部位、病毒的毒力、伤口的轻重以及伤口处理是否及时有关系，病毒数量越多、毒力越强、侵入部位神经越丰富、越靠近中枢神经系统，潜伏期就越短，此期患者无任何自觉症状。典型的狂犬病发病分为三期，整个病程一般不超过 5 天。

（1）前驱期：患者通常以不适、厌食、疲劳、头痛和发热等不典型症状开始，还可出现无端的恐惧、焦虑、激动、易怒、神经过敏、失眠或抑郁等症状。已愈合的伤口可出现特异性神经性疼痛或感觉异常（如痒、麻及蚁行感等）。此期可维持 2 ～ 4 天。

（2）兴奋期

1）狂躁型：约占临床 2/3 的病例。多数患者神志清楚，出现发热并伴随明显的神经系统体征，包括机能亢进、定向力障碍、幻觉、痉挛发作、行为古怪、颈项强直等。其突出表现为极度恐惧、恐水、怕风、发作性喉肌痉挛、呼吸困难、排尿排便困难及多汗流涎等。恐水、怕风是本病的特殊症状，典型患者见水、闻及水声、饮水或仅提及饮水时，均可引起严重的喉肌痉挛，患者虽渴极而不敢饮，即使饮后亦无法下咽，常伴声嘶及脱水。亮光、噪声、触动或气流亦可引发痉挛，严重发作时可出现全身疼痛性抽搐。由于常有呼吸肌痉挛，故可导致呼吸困难及发绀。同时可出现肌束震颤、换气过度、唾液分泌增多、阴茎异常勃起等症状。此期可维持 1 ～ 3 天。

2）麻痹型：约占临床 1/3 的病例。患者可意识清楚，无典型的恐水现象，而以高热、头痛、呕吐、咬伤处疼痛开始，继而出现与吉兰 - 巴雷综合征（Guillain-Barre syndrome，GBS）相似的神经病变症状，主要表现为进行性、上升性、对称性麻痹，四肢软瘫，以及不同程度的感觉障碍。

（3）麻痹期：患者逐渐进入安静状态，痉挛发作停止而出现弛缓性瘫痪，尤以肢体瘫痪多见，可为对称或非对称性，咬伤一侧肢体更为严重。眼肌、颜面部肌肉及咀嚼肌亦可受累，表现为斜视、眼球运动失调、下颌下坠、口不能闭、面部缺少表情等。进而患者出现呼吸、循环衰竭，呼吸渐趋微弱或不规则，并可出现潮式呼吸，脉搏细数，血压下降，反射消失，瞳孔散大。临终前患者进入昏迷状态，呼吸骤停一般在昏迷后不久即发生。此期持续 6 ～ 18h。

（三）护理评估

1．病史评估　评估咬伤的部位、时间、伤口情况，询问患者自觉症状，是否已进行伤口的初步处理，有无狂犬病疫苗接种史。

2．辅助检查

（1）血、尿常规及脑脊液：白细胞计数正常或轻、中度增高，中性粒细胞占 80% 以上。尿常规检查可见轻度蛋白尿，偶有透明管型。脑脊液压力可稍增高，细胞计数增多，主要为淋巴细胞，蛋白质增高，糖及氯化物正常。

（2）免疫学试验：直接免疫荧光法是狂犬病诊断的金标准，检测患者唾液、脑脊液或颈后带毛囊的皮肤组织标本呈狂犬病病毒抗原阳性，或用 RT-PCR 检测狂犬病病毒核酸阳性。

（3）病毒分离：患者发病后采集唾液、脑脊液等标本（间隔 3 ～ 6h，至少采集 3 份），可分离出狂犬病病毒。

（4）头颅核磁：当脑干、海马、下丘脑、深层和皮层下白质以及深层和皮质灰质的核磁共振 T2 成像出现模糊、微弱的异常高信号时，均提示可能为狂犬病。

3．病情评估

（1）病情监测指标：狂犬病患者常出现呼吸衰竭、循环衰竭的症状，故病情监测指标参见第七章和第八章。

（2）病情程度判断：根据狂犬病暴露程度分级（表 13-3）评估患者暴露的程度。

表 13-3　狂犬病暴露程度分级

分级	与宿主动物的接触方式、暴露程度
Ⅰ级	接触或喂养动物
	完好的皮肤被舔舐
	完好的皮肤接触患畜的分泌物或排泄物
Ⅱ级	裸露的皮肤被轻咬
	无出血的轻微抓伤、擦伤
Ⅲ级	单处或多处贯穿性皮肤咬伤、抓伤严重
	破损皮肤被舔舐
	黏膜被患畜唾液污染

注：由于头、面、颈、手部和外生殖器部位神经丰富，以上部位的咬伤属于Ⅲ级暴露

（四）急救护理措施

判定狂犬病暴露分级后，预防处置的内容包括：尽早进行伤口局部处理，尽早进行狂犬病疫苗接种，需要时尽早使用狂犬病被动免疫制剂。

1．伤口处理　其目的在于预防狂犬病的发生，同时预防伤口发生继发细菌感染，促进伤口愈合和功能恢复。对于Ⅱ级和Ⅲ级暴露，彻底的伤口处理极其重要，原则上处理越早越好，即使延迟半日或 1 ～ 2 天也不应忽视伤口处理，如果伤口已结痂，应将结痂去掉后按下述方法处理。

（1）伤口冲洗：用 20% 肥皂水（或其他弱碱性清洗剂）和一定压力的流动清水交替清

洗，每处伤口至少 15min，后用生理盐水冲洗以避免肥皂液和清洗剂残留；冲洗较深伤口时，可用注射器伸入伤口深部进行灌注清洗。

（2）消毒处理：彻底冲洗后用 0.025% ～ 0.05% 聚维酮碘或其他具有病毒灭活效力的皮肤黏膜消毒剂涂擦伤口或消毒伤口内部。

（3）外科处置：在冲洗、消毒，并根据需要使用狂犬病被动免疫制剂至少 2h 后，根据情况进行后续外科处置。

1）外科清创：所有严重的咬伤伤口，如撕裂伤、贯通伤、穿刺伤等，均需进行彻底的外科清创术。

2）组织修复：咬伤所导致的重要器官、组织，如神经、肌腱、骨关节、血管等损伤，应根据受损器官组织的具体情况进行修复。

3）伤口闭合及抗生素使用：伤口是否进行闭合以及是否预防性使用抗生素要考虑众多因素，如伤口严重程度、部位、类型及患者基础健康状况等。原则上伤口不宜包扎、缝合，开放性伤口应尽可能暴露。

2．疫苗接种　原则上是越早越好，但对已暴露一段时间而从未接种狂犬病疫苗者亦可按接种程序接种。因狂犬病为致死性疾病，接种疫苗无任何禁忌，无法排除伤人动物为可疑狂犬病时，孕妇和哺乳期妇女亦应接种。

（1）应用人群：Ⅱ级和Ⅲ级暴露者。

（2）接种时间：第 0（注射当日）、3、7、14、28 天各接种 1 剂。

（3）接种途径、部位和剂量：2 岁及以上儿童和成人于上臂三角肌行肌内注射，2 岁以下儿童可在大腿前外侧肌注射；每剂 0.5ml 或 1.0ml。

3．被动免疫制剂注射

（1）应用人群：对于Ⅲ级暴露及严重免疫缺陷、长期大量使用免疫抑制剂、头面部暴露的Ⅱ级暴露患者均应注射。

（2）接种时间：应在伤口冲洗完成后立即注射。如未能及时注射，在第一剂狂犬病疫苗接种后的 7 天内均可使用。

（3）注射途径、部位和剂量：如解剖学结构允许，应将被动免疫制剂全部浸润注射到伤口周围，所有伤口无论大小均应注射；当全部伤口注射完毕，药物尚有剩余时，应将其注射到远离疫苗接种部位的肌肉。对于黏膜暴露者，可将被动免疫制剂滴或涂于黏膜上；注意禁止将狂犬病被动免疫制剂和狂犬病疫苗注射在同一部位。使用剂量严格按照体重计算，人源免疫球蛋白 20IU/kg，马抗狂犬病血清 40IU/kg。注射马抗狂犬病血清前必须严格进行过敏试验，使用 1/10 ～ 1/100 稀释血清 0.1ml 行皮内注射，30min 后皮丘红晕小于 1cm 为阴性，可全量注射；若为阳性，可逐步加量行脱敏注射，或改用人源免疫球蛋白。

4．狂犬病尚无治愈方法，临床上应进行支持治疗和对症护理。

（1）接触隔离，患者住单人房间。

（2）病情观察：①生命体征；②恐水、恐风表现及变化；③抽搐部位及发作次数；④麻痹期应密切观察呼吸衰竭与循环衰竭的进展，备好急救物品和器械，及时采取相应抢救措施；⑤记录出入量。

（3）减少肌肉痉挛的措施：保持病室安静、光线暗淡，避免风、光、声的刺激。避免水的刺激，不在病室内放盛水容器，不使患者闻及水声，不在患者面前提及“水”字，输液时注意将液体部分遮挡，操作过程勿使液体触及患者。各种检查、治疗与护理尽量集中进行，操作时动作要轻巧，以减少对患者的刺激。

（葛宝兰　崔　曼）

问题与思考

1．（单选题）烧伤最常见的类型是（　　）

A．热力烧伤

B．化学烧伤

C．电烧伤

D．化学性物质灼伤

2．（单选题）伤口出血呈喷射状或鲜红血液涌出时，立即用清洁手指压迫出血点（　　），使血流中断，并将出血肢体抬高或举高，以减少出血量

A．三分之一处

B．上面

C．中间

D．上方（近心端）

3．（多选题）液体复苏的有效指标有（　　）

A．成人每小时尿量 30 ～ 50ml

B．患者无烦躁不安

C．脉搏、心跳有力，成人脉率 120 次 / 分以上

D．收缩压维持在 90mmHg 以上

E．中心静脉压为 5 ～ 12cmH_2O

4．简述多发伤的急救护理措施。

5．简述狂犬病兴奋期的临床表现。

第十四章　妇产科急症患者的护理

第一节　异位妊娠患者的护理

案例 14-1

患者，女，32 岁，主因“停经 68 天，间断下腹痛 7 天，加重 6 小时”入院。患者停经 68 天后无诱因出现阴道不规则流血，量少、色暗、淋漓不止，每日用数片护垫即可，无腹痛、腰酸、恶心、呕吐，自以为月经不调，未诊治。7 天前无明显诱因出现下腹针刺样疼痛，间断发作，休息后缓解，无发热、恶心、肛门坠胀，未治疗。6 小时前症状加重，左下腹撕裂样剧痛，难以直立，蜷缩位稍缓解，伴恶心、肛门坠胀，无发热、乳房胀痛，无晕厥。既往史：已婚妇女，怀孕 2 次，育有 1 个子女，有卵巢肿瘤手术史。

问题与思考：

1. 患者可能的诊断是什么？
2. 患者的病情分级是几级？
3. 应采取哪些急救措施？

正常妊娠时，受精卵着床于子宫体腔内膜。当受精卵在子宫体腔外着床发育，称为异位妊娠（ectopic pregnancy），习称“宫外孕”（extrauterine pregnancy）。两者之间含义稍有不同，宫外孕指所有发生在子宫以外的妊娠，如输卵管妊娠、卵巢妊娠、腹腔妊娠、阔韧带妊娠等，而异位妊娠还包括宫颈妊娠。

异位妊娠是妇产科常见的急腹症之一，发病率约为 2%，若不及时诊断和积极抢救，会危及生命。以输卵管妊娠最为常见，占 95% 左右。根据受精卵着床的部位不同，可分为间质部、峡部、壶腹部和伞部妊娠。以壶腹部妊娠多见，约占 78%，其次为峡部，伞部、间质部妊娠少见。输卵管妊娠破裂多见于妊娠 6 周左右，多为输卵管峡部妊娠，短期内发生大量腹腔出血，继而休克，后果严重。

一、病因

1．慢性输卵管炎　包括输卵管黏膜炎和输卵管周围炎，这是引起输卵管妊娠的主要病因。输卵管黏膜炎可使黏膜皱襞发生粘连导致管腔变窄，影响受精卵在输卵管内的正常运行，致使中途受阻而在该处着床。输卵管周围炎造成输卵管与周围粘连，致使输卵管扭曲，管腔狭窄，管壁肌蠕动减弱，从而影响受精卵的运行。

2．输卵管发育不良或功能异常　输卵管发育不良常表现为输卵管过长、肌层发育差、黏膜纤毛缺乏。此外，双输卵管、憩室或有副伞等，均可成为输卵管妊娠的原因。输卵管功能（包括蠕动、纤毛活动以及上皮细胞的分泌功能）异常也可影响受精卵的正常运行。精神因素也可引起输卵管痉挛和蠕动异常，影响受精卵的正常运行。

3．辅助生殖技术　近年来由于辅助生殖技术的应用，使输卵管妊娠的发生率增加。

4．受精卵游走　卵子在一侧输卵管受精，经宫腔或腹腔进入对侧输卵管，称受精卵游走。受精卵由于移行时间长，发育增大，即可在对侧输卵管内着床形成输卵管妊娠。

5．避孕失败　使用宫内节育器（intrauterine device，IUD）、口服紧急避孕药避孕失败，发生输卵管妊娠的机会较大。

6．其他　内分泌失调、精神紧张、吸烟、子宫内膜异位症可增加受精卵着床于输卵管的可能性。此外，输卵管周围肿瘤如子宫肌瘤或卵巢肿瘤，由于压迫输卵管，可影响输卵管的通畅，使受精卵运行受阻。

二、临床表现

典型的临床表现包括停经、腹痛及阴道流血。

1．停经　输卵管壶腹部及峡部妊娠一般停经 6 ～ 8 周，间质部妊娠可停经 3 ～ 4 个月，但约有 25% 的患者无明显停经史。

2．腹痛　95% 以上输卵管妊娠以腹痛为主诉就诊。输卵管妊娠未发生流产或破裂前，常表现为一侧下腹部隐痛或酸胀感。当发生输卵管妊娠流产或破裂时，患者突感一侧下腹撕裂样剧痛，常伴有恶心、呕吐。血液积聚在直肠子宫陷凹会出现肛门坠胀感；血液刺激膈肌时可引起肩胛部放射性疼痛（Danforth 征）。

3．阴道流血　阴道流血表明胚胎受损或已死亡，导致人绒毛膜促性腺素（human chorionic gonadotropin，HCG）下降，卵巢黄体分泌的激素不能维持蜕膜生长而发生剥离出血，常有不规则阴道流血，量少，呈点滴状，暗红色或深褐色，一般不超过月经量。部分患者阴道流血量较多，似月经量。阴道流血可伴有蜕膜碎片或管型排出。阴道流血常在病灶去除后停止。

4．晕厥与休克　部分患者由于腹腔内急性出血及剧烈腹痛，入院时即处于休克状态，面色苍白、四肢厥冷、心率增快、血压下降。休克程度取决于内出血速度及出血量，与阴道出血量不成正比。

三、护理评估

（一）病史评估

评估患者的疼痛部位及程度，评估患者的月经史，准确推断停经时间；评估患者是否存在不孕、放置宫内节育器、绝育术、输卵管再通术、盆腔炎等相关的高危因素；评估患者既往是否存在输卵管炎或输卵管狭窄等病史；评估患者是否出现激烈的情绪反应，如哭泣、无助、抑郁和恐惧等行为。

（二）辅助检查

1．腹部检查　出血量不多时，患侧下腹部明显压痛、反跳痛，轻度腹肌紧张；出血量较多时，叩诊有移动性浊音。

2．盆腔检查　后穹窿饱满、触痛；宫颈抬举痛或摇摆痛明显；子宫稍大而软，内出血多时子宫有漂浮感，子宫后方或患侧附件可触及边界不清、压痛明显的包块。

3．妊娠试验　血或尿 HCG 测定对早期诊断异位妊娠极其重要。异位妊娠时，HCG 水平较正常宫内妊娠低，且 HCG 的倍增在 48 小时内常不足 66%。HCG 阴性时不能完全排除异位妊娠。

4．B 超检查　阴道超声检查是诊断输卵管妊娠的主要方法之一。宫腔内未探及妊娠囊，在宫旁探及异常低回声区，且有原始心管搏动，仍高度怀疑异位妊娠。

5．阴道后穹窿穿刺　是一种简单可靠的诊断方法，适用于疑有腹腔内出血的患者。无内出血、内出血量少、血肿位置较高或子宫直肠陷凹有粘连时，可能抽不出血液，因此穿刺阴性不能排除宫外孕。

6．腹腔镜检查　是诊断异位妊娠的金标准，而且可以在确定诊断的情况下起到治疗的作用。腹腔内大量出血或伴有休克者，禁做腹腔镜检查。

7．子宫内膜病理检查　宫腔排出物或刮出物做病理检查，切片中见到蜕膜而无绒毛时可排除宫内妊娠；切片中见到绒毛，可诊断为宫内妊娠。

（三）病情评估

1．病情观察指标　观察患者的生命体征，倾听患者的主诉变化，评估出血量、腹痛、肛门坠胀感的变化等。

2．病情危重指标　血压下降、心率加快、失血性休克或晕厥。

四、急救护理措施

（一）建立静脉通路

迅速建立两条或以上静脉通路，评估患者的病情，遵医嘱给予静脉补液治疗。每 15min 测量生命体征 1 次，对于严重内出血并发现休克的急症患者，积极配合医师纠正患者休克状态。

（二）用药护理

用于治疗异位妊娠的药物以甲氨蝶呤（methotrexate，MTX）为首选。MTX 的治疗机制是抑制滋养细胞增生、破坏绒毛，使胚胎组织坏死、脱落、吸收。在用药期间，护士应注意的病情变化及药物不良反应。不良反应主要表现为胃肠道反应，骨髓抑制以白细胞下降为主，有时可出现肝功能异常，脱发、皮疹等。若用药后 14 天，血 HCG 下降并连续 3 次阴性，腹痛减轻或消失者即为显效。

（三）手术治疗及护理

根据患者情况，行患侧输卵管切除术或保留患侧输卵管及其功能的保守性手术，腹腔镜手术也成为异位妊娠的诊断和治疗的新手段。

1．术前护理　做好术前准备，遵医嘱检查血常规、血型、交叉配血，做好输血输液的准备，遵医嘱留置尿管，并按急诊手术要求迅速做好术前准备。

2．术后护理

（1）严密观察患者生命体征、疼痛、出血及意识状态。

(2) 给予吸氧，心电监测。

(3) 预防感染，遵医嘱给予患者静脉补液及抗感染治疗。

3．心理指导　宫外孕起病急、病情重，患者及家属大多会担心手术后能否再怀孕，是否危及生命安全而产生忧虑、不安、恐惧等情绪。医护人员应安慰、鼓励患者，解释手术的目的，为患者及家属提供有关的资料，解除患者的顾虑，使其积极配合治疗。

第二节　急产患者的护理

案例 14-2

患者，女，28 岁，2017 年 1 月 20 日 13：00 出现规律宫缩，15：00 出现强烈排便感，15：20 顺娩一男婴，体重 3900g，15：25 胎盘娩出。既往史：已婚妇女，怀孕 2 次，育有 1 个子女。

问题与思考：

1. 患者可能的诊断是什么？
2. 患者的病情分级是几级？
3. 应采取哪些急救措施？

急产（precipitous labor）是指总产程不超过 3 小时的异常分娩过程。

一、病因

产力、产道和胎儿是决定分娩是否顺利的主要因素。若产道和胎儿因素均正常，则子宫收缩对子宫颈口扩张和胎先露下降起决定性作用。正常子宫收缩具有以下特点。

1．节律性　子宫体部不随意肌规律地阵发性收缩，每次宫缩由弱到强，维持一段时间后逐渐减弱，直至消失。在间歇期子宫肌肉松弛，胎盘血供恢复，保障胎儿供氧，因此正常宫缩不会发生胎儿缺氧。

2．对称性和极性　宫缩始于两侧子宫角处（起搏点），先向子宫底中部集中，然后向下段扩散，约在 15s 可遍及全子宫，协调一致。收缩力以宫底部最强、最持久，向下逐渐减弱。正常宫缩的对称性和极性有利于迫使胎先露下降。如子宫收缩的节律性、对称性和极性均正常，仅收缩过频，10min 内可有 5 次或 5 次以上宫缩，过强的宫缩使羊膜腔内压力大于 50mmHg。若头盆相称，子宫颈口短时间内迅速扩张开全，产程进展迅猛，分娩可在短时间内结束，总产程不足 3h。急产多见于经产妇。

二、诱发因素

引起急产的原因有：产道的阻力小；强烈宫缩。其他促成急产的因素还有急产史；经产妇；早产；胎儿生长受限；流产次数多；多胎妊娠；骨盆大；胎位正常且胎儿较小；不正当使用缩宫素。

三、临床表现

孕28周以上的孕妇，突然感到腰腹坠痛，很短的时间内就会有排便感（甚至有孕妇如厕用力排便，而将胎儿娩出）；短时间内就出现有规律的下腹疼痛，间隔时间极短；破水、阴道出血、出现排便感；甚至阴道口可看见胎头露出。

1．对母体影响

（1）宫缩过强、过频，产程迅速进展时，宫颈、阴道，特别是会阴来不及扩张而易发生撕裂伤，如偶有宫颈不成熟或宫颈坚硬症者，可造成子宫破裂。

（2）站立性分娩偶可见子宫内翻。

（3）产程过快，来不及消毒接生，导致感染。

（4）产后可因子宫肌纤维缩复不良发生产后出血。

（5）严重者还会因为阴道与直肠或尿道间出现撕裂现象，而使得日后产生大小便失禁的困扰。

2．对胎儿、新生儿影响

（1）过强、过频宫缩使胎盘血循环受阻时间过长，胎儿在宫内缺氧，易发生胎儿窘迫，新生儿窒息，甚至死亡。

（2）胎儿娩出过快，胎头在产道内所受到的高压突然解除，不易适应，导致颅内血管破裂出血。

（3）不能及时接生，导致新生儿坠地引起骨折、外伤等。

（4）新生儿对温度的调适能力差，若无及时做好保暖工作，易导致新生儿低体温。

四、护理评估

（一）病史评估

评估产妇的腹痛程度，宫缩频率及时长、骨盆及胎儿情况；评估产妇既往有无分娩史、有无急产史等。

（二）辅助检查

1．胎心监护　了解胎心和宫缩情况。

2．阴道检查和肛门指检　了解宫口扩张情况和胎先露下降情况。

（三）病情评估——病情危重指标

1．胎儿窘迫，新生儿窒息，颅内出血。

2．软产道撕裂。

3．子宫收缩不良产后出血。

五、急救护理措施

（一）接产准备

急诊就诊的产妇，若有急产征象者，医生应充分评估其产程进展情况，若短时间不能分娩者，由专人平车推入产房；若评估后产妇即将分娩，护士应做好配合接产工作，监测生命体征，开放静脉通路，监测胎心及宫缩情况。

1．物品准备　新生儿复苏暖台、治疗车、产包（洗耳球、16cm 直止血钳 2 把、16cm 弯止血钳、14cm 直圆剪刀、计血器、大号和中号不锈钢盆、20cm 钢尺）、敷料包（手术衣、无菌手套 2 副、一次性接产组合大单、一次性接产巾 2 块、大棉垫、11cm × 39cm 无菌纱布 10 块、脐圈、无菌棉签 4 根）、灭菌软皂液罐、灭菌聚维酮碘液罐、灭菌冲洗壶、无菌大棉签（≥ 5 根）、无菌手套（按需）、检查手套、促进子宫收缩类药物（遵医嘱）、新生儿复苏药品（遵医嘱）、0.5% 聚维酮碘溶液、2.5% 碘酒溶液、75% 乙醇溶液、1% 甲紫溶液、20% 软皂液、39 ～ 41℃温开水 1000ml、新生儿复苏用品（肩垫、新生儿喉镜、气管插管、导丝、带有面罩的简易呼吸器、洗耳球、一次性使用吸痰管）（按需）、小垫、新生儿消毒衣物一套、红油泥印台、速干手消毒剂、医疗垃圾桶、生活垃圾桶、利器盒。

2．产妇准备　协助产妇仰卧于产床，取膀胱截石位，暴露会阴部，进行会阴消毒，打开产包和敷料包，协助接产者上台并做好台下记录。

（二）新生儿护理

1．新生儿出生前准备　打开新生儿复苏暖台开关，调节温度至 28 ～ 34℃，确认围挡已拉起。备好氧气、肩垫、新生儿复苏物品及药品。

2．新生儿出生后护理　评估有无窒息，若需进行复苏抢救，协助医生做好复苏工作，若新生儿出生后一般情况好，则按常规进行处理。

（1）母婴早接触：护士协助产妇解开上衣，暴露乳房，接产者将新生儿放于产妇胸腹部，身体纵轴与产妇保持一致，新生儿双臂及双腿分开放于产妇身体两侧，头偏向一侧防止阻塞呼吸道造成窒息，将新生儿包被盖于身上，注意保暖，同时勿污染无菌区域。

（2）早接触后新生儿护理：让产妇确认新生儿性别并称量体重与身长，将新生儿足底涂抹红油印泥后，印于新生儿病历上完成采集。为新生儿穿好衣服，裹好包被，指导产妇母乳喂养。如若属于未消毒接生，应给予抗生素预防感染，急产儿按高危儿加强护理，肌注维生素 K_1，以预防新生儿颅内出血。

（三）产妇护理

1．胎盘娩出后，接产者与医生常规检查胎盘、胎膜是否完整，发现不全，协助医生进行处理；及时检查会阴、阴道、宫颈有无裂伤，如有应及时缝合并宣教产后注意事项包括伤口的护理及母乳喂养等。

2．接生完成后，护士协助产妇取舒适体位，并分别于产后 15min、30min、60min、90min 及 120min 测量产妇血压、脉搏、血氧饱和度、子宫底位置、膀胱充盈情况及出血量，并记录特殊用药及处理情况。密切观察是否有因子宫收缩乏力引起的产后出血，是否有感染征象；如产妇属未消毒接生，应遵医嘱给予抗生素预防感染。

（李晓丹）

问题与思考

1．（单选题）输卵管妊娠最常见的发生部位（　　）

A．伞部

B．间质部

C．壶腹部

D．峡部

2．（多选题）导致急产的因素有（　　）

A．经产妇

B．早产

C．流产次数多

D．不正当使用缩宫素

E．多胎妊娠

3．简述急产患者的急救护理措施。

第十五章　眼科急症患者的护理

第一节　机械性眼外伤患者的护理

案例 15-1

患者，男，40 岁，主因“右眼外伤两小时”来诊。患者 2 小时前因被他人用酒瓶猛击右侧头部，酒瓶破碎崩伤右眼。受伤后视力急剧下降伴眼部流血，睁眼困难，恶心未吐。未给予任何处理，遂来我院就诊。查体：视力右眼 0.02，左眼 1.0。双眼眼压正常。右眼结膜混合性充血，角巩膜缘可见 2mm 斜行裂口，范围自 1 点至 2 点，其内可见虹膜嵌顿于角巩膜创口，前房浅，房水闪辉（+），瞳孔向鼻上方移位，晶状体密度增加，眼底检查不能配合。左眼正常。既往史：双眼视力 1.0，无全身病史及药物过敏史。

问题与思考：

1. 患者的病情分级是几级？
2. 应采取哪些急救措施？

一、概念和病因

眼球穿通伤（perforating injury of eyeball）由锐器造成单一伤口的眼球壁全层裂开。按其损伤部位可分为角膜穿通伤、角巩膜穿通伤、巩膜穿通伤，以角膜穿通伤最为常见。眼球穿通伤多见于刀、剪、针等锐器刺入眼球，或撞击坚硬物体时溅出的碎片击穿眼球。

眼钝挫伤（ocular blunt trauma）是指眼部受机械性钝力引起的外伤，可造成眼附属器或眼球的损伤，引起眼内多种组织和结构的病变。眼钝挫伤占眼外伤发病总数的 1/3 以上，严重危害视功能。石块、木棍、铁块、球类、拳头以及爆炸产生的气浪冲击等，是钝挫伤的常见原因。除在打击部位产生直接损伤外，由于眼球是个不易压缩的球体，钝力可在眼球内和眼球壁传递，引起多处间接损伤。

眼内异物（intraocular foreign bodies）是指异物击穿眼球壁，异物存留于眼内，为眼球穿通伤的一种。当异物进入眼球时，机械性损伤不仅可以破坏眼内组织，同时，由于异物存留在眼内，增加了眼内感染的危险，还增加了交感性眼炎发生的可能。异物的化学作用还可引起眼内组织的破坏。异物击穿眼球壁后，可直接损伤眼球各组织，并发感染则引起化脓性眼内容物。异物的性质可分为金属和非金属两大类，常见非金属异物为玻璃、碎石、木材等，最常见的金属异物为铁。对于铁质或铜质异物，还可以引起眼组织的化学和毒性反应。

眼球穿通伤、眼钝挫伤、眼内异物伤三者均为机械性眼外伤。

二、临床表现

（一）眼球穿通伤

1. 角膜穿通伤　伤口位于角膜，愈合后遗留角膜瘢痕。

（1）伤口较小时，常自行愈合。

（2）大的角膜伤口伴有虹膜脱出、嵌顿、前房变浅，有眼痛流泪等刺激征。

（3）伤及晶状体时出现晶状体局限性混浊，甚至晶状体破裂，晶状体皮质嵌顿于伤口或脱出。

2. 角巩膜穿通伤　伤及角膜和巩膜，可引起虹膜、睫状体、晶状体和玻璃体的损伤，脱出及眼内出血，伴有明显的眼痛和刺激征，视力明显下降。

3. 巩膜穿通伤　较少见。较小的巩膜伤口容易忽略，穿孔处可能仅见结膜下出血。大的伤口常伴有脉络膜、玻璃体和视网膜损伤及玻璃体积血。损伤黄斑部分会造成永久性中心视力丧失。

（二）眼钝挫伤

根据挫伤部位不同，可有不同的症状和体征。

1. 眼睑挫伤可引起眼睑水肿、皮下淤血、眼睑皮肤裂伤、泪小管断裂以及眶壁骨折与鼻窦相通而至眼睑皮下气肿。

2. 结膜挫伤可引起结膜水肿、球结膜下淤血及结膜裂伤。

3. 角膜挫伤可引起角膜上皮擦伤、角膜基质层水肿、增厚及混浊、后弹力层皱褶、角膜裂伤。严重时可致角膜破裂。

4. 巩膜挫伤多见于巩膜最薄弱的角巩膜缘或眼球赤道部出现破裂。表现为眼压降低，前房及玻璃体积血，眼球运动受限，无光感。

5. 虹膜睫状体挫伤可引起外伤性虹膜睫状体炎、外伤性散瞳、瞳孔括约肌断裂、虹膜根部断裂及前房积血，挫伤使睫状肌的环形纤维与纵形纤维分离，虹膜根部向后移位，前房角加宽、变深，称房角后退，甚至导致房角后退性青光眼。

6. 晶状体挫伤可引起晶状体脱位或半脱位或外伤性白内障，造成视力不同程度下降。

7. 脉络膜、视网膜及视神经挫伤表现为脉络膜破裂及出血、视网膜震荡和脱离、玻璃体积血以及视神经损伤。

（三）眼内异物伤

根据异物穿通人眼球的部位不同，以及异物存在眼内部位的不同，临床症状和体征可有不同。

1. 多伴有眼球穿通伤的症状和体征。

2. 患者有异物击伤史，眼球上可查到穿通伤痕或眼内组织有异物穿通伤损害痕迹。

3. 眼球内异物也可引起外伤性虹膜睫状体炎、化脓性眼内炎及交感性眼炎。

4. 铁质异物在眼内溶解氧化，对视网膜有明显的毒性作用，可产生铁质沉着症；铜质异物在眼内组织沉着可产生铜质沉着症。

三、护理评估

（一）病史评估

评估患者是否有明确的外伤史，并详细了解患者致伤的过程，为何物损伤，常见致伤物有刀、剪、针及敲击金属飞溅出的碎片等；评估异物的材质，如铜、铁；评估受伤后诊治过程等；评估患者的年龄、性别、职业、家庭状况及对本病的认识；了解患者是否有焦虑、悲伤和紧张等心理表现。

（二）辅助检查

1．B 超检查　可协助判断玻璃体有无出血及出血程度，有无眼球壁破裂、晶状体有无错位、视网膜有无脱离及有无眼内异物并确定异物的性质等。

2．X 线或 CT 检查　可以明确有无眶壁骨折，眼内及眼眶内有无异物以及异物的位置和性质。

（三）病情评估——病情监测指标

密切观察视力和眼局部伤口的变化，监测眼压的变化和每日积血的吸收情况；观察结膜和角膜有无异物遗留，观察有无角膜溃疡等并发症的发生。

四、急救护理措施

（一）局部护理

遵医嘱以无菌纱布遮盖伤眼。眼睑水肿或皮下淤血者，早期冷敷，2 ～ 3 天后改为热敷，通常数日至 2 周后逐渐吸收。对于角膜或结膜异物的患者，可在表面麻醉后，用生理盐水棉签拭去异物。

（二）用药护理

遵医嘱及时用药，如遵医嘱给予左氧氟沙星滴眼液抗感染治疗，并观察用药后效果。术后充分散瞳，防止粘连。非住院患者应教会其本人或家属局部用药的方法和注意事项。

（三）围手术期的护理

对于穿通伤，初期进行修复手术，尽早恢复眼球的完整性，伤后 24h 内，组织水肿不显著，是修复手术的最好时机。对于钝挫伤，小伤口，自然对合好，无须缝合；伤口不整齐或皮肤撕裂破碎者，应将一切尚可存活的皮肤碎片保存，细心对齐缝合；并发泪小管断裂，应在显微镜下及时修复吻合泪小管；并发眶壁骨折的患者，单纯眶缘骨折无明显移位，无须治疗；眶底及眶内壁骨折，有复视和眼球内陷者，择期行手术整复。进行眼内异物取出手术前禁忌剪眼睫毛和结膜囊冲洗，防止增加眼球压力和增加感染机会。术后严格按医嘱使用抗生素等，严格执行各项无菌操作，帮助患者增加自身抵抗力，严防眼内感染的发生。

（四）健康教育

保持患者情绪稳定，鼓励其积极配合治疗，可促进疗效。告知患者若眼内溅入异物，切忌揉擦眼睛和自行剔除异物，应及时到医院处理。异物剔除后，次日一定要到医院复诊。

第二节　眼部化学伤患者的护理

案例 15-2

患者，男，50 岁，主因“石灰溅入右眼三小时”来诊，患者自述右眼剧烈疼痛、不能睁眼，现场稍作冲洗后遂来我院就诊。查体：右眼上下睑皮肤明显红肿，球结膜充血、水肿，角膜上皮缺损，基质水肿、混浊明显，不能看到虹膜纹理，角膜缘区约占 1/3 周。

问题与思考：

1. 患者的病情分级是几级?
2. 应采取哪些急救措施?

眼化学伤（ocular chemical injury）又称眼化学性烧伤，由化学物品的溶液、粉尘或气体接触眼部所致。常见眼化学伤有酸性烧伤和碱性烧伤。

一、病因与发病机制

眼部酸碱烧伤多发生在化工厂、工地或实验室，主要由酸碱溶液引起。

1．酸性烧伤（acid burn）　由硫酸、盐酸或硝酸溶液引起的最常见。如果酸性溶液浓度较低，则仅对眼部有刺激作用。由于酸对蛋白质有凝固作用，强酸使眼部组织蛋白质凝固坏死，能阻止酸性物质继续向深部渗透。

2．碱性烧伤（alkaline burn）　由氢氧化钠、氧化钙、氨水和氢氧化钾等引起的最常见。碱性溶液能够溶解脂肪和蛋白质，接触眼部组织后能够很快渗透到深层或眼内，并使细胞分解坏死。所以碱烧伤比酸烧伤后果严重很多。

3．其他　有一些酸碱物质如浓硫酸和氧化钙等，与水接触后产生大量的热量，会同时造成热烧伤，使眼部受到双重损害。

二、临床表现

眼部酸碱烧伤的症状主要包括眼部烧灼痛、异物感、畏光、流泪和视物模糊等。体征因烧伤的严重程度不同而不同，轻者仅有结膜充血、角膜上皮损伤和角膜基质水肿混浊等，重者可表现为角膜全层水肿混浊和结膜全层坏死。

三、护理评估

（一）病史评估

评估是否有化学物质进入眼部，损伤的时间，致伤的物质、浓度、量及与眼部接触时间。有无经过眼部冲洗或其他处理。评估患者对化学伤的认识程度，了解患者是否有焦虑、悲伤和紧张等心理表现。注意评估患者的年龄、性别、职业、家庭状况及对本病的认识。

（二）病情评估

病情程度判断　患者有明确的酸性或碱性物质接触史。伤后眼痛、流泪等刺激症状强烈，因伤情轻重不同，视力损害程度不等。

1．轻度损伤者　眼睑皮肤潮红，结膜充血，角膜上皮部分脱落，愈后不影响视力。

2．中度损伤者　皮肤起泡、糜烂，结膜水肿，局限性坏死，角膜雾状混浊，上皮全部脱落，角膜浅层基质受累，愈后留有云翳或斑翳，视力减退。

3．重度损伤者　角膜缘组织缺血坏死，角膜呈瓷白色混浊，视力严重下降。重度损伤常见于强碱烧伤，因碱性物质向眼内渗透，可引起多种并发症，如睑球粘连、虹膜睫状体炎、继发青光眼和白内障等。

四、急救护理措施

（一）局部处理

立即遵医嘱用大量生理盐水反复冲洗伤眼，一般需要1000ml以上，时间要连续15～20min，冲洗时翻转上下睑。转动眼球，充分暴露穹窿部，彻底冲洗化学物质，若有块状化学物质紧粘或嵌入眼部组织内，可用棉签擦出，必要时剪开结膜，彻底清除化学物质。眼部滴表面麻醉剂，缓解疼痛和眼睑痉挛，使患者能充分合作以进行详细检查。

（二）用药护理

遵医嘱及时用药，局部滴用抗生素滴眼液并涂大量抗生素眼膏预防感染，防止睑球粘连。局部滴用胶原抑制剂，防止角膜溃疡。

（三）行前房穿刺术

碱性物质接触时间越长，房水pH升高的持续时间越长，对眼组织损伤越大。房水绿染是急诊行前房穿刺术的指征。前房穿刺应在伤后6～8h内进行，条件允许应在伤后1～2h内进行。若结膜苍白，在前房穿刺术的同时，可行球结膜放射切开冲洗术。

（四）健康指导

教会患者和家属继续用药的方法，保持身心健康，避免不良情绪的刺激，以免影响疗效或加重病情。告知患者眼化学伤的现场急救措施：一旦化学物质进入眼部，应争分夺秒就地用大量清水如河水、井水、自来水或饮用矿泉水等充分冲洗眼部，或用脸盆盛水，将面部浸入水中，充分冲洗，然后再送医院进一步处理，减轻化学伤的损害程度。

第三节　急性闭角型青光眼患者的护理

案例 15-3

患者，女，56 岁，主因“右眼胀痛伴头痛、恶心、呕吐，视物模糊 4 小时”来诊。既往史：在过去两年中曾在着急或情绪激动后出现过 3 次轻度右眼胀痛、头痛，无恶心、呕吐，视力影响不明显，休息后可自行缓解，未诊治。高血压病史 2 年，规律服药。家族史：其母亲患有闭角型青光眼。

问题与思考：

1. 患者的病情分级是几级？
2. 应采取哪些急救措施？

急性闭角型青光眼（acute angle-closure glaucoma，AACG）是由于房角突然大范围关闭引起眼压急剧升高并伴有相应症状和眼部组织病理改变的一类青光眼，为眼科常见急症之一。引起急性闭角型青光眼的病因尚未充分阐明，具有遗传倾向的眼球局部解剖结构变异包括眼轴较短、角膜较小、前房浅、房角狭窄、晶状体较厚，晶状体位置相对靠前等被公认为是本病的发病因素，并常有情绪激动、过度疲劳、暗室环境、近距离用眼过度、气候变化、季节更替等诱因促使发病。

一、临床表现

典型的 AACG 根据其临床经过及疾病转归可分为以下六期。

（一）临床前期

AACG 为双侧性眼病，当一眼发病被确诊后，另一眼即使没有任何临床症状也可以诊断为 AACG 临床前期。另外，部分闭角型青光眼在急性发作以前，可以没有自觉症状，但具有前房浅、虹膜膨隆、房角狭窄的解剖特征，暗室激发试验呈阳性表现。

（二）先兆期

表现为一过性或反复多次的小发作，多出现在傍晚时分，突感雾视、虹视，可能有患侧额部疼痛，或伴同侧鼻根部酸痛。上述症状历时短暂，休息后自行缓解或消失。若即刻检查可发现眼压升高，常在 40mmHg 以上，眼局部充血或不充血，角膜上皮水肿呈轻度雾状，前房极浅，但房水无混浊，房角大范围关闭，瞳孔稍扩大、光反射迟钝。小发作缓解后，除具有特征性前房浅外，一般不留永久性损害。

（三）急性发作期

典型症状包括剧烈的头痛、眼胀痛、视物模糊，伴有恶心、呕吐、血压升高、便秘、腹泻、食欲缺乏甚至发热等。多为一眼，也可双眼同时发作。眼压急剧上升，多在 50mmHg 以上，可超过 80mmHg；症状剧烈，视力严重减退，可仅存光感。眼部检查可见球结膜水肿、睫状体充血或混合出血，角膜水肿，呈雾状混浊、角膜后色素性颗粒沉着、前房浅、房水闪辉阳性、虹膜水肿、隐窝消失、瞳孔散大，多呈竖椭圆形或偏向一侧，对光反射消失，眼部刺激征等。

（四）间歇期

指小发作后自行缓解，关闭的房角重新开放，小梁未遭受严重损害，不用药或仅用少量缩瞳剂眼压能稳定在正常水平。但瞳孔阻滞的病理基础尚未解除，随时有再发作的可能。

（五）慢性期

急性大发作或多次小发作后，房角广泛粘连，小梁功能严重损害，眼压中度升高，视力进行性下降，眼底可见青光眼性视神经盘凹陷，并有相应的视野缺损。

（六）绝对期

指高眼压持续过久，眼组织特别是视神经遭到严重破坏，视力已降至无光感且无法挽救的晚期病例，偶尔可因眼压过高或角膜变性而剧烈疼痛。

二、护理评估

（一）病史评估

评估患者起病时间、起病缓急；有无眼痛，疼痛持续时间；有无过度疲劳、情绪激动等促发因素；既往该病发作次数、有无规律性等，发病时伴随症状及对该病的认知程度。了解患者有无青光眼病史，有无紧张、焦虑、恐惧情绪。

（二）辅助检查

1．房角镜、眼前段超声生物显微镜检查　可观察和评价前房角的结构，对明确诊断、用药以及手术方式的选择有重要意义。

2．暗室试验　即在暗室内，患者清醒状态下，静坐 60 ~ 120min，然后在暗光下测眼压，如测得的眼压比试验前升高大于 8mmHg，则为阳性，提示为可疑患者。

3．视野检查　视野缺损情况反映病变的严重程度。

三、急救护理措施

急救原则：一旦确诊，应迅速降低眼压，减少组织损害，积极挽救视力。首先用药物降低眼压，待眼压恢复正常后，再行手术治疗。

（一）降眼压

遵医嘱使用降眼压药物，监测用药后眼压波动情况。

1．缩瞳剂　眼局部频滴高浓度缩瞳剂（如 2% 毛果芸香碱），每 5 ~ 10min 滴一次，共滴 1h。待瞳孔缩小、眼压降低后，改为 1 ~ 2h 一次，每次滴完要压迫泪囊区 2 ~ 3min，减少药物吸收。该药可引起眉弓疼痛、视物发暗、近视加深等不良反应，偶可出现胃肠道反应、头痛、眩晕、脉搏加快、气喘、流涎、多汗等全身中毒症状。应及时停药报告医生，给患者更衣、保暖，防止受凉。

2．β- 肾上腺素受体阻滞剂　使用时注意观察心率、脉率，发现异常及时停药报告医生。脉率小于 60 次 / 分，停止使用，窦性心律过缓或房室传导阻滞患者慎用，有支气管哮喘、肺源性心脏病、心力衰竭病史的患者禁用。

3．碳酸酐酶抑制剂　局部用药不良反应小，常有味觉异常，视力模糊等；口服醋甲唑胺，首次 500mg，以后 250mg，每日 3 次，联合碳酸氢钠 500mg 口服。密切观察药物不良反应，如唇麻痹、手足有蚁爬行感，个别患者可能出现血尿、肾绞痛，有泌尿系统结石的患者慎用，用药后定期检查尿常规，一旦出现异常，立即停药。有磺胺类药物过敏史的患者禁用此类药物。

4．高渗剂　使用时应注意观察尿量以及有无电解质紊乱，心、肾功能不全者慎用。20% 甘露醇 250ml 静脉滴注，30 ~ 40min 内滴注完，静脉滴注后患者需卧床休息，防止直立性低血压出现。口服利尿脱水药异山梨醇口服溶液后不易多喝水，可用温开水漱口，注意观察胃肠道的不良反应。使用高渗剂半小时后测眼压，观察用药后的情况。

（二）手术治疗与护理

急性发作的患者，由于房角多已广泛粘连而丧失功能，只能降眼压后行滤过手术。对于不典型发作者，根据眼压情况和房角的开放范围选择手术方式。手术目的是：①解除瞳孔阻滞，避免房角关闭，阻止病程进展。②建立防水向外引流通道。常见手术方法有：激光手术，如激光周边虹膜切除术；显微手术，如周边虹膜切除术、小梁切除术等。行手术治疗的患者及时给予术前及术后的护理措施，促进眼部的康复。

（三）健康指导

指导患者遵医嘱按时用药，正确滴眼药水、涂眼膏，观察药物不良反应，不得随意自行停药、改药。避免长时间阅读、看电影、电视，不要在暗室久留。不要长时间低头、弯腰，衣领、腰带不要过紧等，减少一切导致眼压升高的因素，减少急性发作的机会。指导滤过手术后的患者保护滤过泡，避免碰撞或用力揉搓术眼，避免剧烈运动，如打球、游泳等。耐心做好患者的心理疏导工作。

（刘　佳　杨亚娟）

问题与思考

1．（单选题）急性闭角型青光眼常用的治疗药物**不包括**（　　）

A．口服乙酰唑胺

B．20% 甘露醇注射液

C．复方托比咯胺滴眼液

D．2% 毛果芸香碱滴眼液

2．（多选题）眼科急症患者的护理正确的是（　　）

A．立即遵医嘱用药

B．有块状化学物质嵌入眼部组织，不能切开结膜彻底清除化学物质

C．立即将急性闭角型青光眼患者带入暗室内

D．眼球穿通伤以角膜穿通伤最常见

E．异物进入眼睛后立即将异物揉出

3．简述化学性烧伤患者的急救护理措施？

4．患者，男，75 岁，左眼突发视物不见十分钟，觉阵发性视物模糊 1 天，有高血压病史，近 2 天因生气血压不稳定，被诊断为急性闭角型青光眼发作期，请问急性发作期的急救护理措施有哪些？

第十六章　耳鼻喉科急症患者的护理

第一节　鼻出血患者的护理

案例 16-1

患者，男，65 岁，主因“无明显诱因出现左侧鼻腔间断出血 6 日”来诊。行前孔填塞后，双侧鼻腔仍有间断出血。观察：患者精神差，全身乏力，面色苍白。查体：BP165/110 mmHg。实验室检查：WBC 11.7×10^9/L，RBC 2.2×10^{12}/L，血红蛋白 75g/L。既往史：高血压病史 10 年，规律服药，血压控制在 145 ～ 155mmHg/90 ～ 100 mmHg。

问题与思考：

1. 患者的病情分级是几级？
2. 引起患者鼻出血的诱因是什么？
2. 应采取哪些急救措施？

鼻出血（epistaxis）是指血液自鼻腔流出，是耳鼻喉科最常见的急症之一。可单纯由鼻部疾病引起，也可由全身疾病所致。鼻出血多为单侧，也可为双侧；可间歇反复出血，也可持续出血；出血量多少不一，轻者仅为涕中带血，重者可引起失血性休克，反复鼻出血可导致贫血。

一、病因

引起鼻出血的病因可分为局部病因和全身病因两类。

（一）局部病因

1．外伤　鼻骨骨折，鼻腔、鼻窦外伤或手术均可损伤血管而发生鼻出血。剧烈咳嗽、擤鼻过重、挖鼻过深及经鼻插管也可引起鼻出血。

2．炎症　鼻腔、鼻窦感染可因黏膜病变而损伤血管。

3．肿瘤　鼻腔、鼻窦及鼻咽部的各种良性和恶性肿瘤均可引起鼻出血。如鼻咽纤维血管瘤，出血一般较剧烈。

4．其他　鼻中隔偏曲也是鼻出血的常见原因之一，鼻腔异物常见于儿童，多为一侧出血或血涕。

（二）全身病因

凡可引起血压增高，凝血功能障碍或血管张力改变的全身性疾病均可能发生鼻出血，如高血压、血管硬化、风湿热、血液疾病、急性传染病、尿毒症、维生素缺乏、内分泌失调、遗传性毛细血管扩张症等。

二、临床表现

根据不同的病因、年龄、鼻出血的部位、出血量多少及出血次数不同，鼻出血症状及体征变化较大。

1．出血部位　儿童及青少年出血多在鼻中隔前下方的“利特尔动脉丛”或“克氏静脉丛”，中老年出血部位多在鼻腔后端的吴氏鼻 - 鼻咽静脉丛及鼻中隔后部动脉，出血量多且较凶猛，不易止血。局部原因引起的出血者多为单侧出血，全身性疾病多引起双侧或交替性出血。

2．出血量　出血量多少不一，可为涕中带血、滴血、流血或血流如注。可根据患者每次从口中吐出的血量，鼻腔内流出血的量、频次、颜色，并结合患者的一般状况来综合判断。

3．出血时间　出血可间歇反复，亦可呈持续性。长期反复出血患者可出现贫血貌。

三、护理评估

（一）病史评估

评估患者的出血量及持续时间，评估有无鼻外伤、既往有无鼻部疾病、高血压、凝血障碍等，评估患者的一般情况及心理－社会状况。

（二）辅助检查

1．鼻腔检查　为最直接的检查方法，借此可以初步了解出血是双侧还是单侧、出血部位，为下一步止血方法的选择提供依据。

2．鼻咽部检查　可以判断鼻咽部有无新生物、有无明确出血点。

3．实验室检查　包括全血细胞分析、凝血功能、生化检查等，了解患者全身情况。

（三）病情评估——病情监测指标

监测患者的生命体征、主诉的变化，评估出血量，警惕休克的发生。

四、急救护理措施

（一）止血措施

协助患者取坐位或半卧位，仔细检查鼻腔，并根据出血的部位、出血量及患者年龄选择适宜的止血方法。在处理出血的过程中，注意监测患者的生命体征。

1．对于鼻腔前部的出血，出血量较少时，可行简易止血法，示范并教会患者或家属正确的简易止血方法。例如指压止血法——患者取坐位，头部略前倾，用手指按压出血侧鼻翼或捏紧双侧鼻翼 10 ～ 15min，同时令患者吐出口内血液，避免误吸。

2．对于内镜检查出血部位不明的，需行前、后鼻孔填塞，先向患者说明填塞的必要性，及操作过程中可能出现的疼痛、头晕、咽部干燥等不适，取得患者的配合。填塞过程中嘱患者张口呼吸，切勿将血咽下，以免引起胃部不适。同时安慰鼓励患者。

3．对于内镜检查出血部位不明或鼻腔填塞后出血仍不能控制的，可考虑行血管电凝、血管栓塞或结扎术，需告知其手术的必要性及大概流程，取得患者的配合并做好术前准备。

（二）并发症预防

1．止血处理后嘱患者尽量卧床休息，取半卧位，减少活动。同时应警惕患者因卧床时间过长，再次起床活动时发生直立性低血压。

2．止血处理后遵医嘱协助患者进温凉的流食或半流食，可少食多餐。

3．协助患者保持口腔清洁，每次进食后用漱口水漱口，口唇可涂抹液状石蜡防止其干裂。

（三）疑似休克患者的处理

参见第五章第二节。

（四）健康教育

注意避免鼻腔黏膜的干燥，可室内使用空气加湿器，或鼻腔局部使用薄荷油保湿。止血处理后，指导患者应避免打喷嚏、咳嗽、擤鼻等，告知患者积极治疗可能导致鼻出血的原发疾病的重要性，取得患者的配合。

第二节　喉部急症患者的护理

一、喉阻塞

案例 16-2

患者，男，50 岁，主因“声嘶三年，左颈包块两月，呼吸困难两天”来诊。查体：可见三凹征，喉黏膜充血，左侧室带可见新生物，左侧颈部淋巴结肿大，质硬、活动度欠佳。辅助检查：电子鼻咽镜示左侧室带新生物；ECT 示双侧声带不规则增厚。病理检查：（喉）鳞状细胞癌。

问题与思考：

1. 患者的病情分级是几级？
2. 引起患者呼吸困难的原因是什么？
3. 应采取哪些急救措施？

喉阻塞（laryngeal obstruction）又称喉梗阻，系因喉部或其临近组织的病变，使喉部通道发生阻塞，引起呼吸困难，是耳鼻咽喉头颈外科常见的急症之一，若不速治，可引起窒息死亡。由于幼儿喉腔较小，黏膜下组织疏松，神经系统不稳定，故发生喉阻塞的机会较成人多。

（一）病因

引起喉阻塞的原因很多，主要有以下几种。

1．炎症　小儿急性喉炎、急性会厌炎、急性喉气管支气管炎、白喉、喉脓肿、咽后脓肿、口底蜂窝织炎等。

2．外伤　喉部挫伤、切割伤、烧灼伤、毒气或高热蒸汽吸入等。

3．水肿　喉血管神经性水肿、药物过敏反应以及心、肾疾病引起的水肿等。

4．异物　喉部、气管异物不仅造成机械性阻塞，还可引起喉痉挛。

5．肿瘤　喉癌、多发性喉乳头状瘤、喉咽肿瘤、甲状腺肿瘤等。

6．畸形　先天性喉喘鸣、喉蹼、喉软骨畸形、喉瘢痕狭窄。

7．声带麻痹　各种原因引起的两侧声带外展瘫痪。

（二）临床表现

1．吸气性呼吸困难　是喉阻塞的主要症状，上述病因均可引起喉部气道阻塞从而引起呼吸困难。吸气时气流将声带斜面向下、向内推压，使声带向中线靠拢。当病因导致喉部黏膜充血肿胀或声带固定时，声带无法做出正常情况下的外展动作开大声门裂，使声门裂更加狭窄，造成吸气时呼吸困难进一步加重。

2．吸气性喉喘鸣　吸入的气流，挤过狭窄的声门裂，形成气流旋涡反冲声带，引起声带振动，发出尖锐的喉鸣声，严重者隔室可闻，是喉阻塞的一个重要症状。

3．吸气性软组织凹陷　胸骨上窝，锁骨上，下窝，胸骨剑突下或上腹部、肋间隙于吸气时向内凹陷，称此为四凹征。其程度随呼吸困难的程度而异，儿童的肌张力较弱，此凹陷尤为显著。

4．声嘶　若病变位于声带，则出现声音嘶哑，甚至失声。

5．发绀　因缺氧而面色青紫、吸气时头后仰，坐卧不安、烦躁不能入睡。晚期可出现。

（三）护理评估

1．病史评估　评估患者呼吸困难的程度、喘鸣声强度，评估患者近期有无过度劳累、上呼吸道感染史、急性炎症史、外伤异物史、肿瘤史，有无喉部先天性疾病，哮喘，慢性支气管炎，过敏，心、肾疾病等病史。

2．辅助检查

（1）喉镜检查：以明确喉部病变及声门裂大小。

（2）X 线检查：喉部侧位 X 线摄片可以帮助了解声门受累情况。

3．病情评估

（1）病情监测指标：患者的缺氧状态是病情监测的重要指标。需要严密监测患者呼吸、血氧饱和度、血气、心率变化，早期机体可耐受，尚无明显的缺氧症状，随着阻塞时间的延长，缺氧程度逐渐加重。呼吸变快且深，心率加快，血压随之上升。当缺氧进一步加重后，患者会出现坐卧不安，烦躁、发绀的现象。如喉阻塞终末期则出现大汗淋漓、脉搏变弱，呼吸浅快，严重者出现惊厥、昏迷，甚至心搏骤停。

（2）病情程度判断：根据呼吸困难的程度将喉阻塞分为四度。

1）Ⅰ度：安静时无呼吸困难。活动或哭闹时有轻度吸气性呼吸困难，稍有吸气性喉喘鸣和及吸气性胸廓周围软组织凹陷。

2）Ⅱ度：安静时也有轻度吸气性呼吸困难、吸气性喉喘鸣和吸气性胸廓软组合周围凹陷，活动时加重，但不影响睡眠和进食，无烦躁不安等缺氧症状，脉搏尚正常。

3）Ⅲ度：吸气性呼吸困难明显，喉喘鸣声较响，吸气性胸廓周围软组织凹陷显著，并出现缺氧症状，如烦躁不安、不易入睡、不愿进食、脉搏加快等。

4）Ⅳ度：呼吸极度困难。患者坐卧不安，手足乱动，出冷汗，面色苍白或发绀，定向力丧失，心律不齐，脉搏细数，昏迷，大小便失禁等，若不及时抢救，则可因窒息导致呼吸心跳停止而死亡。

（四）急救护理措施

呼吸困难的程度是选择急救护理措施的主要依据，同时要结合病因和患者的一般情况，对缺氧的耐受能力等方面全面考虑。

1．Ⅰ度呼吸困难　明确病因，积极控制感染和炎症肿胀；取出异物；肿瘤切除等方法解除喉阻塞，无须行急诊气管切开术。

2．Ⅱ度呼吸困难

(1) 密切观察患者的呼吸、脉搏、血压、神志及缺氧症状的变化。遵医嘱吸氧或雾化吸入治疗。

(2) 保持气道通畅。采取半卧位，使患者卧床休息减少耗氧量。室内保持适宜的温湿度，限制探视人数，减少刺激因素。幼儿患者尽量减少外界刺激，避免因哭闹而加重呼吸困难。

(3) 经过对因治疗解除喉阻塞，对于小儿急性喉炎、急性会厌炎、喉头水肿、气管插管或气管镜检查所引起的急性喉阻塞，如及时用激素治疗，大多可避免做气管切开术。

(4) 床边备气管切开包、适宜型号的气管套管、吸引器、吸痰用物等，以备不时之需。

3．Ⅲ度呼吸困难　严密观察患者呼吸变化，遵照医嘱对症治疗和病因治疗，若症状无好转，立即行气管切开术。

4．Ⅳ度呼吸困难　立即行气管切开术，如病情紧急，可先行环甲膜切开。

5．健康教育　有食物、药物及花粉过敏史者，避免接触过敏原。向患者和家属解释发生喉阻塞的原因，增强机体免疫力，防止上呼吸道感染。

二、急性会厌炎

案例 16-3

患者，男，30 岁，主因“咽痛 5 小时，憋气 1 小时”来诊。患者自述晨起时自觉咽部疼痛。2 小时前患者感到咽痛加剧，1 小时前患者感到咽部阻塞感，伴憋气。查体：无声嘶，无喉鸣。会厌充血，高度肿胀呈球形。声门无法窥及。颈部各区未触及肿大淋巴结，颈部各区无肿胀压痛。

问题与思考：

1. 患者可能的诊断是什么？
2. 患者的病情分级是几级？
3. 应采取哪些急救措施？

急性会厌炎（acute epiglottitis）是一种发病突然、病程发展迅速可危及患者生命的耳鼻喉科常见急症，主要累及喉部声门上区的会厌及其周围组织，容易造成上呼吸道阻塞。

(一)病因

1．主要病因为感染，常见致病菌有乙型流感嗜血杆菌、副流感嗜血杆菌、肺炎链球菌、金黄色葡萄球菌等，同时病毒也可以导致该病，如水痘带状疱疹病毒、Ⅰ型单纯疱疹病毒等。

2．由于接触过某些食物药物被蚊虫叮咬过后引起某些变态反应也可是该病的病因之一。

3．邻近病灶蔓延如急性扁桃体炎、咽炎、鼻炎、口腔炎等蔓延可侵及声门上黏膜。也可以继发于急性传染病后。炎症可引起会厌舌面高度充血水肿，会厌肿胀似球形导致呼吸道阻塞造成喉阻塞。

（二）临床表现

1．发病情况　起病急骤，多在夜间发生，病史一般在 6 ～ 12h，患者常在正常入睡后突感咽喉疼痛、憋气而惊醒。

2．畏寒、发热　成人患者在发病前有畏寒发热的表现，体温可波动在 37.5 ～ 39.5℃，患者出现烦躁，精神差，全身乏力等表现。幼儿患者可出现饮水时呛咳、呕吐。

3．咽喉疼痛　吞咽时加剧，是急性会厌炎的主要症状。

4．吞咽困难　吞咽时直接刺激会厌，导致咽喉疼痛，拒食。如会厌及杓状软骨处黏膜肿胀，可发生吞咽困难。

5．呼吸困难　会厌黏膜肿胀向后下移位，使喉室入口缩小，阻塞声门出现吸气性呼吸困难。

6．昏厥、休克　患者可在短时间内出现昏厥和休克，具体表现为呼吸困难、精神不振、四肢发冷、面色苍白、脉搏细数、血压下降等。

（三）护理评估

1．病史评估　了解患者有无咽炎、扁桃体炎等邻近器官炎症，有无接触过致敏的食物药物，患者是否有糖尿病史及近期血糖控制情况 .

2．辅助检查

（1）实验室检查：白细胞总数增加，中性粒细胞增多。

（2）间接喉镜检查：会厌舌面弥漫性充血肿胀，重者如球形。

（3）影像学检查：必要时行 CT 和 MRI 可显示会厌等声门上结构肿胀，有助于识别脓腔。

3．病情评估——病情监测指标　评估患者发病时间及体温情况，有无畏寒、乏力；评估疼痛及呼吸困难情况。

（四）急救护理措施

1．保持呼吸道通畅

（1）抬高患者床头，遵医嘱给予氧气吸入，监测血氧饱和度。观察吸氧后病情有无改善，床旁备气管切开包。

（2）建立人工气道是保证患者呼吸道通畅的重要方法，有下述情况出现者，应考虑行气管切开术：

1）起病急，病情发展迅速，出现Ⅱ度以上吸气性呼吸困难。

2）病情严重，出现吞咽功能障碍者。

3）会厌或杓状软骨黏膜充血肿胀严重，经抗炎吸氧治疗未见好转者。

4）年老或体弱、咳嗽功能差者。

5）出现烦躁不安、发绀、三凹征，发生昏厥休克者立即行气管切开术。

2．用药护理

（1）开放静脉通路，遵医嘱足量使用抗生素和糖皮质激素。

（2）给予雾化吸入，保持气道湿润、稀释痰液。

（3）严密观察用药后的反应。

3．疼痛护理

（1）患者静卧休息，进清淡无刺激的流食或半流食，减少对会厌的刺激。

（2）保持口腔清洁，每次进食后用漱口水含漱，防止继发感染进一步引起疼痛。

4．健康教育　需要提高患者和家属对急性会厌炎的认识，告知患者及家属急性会厌炎的危险性及预防措施。积极治疗邻近器官的感染。日常生活要有规律，戒烟酒，避免过度疲劳。对于变态反应引起的急性会厌炎应避免接触过敏物质。

三、小儿急性喉炎

案例 16-4

患者，男，2 岁，主因“发热、咳嗽两日，呼吸困难伴喉鸣“来诊。查体：患儿呼吸极度困难，惊恐不安，犬吠样咳嗽，声音嘶哑，鼻翼扇动，口唇发绀，吸气性喉鸣伴三凹征，T 39.2℃，HR 105 次 / 分，咽喉红肿，肺部听诊可闻哮鸣音。

问题与思考：

1．患者可能的诊断是什么？

2．患者的病情分级是几级？

3．应采取哪些急救措施？

小儿急性喉炎（acute laryngitis in children）是小儿以声门区为主的喉黏膜的急性炎症，常累及声门下区黏膜和黏膜下组织，多在冬春两季发病。因小儿喉腔较小，喉内黏膜松弛，喉软骨柔软，炎症时肿胀较重。同时小儿咳嗽反射差，不易排除气管及喉管的分泌物。对感染的抵抗力也低于成人，易发生喉激惹，引起呼吸困难。

（一）病因

小儿急性喉炎主要由病毒或细菌感染引起，多继发于上呼吸道感染。也可是某些急性传染病，如流行性感冒、麻疹、水痘、百日咳、猩红热等的前驱症状。同时小儿营养不良、抵抗力下降、变应性体质、牙齿拥挤重叠、慢性扁桃体炎、腺样体肥大、慢性鼻炎、鼻窦炎等极易诱发本病。

（二）临床表现

小儿急性喉炎起病较急，多有发热、声嘶、咳嗽等。早期以喉痉挛为主，声嘶多不严重，表现为阵发性犬吠样咳嗽或呼吸困难，继之有黏稠痰液咳出，屡次发作后可能出现持续性喉梗阻症状，如哮吼性咳嗽、吸气性喘鸣。

本病常突然发病，小儿夜间骤然重度声嘶，咳嗽频繁，咳嗽声音为钝性，吼叫样。严重者吸气时出现锁骨上窝、肋间隙、胸骨上窝及上腹部显著凹陷，面色发绀或烦躁不安。呼吸变慢，晚期则呼吸浅快。如不及时治疗，可进一步出现发绀、出汗、面色苍白、呼吸无力，甚至呼吸循环衰竭、昏迷、抽搐、死亡。

（三）护理评估

1．病史评估　评估患儿是否为变应性体质，营养发育是否正常；了解有无慢性扁桃体炎、腺样体肥大等病史；评估患儿传染病预防接种情况；了解患儿有无明显诱因如受凉、急性上呼吸道感染史等。

2．辅助检查　喉镜检查见喉黏膜充血肿胀，尤以声门下区为重，小儿常不合作，对较大能配合的小儿可行间接喉镜检查。血氧饱和度检测对诊断亦有帮助。

3．病情评估——病情监测指标　评估患儿呼吸情况，有无阵发性犬吠样咳嗽，有无痰液咳出，有无呼吸困难出现；评估患儿生命体征，是否发热；评估患儿是否出现声嘶。

（四）急救护理措施

1．气道管理　迅速备齐各种抢救用品，床旁备好氧气、吸引器、心电监测仪、气管切开包等。密切观察患儿的面色、口唇、皮肤及意识状态、呼吸频率和节律、血压、脉搏的变化。当患儿缺氧加重，鼻翼扇动、口唇发绀或苍白、血氧饱和度下降、出汗、心动过速、烦躁不安甚至抽搐时，立即报告医生，迅速实施气管切开及其他解除喉阻塞的紧急措施。

2．用药护理

（1）小儿急性喉炎的治疗关键是解除喉阻塞，及早使用有效足量的抗生素控制感染，同时给予糖皮质激素。

（2）遵医嘱给予雾化吸入，解痉，化痰。

（3）严密观察用药后的反应。

3．对症护理　发热的患儿给予物理降温或遵医嘱给予退热药，注意观察患儿体温变化、出汗情况。出汗较多者应多喂水，防止患儿发生脱水。尽量使患儿安静休息，减少哭闹及活动，以免加重缺氧。体贴关心患儿，护理时动作轻柔，态度和蔼，以消除其恐惧心理。

4．营养支持　小儿发生急性喉炎后，病情会导致食欲受到影响。同时进食时咽喉疼痛加重，饮食宜以流食为主。喉阻塞严重时暂且禁食，防止进食导致窒息。小儿发热使机体水分额外丧失，禁食更使水分摄入不足，极易引起患儿脱水。要注意全身营养与水电解质平衡，保护心肺功能。

5．健康教育　预防幼儿感冒，如若感冒，不能随意喂服镇咳镇静药物，以免药物导致排痰困难，引起呼吸道阻塞。指导家属学会观察患儿的呼吸及咳嗽情况，同时督促患儿平时不要过度喊叫。

第三节　耳鼻喉科创伤性疾病患者的护理

一、鼻骨骨折

案例 16-5

患者，男，24 岁，主因“鼻外伤后鼻部疼痛、鼻外观畸形 8 小时”来诊。查体：左侧鼻腔出血，量较少，伴鼻部肿痛，同时出现少量流清涕，无明显鼻塞，无溢泪，无嗅觉减退，无头面部胀痛，外鼻可见鼻背左中上 1/3 处右偏，稍塌陷，鼻背部右中上 1/3 处隆起。鼻窦 CT 提示：左侧鼻骨骨折，鼻中隔左偏，前部局部骨折不除外。

问题与思考：

1. 患者的病情分级是几级？
2. 应采取哪些急救措施？

鼻骨位于中线两侧，突出于面部中央，易遭受外伤发生鼻骨骨折（fracture of nasal bone）。由于左右鼻骨在中线融合紧密，骨折时多同时受累。鼻骨骨折多可单独发生，亦可是颌面骨折的一部分。

（一）病因

鼻骨骨折是人体中最为常见的骨折，导致其发生骨折的常见原因有鼻部遭受拳击、运动外伤、个人意外撞击、道路交通事故等。

（二）临床表现

1．常见症状是局部疼痛、鼻出血、皮下淤血及鼻梁上段塌陷或偏斜。骨折处多有黏膜破裂，擤鼻后可出现皮下气肿并可触及捻发音。

2．鼻塞、鼻中隔变形移位系鼻骨骨折、软骨脱位所致。

3．若并发颅底骨折，外伤时液体自鼻腔流出，早期液体为淡黄色，后期为清水样，应考虑脑脊液鼻漏。

（三）护理评估

1．病史评估　评估患者鼻部受伤的原因、时间、部位、外力方向、严重程度、有无鼻出血和其他伴随症状。了解患者有无全身其他疾病。

2．辅助检查

（1）X线：鼻骨侧位片可显示鼻骨骨折线，上下有无移位情况，鼻颏位可显示鼻背有无塌陷。

（2）CT：能准确判断有无鼻骨骨折和骨折的位置、部位、类型、有无并发邻近组织损伤，特别是鼻及颅面区复合骨折

3．病情评估——病情监测指标　评估患者外鼻软组织有无淤血、肿胀；评估患者局部疼痛程度，有无鼻塞、鼻出血等；评估患者视力情况，有无视力下降、复视等；评估患者有无头疼、意识障碍等。

（四）急救护理措施

1．紧急措施

（1）外鼻肿胀无皮肤破损者：早期24小时内给予冰敷，24小时后给予热敷。可待骨折自然愈合，叮嘱患者勿用力按压鼻背部，勿擤鼻。

（2）鼻出血处理：少量鼻出血可指导患者头前倾，用示指和拇指捏紧鼻翼两侧（不要压迫鼻背部）10 ~ 15min可止住，出血多者通知医生给予处理。

2．鼻骨骨折复位术　鼻骨骨折复位术是重要的治疗手段。在复位前护士应充分与患者及家属沟通，多加安慰，给予情感支持。如患者鼻部组织肿胀明显，应暂缓进行，待肿胀消退后再行复位，但不宜超过10天。以免发生错位愈合，增加处理困难。如果患者并发颅内出血或脑挫裂伤，应先处理脑外伤，再行鼻骨复位术。

3．健康教育　复位后，嘱患者注意避免碰触鼻部，防止复位失败；饮食以温凉流食、半流食为主，避免辛辣刺激性食物；避免剧烈活动；如鼻腔仍有出血或不通畅，应及时就诊。

二、喉外伤

案例 16-6

患者，男，54 岁，主因“车祸后呼吸不畅伴颈部出血两小时”来诊。观察：神智清楚，急性病容。查体：R 24 次 / 分，HR 100 次 / 分，BP 100/80mmHg，患者约Ⅱ度呼吸困难，甲状软骨上缘左侧可见开放性创伤，约 3cm，斜向左上方，并有活动性渗血，甲状软骨下方见皮肤瘀斑，颈部皮下捻发音、握雪感明显。

问题与思考：

1. 患者的病情分级是几级？
2. 引起患者呼吸困难的原因是什么？
3. 应采取哪些急救措施？

喉外伤（injuries of larynx）是指喉部遭受暴力、物理或化学因素作用，引起喉部组织结构损坏，临床表现有出血、呼吸困难、声音嘶哑或失声等。临床上主要有以下几种分类。

（一）闭合性喉外伤

1．概念　闭合性喉外伤（closed injure of larynx）是指颈部皮肤及软组织无伤口，轻者仅有内部软组织损伤，重者可发生喉软骨移位、骨折等。

2．病因　颈部遭受外来暴力直接打击，如撞伤、拳击伤、钝器打击伤、自缢或被他人扼伤。喉部可出现软骨骨折、喉黏膜损伤、声带断裂、环杓关节脱位等。

3．临床表现　根据损伤部位和程度不同，可有相应的临床表现，如喉部及颈部疼痛、声嘶或失声、咳嗽及咯血、颈部皮下气肿及呼吸困难，严重者可引起休克。

4．护理评估

（1）病史评估：询问患者或家属发生喉外伤的原因、受伤时受伤部位及诊治经过，了解患者既往的健康状况。

（2）辅助检查

1）间接喉镜或纤维喉镜检查：可见喉黏膜肿胀或血肿、声门变形、声带断裂或声带运动障碍。

2）喉部 CT 检查：可显示喉软骨有无骨折、错位，喉腔内有无黏膜撕脱、黏膜下血肿及外伤后喉阻塞的情况。

（3）病情评估——病情监测指标：评估患者疼痛部位，有无触痛，在发声或吞咽时是否疼痛加重；是否有声音嘶哑；评估患者有无咳嗽或咯血，有无颈部皮下气肿；评估患者有无吞咽困难、呼吸困难。

5．急救护理措施

（1）气道管理：指导患者取保护性体位，颈部制动，保持头部前倾，以免发生喉咽腔裂开。严密观察呼吸情况，注意有无呼吸困难或缺氧症状，必要时床旁备气管切开包。如有呼吸困难，需配合医生立即行气管切开术。如无呼吸困难，应密切观察患者的意识、生命体征，尤其是患者呼吸及皮下气肿的发展情况。

(2) 手术管理：喉裂开术，适用于喉挫伤严重、喉软骨破碎移位、颈部气肿、呼吸困难的患者，先行气管切开术，然后行喉裂开术，将破碎软骨尽量保留并复位，喉内放置喉模型。术后应做好气管切开常规护理。监测患者生命体征并做好记录。观察颈部皮肤血运情况。有无红肿及脓性分泌物。

(3) 喉部保护性措施：为患者留置鼻胃管，伤后 7 ~ 10 天内给予鼻饲，尽量减少喉部活动，以促进伤口愈合。

(4) 健康教育：告知患者术后应注意头部体位，采用垫高患者枕部偏头位，并做好相关保护措施，以利术后恢复。术后患者 4 ~ 8 周后可取出喉模，如发生呼吸困难等症状应立刻来院就诊。

（二）开放性喉外伤

1. 概念　开放性喉外伤（open trauma of the larynx）指喉部皮肤和软组织破裂，伤口与外界相通的创伤，可伤及喉软骨、软骨间筋膜，穿通喉内，包括切伤、刺伤、炸伤、子弹伤等。

2. 病因

(1) 斗殴或自杀时喉部被锐器切割伤。

(2) 交通事故中喉部被挡风玻璃或金属刺伤。

(3) 工厂爆破或爆炸事故中喉部被碎片击伤。

(4) 战争中喉部被弹片、枪弹击伤。

3. 临床表现

(1) 出血：颈部血液丰富，喉外伤易导致大出血，可引起休克。如伤及颈动脉、颈内静脉，往往会因出血凶猛抢救不及时而导致死亡。

(2) 皮下气肿：空气可通过破损的喉黏膜进入颈部皮下，引起皮下气肿。空气还可进入颈部周围组织，引起面部皮下气肿或纵隔气肿。

(3) 呼吸困难：喉外伤导致血液进入呼吸道，喉软骨骨折、喉黏膜充血肿胀或血肿可引起喉腔变窄，以上原因均可导致呼吸困难。

(4) 声嘶：如损伤声带、环杓关节、喉返神经均可引起声嘶，甚至失声。

(5) 吞咽困难：由于疼痛或吞咽后疼痛加剧，导致患者不敢吞咽。

4. 护理评估

(1) 病史评估：询问患者或家属发生喉外伤的原因，受伤部位、受伤时间、致伤物及诊治经过。及了解患者既往的健康状况。

(2) 辅助检查：查颈部正侧位片，CT、MRI 检查，判断损伤情况。

(3) 病情评估——病情监测指标：评估患者出血情况，如出血凶猛者极易发生出血性休克；评估患者皮下气肿的部位和程度；评估患者有无呼吸困难、声嘶、吞咽困难等；评估伤口情况，是否与喉、咽相连。

5. 急救护理措施

(1) 出血管理：患者如出血量大，需密切观察是否出现神志模糊、血压下降、脉搏细数等休克表现，建立静脉通路，配合医生抢救。优先处理危及生命的损伤，找到出血点者医生给予血管结扎。颈部动脉有裂口者可行缝合术或血管吻合术。严格执行无菌原则，保持伤口清洁。如伤口敷料有污染或血迹应及时更换。

（2）气道管理：用吸引器吸出喉部血液及唾液，给予氧气吸入，如有异物由医生行取出术，伤口内应填满纱布，防止血液流入气道。严密观察患者的呼吸情况，如出现喉阻塞，配合医生做好气管切开的准备工作。

（3）健康教育：告知患者保持伤口清洁，按时换药。减少喉部运动，以减轻疼痛，利于损伤部位的愈合。对于气管切开的患者，告知相关护理方法，嘱患者定期随访。

（三）喉烫伤和烧灼伤

1．概念　喉、气管、支气管黏膜收到强的物理因素刺激或接触化学物质后，引起局部组织充血、水肿，以致坏死等病变。可引起喉烫伤（scald of larynx）、喉烧灼伤（thermal burn of larynx）。

2．病因　火灾中吸入高温气体，误咽强酸、强碱等化学腐蚀剂，吸入蒸汽或有毒气体。

3．临床表现　鼻、口、咽、喉及下呼吸道黏膜充血，水肿，糜烂，可出现呼吸困难或窒息、肺不张、肺感染。

4．护理评估

（1）病史评估：询问患者或家属发生喉烫伤和烧灼伤的原因，受伤时间、喉烫伤及灼伤的程度、诊治经过。了解患者既往的健康状况。

（2）病情评估

1）病情监测指标：评估患者有无声音嘶哑、喉痛、吞咽困难；了解患者口周皮肤烫伤程度，有无头面部烧伤，有无胃、食管黏膜灼伤；评估患者有无呼吸困难、剧烈咳嗽、咳脓血痰等。

2）病情程度判断

a．轻型：如损伤仅在声门区以上，患者可表现为声嘶、喉痛、吞咽困难、鼻毛烧焦、口鼻黏膜充血等。

b．中型：损伤在气管隆嵴水平以上，此时除轻型的临床表现外还有刺激性咳嗽、气急。

c．重型：损伤已达支气管、肺泡，除有中型临床表现外，可出现剧烈咳嗽，脓血痰。

5．急救护理措施

（1）局部处理：热液体烫伤者可给予口含冰块、冰水漱口、颈部冷敷。强酸或强碱烧伤者立即用清水冲洗口腔及咽部，同时采取中和疗法。强酸可给予牛奶、蛋清；强碱可给予食醋、1% 稀盐酸等涂抹伤口或口服。

（2）气道管理：保持呼吸道通畅，对分泌物多而咳出困难者，为防止窒息，应及早行气管切开术。

（3）用药护理：建立静脉通路，给予补液治疗，维持水电解质平衡。给予患者雾化吸入抗生素或糖皮质激素，以利于伤口恢复，应用解痉药物解除支气管痉挛。

（4）营养管理：留置胃管，鼻饲饮食，给予全身营养支持治疗，协助患者清洁口腔、鼻腔，保持清洁，防止感染的发生。强酸、强碱烧伤的患者，留置胃管可防止下咽部和食管因瘢痕挛缩而封闭。

（5）疼痛护理：患者疼痛难以忍受时，可遵医嘱给予止疼药，做好药物的健康教育，协助患者用药液漱口，减轻损伤，缓解疼痛。

第四节　耳鼻喉科异物患者的护理

一、食管异物

案例 16-7

患者，女，55 岁，主因“1 天前进食枣核后吞咽困难”来诊。患者自述吞服馒头后症状未缓解，今晨进食后出现吞咽疼痛及胸骨后疼痛。目前无饮水呛咳、发热、呼吸困难表现。查体：神情精神可，双肺呼吸音清，未闻及干、湿啰音。会厌无红肿，颈部无压痛，气管居中。

问题与思考：

1. 患者的病情分级是几级？

2. 引起患者吞咽困难的原因是什么？

2. 应采取哪些急救措施？

食管异物（foreign bodies in the esophagus）是食管常见多发病，进食匆忙或注意力不集中，食物未经仔细咀嚼而咽下等均可引发食管异物。异物最常嵌顿于食管入口处，其次为食管中段，发生于下段者较少见。异物种类以鱼刺、肉骨、鸡鸭骨、枣核、义齿等最为常见。

（一）病因

1．进食匆忙或注意力不集中，食物未经仔细咀嚼而咽下而发生食管异物。

2．老年人牙齿脱落，咀嚼功能较差，口内感觉欠灵敏，食管口较松弛等，易误吞异物。

3．小儿磨牙发育不全，食物未经充分咀嚼或有口含小玩物的不良习惯，是小儿发生食管异物的常见原因。

4．企图自杀者自主吞咽各类较大物品，而形成食管异物。

5．食管狭窄或食管肿瘤引起管腔变细，也可发生食管异物。

（二）临床表现

1．吞咽困难　其程度与异物形状、大小、有无继发感染等有关。较小且较光滑的异物虽导致吞咽困难，但仍可进流食；异物较大、较尖锐或继发感染时，可完全堵塞不能进食，严重者饮水困难并伴有流涎、恶心等症状。

2．吞咽疼痛　异物较小或较圆钝时，有梗阻感，疼痛较轻。异物尖锐且位于食管入口时，疼痛常局限于颈正中或颈侧，有压痛。异物位于食管上段时，疼痛部位常在颈根部或胸骨上窝处；胸段食管异物则出现胸骨后疼痛，可放射至背部；如有食管穿孔并发纵隔感染与脓肿时，疼痛加剧，同时伴有高热等全身症状。

3．呼吸道症状　食管异物较大时，向前压迫气管后壁，或者异物位置较高，未完全进入食管内，外露部分可压迫喉部，导致患者出现呼吸困难。如唾液潴留流入喉内，或气管穿破形成食管气管瘘，常可引起呛咳。

4．颈部活动受限　以食管入口处有尖锐异物或已有食管周围炎为著，因颈部肌肉痉挛使颈项强直，头部转动困难。

5．发热　引起食管炎、食管周围炎、纵隔炎和颈深部感染等并发症时，患者可有体温升高、全身不适等症状。

6．食管异物　致食管穿破而引起感染者发生食管周围脓肿或脓胸，则可见胸痛、吐脓，损伤血管则有出血、黑便等。

（三）护理评估

1．病史评估　了解患者吞咽异物的病史，婴幼儿精神或神志异常者，应向看护者或周围人群了解异物的形状和种类，利于采取适当的处理措施。

2．辅助检查

（1）X线检查：对不透射线的如金属异物具有决定性诊断意义。对于枣核、鱼刺、肉骨等在X线下不显影的异物，应做食管钡剂检查。以确定异物是否存在及所处位置。

（2）食管镜或胃镜检查：内镜检查可作为最后的诊断依据，但已有食管穿孔者。不宜做胃镜检查。

3．病情评估——病情监测指标　评估患者有无吞咽困难、颈根部、胸骨上窝部位疼痛；若异物达胃内，需监测异物排出情况。

（四）急救护理措施

1．异物取出术

（1）异物确诊后嘱患者禁食水，卧床休息准备行食管异物取出术。

（2）协助做好辅助检查，急查血常规、凝血分析、心电图、胸片等。

（3）手术后护士须向医生了解异物是否取出，遵医嘱继续禁食水。直至检查患者食管无穿孔、无损伤后方可进食。

（4）术后密切观察患者有无高热出现，若局部疼痛加重，吞咽时呛咳及大量呕血或便血时，提示出现手术并发症，及时通知医师。

2．健康教育

（1）告知患者进食时不宜过于匆忙，要细嚼慢咽。

（2）老年人有义齿时，进食要当心，不要进黏性较强的食物。

（3）纠正儿童将小玩具放在口内玩耍的不良习惯。

二、气管及支气管异物

案例 16-8

患儿，男，2 岁，主因“进食花生米后呼吸困难 30 分钟”来诊。患儿家属述 30 分钟前进食花生米后哭闹，伴呼吸困难，伴呛咳、面色潮红，伴阵发性咳嗽。查体：T 36.7℃，HR 122 次 / 分，R 28 次 / 分，意识清楚，面色潮红，呼吸急促，口唇发绀。

问题与思考：

1. 患者的病情分级是几级？
2. 引起患儿呼咽困难的原因是什么？
3. 应采取哪些急救措施？

气管、支气管异物（foreign bodies in the trachea and bronchi）是耳鼻喉科最常见危重症之一，可发生窒息及心肺并发症而危及患者生命。常发生于 5 岁以下儿童，老年人及昏迷患者由于咽反射迟钝，也易发生误吸。临床所指气管、支气管异物大多属于外源性异物。

（一）病因

1．儿童口含异物，哭笑或嬉戏过程中突然发生呛咳。由于小儿磨牙尚未发育，咀嚼功能不完善，咽喉反射功能不健全，不易将食物嚼碎；同时儿童对口含异物的危害无意识，会将笔帽等物体或玩具置于口中玩耍，在哭闹或跑跳时，极易将上述异物误吸入呼吸道内。

2．全麻、昏迷、酒醉等状态的患者或老年人，由于吞咽功能不全，咽反射减弱，易将口咽部异物如义齿等误吸入呼吸道。

3．部分健康成年人由于职业工作习惯，喜将针、钉、扣等含于口中，遇有外来刺激或突然说话时可不慎发生误吸。

4．部分口咽异物及鼻腔异物，在诊治过程中落入气管。

（二）临床表现

1．呛咳　异物进入呼吸道，立即会引发剧烈的刺激性呛咳。

2．呼吸困难　异物阻塞在声门下可以出现吸气性呼吸困难，患者可出现鼻翼扇动、三凹征、发绀、呼吸微弱等表现。

（三）护理评估

1．病史评估　了解婴幼儿患者有无进食坚果或果冻等食物，有无将玩具等放入口中或鼻腔；成人有无异物吸入，引起剧烈呛咳、气急、声嘶等病史，仔细询问发病过程、时间、异物的种类、大小、有无院外处理等。

2．辅助检查

（1）X 线透视：对于透光异物可以发现纵隔摆动、横隔上抬等间接征象。

（2）X 线摄片：对于不透光异物可显影并确定异物位置、大小及形状。可提示有无阻塞型肺部病变和肺部感染。

（3）CT 和 MRI 检查：临床怀疑而常规方法不能确定的病例。

（4）支气管镜检查：临床怀疑而不能确诊的病例，均应进行支气管镜检查，同时可进行异物取出的治疗。

3．病情评估

（1）病情监测指标：评估患者咳嗽的特点、有无呼吸困难、面色发绀等症状；评估患者是否体质虚弱，有无高热。

（2）病情程度判断

1）异物进入期：异物经过声门进入气管时，均有憋气和剧烈咳嗽，有时异物可被侥幸咳出。若异物嵌顿于声门，可发生极度呼吸困难，继而窒息死亡。异物进入支气管内时，除有轻微咳嗽或憋气外，无明显临床症状。

2）安静期：异物进入气管或支气管后，可停留于大小相应的气管和支气管内，此时无症状或症状轻微。

3）刺激或炎症期：异物局部刺激和继发性炎症，或堵塞支气管，可出现咳嗽、肺不张或肺气肿的症状。

4）并发症期：轻者有支气管炎和肺炎，重者可有肺脓肿或脓胸。并发症时间可长达数年或数十年，时间长短与异物大小、有无刺激性及患者年龄、体质相关。

（四）急救护理措施

1．海姆立克急救法　海姆立克急救法是一种以简便有效的抢救食物、异物卡喉所致窒息的方法。通过给膈肌下以突然向上的压力，驱使肺内残留的空气气流快速进入气管，达到驱出堵在气管口的食物或异物的目的。

（1）自救法：主要是用于神志清楚的成人。

1）咳嗽法：自主咳嗽所产生的气流压力比人工咳嗽高 4 ～ 8 倍，可用于排出呼吸道异物。适用于异物仅造成不完全性呼吸道阻塞，患者尚能发声说话有呼吸和咳嗽时。可鼓励患者自行咳嗽和尽力呼吸，做促进异物排出的任何动作。

2）腹部手掌冲击法：让患者一手握拳（拇指在外）置于腹部，相当于脐上远离剑突处，另一手紧握该拳，用力向内向上作 4 ～ 6 次快速连续冲击。

3）上腹部倾压椅背法：患者将上腹部迅速倾压于椅背桌角扶手铁杆和其他硬物上，然后做迅猛向前倾压的动作，以造成人工咳嗽，重复动作，直至异物排出。

（2）他救法

1）神志清楚的成人：采取以下步骤可安全而迅速地解除异物卡喉引起的呼吸道阻塞。患者取立位或坐位，施救者站于患者身后，用双臂环抱其腰部。手握拳以拇指侧对腹部，放于剑突下和脐上部的腹部。另一手紧握该拳，快速向内向上冲压腹部 6 ～ 8 次，以此造成人工咳嗽。注意施力方向，不要挤压胸廓，冲击力限于手上，防止胸部和腹内脏器损伤。重复之，直至异物排出。

2）神志昏迷者：将患者置放于仰卧位，使头后仰，开放气道。施救者以双膝骑跨在其髋部，用一只手的掌根置于剑突下与脐上的腹部，另一只手交叉重叠之上，借助身体的重量，向上快速的冲击腹部 6 ～ 8 次，重复冲击，直至异物排出。切勿偏斜或移动，以免损伤肝、脾等脏器。

3）婴幼儿：①胸部手指冲击法，使患儿平卧、面向上，躺在硬板床或地面上，施救者立于一旁或立于足侧，用中指和示指，放于患儿的剑突下和脐上的腹部，快速向上冲击压迫，重复冲击，直至异物排出。②婴幼儿倒提拍背法，将患儿骑跨并俯卧于施救者的上臂，头低于躯干，手握住其下颌固定头部，并将上肢放在施救者的大腿上，然后用另一只手的掌根用力拍击患儿两肩胛骨之间的背部 4 ~ 6 次，使呼吸道内压力骤然升高，促进异物松动和排出体外。

（3）意识丧失的患儿可以按照心搏骤停 BLS 救治流程施救，但每次给予人工呼吸前，需要查看口腔，看有无可见异物，直至排出。

2．气道异物取出术如病情许可，患者在禁食水 6h 后手术，如病情紧急，立即行手术急救。对于行手术的患者，积极做好术前、术后的护理工作。

3．健康教育

（1）婴幼儿不进食花生、瓜子、豆类等带壳食物。

（2）小儿进食是要保持安静，不在进食时嬉戏喊叫。

（3）家长应教育小儿改正口内含物的不良习惯。

（4）对昏迷、全麻及重症患者，应取下义齿及拔出松动牙齿，随时吸出口内分泌物。

（朱锦玲）

问题与思考

1．（单选题）急性会厌炎的主要症状是（　　）

A．呼吸困难

B．畏寒发热

C．吞咽困难

D．咽喉疼痛

2．（多选题）喉阻塞患者发生Ⅱ度呼吸困难时应采取哪些急救护理措施（　　）

A．遵医嘱吸氧或雾化吸入治疗

B．保持气道通畅

C．立即行气管切开术

D．密切观察患者呼吸情况

E．给予患者半卧位

3．简述鼻出血患者的止血措施。

4．患儿，男，2 岁，入院诊断：小儿急性喉炎，入院后给予抗生素及糖皮质激素治疗，暂不用行气管切开术。

问题：目前病情观察和护理要点是什么？

第十七章　物理与环境因素所致的急症患者的护理

第一节　中暑患者的护理

案例 17-1

患者，男，18 岁，主因“军训后头晕头痛伴胸闷、大汗、乏力、恶心两小时”来诊。查体：神清，T 37℃，R 25 次 / 分，HR 119 次 / 分，BP 120/70mmHg。

问题与思考：

1. 患者可能的诊断是什么？
2. 患者的病情分级是几级？
3. 应采取哪些急救措施？

中暑（heat stroke）是指人体在高温和热辐射的长时间作用下，由于体温调节中枢障碍、汗腺功能衰竭及水、电解质丧失过多，而引起的以中枢神经系统和（或）心血管系统功能障碍为主要表现的急性临床综合征，又称急性热致疾病（acute heat illness）。

一、病因

气温、高湿度、高热辐射是中暑产生的基础，劳动时间过长、强度过大、防暑降温措施不充分是中暑的主要致病因素。

在下丘脑体温调节中枢的作用下，人体产热与散热过程平衡，使机体维持在正常体温37℃左右。如果机体产热和从环境中获得的热量不能与生理性散热达到平衡，导致大量的热蓄积，则引起中暑。

机体产热增加（如从事重体力劳动、发热、甲状腺功能亢进等）、机体散热障碍（如湿度较大、通风不良、过度肥胖等）、汗腺功能障碍（如硬皮病、应用阿托品、先天性汗腺缺乏症等）及年老、体弱、疲劳、产妇、孕妇、精神紧张等患者易发生中暑。

二、临床表现

根据中暑的不同严重程度，其临床表现各异。

（一）先兆中暑

患者出现头痛、头晕、胸闷、心悸、口渴、乏力、多汗、眼花、耳鸣、恶心、注意力不集中等症状，心率、血压可无变化，体温正常或略高。

（二）轻症中暑

先兆中暑症状加重，出现早期循环功能紊乱，包括面色潮红或苍白、烦躁不安或表情淡漠、恶心呕吐、大汗淋漓、皮肤湿冷、脉搏细数、血压偏低、心率加快、体温轻度升高。

（三）重症中暑

除上述症状加重外，同时可出现高热、痉挛、惊厥、休克、昏迷等症状。

1．热痉挛　以活动较多的四肢、腹部和背部肌肉的肌痉挛以及收缩性疼痛为主要表现，尤以腓肠肌痛为特征，常呈对称性和阵发性，也可出现肠痉挛性剧痛。患者意识清楚，体温一般正常。

2．热衰竭　头晕、头痛、恶心、呕吐等症状加重，面色苍白、皮肤湿冷、大汗淋漓、呼吸增快、脉搏细数、心律失常、晕厥、肌痉挛、血压下降甚至休克，但中枢神经系统损害不明显。

3．热射病　是中暑最严重的类型，患者在上述早期症状的基础上，出现高热、无汗、意识障碍三联征的典型表现，体温高达 40 ～ 42℃甚至更高。可有皮肤干燥、灼热、谵妄、昏迷、抽搐、呼吸急促、心动过速、瞳孔缩小、脑膜刺激征等表现，严重者出现休克、心力衰竭、脑水肿、肺水肿、急性呼吸窘迫综合征（acute respiratory distress syndrome，ARDS）、急性肾衰竭、急性重症肺炎、弥散性血管内凝血（disseminated intravascular coagulation，DIC）、多器官功能衰竭（multiple organ failure，MOF）。

三、护理评估

（一）病史评估

评估中暑的原因、损伤时间以及有无紧急处理措施，既往史，用药史。

（二）辅助检查

1．血常规　可见血液浓缩、白细胞总数和中性粒细胞增高，可见中毒颗粒，血小板减少。

2．生化检查　转氨酶轻度或中度升高，血肌酐和尿素氮升高，肌酸激酶增高，电解质紊乱（如低钠、低氯、低钾或高钾血症）。

3．尿常规　可见蛋白质、管型、红细胞、白细胞。

4．血气分析　可有呼吸性酸中毒、代谢性酸中毒、呼吸性碱中毒。

5．心电图　各种心律失常和 ST-T 改变。

6．特殊检查　①怀疑 DIC 时应检测凝血酶原时间（prothrombin time，PT）、活化部分凝血活酶时间（activated partial thromboplastin time，APTT），以及纤维蛋白原；②怀疑颅内出血或感染时，应进行脑 CT 或脑脊液检查。

（三）病情评估

1．病情监测指　标严密监测体温变化，每 15 ～ 30min 测肛温一次，若体温下降、四肢末梢循环转暖、发绀减轻或消失，提示病情好转；若体温升高伴四肢末梢湿冷、发绀，提示病情加重。加强心电监测，警惕恶性心律失常的发生。如出现呼吸抑制伴深昏迷、血压下降（收缩压＜ 80mmHg），提示休克的发生。

2．病情危重指标　体温持续高达 41 ～ 42℃ ；昏迷超过 48h 并伴有频繁抽搐；重度脱水出现休克；出现脑水肿、ARDS、MOF、DIC。

四、急救护理措施

（一）先兆及轻症中暑

立即将患者转移至阴凉、通风环境，口服淡盐水或含盐清凉饮料，休息后即可恢复。对存在循环功能紊乱或循环衰竭倾向者，除上述措施外，可经静脉补充5%葡萄糖盐水，但注意滴速勿过快，并加强观察，直至恢复。

（二）重症中暑

1．通气治疗　予鼻导管或面罩持续低流量吸氧，保持呼吸道通畅，及时清除呼吸道分泌物及异物，防止窒息；必要时行气管插管或气管切开接呼吸机辅助通气。

2．输液治疗　迅速建立静脉通路，按医嘱予5%葡萄糖盐水静脉输液，注意滴速勿过快。年老体弱者中暑时，由于心脏储备能力较低，静脉补液不可过多过快，防止心力衰竭或肺水肿等危重情况发生。

3．降温护理　降温速度与预后密切相关，体温越高，持续时间越长，组织损害越严重，预后也越差。一般应在1h内使直肠温度降至37.8～38.9℃为宜。

（1）物理降温

1）环境降温：将患者安置于20～25℃的病室内，助其体温尽快恢复正常。

2）体外降温：①可采用冰帽、冰袋，放置于患者头部及双侧腋下、腹股沟处；全身降温可使用冰毯；在降温过程中用力按摩患者四肢及躯干，以防止周围血管收缩及血液淤滞并可促进血液循环，加速散热。②采用75%乙醇加温水配制成25%～35%混合液进行全身擦浴。③冰水浸浴，患者取半坐卧位，浸于15～16℃的冷水中（水中置冰块），水面与患者乳头连线齐平，用力按摩患者颈、躯干及四肢的肌肉，使皮肤潮红，同时严密观察其脉搏、呼吸及血压，随时控制水温。浸浴10～15min即抬出水面，测肛温1次，如温度降至38℃左右即停止浸浴。体表停止施冷后，体温尚可持续自然下降1～2℃，因此当体温稳定即撤去冰浴，擦干全身，穿衣保暖，并将患者移至干燥床褥上。若体温又回升至39℃以上，则再度进行冰浴。④年老体弱者降温宜缓慢，不宜进行冰浴以防心力衰竭。

3）体内降温：①4～10℃的5%葡萄糖盐水1000ml经股动脉向心性注入患者体内；②4～10℃的葡萄糖盐水经胃管注入胃内，4℃葡萄糖盐水200ml加氨基比林0.5g溶解后保留灌肠，有抽搐者加入10%水合氯醛15ml；③4℃葡萄糖盐水1000～2000ml静脉滴注，开始时滴速宜调30～40滴/分，持续5min，防止心脏内变化较快诱发心律失常，待患者适应低温后可加快滴速；④采用低温透析液（10℃）进行血液透析。

（2）药物降温：与物理降温同时进行，药物降温可防止肌肉震颤，减少机体分解代谢，从而减少机体产热，扩张周围血管以利于散热。

1）氯丙嗪：25～50mg加4℃的葡萄糖盐水500ml静脉滴注，输注时间小于2h，具有调节体温中枢、扩张血管、松弛肌肉、降低氧耗的作用，但低血压者禁用。

2）地塞米松：10～20mg静脉注射，能改善机体反应性且有助于降温，预防脑水肿。

3）人工冬眠合剂：氯丙嗪8mg加异丙嗪8mg加哌替啶25mg静脉入壶，1h无反应，可重复应用一次，注意观察血压、呼吸变化。

4．对症处理　热痉挛患者主要为钠丢失过多所致，故重点为补钠，痉挛严重时可采用10%葡萄糖酸钙10～20ml静脉注射。准备一切抢救用物，惊厥者遵医嘱采用安定静脉注射或肌内注射。

第二节　意外低体温患者的护理

案例 17-2

患者，男，17 岁，主因“意识丧失，两小时”来诊。患者于两小时前饮高度白酒 400ml 后夜宿雪地。查体：患者意识丧失，血压测不出，呼吸微弱，身体冰凉，瞳孔散大，对光反射消失，心电图呈等电位线。

问题与思考：

1. 患者可能的诊断是什么？
2. 患者的病情分级是几级？
3. 应采取哪些急救措施？

意外低体温（accidental hypothermia）又称冻僵（frozen stiff），是指在寒冷（−5℃以下）环境中出现机体中心体温＜ 35℃并伴有神经和心血管系统损伤为主要表现的严重全身性疾病。

一、病因

引起意外低体温的原因：长时间暴露于寒冷环境又无充分保暖措施和热能供给不足时发生，如登山、滑雪者和驻守在高山寒冷地区的边防军战士等，意外冷水或冰水淹溺者。

机体受到寒冷刺激后，首先表现的防御性反应是交感神经兴奋性增强，外周血管收缩。随着暴露时间延长，机体组织和细胞发生形态学改变，血管内皮损伤，血管壁通透性增强，血液无形成分外渗及有形成分聚集，血栓形成，导致循环障碍和组织坏死。

老人、婴儿、体质极度衰弱者和慢性心血管病、前脑垂体、甲状腺功能减退、脑血管意外后遗症患者，偶尔在温度过低的室内亦可发生冻僵。饥饿、疲劳、酒后等更易诱发本病。

二、临床表现

冻僵是冻伤的严重阶段，起初表现为皮肤苍白、口唇青紫，浑身发抖，继而出现皮肤失去知觉、手脚失灵、言语困难等全身损害症状。其中损害最重要的是肺，严重时可发生肺气肿、肺心病等，如果抢救不及时，死亡随时发生。根据冻僵的轻重程度不同，一般可分为以下 3 种类型。

（一）轻度冻僵

体温 32 ～ 35℃，寒冷刺激交感神经，引起皮肤血管收缩，减少皮肤血流和散热、增加基础代谢，同时寒冷使肌张力增加、寒战产生热量。患者表现为疲乏、健忘和多尿，肌肉震颤、血压升高、心率和呼吸加快，逐渐出现不完全性肠梗阻。

（二）中度冻僵

体温 28 ～ 32℃，此时体温调节机制衰竭，寒战终止，代谢明显减慢，引起多器官功能障碍或衰竭。体温每降低 1℃，脑血流减少 7%，代谢速度减低约 6%。患者表现为表情淡漠、精神错乱、语言障碍、行为异常、运动失调或昏睡。心电图示心房扑动或心房颤动、室性期前收缩并出现特征性的 J 波（位于 QRS 综合波与 ST 段连接处，又称 Osborn 波）。体温在 30℃时，寒战停止、神志丧失、瞳孔扩大和心动过缓，心电图显示 PR 间期、QRS 综合波和 QT 间期延长。

（三）严重冻僵

体温＜ 28℃，内分泌和自主神经系统热储备机制丧失，基础代谢率下降 50%，患者出现少尿、瞳孔对光反射消失、呼吸减慢和心室颤动；体温降至 24℃时，出现僵死样面容；体温≤ 20℃时，皮肤苍白或青紫，心搏和呼吸停止，瞳孔固定散大，四肢肌肉和关节僵硬，心电图或脑电图示等电位线。

三、护理评估

（一）病史评估

评估冻伤原因、类型、持续时间，有无紧急处理措施，有无药物过量、酒精滥用或外伤，既往史，用药史。

（二）辅助检查

1．血常规　可见血液浓缩、血小板减少。

2．生化检查　血肌酐、尿素氮、血淀粉酶升高

3．血气分析　可有代谢性酸中毒、高碳酸血症。

4．心电图　可表现为心动过缓和传导阻滞，PR、QRS 和 QT 间期延长，T 波倒置，可出现 J 波。严重者出现心室颤动、心室静止。

5．特殊检查　怀疑有 DIC 时应检测 PT、APTT 以及纤维蛋白原。

（三）病情评估

1．病情监测指标　严密监测体温变化，每 15 ～ 30min 测肛温一次。加强心电监测，警惕恶性心律失常的发生。及时观察神志及瞳孔变化，如出现深昏迷、瞳孔散大、呼吸抑制伴血压下降，提示病情恶化。记录每小时尿量，轻度冻僵者可多尿，病情危重者出现少尿或无尿。

2．病情危重指标　体温≤ 20℃ ；患者昏迷状态，心搏和呼吸停止，瞳孔固定散大；出现心室颤动。

四、急救护理措施

（一）通气治疗

予鼻导管或面罩持续低流量吸氧，保持呼吸道通畅，及时清除呼吸道分泌物及异物，防止窒息；必要时行气管插管或气管切开接呼吸机辅助通气。

（二）输液治疗

迅速建立静脉通路，按医嘱予 10% 葡萄糖静脉输液，注意滴速勿过快。年老体弱者静脉

补液不可过多过快，防止心力衰竭或肺水肿等危重情况发生。

（三）复温护理

低体温持续时间越长，组织损害越严重，预后也越差。

1．体外复温

（1）将患者转移至温暖处，脱去湿冷衣物。

（2）体温在 32 ~ 33℃时，可用毛毯或被褥裹好身体，逐渐自行复温。

（3）体温< 31℃时，应加用热风或用 44℃热水袋温暖全身，注意用垫子、衣服或毯子隔开，勿直接放于皮肤上以防烫伤；更积极的方法是将患者浸泡于 40 ~ 44℃温浴盆中，使其缓慢复温，水温自 34 ~ 35℃开始，5 ~ 10min 后提高水温至 42℃，待肛温升到 34℃，停止加温。

（4）体温< 12℃时，复温后肢体有红、肿、痛，神经和肌肉的功能需要数周或数月后才能恢复，理疗可缩短恢复期。

2．体内复温

（1）除体外复温外，也可采用中心复温法，尤其是严重冻僵的患者，可采用体外循环血液加温和腹膜透析。腹膜透析时可将加温到 49 ~ 54℃的透析液悬挂于 1 ~ 1.5m 的高度，通过在 43℃水浴中保温的导管，灌入腹腔内，进行腹膜透析，每次约 20 ~ 30min，可连续透析 5 ~ 6 次，每小时可使肛温升高 2.9 ~ 3.6℃，有助于改善心、肾功能。

（2）静脉滴入加温后的 10% 葡萄糖，可将输液管加长到 5 ~ 6m，浸泡在 38 ~ 40℃水浴中，有助于改善循环。

（四）对症处理

1．积极纠正缺氧、血液浓缩和电解质紊乱，预防血栓形成、继发感染、脑水肿和肾衰竭。

2．准备一切抢救用物，心跳停止或有心室颤动的患者应立即进行胸外按压或除颤，一般忌用盐酸肾上腺素，以避免发生心室颤动。

3．由于意外低体温患者外周循环不良，且重症者多伴有昏迷，皮肤受压部位易发生压疮，因此必须保持床铺干燥平整，经常翻身，预防压疮发生。

第三节　淹溺患者的护理

案例 17-3

患者，女，37 岁，主因“落水救起后头痛、剧烈咳嗽、胸痛、呼吸困难两小时”来诊。查体：神清，皮肤发绀，颜面肿胀，球结膜充血，双肺闻及干、湿啰音。

问题与思考：

1. 患者可能的诊断是什么？
2. 患者的病情分级是几级？
3. 应采取哪些急救措施？

淹溺（drowning）常称为溺水，是指人淹没于水或其他液体中，由于液体充塞呼吸道及肺泡或反射性喉痉挛引起通气障碍而发生窒息和缺氧的状态。

通常将因淹溺而死亡称为溺死（drowned）；从水中救起后暂时性窒息，尚有大动脉搏动者称为近乎淹溺（near drowning）；近乎淹溺后数分钟到数日死亡为继发淹溺（secondary drowning）。

一、病因

淹溺常因不慎落水且无自救能力，或者游泳时发生心脑血管疾病及其他疾病，酒后游泳而不能自救，也可发生于企图投水自杀者；意外事故中以洪水灾害或翻船发生溺水日益多见；此外，水上运动、潜水和工程意外等也是发生溺水的原因之一。多发生于青少年、儿童及老年人。

二、临床表现

（一）一般表现

患者常出现意识不清，呼吸、心跳微弱或停止，颜面、指端发绀，面部肿胀，双眼结膜充血，口鼻充满泡沫或杂质，肺部听诊可闻及干性及细湿啰音，四肢冰冷，腹部鼓胀，寒战，常表现为不同程度的低体温。溺入海水者有口渴感。

（二）各系统表现

1．神经系统　头痛、烦躁不安、抽搐、昏睡、昏迷、肌张力增加、视觉障碍、牙关紧闭。

2．循环系统　脉搏细弱或不能触及，心音微弱或消失，血压不稳、心律失常、心室颤动或心室静止。

3．呼吸系统　剧烈呛咳、胸痛、血性泡沫痰，两肺可闻及干湿啰音，偶有喘鸣音，呼吸困难，呼吸表浅、急促或静止。淡水溺水者复苏后的短期内还可出现迟发型肺水肿。

4．消化系统　吞入大量水呈胃扩张，复苏时及复苏后有呕吐。

5．泌尿系统　尿液可呈橘红色，可出现少尿和无尿。

三、护理评估

（一）病史评估

评估淹溺的原因、类型、持续时间以及开始施救时间，有无药物过量、酒精滥用或外伤，既往史，用药史。

（二）辅助检查

1．实验室检查　可有白细胞总数和中性粒细胞增高，尿蛋白质阳性。吸入淡水较多时，可出现低钠、低氯、低蛋白血症及溶血；吸入海水较多时，可出现短暂性血液浓缩，高钠血症或高氯血症。

2．影像学检查　淹溺肺的首次 X 线、CT 表现呈多种征象并存，其中肺纹理增粗很常见，典型表现有局限性分布的斑片状影，广泛分布的棉絮状影，主要分布于两肺下叶，约有 20%

病例胸片无异常发现。疑有颈椎损伤时，应进行颈椎X线检查。

（三）病情评估

1．病情监测指标　多数患者表现为不同程度的低体温，可参考意外低体温部分。另外，需观察患者有无呼吸困难、剧烈呛咳，伴胸痛、咯血性泡沫痰等肺水肿的症状。

2．病情危重指标　患者昏迷状态，呼吸、心跳微弱或停止心搏，瞳孔散大固定，出现心室颤动。

四、急救护理措施

（一）通气治疗

给予高流量吸氧4～6L/min；对意识不清、呼吸急促、全身发绀、咳粉红色泡沫痰、血压下降及血氧饱和度＜85%，并有酸碱失衡、电解质紊乱的患者应进行气管插管和机械通气。

（二）输液治疗

迅速建立静脉通路，按医嘱补液，可用5%葡萄糖盐水或0.9%生理盐水静脉输液，纠正水、电解质和酸碱平衡失调。淡水淹溺时，因血液稀释，应适当限制入水量，并适当补充氯化钠溶液、浓缩血浆和白蛋白；海水淹溺时，由于大量体液渗入肺组织，血容量偏低，需及时补充液体，可用葡萄糖溶液、低分子右旋糖酐、血浆，严格控制氯化钠溶液的输入。

（三）防治低体温

对冷水中淹溺者按低体温处理，可采用体外和体内复温措施（参考本章第二节“意外低体温患者的护理”）。

（四）急救准备

准备抢救用物，若患者出现心跳、呼吸停止，立即进行心肺复苏术，按心跳、呼吸骤停的急救及复苏后护理常规（详见第四章）。

第四节　电击与雷击患者的护理

案例 17-4

患者，男，30岁，主因“电击伤致呼吸、心跳停止三十分钟”来诊。患者于30min前电焊时，手持钢筋触到电源，当即被击倒，昏迷抽搐片刻，呼吸心跳停止，马上切断电源，现场未做抢救。查体：面色青紫，昏迷，双侧瞳孔散大，对光反射消失，触颈动脉无搏动，口鼻无呼吸气流，胸部无起状。

问题与思考：

1. 患者的病情分级是几级？
2. 应采取哪些急救措施？

电击（electric injury）又称触电，是指一定的电流或电能量（静电）通过人体，致使机体产生局部性和全身性损伤和（或）功能障碍，严重时可发生心搏骤停和呼吸停止。临床上分为超高压电或雷击伤、高压电伤、低压电伤。雷击即闪电（lightning），是一瞬间的超高压直流电。

一、病因与发病机制

电击的原因包括违反用电操作规范、意外触电和雷击。

电击伤主要发病机制是组织缺氧。人体作为导电体，在接触电流时，即成为电路中的一部分。电击通过产热和电化学作用引起人体器官生理功能障碍（如抽搐、心室颤动、呼吸中枢麻痹或呼吸停止等）和组织损伤。

二、临床表现

（一）全身表现

1．轻型　患者可出现恐惧、表情呆滞、面色苍白、痛性肌肉收缩、头痛、头晕、心悸、四肢软弱等，呼吸、心跳加速，可有室上性心动过速等心律失常。敏感的患者可发生晕厥、短暂意识丧失。

2．重型　患者可出现强烈的肌肉痉挛、抽搐，血压下降、呼吸由浅快转为不规则以至停止，严重的心律失常并很快导致心搏骤停。

（二）局部表现

1．低压电引起的损伤　伤口较小，一般不损伤内脏。

2．高压电引起的损伤　创面常见于电流进出部位，皮肤入口灼伤比出口严重，烧伤部位组织焦化或炭化，面积不大，但可深达肌肉、血管、神经和骨骼，有“口小底大，外浅内深”的特征。血管病变多发生栓塞、坏死；胸壁电击伤可深达肋骨及肋间肌并致气胸；腹壁损伤可致内脏坏死或空腔脏器穿孔。

（三）并发症

可有短期精神异常、肢体瘫痪、心律失常、继发性出血或血供障碍、局部组织坏死继发感染、肺水肿、急性肾障碍、内脏破裂或穿孔、周围性神经病、永久性失明或耳聋等。孕妇电击后常发生死胎、流产。

三、护理评估

（一）病史评估

评估电击原因、部位，电压情况，局部烧伤程度，既往史，用药史。

（二）辅助检查

1．心电图　可见各种心律失常、急性心肌损伤变化、非特异性 ST-T 改变。

2．X 线检查　可见骨折。

3．生化检查　心肌标记物、血淀粉酶升高，出现肌红蛋白、血红蛋白尿，血肌酐、尿素升高，高血钾。

4．血气分析　可见酸中毒、低氧血症。

（三）病情评估

1．病情监测指标　观察神志变化，及时发现有无晕厥、短暂意识丧失、昏迷的发生。

加强心电监测，警惕室上速及恶性心律失常的发生。如患者出现严重抽搐伴血压下降、呼吸浅慢或停止，提示病情恶化。

2．病情危重指标　患者出现呼吸微弱、心搏停止，或严重心律失常。

四、急救护理措施

（一）轻型触电者

即神志清醒、呼吸心跳均自主的患者，严格平卧休息 1 ～ 2h，严密观察病情变化，防止继发休克或心衰。

（二）重型触电者

1．通气治疗　予高流量吸氧 4 ～ 6L/min，呼吸衰竭者尽早行气管插管，给予呼吸机辅助通气，及时清除气道分泌物。

2．输液治疗　迅速建立静脉通路，按医嘱进行补液及药物复苏。

3．急救准备　准备抢救用物，若患者出现心跳、呼吸停止，立即进行心肺复苏术，按心跳、呼吸骤停的急救及复苏后护理常规（见第四章）。严重电击后患者常处于“假死状态”，不可轻易放弃抢救。抢救过程中严密观察复苏效果，有效的心脏搏动可使口唇指甲转为红润，并触及颈动脉搏动。加强复苏后的治疗和护理，保持水电解质平衡，纠正酸中毒，注意观察病情变化，详细记录出入量，防治急性肾衰竭和后期可能发生的血钾紊乱。

4．合并伤的护理　配合医生做好颅脑损伤、气胸、血胸、内脏破裂、四肢骨折、骨盆骨折等的抢救。

5．创面处理　局部电击伤的处理与烧伤处理相同，用无菌消毒液冲洗后以无菌敷料包扎，保护好创面，防止感染，同时使用抗生素和破伤风。局部坏死组织界限清楚，应在伤后 3 ～ 6d 及时切除焦痂。如皮肤缺损较大，则需植皮治疗。

（马　莉　崔　曼）

问题与思考

1．（单选题）重症中暑患者应在 1h 内使直肠温度降至（　　）℃

A．36.5

B．37.5

C．38.5

D．39.5

2．（单选题）下列哪项不是轻度冻僵患者的临床表现（　　）

A．疲乏、多尿

B．肌肉震颤

C．血压升高，心率和呼吸加快

D．心电图示特征性 J 波

3．（多选题）下列叙述正确的是（　　）

A．严重热射病的患者可出现休克、心力衰竭、ARDS、DIC

B．高压电损伤后的创面有“口大底小，外深内浅”的特征

C．患者落水被救起后出现暂时性窒息且有大动脉搏动者称为近乎淹溺

D．海水淹溺者因吸入海水较多，可出现短暂性血液稀释

E．中暑患者采用体外降温时，可用 75% 乙醇加温水配置成 25% ～ 35% 混合液进行全身擦浴

4．简述重症中暑患者的急救护理措施。

5．简述冻僵的分型及临床表现。

第十八章　急性中毒患者的护理

第一节　镇静催眠药物中毒患者的护理

案例 18-1

患者，男，78 岁，主因“神志不清，呕吐胃内容物，小便失禁三小时”来诊。家人述患者昨日与人争吵后入睡，今晨发现患者神志不清，床旁有呕吐物。查体：T 37.7℃，HR 86 次 / 分，R 25 次 / 分，BP 165/105mmHg。深昏迷，压眶无反应，双侧瞳孔等大等圆，直径 2mm，对光反射迟钝，颈软，两肺呼吸音清，未闻及明显干、湿啰音，HR 86 次 / 分，律齐，腹（–），四肢肌张力低，肌力 0 级，两侧巴氏征（–）。头颅 CT 未见明显异常，血糖 6.3mmol/L。既往史：高血压、冠状动脉粥样硬化性心脏病、抑郁症病史。

问题与思考：

1. 患者可能的诊断是什么？
2. 患者的病情分级是几级？
3. 应采取哪些急救措施？

镇静催眠药是指具有镇静、催眠作用的中枢神经系统抑制药。过多剂量可麻醉全身，包括延髓的呼吸中枢。可分为四类：①苯二氮卓类，如地西泮、咪唑安定、舒乐安定、氯硝安定等；②巴比妥类，如苯巴比妥、戊巴比妥、硫喷妥钠等；③非巴比妥非苯二氮卓类，如水合氯醛、格鲁米特等；④吩噻嗪类（抗精神病药），如氯丙嗪、奋乃静。

一、发病机制

1．苯二氮卓类　在神经元突触后膜表面存在由苯二氮卓受体、γ - 氨基丁酸（GABA）受体及氯离子通道组成的大分子复合物。苯二氮卓类药物与苯二氮卓受体结合后，可增强 GABA 与其受体的亲和力，使 GABA 受体偶联的氯离子通道开放，从而放大 GABA 的突触后抑制效应。

2．巴比妥类　效应与苯二氮卓类相似，但两者的作用部位有所不同。苯二氮卓类选择性作用于边缘系统；苯巴比妥主要抑制网状结构上行激活系统。此类药物具有剂量 - 效应关系，随着剂量增加，效应依次表现为镇静、催眠、麻醉、延脑中枢麻痹。

3．非巴比妥非苯二氮卓类　对中枢神经系统的作用与巴比妥类相似。

4．吩噻嗪类　可抑制中枢神经系统多巴胺受体，减少邻苯二酚胺生成。主要作用于网状结构，减轻焦虑、紧张、幻觉、妄想等精神症状。还具有抑制血管运动中枢，阻断α肾上腺素能受体、抗组胺、抗胆碱能等效应。

二、临床表现

（一）苯二氮卓类中毒

中枢神经系统抑制较轻，主要症状是嗜睡、头晕、言语含糊不清，意识模糊、共济失调，很少出现严重的症状，如长时间深度昏迷和呼吸抑制等。如果出现，应考虑同时服用了其他镇静催眠药或酒等，或有 COPD 等系统性疾病。

（二）巴比妥盐类中毒

1．轻度中毒　嗜睡、思维障碍、感觉障碍，有头胀、眩晕、头痛、情绪不稳定、注意力不集中，记忆力减退、共济失调、动作不协调、酷似醉酒酩酊状、步态不稳、语言含糊、发音不清、瞳孔缩小、眼球震颤、意识模糊等。

2．中度中毒　沉睡或昏迷，即使推醒也不能答问，腱反射消失，呼吸浅而慢，血压仍正常，角膜反射及咽反射存在，可有眼球震颤。晚期死因：继发于肺部并发症，如吸入性肺炎或肺水肿。

3．重度中毒　进行性中枢神经系统抑制，由嗜睡到深昏迷；呼吸抑制由呼吸浅而慢到呼吸停止；心血管功能由低血压到休克；体温下降常见；肌张力松弛，腱反射消失；胃肠蠕动减慢；皮肤可起大疱；长期昏迷患者可并发肺炎、肺水肿、脑水肿、肾衰竭而威胁生命。

（三）非巴比妥非苯二氮草类中毒

症状与巴比妥类中毒相似，但也各自有些特点。水合氯醛中毒，可有心律失常、肝肾损害。

（四）吩噻嗪类药物中毒

一般认为，当一次量达 2 ~ 4g 时，可有急性中毒反应，最常见的为锥体外系反应，临床表现有三类：震颤麻痹综合征；静坐不能；急性肌张力障碍反应，如斜颈、吞咽困难、牙关紧闭等。在治疗过程中尚有直立性低血压、体温调节紊乱等。

三、护理评估

（一）病史评估

评估中毒史，询问服用药物的名称、剂量、服用的时间以及是否经常服用此种药物；意识障碍的程度、呼吸循环系统症状及生命体征；有无睡眠障碍、焦虑、抑郁等病史，是否服用镇静催眠药物；近期是否发生家庭矛盾或社会矛盾，是否存在情绪和行为的异常。

（二）辅助检查

血药浓度测定：血、尿或胃内容物的血药浓度测定，明确是否中毒及药物的种类，了解中毒的程度。对诊断有参考意义。

（三）病情评估

1．病情监测指标　严密监测生命体征，观察患者意识状态及瞳孔、血压、心率、呼吸、体温、皮肤颜色、尿量等；血药浓度测定。

2．病情程度判断

（1）轻度中毒：嗜睡，但可唤醒，有判断力和定向力障碍。患者步态不稳，言语不清，眼球震颤，但各种反射存在，生命体征正常。

(2) 中度中毒：浅昏迷，呼吸浅而慢，血压正常，腱反射消失，角膜反射、咽反射仍存在。

(3) 重度中毒：深昏迷，出现呼吸、循环衰竭。呼吸浅、慢、不规则或呈潮式呼吸，可出现肺水肿，脉搏细数，血压下降，严重者发生休克。早期可能有四肢肌张力增强，腱反射亢进，病理反射阳性，后期全身肌肉弛缓，各种反射消失。

3．病情危重指标　若长时间昏迷，瞳孔散大，心率减慢，血压下降，呼吸变浅或不规则，常提示病情危重。

四、急救护理措施

(一)维持生命体征

保持呼吸道通畅，给予氧疗，酌情使用呼吸兴奋剂，维持呼吸功能；舌后坠者用口咽管开放气道，呼吸困难者行气管插管，呼吸机辅助呼吸；稳定心血管系统，用静脉留置针开放静脉，给予心电、血压监测并记录。心跳停止者立即行胸外按压，休克者给予抗休克治疗。

(二)清除未吸收的毒物

1．催吐　意识清醒者立即催吐，催吐时防止呕吐物吸入肺部（取坐位前倾位）。儿童及严重呼吸抑制患者禁用。

2．洗胃　意识不清或不合作者给予洗胃，一般中毒后 6h 内最有效，对中毒超过 6h 以上者，如考虑胃内仍有药物残留也应洗胃。昏迷患者应先气管插管后洗胃。用 1∶5000 高锰酸钾溶液或清水洗胃。

3．灌入药用活性炭　洗胃后胃内灌入药用活性炭，活性炭在胃肠液中吸收过量药物，在肠液与血液中建立浓度差，吸附残存药物，阻滞药物吸收。活性炭可强力吸附很多毒物如苯巴比妥等。成人一般 50g，儿童减量，配成混悬液入胃保留后吸出。

4．导泻　常用硫酸镁、硫酸钠、甘露醇等，将其溶于温水中顿服或洗胃后从胃管灌入。一般禁用油类导泻，对于中枢神经系统严重抑制的昏迷患者，禁用硫酸镁导泻，因镁离子对中枢神经系统有抑制作用。

5．灌肠　口服中毒超过 6h 以上、导泻无效者，或抑制肠蠕动的药物（巴比妥类）导致的中毒应给予灌肠，促进药物从肠道排除。

(三)解毒剂的应用

1．纳洛酮　与内啡肽竞争阿片受体，可对抗巴比妥类和苯二氮卓类药物的中枢抑制作用。纳洛酮 0.4 ~ 0.8mg 肌内注射或静脉注射，10 ~ 15min 可重复使用相同剂量，成人最大剂量每日可达 2mg，12 岁以下的儿童以 0.2mg 为宜。

2．氟马西尼　是苯二氮卓类受体特异性拮抗剂，本药半衰期短，治疗有效后宜重复给药，以防复发。氟马西尼首剂 0.3mg，如果在 60s 内没有达到需要的清醒程度，可重复使用相同剂量，直到患者清醒，或总量达到 2mg。如果患者再度昏睡，可以按 0.1 ~ 0.4mg 的速度持续静脉滴注，滴注的速度根据需要的清醒程度进行调整。用药时应警惕出现戒断症状，剂量过大可发生抽搐。

（四）促进已吸收的毒物排出

1．利尿　适用于中毒患者，肾功能良好或损害不严重者且所吸收的毒物可经肾排出者。大量饮水或静脉输液，每小时 200 ~ 400ml，可稀释毒物的浓度，增加尿量，加速毒物的排出。也可用渗透性利尿剂，如 20% 甘露醇 125 ~ 250ml，或呋塞米 20 ~ 40mg 静脉注射。

2．血液净化　对昏迷时间较长、伴并发症，且血药浓度过高的危重患者可用血液净化疗法。血液透析适用于清除巴比妥类药，水合氯醛、苯妥英钠、异丙嗪等；血液灌流适用于巴比妥类药、地西泮、水合氯醛等。

（五）对症治疗

保持水、电解质和酸碱平衡，并发肺炎时用抗生素治疗。经综合治疗 48h 仍昏迷者，可用中枢兴奋剂如哌甲酯，有抽搐者慎用。给予充足的易消化食物，昏迷者早期给予鼻饲。加强基础护理，预防并发症。

第二节　有机磷农药中毒患者的护理

案例 18-2

患者，男，70 岁，主因“口吐白沫、大汗淋漓、大小便失禁 20 分钟”来诊。查体：神志清楚，双侧瞳孔呈针尖样大小，对光反射迟钝，全身皮肤大汗，黏膜无黄染及出血点，双肺呼吸音粗，未闻及明显干、湿罗音，四肢及胸、腹部可见肌颤。T 36.7℃，P 100 次 / 分，R 25 次 / 分，BP 125/65mmHg。呼吸困难、呕吐，呕吐物伴有浓烈大蒜味。实验室检查：血胆碱酯酶 490U/L，正常值 4650 ~ 101 440U/L（干式法）。既往体健。

问题与思考：

1. 患者可能的诊断是什么？
2. 患者的病情分级是几级？
3. 应采取哪些急救措施？

有机磷农药是我国农业生产中应用广泛的农药，杀虫效力高，对人畜均有毒性。大多数属于磷酸酯类或硫代磷酸酯类化合物，呈油状或结晶状，色泽由淡黄至棕色，有大蒜臭味，稍有挥发性，除美曲膦酯外，一般难溶于水，易溶于多种有机溶剂，在碱性条件下易分解失效，但美曲膦酯遇碱会变为毒性更大的敌敌畏。根据大鼠急性经口进入体内的半数致死量（LD50），将有机磷农药分为四类：剧毒（LD50 值 < 50mg/kg）、高毒（LD50 值 50 ~ 100mg/kg）、中毒（LD50 值 100 ~ 500mg/kg）、低毒（LD50 值 > 500mg/kg。剧毒的农药包括甲拌磷、内吸磷、对硫磷等，高毒的有甲基对硫磷、甲胺磷、氧乐果、敌敌畏，中毒的有乐果、碘依可脂、美曲膦酯、百草枯等，低毒的有马拉硫磷等。

百草枯中毒是当前严重影响我国人民群众身体健康的中毒性疾病，目前尚无特效解毒药，具有很高的病死率。口服自杀是我国百草枯中毒的主要原因。尽管在毒理学分类上被列为中等毒性毒物，但由于具有很高的病死率，临床上应列为剧毒物。肺是百草枯中毒损伤的主要靶器官之一，它同时会造成严重的肝肾损害。百草枯中毒晚期会出现肺泡内和肺间质纤维化，称为“百草枯肺”，是急性呼吸窘迫综合征的一种变异形式。中毒性肺水肿和重症中毒性肺炎是百草枯中毒的主要死亡原因，肺纤维化是晚期死亡的主要原因。因此，积极控制中毒性肺水肿、治疗重症中毒性肺炎是抢救成功的关键之一。

一、病因与发病机制

（一）病因

1．职业性中毒　如农药在精制、出料和包装过程中，手套破损或衣服和口罩污染，或施药人员喷洒农药时，药液污染皮肤或湿透衣服而中毒。

2．生活性中毒　如误服、自杀、他杀所致，或滥用有机磷农药来治疗皮肤病或驱虫以及进食被污染的水或食物（蔬菜等）而发生中毒。

（二）发病机制

有机磷农药可经呼吸道、消化道及完整皮肤黏膜吸收，吸收后大多在肝进行生物转化。当有机磷化合物进入人体后，其磷酰基迅速与血液和神经系统中的胆碱酯酶活性中心结合，形成磷酰化胆碱酯酶，使胆碱酯酶丧失分解乙酰胆碱的能力，以致体内乙酰胆碱大量蓄积，并抑制仅有的乙酰胆碱酯酶活力，使中枢神经系统及胆碱能神经过度兴奋，最后转入抑制和衰竭。

二、临床表现

急性中毒的临床表现与有机磷农药的种类、侵入途径、剂量等有密切关系。口眼中毒可在 10min 至 2h 内出现症状，大剂量口服中毒者可在 5min 内出现症状，经皮肤吸收的一般在接触后 2 ～ 6h 发病。一旦中毒症状出现，病情可以迅速发展。有机磷急性中毒表现为三类综合征。

（一）毒蕈碱（M）样症状

最早出现，主要为副交感神经兴奋所致的平滑肌痉挛和腺体分泌增多。临床表现为瞳孔缩小、视物模糊、腺体（汗腺、唾液腺、呼吸道黏膜腺体等）分泌亢进、恶心、腹痛、肛门及膀胱括约肌松弛、大小便失禁及心血管抑制等。严重时出现肺水肿，表现为呼吸困难，双肺布满湿啰音，并伴血性泡沫痰。此类症状可用阿托品加以对抗。

（二）烟碱（N）样症状

乙酰胆碱对肾上腺髓质和骨骼肌的神经终板的作用和烟碱的作用相近，在小剂量时表现为兴奋，大剂量时发生抑制，临床表现为皮肤血管收缩、面色苍白、心率增快、血压增高，早期可出现面部及四肢胸腹部肌束颤动，晚期出现肌阵挛或肌麻痹。可因呼吸肌麻痹而致死。此类症状不能用阿托品来对抗。

（三）中枢神经系统症状

由于脑内乙酰胆碱聚集，中枢神经系统细胞突触间冲动传导加快，引起中枢神经系统功能障碍。早期多表现为头晕、头痛、疲乏无力，进而出现烦躁不安、瞻妄、抽搐和昏迷。

（四）其他表现

1．反跳　部分有机磷农药中毒后，急性中毒症状好转后数日至一周内突发昏迷，甚至肺水肿或突然死亡，称为反跳。原因可能和残留在皮肤、毛发和胃肠道的有机磷农药重新被吸收或解毒药过早停用等多种因素有关，反跳以乐果和马拉硫磷最为常见。

2．中间综合征　少数病例在急性中毒症状缓解后迟发性神经损害出现前，出现一系列肌无力的症状，可累及肢体近端肌群、颈屈肌、呼吸肌和颅神经等，称为中间综合征，主要表现为眼睑下垂，眼外展障碍，面瘫，颈、上肢和呼吸肌麻痹，可能和胆碱酯酶长期被抑制，影响神经 - 肌肉接头处突触后的功能有关。

3．迟发性神经病期　急性中毒症状消失后 2 ～ 3 周出现迟发性神经损害的阶段为迟发性神经病期，主要表现为肢体末端的感觉和运动障碍，可发生下肢瘫痪、四肢肌肉萎缩等症状，目前认为此症状可能由有机磷农药抑制神经靶酯酶并使其老化所致，而和胆碱酯酶抑制无关。引起迟发性神经病的有机磷化合物，主要有甲胺磷、美曲膦酯、敌敌畏、氧化乐果、丙氟磷、三甲苯磷和马拉硫磷，以及多种脂肪族有机磷化合物。

三、护理评估

（一）病史评估

评估患者的接触史或服毒史，如吸入中毒者，应了解接触的时间、空气中有机磷农药的浓度和有机磷农药的种类；服毒者应了解服毒的时间、服毒的量、有无呕吐；评估患者意识障碍的程度、呼吸循环系统症状、皮肤黏膜情况、生命体征及肌束颤动情况；评估患者近期是否发生家庭矛盾或社会矛盾，是否存在情绪和行为的异常。

（二）辅助检查

1．全血胆碱酯酶（choline esterase，CHE）活力测定　CHE 活力是诊断有机磷农药中毒的重要实验指标，和中毒程度、疗效、预后有极大相关性。正常人 CHE 活力为 100%，< 70% 以下即有意义，但需注意的是血液胆碱酯酶活力活性下降程度并不与病情轻重完全一致。

2．尿液检查　尿中有机磷农药分解产物测定，如美曲膦酯中毒时尿中出现三氯乙醇，对硫磷和甲基对硫磷中毒时尿中有对硝基酚排出。

3．粪、血、呕吐物检查　粪、血、呕吐物中有机磷测定可作为辅助诊断手段。

（三）病情评估

1．病情监测指标　严密监测生命体征，观察患者意识状态及瞳孔、血压、心率、呼吸、体温、皮肤颜色、尿量、肌束颤动情况等；洗胃时观察洗出液颜色、量及气味；定时进行全血 CHE 活力测定。

2．病情程度判断　根据临床表现和实验室检查可将有机磷农药中毒分为三度。

（1）轻度中毒：血胆碱酯酶活力为 50% ～ 70%，表现为头痛、头晕、乏力、恶心、呕吐、胸闷、多汗、视物模糊、瞳孔缩小。

（2）中度中毒：血胆碱酯酶活力为 30% ～ 50%，除上述症状外，还表现为肌束颤动、腹痛、腹泻、流涎、瞳孔明显缩小、轻度呼吸困难。

（3）重度中毒：血胆碱酯酶活力 30% 以下，除上述症状外，还出现昏迷、肺水肿、呼吸麻痹、脑水肿。

3．病情危重指标　若患者昏迷，瞳孔散大，心率减慢，血压下降，呼吸变浅或不规则，血胆碱酯酶活力 30% 以下，常提示病情危重。

四、急救护理措施

（一）维持生命体征

维持患者的呼吸循环功能，既是抢救中毒患者的首要措施，又是抗毒药物发挥疗效的基础。应用静脉留置针开放两条静脉通路，以保证抢救的成功，给予心电、血压监测并记录。休克者给予抗休克治疗；出现发绀或呼吸停止者，立即给予吸氧或气管插管，呼吸机辅助呼吸；心跳停止者立即行胸外按压。

（二）清除未吸收毒物

1．立即终止接触毒物　经呼吸道或皮肤中毒时，立即将患者撤离现场，脱去污染衣物，用清水、肥皂水或2%碳酸氢钠溶液彻底清洗染毒皮肤、毛发、指甲、趾甲。眼部污染者可用生理盐水或2%碳酸氢钠冲洗至少10min，然后滴入1%阿托品1～2滴。美曲膦酯中毒不能用碱性溶液冲洗，只能用清水冲洗。禁用热水冲洗或乙醇擦洗，以免使皮肤血管扩张，加速毒物吸收。口服中毒者要阻止再摄入，并漱口。

2．洗胃　对于口服中毒者而又无禁忌证的患者应立即予以及时、有效的洗胃。

（1）洗胃原则：6h内进行效果最佳，但因有机磷农药能使胃肠蠕动减慢，超过6h后洗胃仍具一定效果。首次洗胃需彻底，持续胃肠减压，反复间断洗胃。

（2）洗胃液选择洗胃液可以选择清水、生理盐水、2%碳酸氢钠或1：5000高锰酸钾（硫代磷酸酯类，如对硫磷等忌用），毒物品种不明的，用清水或生理盐水洗胃为宜，美曲膦酯中毒者禁用2%碳酸氢钠溶液洗胃，非1605、1059、乐果中毒者可选用1：5000～10 000的高锰酸钾溶液洗胃。

（3）洗胃液的温度：以30～35℃为宜。

（4）洗胃液量：可达30 000ml，1h后5000～10 000ml，以后每1～2h用5000ml（以上均为洗胃机洗胃），也可用1000ml生理盐水，每1～2h洗1次，从胃管注入，再自然引流。

（5）停止洗胃：一般洗至出胃液颜色与人胃液颜色一致，无蒜臭味为止。在洗胃间期用胃肠减压持续减压，以引流含有毒物的胃液，直至病情好转后拔除胃管。

（6）特殊情况下的洗胃：如患者有喉头水肿或痉挛，无法插管时，可根据紧急程度采取手术切开胃进行彻底洗胃。

3．导泻　洗胃后，从胃管中注入硫酸镁或硫酸钠20～30g导泻。

（三）应用特效解毒剂

有机磷农药中毒病情急、发展快，当确诊后应马上给予足够的胆碱酯酶复能剂和抗胆碱能药。用药原则为尽早用药、联合用药、首次足量、重复用药。

1．胆碱酯酶复活药　临床常用的胆碱酯酶复能剂有解磷定、氯解磷定、双复磷定。在我国主要用解磷定和氯解磷定。美国通常用氯解磷定。欧洲一些国家多用双复磷定和双解磷定。氯解磷定和双复磷定含肟量高，活化作用强，不良反应小。双解磷定不良反应较大。解磷定不但含肟量低，重活化作用弱，只能静脉给药，不能肌内注射，用量较大时，不良反应较大，目前大多数国家早已不使用解磷定。如一时无药亦可用解磷定，可按氯解磷定的16倍量给予，但不宜缓慢静脉滴注，应静脉注射或用少量液体稀释后快速滴注，以不抑制呼吸为度。

2．阿托品　为抗胆碱药，是解救急性中毒的关键性药物。使用原则为早期、足量、反复给药。其作用机制为解除平滑肌痉挛，抑制腺体分泌，保持呼吸道通畅，消除和减轻毒蕈碱样症状和中枢神经系统症状。阿托品静脉注射后 1 ～ 4min 开始发挥作用，8min 达到高峰。阿托品化的临床表现为瞳孔较前散大、口干、皮肤干燥、颜面潮红、肺部湿啰音消失及心率加快。按照新观念，阿托品用到口干舌燥、无汗、肺部湿啰音消失即可，不必用到瞳孔散大、颜面潮红。如患者出现神志恍惚、高热等，提示阿托品过量，应酌情减量。其阿托品化与阿托品中毒的主要区别见表 18-1。近年来提出新的治疗观念，主要是：治本为主，标本兼治。所谓治本就是彻底洗胃和用复活药尽快使胆碱酯酶复活。以胆碱酯酶为依据，因症施治。根据胆碱酯酶活力使用抗胆碱酯酶药物及复活药，如有毒蕈碱样症状，用抗胆碱酯酶药物；如胆碱酯酶活力＜ 50%，酌情使用复活药。

表 18-1　阿托品化与阿托品中毒的主要区别

	阿托品化	阿托品中毒
神经系统	意识清楚或模糊	谵妄、躁动、幻觉、双手抓空、抽搐、昏迷
皮肤	颜面潮红、干燥	紫红、干燥
瞳孔	由小扩大后不再缩小	极度散大
体温	正常或轻度升高	高热，＞ 40℃
心率	≤ 120 次 / 分，脉搏快而有力	心动过速，甚至有心室颤动发生

3．新型抗胆碱药　目前应用于救治有机磷农药中毒的还有新型抗胆碱药如盐酸戊乙喹醚（长效托宁）。该药是新型的具有选择性的抗胆碱药，有较强的中枢和外周抗胆碱作用，有效量小，持续时间长，但毒副作用较小，不使心率增快。本药与胆碱酯酶复活药合用，对严重有机磷农药中毒有显著疗效。

4．解磷定注射液　解磷定注射液为抗胆碱药以及胆碱酯酶复活药的复方制剂。主要用于有机磷农药中毒早期，对有机磷中毒有显著疗效。对毒蕈碱样症状、烟碱样症状和中枢神经系统症状有较好的对抗作用。对中毒的胆碱酯酶也有较强的复活作用。起效速度快，作用时间较持续，一般给药 1 ～ 3 次便可治愈。

（四）促进已吸收的毒物排出

1．利尿　可选用作用较强的利尿剂（如呋塞米）来利尿，促进有机磷排出，但要注意尿量，保持出入量的平衡。

2．血液净化技术　严重有机磷中毒，特别是就诊较晚的病例，可借助透析、血液灌流、血液或血浆置换等血液净化技术，从血液中直接、迅速去除毒物，可减少毒物对组织器官的损害，降低病死率。

（五）对症治疗

保持呼吸道通畅，及时清理呼吸道分泌物，吸氧。维持水、电解质和酸碱平衡，及时补充液体、电解质，纠正酸中毒。当患者出现肺水肿、脑水肿时，给予积极的处理。可以考虑输血，以补充胆碱酯酶。同时加强基础护理，尽量减少各种并发症。中、重度患者禁食 1 ～ 3 天，神志清楚患者病情稳定后进流食，忌油及酒等刺激性食物，以减少有机磷农药的吸收。若并发胰腺炎或肠麻痹者应禁食。切开洗胃者在伤口未闭合或未拔除胃肠减压管前应禁食。

第三节　急性一氧化碳中毒患者的护理

案例 18-3

患者，女，68 岁，主因“意识障碍半小时”来诊。家属自述患者一人单住，发现时呼之不应，未见呕吐，房间有一煤火炉，仅常规服用降压药物，未见异常药瓶。查体：T 36.1℃，HR 96 次 / 分，R 20 次 / 分，BP130/90mmHg。患者昏迷，呼之不应，四肢频繁抽搐，全身皮肤、黏膜无黄染、出血点及瘀斑，浅表淋巴结未触及，瞳孔等大、等圆直径 3mm，对光反射灵敏，口唇樱桃红色，颈软，无抵抗，心率 98 次 / 分，律齐，无杂音，双肺清，无啰音，腹平软，肝脾未触及，克氏征（－），布氏征（－），双巴氏征（－），四肢肌力对称。

实验室检查：血液 COHb 测定 65% 。动脉血气分析：pH 7.30，PaO_2 50mmHg，PaCO 55mmHg，SaO_2 80%，HCO_3^- 26mmol/L；血 WBC 5×10^9/L，HGB 125g/L，血钾 4.4mmol/L，血糖 4.3mmol/L。辅助检查：腹部彩超提示轻度脂肪肝。头颅 CT 未见明显异常。既往史：高血压病史 5 年。

问题与思考：

1. 患者可能的诊断是什么？
2. 患者的病情分级是几级？
3. 应采取哪些抢救措施？

一氧化碳中毒（carbon monoxide poisoning）是含碳物质燃烧不完全时的产物经呼吸道吸入引起的中毒。常发生于通风不良的狭小空间。一氧化碳（carbon monoxide）俗称煤气，为无色、无臭、无味、无刺激性的气体，在化学工业中，合成光气、甲醇、碳基镍等都需一氧化碳（CO）作为原料。在生产和生活中，凡含碳物质燃烧不完全时，均可产生 CO 气体，如炼钢、炼焦、矿井放炮、内燃机排出的废气等。生产过程中防护不周或通风不良可发生急性一氧化碳中毒。家庭用煤炉产生的一氧化碳及煤气泄漏，则是生活性中毒最常见的原因。

一、发病机制

一氧化碳经呼吸道吸入后，由肺泡吸收进入血液，与血红蛋白中的原卟啉亚铁结合形成碳氧血红蛋白（HbCO）。一氧化碳与血红蛋白亲和力比氧气与血红蛋白的亲和力大 200 ～ 300 倍，而 HbCO 解离速度仅为氧合血红蛋白（HbO_2）的 1/3600。HbCO 不能携带氧，还影响 HbO_2 的解离，阻碍氧的释放和传递，导致低氧血症，引起组织缺氧。由于中枢神经系统对缺氧最敏感，因此发生损伤也最明显。

二、临床表现

许多临床症状为非特异性。一氧化碳中毒的严重程度取决于血中碳氧血红蛋白的含量，含量越高，缺氧越严重。正常人血液中 COHb 含量可达 5% ～ 10%。急性一氧化碳中毒的症状与血液中 COHb 百分比有密切关系，同时也与患者中毒前的健康状况，如有无心血管疾病和脑血管病，以及中毒时体力活动等情况有关。

中毒的早期症状有头痛、眩晕、心悸、恶心、呕吐、四肢无力，甚至出现短暂的昏厥，一般神志尚清醒。中毒时间稍长，可出现程度较浅的昏迷、面色潮红，口唇黏膜樱桃红色，并有心率、呼吸加速，血压有改变，甚至休克。发现时间过晚，吸入煤气过多，或在短时间内吸入高浓度的一氧化碳，患者呈现深度昏迷，各种反射消失，大小便失禁，四肢厥冷，血压下降，呼吸困难，最后因脑水肿、呼吸循环衰竭而危及生命。

三、护理评估

（一）病史评估

评估一氧化碳吸入史、吸入的原因及时间；评估患者的意识、生命体征、唇色及呼吸困难的程度等；评估血液中碳氧血红蛋白的含量及动脉血气分析；接触史不明显者，评估既往史及居住环境；评估近期是否发生家庭矛盾或社会矛盾，是否存在情绪和行为的异常。

（二）辅助检查

1．血液 COHb 测定　血液 COHb 浓度测定是诊断 CO 中毒的特异性指标，且能反映 CO 暴露时间长短，也可判断 CO 中毒严重程度，但需早期取血测定，中毒 8h 后测定临床意义不大。

2．动脉血气分析　急性 CO 中毒患者 PaO_2 和动脉血氧饱和度降低，$PaCO_2$ 正常或轻度降低。中毒时间较长者常呈代谢性酸中毒，血 pH 和剩余碱降低。

（三）病情评估

1．病情监测指标　严密监测生命体征，观察患者意识状态及瞳孔、血压、心率、呼吸、体温、皮肤颜色等；血液 COHb 测定；动脉血气分析。

2．病情程度判断　根据临床症状的严重程度和血液中 COHb 的含量，急性一氧化碳中毒可分为轻、中、重三度。

（1）轻度中毒：中毒时间短，血液中 COHb 为 10% ～ 20%。表现为中毒的早期症状，头痛眩晕、心悸、恶心、呕吐、四肢无力，甚至出现短暂的昏厥，一般神志尚清醒，脱离中毒环境，吸入新鲜空气或氧疗后，症状迅速消失，一般不留后遗症。

（2）中度中毒：中毒时间稍长，血液中 COHb 为 30% ～ 40%，除上述症状加剧外，可出现程度较浅的昏迷。面色潮红，口唇黏膜樱桃红色，并有心率、呼吸加速，血压有改变，甚至休克。如抢救及时，可迅速清醒，数天内完全恢复，一般无明显并发症及严重的后遗症。

（3）重度中毒：发现时间过晚，吸入煤气过多，或在短时间内吸入高浓度的一氧化碳，血液 COHb 浓度常在 50% 以上，患者呈现深度昏迷，各种反射消失，大小便失禁，四肢厥冷，血压下降，呼吸困难，最后因脑水肿、呼吸循环衰竭而危及生命。一般昏迷时间越长，预后越严重，常留有痴呆、记忆力和理解力减退、肢体瘫痪等后遗症。

3．病情危重指标　若长时间昏迷，瞳孔散大，面色潮红，口唇黏膜樱桃红色，并有心率、呼吸加速，血压有改变，呼吸变浅或不规则，血液 COHb 浓度为 50% 以上常提示病情危重。一般昏迷时间越长，预后越严重，常留有痴呆、记忆力和理解力减退、肢体瘫痪等后遗症。

四、急救护理措施

（一）脱离中毒现场

立即将中毒者移至空气新鲜处，松开衣领、裤袋，保持呼吸道通畅，注意保暖。呼吸、心跳停止的应立即进行心肺复苏。

（二）高压氧疗

有条件的应立即行高压氧治疗。高压氧治疗可以使血液中物理溶解氧增加，供组织、细胞利用，并使肺泡氧分压提高，可加速 COHb 的解离，促进 CO 清除，其清除率比未吸氧时快 10 倍，比常压吸氧快 2 倍。高压氧治疗不仅可缩短病程，降低病死率，而且还可减少或防止迟发性脑病的发生。高压氧治疗应在早期，最好在 4h 内进行。对昏迷或有昏迷史的患者，以及出现明显心血管系统症状、COHb 明显增高（一般＞ 25%）的患者，应给予高压氧治疗。高压氧治疗的压力为 2 ～ 3 绝对大气压单位，每日治疗 1 ～ 2 次，每次 1 ～ 2h。如无高压氧设备，应采用高浓度（大于 60%）面罩给氧或鼻导管给氧（流量应保持在 8 ～ 10L/min），高浓度给氧时间一般不超过 24h，以免发生氧中毒。

（三）维持呼吸循环功能

保持呼吸道通畅，酌情使用呼吸兴奋剂，维持呼吸功能；舌后坠者用口咽管开放气道，呼吸困难者行气管插管，呼吸机辅助呼吸；稳定心血管系统，用静脉留置针开放静脉，给予心电、血压监测并记录。心跳停止者立即行胸外按压，休克者给予抗休克治疗。

（四）防治脑水肿

急性中毒后 2 ～ 4h 即可出现脑水肿，24 ～ 48h 达高峰，可持续多日，应给予脱水治疗。静滴甘露醇 125 ～ 250ml，脑水肿致昏迷患者可应用糖皮质激素（如地塞米松 20 ～ 40mg/d）以防治脑水肿，促进脑细胞功能恢复。

（五）对症治疗

1．抽搐　如有频繁抽搐，目前首选药是地西泮，抽搐停止后改为苯妥英钠。

2．治疗感染和控制高热　应做咽拭子、血、尿培养，选择广谱抗生素。高热会影响脑功能，可采用物理降温方法，如头部用冰帽，体表用冰袋，使体温保持在 32℃左右。如降温过程中出现寒战或体温下降困难时，可用冬眠药物。促进脑细胞代谢应用能量合剂，常用药物有三磷酸腺苷、辅酶 A、细胞色素 C 和大量维生素 C 等。

第四节　急性酒精中毒患者的护理

案例 18-4

患者，男，47 岁，主因“昏迷，伴有剧烈抽搐，口吐白沫 3 小时”来诊。同事自述三小时前患者饮白酒约 500ml，逐渐胡言乱语，昏睡，继之昏迷，伴有剧烈抽搐，口吐白沫。查体：T 36.2℃，HR 116 次 / 分，R 30 次 / 分，BP 135/70mmHg。患者昏迷状态，双瞳孔等大等圆直径约 3mm，对光反射灵敏，抽搐剧烈且频繁，牙关紧闭，身体周围有大量呕吐物。实验室检查：WBC 1.2×10^9/L，HGB 106g/L，血钾 4.5mmol/L，血糖 3.9mmol/L。既往史：肝硬化、糖尿病病史。饮酒史 26 年，每日饮酒约 500ml。

问题与思考：

1. 患者可能的诊断是什么？
2. 患者的病情分级是几级？
3. 应采取哪些急救措施？

急性酒精中毒（acute alcohol intoxication）是指由于短时间摄入大量乙醇（酒精）或含乙醇饮料后出现的中枢神经系统功能紊乱状态，多表现为行为和意识异常，严重者损伤脏器功能，导致呼吸循环衰竭，进而危及生命。

一、病因与发病机制

绝大多数是因过量饮酒造成的，婴儿应用大量乙醇擦浴，因长时间暴露在乙醇蒸气环境中也易造成中毒。乙醇进入人体，吸收后迅速分布至全身各组织。口服乙醇 5min 后，血中就出现乙醇，约 1h 血中浓度达高峰，16h 排出。吸收的乙醇几乎全部在体内分解，约 2% 由尿或呼气排出。乙醇主要在肝代谢。其氧化代谢速度很慢，当肝功能受损时，氧化速度减慢，易发生蓄积而导致中毒。

乙醇的吸收率和清除率有个体差异并取决于很多因素，如年龄、性别、体质量、体质、营养状况、吸烟、饮食、胃中现存食物、胃动力、是否存在腹水、肝硬化以及长期酗酒等。血液中乙醇清除率的个体差异性很大，慢性饮酒者的乙醇清除率高达 7.7mmol/h，但一般的急诊患者其乙醇清除率仅约 4.3mmol/h。乙醇成人致死剂量在 250 ~ 500g，小儿的耐受性较低，婴儿致死量 6 ~ 10g，儿童约 25g。

二、临床表现

急性酒精中毒主要造成中枢神经系统、循环系统和呼吸系统功能紊乱。由于饮酒量的不同临床症状出现的迟早也不相同，大致可分为 3 个时期。

1．兴奋期　血中乙醇含量在 40 ~ 100mg/dl，患者表现为欣快、多语、面红、吐词不清、情绪不稳，也有安静入睡者。

2．共济失调期　血中乙醇含量在 100 ~ 200mg/dl，患者可出现共济失调、动作笨拙、步态不稳、语无伦次。

3．昏睡、昏迷期　血中乙醇含量在 200 ~ 400mg/dl，患者意识不清、昏睡或昏迷、面色苍白或潮红、皮肤湿冷、口唇青紫、心动过速、呼吸缓慢、血压下降。严重时大小便失禁、抽搐、昏迷。当血中乙醇含量达 400 ~ 500mg/dl 时，可抑制延髓呼吸中枢，最终因呼吸衰竭而死亡。

三、护理评估

（一）病史评估

评估饮酒史，详细询问饮酒的时间、量、酒的种类及平常是否有饮酒的习惯；检查患者的意识情况、生命体征及瞳孔，酗酒后可因误伤导致硬膜下血肿，患者出现双侧瞳孔不等大，但临床上常容易忽视，因此应特别注意；评估血中乙醇含量；检查患者有无外伤，酒精中毒者常因神态异常、步态不稳而导致外伤；评估意识、生命体征及中毒程度的临床分级；近期有无服用易诱发类双硫仑样反应的抗生素。

（二）辅助检查

1．血清乙醇浓度　急性中毒时呼气中乙醇浓度与血清乙醇浓度相当。

2．动脉血气分析　急性中毒时可见轻度代谢性酸中毒。

3．血清电解质浓度　急慢性酒精中毒时可见低血钾、低血镁和低血钙。

4．血清葡萄糖浓度　急性酒精中毒时可见低血糖症。

（三）病情评估

1．轻度中毒（单纯性醉酒）　仅有情绪、语言兴奋状态的神经系统表现，如语无伦次但不具备攻击行为，能行走，但有轻度运动不协调，嗜睡能被唤醒，简单对答基本正确，神经反射正常存在。

2．中度中毒

（1）处于昏睡或昏迷状态或 GCS 昏迷评分大于 5 分小于等于 8 分。

（2）具有经语言或心理疏导不能缓解的躁狂或攻击行为。

（3）意识不清伴神经反射减弱的严重共济失调状态。

（4）具有错幻觉或惊厥发作。

（5）血液生化检测有以下代谢紊乱的表现之一者，如酸中毒、低血钾、低血糖。

（6）在轻度中毒基础上并发脏器功能明显受损表现如与酒精中毒有关的心律失常（频发早搏、心房纤颤或房扑等），心肌损伤表现（ST-T 异常、心肌酶学 2 倍以上升高）或上消化道出血、胰腺炎等。

3．重度中毒

（1）处于昏迷状态，Glasgow 评分等于小于 5 分。

（2）出现微循环灌注不足表现，如脸色苍白，皮肤湿冷，口唇微紫，心率加快，脉搏细弱或不能触及，血压代偿性升高或下降（< 90/60mmHg 或收缩压较基础血压下降 30mmHg

以上），昏迷伴有失代偿期临床表现的休克时也称为极重度。

（3）出现代谢紊乱的严重表现如酸中毒（pH ≤ 7.2）、低血钾（血清钾≤ 2.5mmol/L）、低血糖（血糖≤ 2.5mmol/L）之一者。

（4）出现重要脏器如心、肝、肾、肺等急性功能不全表现。

四、急救护理措施

（一）保持呼吸道通畅

使患者处于头低左侧卧位，以防呕吐物吸入气道。单纯急性轻度酒精中毒不需治疗，居家观察即可。有肥胖、通气不良等基础疾病者要嘱其保暖，侧卧位防止呕吐、误吸等并发症，类双硫仑样反应严重者宜早期对症处理。呼吸抑制者，给予呼吸兴奋剂，必要时行气管插管，呼吸机辅助呼吸。

（二）清除未吸收的乙醇

如患者在 1 ～ 2h 内饮了大量酒，可用催吐或洗胃的方法，清除未吸收的乙醇。由于乙醇吸收迅速，催吐、洗胃和活性炭不适用于单纯酒精中毒患者。洗胃应评估病情，权衡利弊，建议仅限于以下情况之一者：①饮酒后 2h 内无呕吐，评估病情随时可能恶化的昏迷患者；②同时存在或高度怀疑其他药物或毒物中毒；③已留置胃管，特别是昏迷伴休克患者，胃管可用于人工洗胃。洗胃液一般用 1% 碳酸氢钠液或温开水；洗胃液体不可过多，总量一般不超过 2000 ～ 4000ml，胃内容物吸出干净即可；洗胃时注意每次量不超 200ml，气道保护，防止呕吐、误吸。

（三）药物治疗

1．纳洛酮　是阿片受体拮抗剂，能解除酒精中毒的中枢抑制，缩短昏迷时间，对昏迷和呼吸抑制的患者有兴奋呼吸和催醒作用。轻度中毒（兴奋期和共济失调期患者）给予 0.4 ～ 0.8mg 纳洛酮肌内注射或加入 10% 葡萄糖 40ml 稀释后静脉注射；重度中毒（昏睡期者）给予 0.4 ～ 0.8mg，加入 10% 葡萄糖 40ml 静脉注射，1h 后症状无改善者，可重复给予 0.4mg。

2．美他多辛　是乙醛脱氢酶激活剂，能拮抗急、慢性酒精中毒引起的醇脱氢酶（alcohol clehydrogenase，ADH）活性下降；加速乙醇及其代谢产物乙醛和酮体经尿液排泄，属于促酒精代谢药。每次 0.9g，静脉滴注给药。哺乳期、支气管哮喘患者禁用。

（四）镇静

急性酒精中毒应慎重使用镇静剂，烦躁不安或过度兴奋特别有攻击行为可用地西泮，肌内注射比静脉注射安全，注意观察呼吸和血压。治疗躁狂者可给予氯丙嗪 25mg 肌内注射，或地西泮 10mg 稀释后缓慢注射。这些药物能与乙醇起协同作用，对中枢神经系统产生抑制作用，切忌过量。

（五）对症治疗

1．维持水、电解质、酸碱平衡，纠正低血糖，脑水肿者给予脱水剂，同时可应用中药醒脑静等。可静脉输注肌苷、葡醛内酯，适当补液及补充维生素 B_1、B_6 和维生素 C 以利于乙醇氧化代谢。重度中毒可常规应用胃黏膜 H_2 受体拮抗剂或质子泵抑制剂，特别是消化道症状明显的患者；单纯急性酒精中毒无应用抗生素的指征，除非有明确合并感染的证据，如呕吐物误吸导致肺部感染。应用抗生素时注意可诱发类双硫仑样反应，其中以 β- 内酰胺类中头孢菌素多见，又以头孢哌酮最常见，其他尚有甲硝唑、呋喃唑酮等，用药期间宜留院观察。对重度昏迷或出现呼吸抑制者，可进行紧急透析治疗。

2. 加强护理，注意保暖，减少并发症。全面监护患者，防止意外。躁动或激越行为者必要时给予适当的保护性约束。共济失调（如步履不稳）的患者，要避免活动以免发生外伤。意识不清者取侧卧位，使用床栏，防止意外发生。

（王　秋）

问题与思考

1.（单选题）有机磷农药中毒患者可闻到（　　）

A．苯酚味

B．酒味

C．大蒜味

D．烂苹果味

2.（多选题）一氧化碳中毒的症状与下列哪些因素有关（　　）

A．空气中 CO 的浓度

B．与 CO 接触时间

C．患者中毒前的健康状况

D．中毒时体力活动情况

E．所处环境的通风状况

3. 有机磷农药中毒洗胃的原则有哪些？

4. 患者，男性，56 岁，因单位会餐喝酒后 10 余小时，仍未苏醒，家人送至医院就诊。患者神志不清，呼之不应，双侧瞳孔等大，对光反射灵敏，双肺呼吸粗，可闻及少量啰音，HR 115 次，律齐，腹软，BP 125/75mmHg，病理征未引出。实验室检查血红蛋白 82g/L，血钾 3.1mmol/L，血糖 2.9mmol/L。腹部彩超：提示脂肪肝。头颅 CT 未见明显异常。

问题：对该患者应采取哪些急救措施？

参考文献

1．张波，桂莉．急危重症护理学．3 版．北京：人民卫生出版社，2016.

2．韩东一，肖水芳．耳鼻咽喉头颈外科学．北京：人民卫生出版社，2016.

3．朱玲．肺栓塞临床实战．北京：人民卫生出版社，2016.

4．周航，李昱．狂犬病预防控制技术指南（2016 版）[J]．中华流行病学杂志，2016，37（2）：139-163.

5．向强，田铸．一例严重多发伤的救治分析 [J]．中华创伤杂志，2016，21（11）：1034-1038.

6．刘钧娥．急诊护理学．3 版．北京：北京大学医学出版社，2015.

7．朱继红．急诊医学．2 版．北京：北京大学出版社，2015.

8．张海燕，甘秀妮．急危重症护理学．北京：北京大学出版社，2015.

9．American Heart Association.2015 American Heart Association Guidelines Update for Cardiopulmonary Resuscitation and Emergency Cardiovascular Care[J].Circulation.2015，132（suppl 2）：S315-S589.

10．黄艺仪．临床急诊急救护理学．2 版．北京：人民军医出版社，2015.

11．于学忠，黄子通．急诊医学．北京：人民卫生出版社，2015.

12．张国强，柴枝楠．临床急诊科经典问答 1000 问．北京：人民卫生出版社，2015.

13．中华医学会神经病学分会脑血管病学组．中国脑出血诊治指南（2014）[J]．中华神经科杂志，2015：48（4）：246-257.

14．中华医学会神经病学分会脑血管病学组．中国脑出血诊治指南（2014）[J]．中华神经科杂志，2015：48（6）：435-444.

15．中国抗癫痫协会．临床诊疗指南：癫痫病分册（2015 修订版）．北京：人民卫生出版社．2015.

16．张国强，柴枝楠．临床急诊科经典问答 1000 问．北京：人民卫生出版社，2015.

17．林江涛．呼吸内科学科进展报告．北京：人民卫生出版社，2014.

18．魏琳．脑卒中高级护理临床实践．北京：人民军医出版社，2014.

19．席淑新．实用耳鼻咽喉头颈外科护理学．北京：人民卫生出版社，2014.

20．沈洪，刘中民．急诊与灾害医学．2 版．北京：人民卫生出版社，2013.

21．徐国英．急诊专业护士资格认证培训教程．北京：人民军医出版社，2013.

22．李淑迦，应岚．临床护理常规．北京：中国医药科技出版社，2013.

23．姜梅．新母婴护理模式实践．北京：人民军医出版社，2013，

24．谢幸，苟文丽．妇产科学．8 版．北京：人民卫生出版社，2013.

25．孔维佳．耳鼻咽喉头颈外科学．2 版．北京：人民卫生出版社，2013.

26．季学丽，郝卫文，王淦楠，等．7 例重症中暑患者的急救与集束化护理 [J]．江苏医药，2013，39（20）：2500-2501.

27. 周秀华．急危重症护理学．2 版．北京：人民卫生出版社，2012．
28. 林梅毅．多发伤复合伤急救分析．中国实用医药，2012，7（4）：46-47.
29. 郑修霞．妇产科护理学．5 版．北京：人民卫生出版社，2012.
30. 吴江．神经病学．2 版．北京：人民卫生出版社，2011．
31. American Heart Association.2010 American Heart Association Guidelines for Cardiopulmonary Resuscitation and Emergency Cardiovascular Care[J].Circulation.2010，22（18 Suppl 3）：S640-933.
32. 尤黎明．内科护理学．4 版．北京：人民卫生出版社，2010．
33. 陈小杭．急救护理学．北京：北京大学医学出版社，2009．
34. 孟庆义．急救护理学．北京：人民卫生出版社，2009．
35. 李明子．急救护理学．北京：中国人民大学出版社，2009．
36. 刘均娥，楼滨城．急诊护理学．北京：北京大学医学出版社，2008．
37. 楼滨城．急诊医学．北京：北京大学医学出版社，2008．
38. 路潜．外科护理学．北京：北京大学医学出版社，2006．
39. 刘玉莹，曹力，陈兴华．实用急救护理学．北京：化学工业出版社，2006.
40. 孔维佳．耳鼻咽喉头颈外科学．北京：人民卫生出版社，2005.
41. 董悦，魏丽惠．妇产科学．5 版．北京：北京大学医学出版社，2002．
42. Wicki J，Perneger TV，Junod AF，et al .Assessing clinical probability of pulmonary embolism in the emergency ward：a simple score.Arch Intern Med，2001，161（1）：92-97（Geneva 量表）．
43. 王乐民．肺栓塞与深静脉血栓形成．北京：人民卫生出版社，2001．
44. Wells PS，Anderson DR，Rodger M，et al.Derivation of a simple clinic model to categorize patients probability of pulmonary embolism：Increasing the models utility with the SimpliRED D-dimer.ThrombHaemost，2000，83（3）：416-420（Wells 量表）．
45. 王德炳，张树基．危重急症的诊断与治疗：妇产科学．北京：中国科学技术出版社，1995．

后　记

经全国高等教育自学考试指导委员会同意，由医药学类专业委员会负责护理学专业教材的审定工作。

本教材由北京大学人民医院张海燕主任护师担任主编，孙红主管护师和郭金玉主管护师担任副主编。全书由张海燕统稿。

医药学类专业委员会在北京组织了本教材的审稿工作。北京大学人民医院朱继红主任医师担任主审，北京协和医科大学护理学院郭爱敏教授以及北京大学人民医院刘晓原主治医师参审，提出修改意见，谨向他们表示诚挚的谢意。

医药学类专业委员会最后审定通过了本教材。

全国高等教育自学考试指导委员会
医药学类专业委员会
2017 年 7 月